现代药物与临床诊疗

主编◎郭 芳 等

吉林科学技术出版社

图书在版编目（CIP）数据

现代药物与临床诊疗 / 郭芳等主编. -- 长春 :吉
林科学技术出版社, 2021.7
ISBN 978-7-5578-8477-2

Ⅰ.①现… Ⅱ.①郭… Ⅲ.①临床药学 Ⅳ.①R97

中国版本图书馆CIP数据核字(2021)第157135号

现代药物与临床诊疗

主　　编　郭　芳　等
出 版 人　宛　霞
责任编辑　李　征　李红梅
排　　版　山东道克图文快印有限公司
封面设计　山东道克图文快印有限公司
开　　本　185mm×260mm　1/16
字　　数　781千字
印　　张　32.75
印　　数　1-1500册
版　　次　2021年7月第1版
印　　次　2022年5月第2次印刷

出　　版　吉林科学技术出版社
发　　行　吉林科学技术出版社
地　　址　长春市净月区福祉大路5788号
邮　　编　130118
发行部电话/传真　0431-81629529　　81629530　　81629531
　　　　　　　　　　　　81629532　　81629533　　81629534
储运部电话　0431-86059116
编辑部电话　0431-81629518
印　　刷　保定市铭泰达印刷有限公司

书　　号　ISBN 978-7-5578-8477-2
定　　价　98.00元

《现代药物与临床诊疗》
编委会

前　言

随着医药科技的迅猛发展，新药品种不断涌现。药品数量急剧增加，用药的复杂性也越来越高，用药引起的社会问题也越来越多。近年来，药害事件和药源性疾病接连发生，对药师而言，要求不再满足于仅仅为患者提供安全有效的药物，而且要求提供安全有效的药物治疗。现代药学已经发展成以患者为中心，强调以改善患者生命质量的药学服务阶段。药学服务要求药师不仅要提供合格药物，更重要的是关注疾病的合理治疗，要对疾病治疗过程进行决策，包括药品的选择、计量的确定、给药方法的优化、治疗效果的评估等。这就要求药学工作者除了具备有很好的药学药理知识外，还必须具有一定医学知识、临床医学知识和药学交叉学科的知识。为了进一步提高药学工作者的水平，本编委会人员在多年经验基础上，参考诸多书籍资料，认真编写了此书，望谨以此书为广大药学工作者提供微薄帮助。

本书内容包括中医学及西医学，全面地介绍了药物的基本理论及其剂量、规格、临床应用、不良反应、注意事项等内容。

本书在编写过程中，借鉴了诸多药学相关书籍与资料文献，在此表示衷心的感谢。由于编写时间仓促，书中难免有错误及不足之处，恳请广大读者见谅，并给予批评指正，以更好地总结经验，以起到共同进步、提高药学工作水平的目的。

编　者

目　　录

第一篇　西药学

第二篇 中药学

第一篇　西药学

第一章 传出神经系统药物

第一节 拟胆碱药

拟胆碱药可激动胆碱受体，产生与乙酰胆碱类似的作用。按药物作用机制分为直接拟胆碱药和间接拟胆碱药两大类，前者直接激动胆碱受体，称胆碱受体激动药；后者抑制胆碱酯酶活性，间接升高受体部位乙酰胆碱的浓度，提高内源性乙酰胆碱的生物效应，称胆碱酯酶抑制药（或称抗胆碱酯酶药）。若按药物对胆碱受体作用的选择性，分为 M、N 胆碱受体激动药、M 胆碱受体激动药和 N 胆碱受体激动药。

一、M 胆碱受体激动药

M 胆碱受体激动药可分为两类即胆碱酯类和天然的拟胆碱生物碱。胆碱酯类主要包括乙酰胆碱、卡巴胆碱、醋甲胆碱和贝胆碱；天然的拟胆碱生物碱有毛果芸香碱、槟榔碱和毒蕈碱。

（一）乙酰胆碱（Ach）

乙酰胆碱为胆碱能神经递质，性质不稳定，极易被体内乙酰胆碱酯酶（AChE）水解破坏，其能特异性作用于各类胆碱受体，选择性差，故无临床实用价值；但其为内源性神经递质，分布较广，具有非常重要的生理功能，因而必须熟悉该递质的作用。其作用如下所述。

1. M 样作用

激动 M 胆碱受体，表现出兴奋胆碱能神经全部节后纤维所产生的作用，如心脏抑制、腺体分泌增加、血管扩张、瞳孔缩小。

（1）扩张血管，降低血压。

（2）抑制心脏，减慢心肌收缩力和心率。

（3）兴奋内脏平滑肌使其收缩。兴奋胃肠道、泌尿道平滑肌并可促进胃、肠分泌，导致恶心、嗳气、呕吐、腹痛及排便、排尿等症状。

（4）腺体分泌增加，如出汗、流涎。

（5）使瞳孔括约肌和睫状肌收缩，致瞳孔缩小，调节痉挛。

2. N 样作用

（1）激动 N_N 受体（N_1 受体）相当于兴奋神经节，使节后神经兴奋，表现为交感神经和副交感神经同时兴奋所产生的作用，同时兴奋肾上腺素髓质分泌肾上腺素。总体表现为胃肠道、膀胱等处的平滑肌收缩加强,腺体分泌增加,心肌收缩力加强和小血管收缩,血压上升。

(2)激动 N_M 受体（N_2 受体）：本品激动运动终板的 N_M 受体，使骨骼肌收缩。

（二）毛果芸香碱

毛果芸香碱属 M 胆碱受体激动药，是从毛果芸香属植物中提出的生物碱。本品选择性地激动 M 胆碱受体，产生 M 样作用。对眼和腺体的作用强，而对心血管的作用小。其作用和临床应用如下所述。

1.眼

滴眼后可引起缩瞳、降低眼内压和调节痉挛等作用。

(1)缩瞳：激动虹膜瞳孔括约肌的 M 胆碱受体，使虹膜瞳孔括约肌收缩，瞳孔缩小。局部用药后作用可持续数小时至 1 天。

(2)降低眼内压：通过缩瞳作用可使虹膜向中心拉动，虹膜根部变薄，从而使处于虹膜周围的前房角间隙扩大，房水易于经滤帘进入巩膜静脉窦，使眼内压下降。

(3)调节痉挛：毛果芸香碱激动动眼神经支配的 M 受体。使睫状肌向瞳孔中心方向收缩，导致牵拉晶状体悬韧带松弛，晶状体由于本身弹性变凸，屈光度增加，此时远距离物体不能清晰地成像于视网膜上，故视远物模糊，视近物清楚，这一作用称为调节痉挛。

2.腺体

毛果芸香碱激动腺体的 M 受体，皮下注射 10～15mg 可使汗腺、唾液腺分泌明显增加。

3.临床应用

全身用于抗胆碱药如阿托品中毒的抢救，局部用于治疗青光眼。

(1)治疗青光眼：青光眼有闭角型及开角型 2 种，毛果芸香碱均适用。低浓度的毛果芸香碱(2%以下)可滴眼用于治疗闭角型青光眼(充血性青光眼)；本品对开角型青光眼(单纯性青光眼)的早期也有一定疗效，但机制未明，常用 1%～2%溶液滴眼。

(2)治疗巩膜炎：与散瞳药阿托品交替使用，使瞳孔扩张收缩交替出现，从而防止虹膜睫状体发炎时虹膜与晶状体粘连。

不良反应是本品滴眼药液浓度过高(2%以上)或过量吸收后出现 M 胆碱受体过度兴奋症状，可用阿托品拮抗。

用药注意及禁忌证：①滴眼时应压迫内眦，避免药液流入鼻腔后吸收中毒。②禁用于急性虹膜炎。

（三）卡巴胆碱

卡巴胆碱对 M、N 胆碱受体的作用与乙酰胆碱相似，但其不易被胆碱酯酶水解，作用时间较长，本品对膀胱和肠道作用明显，故可用于术后腹胀气和尿潴留，仅用于皮下注射，禁止静脉注射给药。该药不良反应较多，且阿托品对它的解毒效果差，故目前主要用于局部滴眼治疗青光眼。

二、抗胆碱酯酶药

胆碱酯酶是一种水解乙酰胆碱的特殊酶，主要存在于胆碱能神经元、神经肌肉接头以及其他某些组织中，此酶对于生理浓度的乙酰胆碱作用最强，特异性也较高。抗胆碱酯酶药与胆碱酯酶的亲和力比乙酰胆碱大得多，分为易逆性抗胆碱酯酶药和难逆性抗胆碱酯酶药。

（一）易逆性抗胆碱酯酶药

1.新斯的明

（1）抑制胆碱酯酶，产生 M 和 N 样作用：新斯的明可与乙酰胆碱竞争与胆碱酯酶的结合，抑制胆碱酯酶的活性，使胆碱能神经末梢释放的乙酰胆碱破坏减少，突触间隙中的乙酰胆碱积聚，表现出 M 样和 N 样作用。

（2）直接激动 N_M 受体（N_2 受体）：新斯的明除了抑制胆碱酯酶的作用外，还能直接与骨骼肌运动终板上 NM 受体结合，促进运动神经末梢释放乙酰胆碱，加强骨骼肌收缩作用，故对骨骼肌作用最强，对胃肠道和膀胱等平滑肌作用较强，对心血管、腺体、眼和支气管平滑肌作用较弱。

（3）治疗重症肌无力：本病为神经肌肉接头传递障碍所致慢性疾病，这是一种自身免疫性疾病，主要症状是骨骼肌呈进行性收缩无力，临床表现为受累骨骼肌极易疲劳。新斯的明为治疗重症肌无力常规使用药物，用来控制疾病症状。

（4）治疗术后腹气胀及尿潴留：新斯的明能加快肠蠕动及增加膀胱张力，从而促进排气排尿。

（5）用于阵发性室上性心动过速：新斯的明 M 样作用使心率减慢。

（6）用于非去极化型肌松药的解毒：如用于筒箭毒碱中毒的解救。

（7）不良反应较少，过量可产生恶心、呕吐、腹痛、出汗，心动过缓、肌肉震颤和无力。

（8）治疗重症肌无力时，可口服给药，也可皮下或肌内注射给药。静脉注射给药时有一定危险性，特别要防止剂量过大引起兴奋过度而转入抑制，致使肌无力症状加重。

（9）使用前应先测心率，如心动过缓先用阿托品使心率增至 80 次/分钟后再用本品。

（10）解救筒箭毒碱中毒时应先给患者吸氧，并备好阿托品。

（11）禁用于支气管哮喘、机械性肠梗阻、泌尿道梗阻及心绞痛等患者。

2.毒扁豆碱

毒扁豆碱是从西非毒扁豆的种子中提取的一种生物碱，现已人工合成。

（1）毒扁豆碱作用与新斯的明相似，但无直接兴奋作用：眼内局部应用时，其作用类似于毛果芸香碱，但奏效快、作用强而持久，表现为瞳孔缩小，眼内压下降，可维持 1~2 天。吸收后外周作用与新斯的明相似，表现为 M、N 胆碱受体激动作用；进入中枢后亦可抑制中枢 AChE 活性而产生作用，表现为小剂量兴奋、大剂量抑制。

（2）局部用于治疗青光眼，常用 0.05% 溶液滴眼。

（3）本品滴眼后可致睫状肌收缩而引起调节痉挛，出现头痛，大剂量中毒时可致呼吸麻痹。

（4）与毛果芸香碱相比，毒扁豆碱刺激性较强，长期给药时，患者不易耐受。临床应用时，可先用本品滴眼数次，后改用毛果芸香碱维持疗效。滴眼时应压迫内眦，以免药液流入鼻腔后吸收中毒。

3.吡斯的明

吡斯的明作用与新斯的明类似，口服吸收较差，故临床应用时剂量较大，起效缓慢，作用时间较长。主要用于治疗重症肌无力，疗程通常少于 8 周，亦可用于治疗麻痹性肠梗阻和术后尿潴留。不良反应与新斯的明相似,但 M 胆碱受体效应较弱。

4.加兰他敏

加兰他敏是一种从石蒜科植物中提取的生物碱,其作用类似新斯的明,用于治疗重症肌无力和脊髓灰质炎后遗症,也可用于治疗竞争性神经肌肉阻滞药过量中毒。

5.安贝氯铵

安贝氯铵作用类似新斯的明,但较持久,主要用于重症肌无力的治疗,尤其适用于不能耐受新斯的明或吡斯的明的患者。

(二)难逆性抗胆碱酯酶药

1.有机磷酸酯类

有机磷酸酯类能与胆碱酯酶牢固结合,且结合后不易水解,因此酶的活性难以恢复,致使体内乙酰胆碱持久积聚而引起中毒。有机磷酸酯类对人畜均有毒性,主要用作农作物及环境杀虫,常见的有敌百虫、马拉硫磷、乐果、敌敌畏等。有些剧毒物质,如沙林、塔崩及梭曼还被用作化学战争的神经毒气,在应用时,如管理不妥或防护不严均可造成人畜中毒,因此必须掌握他的中毒表现及防治解救方法。

2.烟碱

烟碱是 N 胆碱受体激动药的代表。由烟草中提取,可兴奋自主神经节和神经肌肉接头的 N 胆碱受体。其对神经节的 N 受体作用呈双相性,小剂量激动 N 受体,大剂量却阻断 N 受体。烟碱对神经肌肉接头 N 受体作用与其对神经节 N 受体作用类似,由于烟碱作用广泛、复杂,无临床实用价值。

第二节　胆碱受体阻断药

一、M 受体阻断药

常用的药物有阿托品、东莨菪碱、山莨菪碱、后阿托品、丙胺太林和哌仑西品等,以阿托品为例进行介绍。

(一)药物作用

能选择性阻断 M 受体,对抗乙酰胆碱或拟胆碱药的 M 样作用。

(二)临床用途

1.解除平滑肌痉挛

对过度兴奋的胃肠平滑肌松弛作用明显,用于缓解胃肠绞痛及膀胱刺激症状。

2.抑制腺体分泌

对汗腺、唾液腺作用最明显,用于全麻前给药、严重盗汗和流涎症。

3.眼科用药

散瞳、升眼压、导致远视(调节麻痹),临床可用于虹膜睫状体炎、虹膜晶状体黏连(与缩瞳药交替使用)和小儿验光。

4.兴奋心脏

较大剂量时使心率加快和房室传导加快,常用于治疗窦性心动过缓和房室传导阻滞。

5.扩血管

大剂量时能解除小血管痉挛,用于治疗感染中毒性休克。

6.对抗 M 样作用

用于解救有机磷中毒。有机磷中毒的患者对阿托品的敏感性远比正常人低,其用量不受药典规定的极量限制,使用总量随中毒程度不同可相差很大,要及早、足量、反复注射阿托品,直至达到"阿托品化"。"阿托品化"的主要指征是:瞳孔扩大不再缩小,口干及皮肤干燥、颜面潮红,肺部湿啰音消失,轻度躁动不安及心率加快等。对以上指征需全面观察,综合分析,灵活判断。

(三)不良反应

1.外周反应

常见口干、皮肤干燥、潮红、视近物模糊、瞳孔扩大、心率加快、体温升高等外周症状。

2.中毒反应

阿托品过量中毒除外周症状加重外,还可出现中枢兴奋症状,如烦躁、谵妄、幻觉甚至惊厥等。严重中毒时由兴奋转入抑制而出现昏迷、呼吸麻痹。

(四)禁忌证

青光眼、前列腺肥大、高热患者禁用。

二、胆碱酯酶复活药

以氯解磷定(BAM—CI)氯解磷定又名氯磷定、氯化派姆为例进行介绍。

(一)药物作用

1.使胆碱酯酶复活

与磷酰化胆碱酯酶中的有机磷结合,使胆碱酯酶与有机磷解离,恢复胆碱酯酶的活性。

2.与游离的有机磷结合

防止中毒进一步加深。

(二)临床用途

本类药物用于解救有机磷中毒。对有机磷的解毒作用有一定选择性。对内吸磷、对硫磷中毒疗效较好;对敌敌畏、敌百虫中毒效果较差;对乐果中毒则无效。对轻度有机磷中毒,可单独应用氯解磷定或阿托品以控制症状;中度、重度中毒时则必须合并应用阿托品。

第三节　拟肾上腺素药

抢救青霉素过敏性休克为何首选药物是肾上腺素,本节重点介绍的药物就包括 α、β 受体激动药肾上腺素,α 受体激动药去甲肾上腺素以及 β 受体激动药异丙肾上腺素。拟肾上腺素药是一类能直接或间接激动肾上腺素受体,产生与交感神经兴奋相似效应的药物。按其对不同受体的选择性,可分为 α、β 受体激动药,α 受体激动药,β 受体激动药三大类。

一、α、β受体激动药

(一)肾上腺素

肾上腺素(Adrenaline,AD,副肾素)是肾上腺髓质分泌的主要激素,药用制剂从家畜肾上腺提取或人工合成。本类药物化学性质不稳定,遇光易失效;在中性尤其碱性溶液中,易氧化变色而失活。

1.体内过程

口服后可被碱性肠液破坏,故口服无效。皮下注射可使局部血管收缩,吸收较慢,作用持续约1h;肌内注射吸收较皮下注射快,作用持续20min;静脉注射立即生效。

2.药理作用

肾上腺素通过激动 α 和 β 受体,产生 α 和 β 样效应。

(1)兴奋心脏:通过激动心脏的 β_1 受体使心肌收缩力增强、心率加快、传导加速、心排出量增加。还能扩张冠脉血管,改善心肌的血液供应。但在加强心肌收缩力的同时,增加心肌耗氧量,如剂量过大或静脉注射速度过快,可引起心脏异位起搏点兴奋,导致心律失常,甚至室颤。

(2)舒缩血管:对血管的作用因血管平滑肌上分布的受体类型和密度不同,药理作用不同。激动 α 受体可使皮肤、黏膜及内脏血管收缩;激动 β_2 受体使骨骼肌血管及冠脉血管扩张。

(3)影响血压:治疗量(0.5~1mg)的肾上腺素激动 β_1 受体,使心脏兴奋,心排出量增加,收缩压升高,由于 β_2 受体对低浓度肾上腺素较敏感,骨骼肌血管的扩张作用抵消或超过了皮肤黏膜血管的收缩作用,故舒张压不变或略有下降,脉压增大;较大剂量的肾上腺素,除强烈兴奋心脏外,还因对α受体的激动作用加强,使血管收缩作用超过了血管扩张作用,导致收缩压、舒张压均升高,如应用 α 受体阻断药(如酚妥拉明等)抵消了肾上腺素激动 α 受体而收缩血管的作用,则肾上腺素激动 β_2 受体而扩张血管的作用会得以充分表现,这时用原剂量的肾上腺素可引起单纯的血压下降,此现象称为肾上腺素升压效应的翻转。故 α 受体阻断药引起的低血压不能用肾上腺素治疗,以免血压更加降低。

(4)扩张支气管:激动支气管平滑肌上的 β_2 受体,使支气管平滑肌松弛;还可抑制肥大细胞释放过敏介质(如组胺、白三烯等);肾上腺素还可兴奋 α_1 受体,使支气管黏膜血管收缩,毛细血管通透性降低,有利于减轻或消除黏膜水肿。以上作用均有利于缓解支气管哮喘。

(5)促进代谢:激动 β_2 受体,可促进糖原和脂肪分解,使血糖和血中游离脂肪酸均升高。

3.临床应用

(1)心搏骤停:用于溺水、传染病、房室传导阻滞、药物中毒、麻醉及手术意外等引起的心搏骤停。在配合心脏按压、人工呼吸、纠正酸中毒等其他措施的同时,可用 0.5~1mg 的肾上腺素心内注射,以恢复窦性心律。对电击所致的心搏骤停,可用肾上腺素配合心脏除颤器或利多卡因抢救。

(2)过敏性休克:AD是治疗过敏性休克的首选药物,其兴奋心脏、收缩血管、舒张支气管、抑制组胺释放等作用,可迅速缓解过敏性休克所致的心跳微弱、血压下降、喉头水肿和支气管黏膜水肿及支气管平滑肌痉挛引起的呼吸困难等症状。

(3)急性支气管哮喘:AD可舒张支气管平滑肌,消除支气管黏膜充血水肿,抑制过敏物质释放,从而控制支气管哮喘的急性发作。本类药物起效快,但持续时间短。

(4)局部应用:①与局部麻醉药配伍:在局麻药中加入适量 AD(1:250000),可使局部血管收缩,延缓局麻药的吸收,减少吸收中毒并延长局麻作用时间。但在肢体远端部位,如手指、足趾、耳部、阴茎等处手术时,局麻药中不加 AD,以免引起局部组织坏死。②局部止血:对鼻黏膜或牙龈出血,可用浸有 0.1% 的肾上腺素纱布或棉球填塞出血部位,通过收缩局部血管起止血作用。

4.不良反应

常见的不良反应为心悸、头痛、烦躁和血压升高等,血压剧升有发生脑出血的危险;亦可引起心律失常,甚至室颤。应严格掌握剂量。

高血压糖尿病、甲状腺功能亢进及器质性心脏病患者禁用。老年人应慎用。

(二)多巴胺

多巴胺(DA)为合成去甲肾上腺素的前体物质,药用为人工合成品。

1.体内过程

口服易被破坏而失效,一般用静脉滴注给药。不易透过血—脑脊液屏障,几乎无中枢作用。在体内被 COMT 及 MAO 代谢失活。

2.药理作用

多巴胺可直接激动 α、β 和 DA 受体,对 α、β，受体作用明显,对 β₂ 受体作用弱。

(1)兴奋心脏:小剂量多巴胺主要激动 β₁ 受体,使心肌收缩力增强,心排出量增加。一般剂量对心率影响不明显;大剂量可加快心率,多巴胺兴奋心脏的作用较肾上腺素弱,较少发生心悸及心律失常。

(2)舒缩血管:小剂量可兴奋多巴胺受体,扩张脑、肾、肠系膜血管;大剂量可激动 α 受体,使皮肤、黏膜血管收缩。

(3)影响血压:小剂量时由于兴奋心脏及舒缩血管的综合作用,使收缩压升高,舒张压无明显变化;大剂量时,较显著地兴奋心脏和收缩血管,外周阻力增加,收缩压和舒张压均升高。

(4)改善肾功能:小剂量多巴胺可激动肾血管的多巴胺受体,使肾血管扩张,肾血流量增加,肾小球滤过率增多;并能直接抑制肾小管对钠的重吸收,使尿量增多。但在大剂量使用时,多巴胺作用于肾血管的 α 受体,使肾血管收缩,肾血流量减少。

3.临床应用

(1)休克:对于心功能不全、尿量减少的休克疗效较好,也可用于感染性休克、出血性休克及心源性休克。但应注意补足血容量和纠正酸中毒。

(2)急性肾衰竭与利尿药(如呋塞米)合用,可用于急性肾衰竭的治疗。

4.不良反应

治疗量不良反应较轻,偶见恶心、呕吐、头痛等反应。用量过大或静脉滴注速度过快可致心律失常、血压升高,肾血管收缩引起肾功能下降等,减慢滴速或停药可缓解上述反应。避免药液漏出血管外,以免引起局部组织缺血坏死。

(三)麻黄碱

麻黄碱(麻黄素)是从中药麻黄中提取的生物碱,现已人工合成。

1. 体内过程

口服、注射均易吸收。易透过血-脑脊液屏障,在体内仅有少量被 MAO 代谢,一次用药作用可维持 3～6h,大部分以原形经肾排泄,酸性尿液可促进其排泄。

2. 药理作用

对 α、β 受体均有直接兴奋作用,并能促进肾上腺素能神经末梢释放去甲肾上腺素。与肾上腺素比较,麻黄碱具有以下特点。

(1)兴奋心脏、收缩血管、升高血压、扩张支气管的作用起效慢、效应弱、维持时间持久。

(2)中枢兴奋作用显著。

(3)连续用药可产生快速耐受性。

3. 临床应用

(1)某些低血压状态:用于防治硬膜外和蛛网膜下隙麻醉所引起的低血压。

(2)支气管哮喘:扩张支气管作用较肾上腺素弱,起效慢,但作用持久,仅用于轻症哮喘的治疗和预防哮喘发作。

(3)鼻黏膜充血所致鼻塞:药物滴鼻可消除黏膜充血和肿胀,但小儿禁用。

4. 不良反应

中枢兴奋所致的不安、失眠等反应最为常见,晚间服用宜加镇静催眠药。连续滴鼻过久,可产生反跳性鼻黏膜充血。前列腺肥大患者服用本药可增加排尿困难。

高血压、冠心病及甲状腺功能亢进患者禁用。

二、α 受体激动药

(一)去甲肾上腺素

去甲肾上腺素(NA)是去甲肾上腺素能神经末梢释放的主要神经递质,药用为人工合成品。

1. 体内过程

口服易被破坏,皮下或肌内注射因强烈收缩血管,可发生局部缺血性坏死,故只能静脉给药。主要由 COMT 和 MAO 代谢而失活,维持时间短。

2. 药理作用

主要激动 α 受体,对 $β_1$ 受体激动作用较弱,对 $β_2$ 受体几乎无作用。

(1)收缩血管:通过激动血管平滑肌上的 α 受体,产生强大的收缩血管作用,以皮肤、黏膜血管收缩作用最明显,其次为肾、脑、肝、肠系膜及骨骼肌血管,而对冠脉血管呈扩张作用,原因是由于心脏兴奋,心肌的代谢产物腺苷增多所致。

(2)兴奋心脏:去甲肾上腺素可激动心脏的 $β_1$ 受体,但作用强度较肾上腺素弱,可使心肌收缩力增强、心排出量增加、传导速度加快、心肌耗氧量增加。但在整体条件下,由于血压升高,反射性地兴奋迷走神经而减慢心率的作用,超过它直接加快心率的作用,故可使心率减慢。

(3)升高血压:因兴奋心脏而增加心排出量,并收缩血管而加大外周血管阻力,故可使收缩压及舒张压都升高。

3. 临床应用

(1)休克:去甲肾上腺素在休克治疗中已不占重要地位,仅用于神经性休克、过敏性休克、心源性休克早期和应用扩血管药无效时的感染性休克,宜小剂量、短时间静脉滴注,以保证心、脑、肾等重要脏器的血液供应,长时间或大剂量用药可造成微循环障碍。现主张与α受体阻断药酚妥拉明合用,以对抗过强的血管收缩作用,保留其β效应,改善微循环。

(2)上消化道出血:将本药1~3mg适当稀释后口服,可使食管和胃黏膜血管收缩,产生局部止血作用。

4.不良反应

(1)局部组织缺血坏死:静脉滴注浓度过高、时间过长或药液漏出血管外时,因血管强烈收缩而致局部组织缺血坏死,故静脉滴注时应防止药液外漏,并注意观察局部反应,一旦药液外漏或发现滴注部位皮肤苍白,应立即更换滴注部位,并对原滴注部位进行热敷,用普鲁卡因或α₁受体阻断药酚妥拉明局部浸润注射,以对抗去甲肾上腺素的缩血管作用,防止组织坏死。

(2)急性肾衰竭:静脉滴注时间过长或剂量过大使肾血管强烈收缩,肾血流量减少,出现尿少、尿闭甚至急性肾衰竭。用药期间要观察患者尿量的变化,尿量至少要保持在每小时25ml以上。

(3)停药反应:长时间静脉滴注去甲肾上腺素,如果骤然停药,可出现血压突然下降,故应逐渐降低滴速后停药。

高血压、冠心病、动脉硬化、甲状腺功能亢进、少尿或无尿患者禁用。

(二)间羟胺

间羟胺(阿拉明)主要作用于α受体,对β受体作用弱,并有促进肾上腺素能神经末梢释放递质的间接作用。与去甲肾上腺素相比,其间羟胺收缩血管、升高血压的作用弱而持久。对肾血管作用较弱,较少发生尿少、尿闭等不良反应。对心率影响不明显,很少引起心律失常。此药既能静脉滴注又可肌内注射,应用方便,常作为去甲肾上腺素的代用品,用于各种休克和低血压的治疗。不良反应与去甲肾上腺素相似。

(三)去氧肾上腺素

去氧肾上腺素(新福林,苯肾上腺素)是人工合成品。可以激动α₁受体,具有升高血压,减慢心率,散大瞳孔的作用,用于防治低血压,治疗阵发性室上性心动过速;与阿托品相比,去氧肾上腺素扩瞳作用弱,起效快而维持时间短,主要在眼底检查时作为快速扩瞳药。

三、β受体激动药

(一)异丙肾上腺素

异丙肾上腺素(ISP,喘息定,治喘灵)为人工合成品。

1.体内过程

口服易破坏,常用其气雾剂吸入给药,也可舌下给药或静脉滴注,吸收后被COMT破坏,代谢速度较慢,故作用时间较肾上腺素略长。

2.药理作用

异丙肾上腺素对β₁和β₂受体无明显的选择性激动作用,对α受体几乎无作用。

(1)兴奋心脏:激动心脏β₁受体,使心肌收缩力增强、心率加快、传导加速、心排出量增多,心肌耗氧量明显增加,比肾上腺素作用强。大剂量也可引起心律失常,但比肾上腺素少见,因异丙肾上腺素对窦房结的兴奋作用强,因此较少发生室颤。

(2)血管和血压:激动 β_2 受体,使骨骼肌血管扩张,肾、肠系膜及冠状血管有不同程度扩张,血管总外周阻力降低,舒张压下降;由于心脏兴奋使心排出量增加,故收缩压升高,脉压增大。

(3)扩张支气管:激动支气管平滑肌 β_2 受体,松弛支气管平滑肌,作用较肾上腺素强,也可抑制过敏物质的释放,但对支气管黏膜血管无收缩作用,故消除支气管黏膜水肿作用不如肾上腺素。

(4)影响代谢:促进糖原和脂肪分解,使血糖及游离脂肪酸升高,并能增加组织的耗氧量。

3.临床应用

(1)支气管哮喘:适于支气管哮喘急性发作常用气雾剂吸入或舌下给药,能迅速控制急性发作,作用快而强,但易引起心悸,久用可产生耐受性。

(2)心搏骤停:对溺水、麻醉意外及药物中毒等引起的心搏骤停,可用本药 $0.5\sim1\text{mg}$ 心室内注射,使心跳恢复。

(3)房室传导阻滞:本品具有强大的加速房室传导作用,可舌下含服或静脉滴注治疗房室传导阻滞。

(4)休克:异丙肾上腺素能兴奋心脏,增加心排出量及扩张血管,改善微循环,在补足血容量的基础上用于治疗感染性休克及心源性休克。

4.不良反应

(1)一般不良反应:常见心悸、头痛、头晕、低血糖等。

(2)心律失常:支气管哮喘已明显缺氧者,用量过大,易使心肌耗氧量增加,导致心律失常。对哮喘患者自用气雾剂或舌下含化时,应嘱咐患者勿超过规定的用药次数及吸入量。

冠心病、心肌炎、甲状腺功能亢进、心绞痛患者禁用。

(二)多巴酚丁胺

多巴酚丁胺(杜丁胺)系多巴胺的衍生物。口服无效,一般静脉滴注给药。能选择性地激动 β_1 受体,使心肌收缩力加强、心排出量增加,适用于心肌梗死并发心功能不全的患者。控制滴速时,一般比较安全;当滴速过快或浓度过高时,可引起心率加快或房室传导加快,少数出现心悸,偶可见心律失常。

第四节　肾上腺素受体阻断药

肾上腺素受体阻断药能阻断肾上腺素受体从而拮抗去甲肾上腺素能神经递质或肾上腺素受体激动药的作用。这类药物按对 α、β 肾上腺素受体选择性的不同,分为 α 受体阻断药、β 受体阻断药及 α、β 受体阻断药三大类。

一、α 肾上腺素受体阻断药

α 受体阻断药能选择性地与 α 肾上腺素受体结合,阻断神经递质或肾上腺素受体激动药与 α 受体结合,从而产生抗肾上腺素作用。它们能将肾上腺素的升压作用翻转为降压作用,这个现象称为"肾上腺素作用的翻转"。这是因为 α 受体阻断药选择性地阻断了与血管收缩有关

的 α 受体，与血管舒张有关的 β 受体未被阻断，所以肾上腺素的血管收缩作用被取消，而血管舒张作用得以充分地表现出来。对主要作用于血管 α 受体的去甲肾上腺素，它们只取消或减弱其升压效应而无"翻转作用"。对主要作用于 β 受体的异丙肾上腺素的降压作用则无影响。

根据这类药物对 α_1、α_2 受体的选择性不同，可将其分为三类：①非选择性 α 受体阻断药，如酚妥拉明、酚苄明。②α_1 受体阻断药，如哌唑嗪。③α_2 受体阻断药，如育亨宾，主要用作科研的工具药。

（一）非选择性 α 受体阻断药

以酚妥拉明、酚苄明为例。下面介绍酚妥拉明具体内容。

1.药理作用

酚妥拉明为竞争性 α 受体阻断药，对 α_1、α_2 受体具有相似的亲和力。该药与 α 受体结合力较弱，易于解离，作用温和，作用维持时间短。

（1）血管：静脉注射能使血管舒张，使肺动脉压和外周血管阻力降低，血压下降。其机制主要是对血管平滑肌 α_1 受体的阻断作用和直接舒张血管作用。

（2）心脏：具有心脏兴奋作用，使心肌收缩力增强，心率加快，心排出量增加。这是由于血管舒张、血压下降可反射性兴奋交感神经；加上该药可阻断神经末梢突触前膜 α_2 受体，反馈性地促进去甲肾上腺素释放，激动心脏 β_1 受体的结果，偶可致心律失常。

（3）其他有拟胆碱和拟组胺样作用，使胃肠平滑肌兴奋、胃酸分泌增加，出现恶心、呕吐、腹痛等症状。

2.临床应用

（1）外周血管痉挛性疾病，如雷诺综合征、血栓闭塞性脉管炎等。

（2）静脉滴注去甲肾上腺素发生外漏时所造成的血管痉挛，也用于肾上腺素等拟交感胺药物过量所致的高血压。

（3）用于肾上腺嗜铬细胞瘤的鉴别诊断、骤发高血压危象的治疗以及手术前的控制性降压。曾有致死的报告，故应特别慎重。

（4）抗休克：由于具有增加心排出量，扩张血管，降低外周阻力，解除微循环障碍等作用，适用于感染性、心源性和神经源性休克，但给药前必需补足血容量。目前主张将酚妥拉明与去甲肾上腺素合用以对抗去甲。肾上腺素的强大的收缩血管作用，保留其加强心肌收缩力的作用。

（5）急性心肌梗死及充血性心力衰竭。在心力衰竭时，因心排出量不足，交感张力增加，外周阻力增高，肺充血和肺动脉压力升高，易产生肺水肿。酚妥拉明既可扩张小动脉、降低外周阻力，使心脏后负荷明显降低；又可扩张小静脉，使回心血量减少，减轻心脏的前负荷；总的效果是心排出量增加，心力衰竭得以减轻。

3.不良反应

常见的有胃肠平滑肌兴奋所致的腹痛、腹泻、呕吐和诱发溃疡病。静脉给药可引起严重的心律失常和心绞痛。胃炎，胃、十二指肠溃疡病，冠心病患者慎用。

酚苄明，口服仅有 20%～30% 吸收，因刺激性强，不作肌内或皮下注射，仅作静脉注射。本药的脂溶性高，大剂量用药可积蓄于脂肪组织中，缓慢释放，故作用持久。主要经肝代谢，经肾及胆汁排泄。一次用药，作用可维持 3～4d。酚苄明可与仅受体形成牢固的共价键，属于非

竞争性 α 受体阻断药。药理作用与临床应用和酚妥拉明相似。其扩张血管降压作用与血管的功能状态有关。当交感神经张力高、血容量低或直立体位时,其扩张血管及降压作用明显。临床用于治疗外周血管痉挛性疾病,也可适用于休克及嗜铬细胞瘤所致高血压的治疗。不良反应有直立性低血压、反射性心动过速、心律失常及鼻塞。口服可致恶心、呕吐、思睡及疲乏等。

(二)α₁ 受体阻断药

α_1 受体阻断药对动脉和静脉的 α_1 受体有较高的选择性阻断作用,对去甲肾上腺素能神经末梢突触前膜 α_2 受体亲和力极弱,因此在拮抗去甲肾腺素和肾上腺素的升压作用同时,并不促进神经末梢释放去甲肾上腺素。

临床常用哌唑嗪、特拉唑嗪及多沙唑嗪等,主要用于良性前列腺增生及高血压病的治疗。

(三)α₂ 受体阻断药

受体在介导交感神经系统反应中起重要作用,包括中枢与外周。育亨宾为选择性 α_2 受体阻断药,易进入中枢神经系统,阻断 α_2 受体,可促进去甲肾上腺素的释放,增加交感神经张力,导致血压升高,心率加快。育亨宾主要用作实验研究中的工具药。

二、β 肾上腺素受体阻断药

β 肾上腺素受体阻断药能选择性和 β 受体结合,竞争性阻断去甲肾上腺素能神经递质或肾上腺素受体激动药与 β 受体结合,从而拮抗其拟肾上腺素作用。β 肾上腺素受体阻断药可根据其选择性分为非选择性的 β_1、β_2 受体阻断药和选择性的 β_1 受体阻断药两类。本类药物中有些除具有 β 受体阻断作用外,还具有一定的内在拟交感活性,因此上述两类药物又可分为有内在拟交感活性及无内在拟交感活性两类。

β 肾上腺素受体阻断药种类较多,但基本药理作用相似。

(一)药理作用

1.β 受体阻断作用

(1)心血管系统:由于阻断心脏 β_1 受体,使心率减慢,心肌收缩力减弱,心排出量减少,心肌耗氧量下降,血压略降,由于其对血管 β_2 受体也有阻断作用,加上心脏功能受到抑制,反射地兴奋交感神经引起血管收缩和外周阻力增加,肝、肾和骨骼肌等血管血流量减少,冠脉血流量也减少。

(2)支气管平滑肌:因阻断支气管平滑肌上的 β_2 受体,使支气管平滑肌收缩而增加呼吸道阻力,但这种作用较弱,对正常人影响较少,但在支气管哮喘或慢性阻塞性肺疾病的患者,则可诱发或加重哮喘的急性发作。选择性 β_1 受体阻断药此作用较弱。

(3)代谢:可抑制糖原分解及脂肪代谢,对正常人的血糖水平无影响,但可抑制 AD 引起的高血糖反应,延缓用胰岛素后血糖水平的恢复。甲状腺功能亢进时,β 受体阻断药可抑制甲状腺素(T_4)转变为三碘甲腺原氨酸(T_3),有效控制甲状腺功能亢进症状。

(4)肾素:β 受体阻断药通过阻断肾小球球旁细胞的 β_1 受体而抑制肾素的释放,这可能也是其降血压机制之一。

2. 内在拟交感活性

药物对受体的阻断作用和激动作用并非截然分开,有些β肾上腺素受体阻断药与β受体结合后除能阻断受体外,对β受体还有部分激动作用,也称内在拟交感活性(ISA)。由于这种作用较弱,一般被其β受体阻断作用所掩盖。ISA较强的药物在临床应用时,其抑制心肌收缩力,减慢心率和收缩支气管作用一般较不具 ISA 的药物为弱。

3. 膜稳定作用

实验证明,有些β受体阻断药具有局部麻醉作用和奎尼丁样作用,即降低细胞膜对钠离子的通透性,产生膜稳定作用,由于所需浓度高于β受体阻断药有效血浓度 50～100 倍。此外,无膜稳定作用的β受体阻断药对心律失常仍然有效。因此认为这一作用在常用量时与其治疗作用的关系不大。

4. 其他

普萘洛尔有抗血小板聚集作用。另外,β受体阻断药尚有降低眼内压作用,这可能是由于减少房水的形成所致。

(二)临床应用

1. 心律失常

对多种原因引起的快速型心律失常有效,如窦性心动过速,全身麻醉药或拟。肾上腺素药引起的心律失常等。

2. 心绞痛和心肌梗死

对心绞痛有良好的疗效。对心肌梗死,长期应用(2 年以上)可降低复发和猝死率。

3. 高血压

本类药是治疗高血压的基础药物,能使高血压患者的血压下降,有效控制原发性高血压。与血管扩张药和利尿药合用降压效果更好。

4. 其他

用于焦虑状态,辅助治疗甲状腺功能亢进及甲状腺危象,对控制激动不安,心动过速和心律失常等症状有效,并能降低基础代谢率。普萘洛尔亦试用于偏头痛、肌震颤、肝硬化的上消化道出,血等的治疗。噻吗洛尔可减少房水形成,降低眼内压,常局部用药治疗原发性开角型青光眼。

(三)不良反应

主要不良反应有恶心、呕吐、轻度腹泻等消化道症状,停药后迅速消失,偶见过敏性皮疹和血小板减少。严重的不良反应常与用药不当有关,主要有下述几种。

1. 诱发或加剧支气管哮喘

由于对支气管平滑肌的β2受体的阻断作用,非选择性β受体阻断药可使呼吸道阻力增加,诱发或加剧哮喘,选择性β1受体阻断药一般不引起上述的不良反应,但这类药物的选择性往往是相对的,故对哮喘的患者仍应慎重。

2. 心血管反应

由于对心脏β1受体的阻断作用,使心脏功能抑制,心功能不全、窦性心动过缓和房室传导阻滞的患者对本类药物敏感性提高,会加重病情,甚至引起重度心功能不全、肺水肿、房室传导完全阻滞或停搏等严重后果。

3.反跳现象

长期应用β受体阻断药突然停药,常引起原来的病情加重,一般认为这是由于长期用药后β受体上调对内源性儿茶酚胺的敏感性增高所致,因此长期用药者应逐渐减量才可。

4.其他

偶见眼、皮肤黏膜综合征,个别患者有幻觉、失眠和抑郁症状。

(四)禁忌证

禁用于严重左室心功能不全、窦性心动过缓、重度房室传导阻滞和支气管哮喘的患者。

(五)普萘洛尔

普萘洛尔是等量的左旋和右旋异构体的消旋品,左旋体的β受体阻断作用是右旋体的50~100倍。

1.体内过程

口服吸收率大于90%,首关消除率60%~70%。15服后血浆达峰时间为1~3h,$t_{1/2}$ 为2~5h。本药体内分布广泛,易于通过血-脑屏障和胎盘屏障,也可分泌于乳汁中。主要经肝脏代谢,其主要代谢产物4-羟普萘洛尔尚有一定β受体阻断作用。代谢产物90%以上经肾排泄。不同个体口服相同剂量的普萘洛尔,血浆高峰浓度相差可达25倍,这是由于肝消除能力不同所致。因此临床用药需从小剂量开始,逐渐增加至适宜剂量。

2.药理作用及临床应用

普萘洛尔具有较强的β受体阻断作用,对β_1和β_2受体的选择性很低,无内在拟交感活性。用药后心率减慢,心肌收缩力和心排出量减少,冠脉血流量下降,心肌耗氧量明显减少,对高血压患者可使其血压下降,可用于治疗心律失常、心绞痛、高血压、甲状腺功能亢进等。

(六)纳多洛尔

纳多洛尔对β_1和β_2受体的亲和力大致相同,阻断作用持续时间长,$t_{1/2}$ 达10~12h,缺乏膜稳定性和内在拟交感活性。其β受体阻断作用与普萘洛尔相似,强度约为后者的6倍。且可增加肾血流量,所以在肾功能不全且需用β受体阻断药者可首选此药。纳多洛尔口服吸收少,生物利用度低,在体内代谢不完全,主要以原形从肾脏排泄。

三、α、β肾上腺素受体阻断药

本类药物对α受体和β受体均有阻断作用,但对β受体的阻断作用强于对α受体的阻断作用。临床主要用于高血压的治疗,以拉贝洛尔为代表,目前开发出的新药还有布新洛尔、阿罗洛尔和氨磺洛尔等。

以拉贝洛尔为例。

1.体内过程

拉贝洛尔脂溶性较高,口服吸收好,部分被首关消除。拉贝洛尔的$t_{1/2}$ 为4~6h,血浆蛋白结合率为50%,主要在肝脏代谢,仅有4%以原形经肾脏排出。

2.药理作用及临床应用

拉贝洛尔是相对较新的α、β受体阻断药的代表。对β受体的阻断作用约为普萘洛尔的2/5,对α受体的阻断作用为酚妥拉明的1/6~1/10,对β受体的阻断作用强于对α受体阻断作用的 5～10 倍。有较弱的内在拟交感活性和膜稳定作用。

与普萘洛尔相比较,在等效剂量下,拉贝洛尔降压作用出现较快,而心率减慢作用较轻。由于对 β_2 受体的内在拟交感活性及药物的直接作用,拉贝洛尔可使血管舒张,可增加肾血流量,而普萘洛尔则使肾血流量减少。

本品多用于中度和重度高血压及心绞痛的治疗,静脉注射可用于高血压危象。

3. 不良反应

常见不良反应有眩晕、乏力、恶心等;少数患者可出现直立性低血压;哮喘及心功能不全者禁用。

肾上腺素受体阻断药按对 α、β 肾上腺素受体选择性的不同,分为 α 受体阻断药、β 受体阻断药及 α、β 受体阻断药三大类。α 受体阻断药,临床用于外周血管痉挛性疾病、抗休克、诊治嗜铬细胞瘤、对抗去甲肾上腺素外漏引起的血管收缩等的治疗。β 受体阻断药品种繁多,已成为治疗快速型心律失常、高血压、心绞痛、顽固性心功能不全等疾病的重要药物。α、β 受体阻断药作为一种强效降压药,临床上主要用于治疗中度至重度的各型高血压和心绞痛。

第二章　中枢神经系统药物

根据神经系统的分类,可将神经系统用药分为中枢神经系统药物和传出神经系统药物。中枢神经系统药物包括镇静催眠药、抗癫痫药和抗惊厥药、抗帕金森病药、抗阿尔茨海默病药、抗精神失常药、镇痛药、解热镇痛抗感染药等;传出神经系统药物按照其作用,可分为拟胆碱药、抗胆碱药、拟肾上腺素药和抗肾上腺素药。

第一节　镇静催眠药

能轻度抑制中枢神经系统,缓解或消除兴奋不安,恢复安静情绪的药物称镇静药;能促进和维持近似生理性睡眠的药物称催眠药。实际上镇静药和催眠药并无本质上的区别,二者只是所用剂量不同而已。同一药物,在较小剂量时起镇静作用,在较大剂量时则起催眠作用,因此统称为镇静催眠药。

镇静催眠药按化学结构,可分为巴比妥类、苯二氮䓬类及其他类镇静催眠药。传统的巴比妥类镇静催眠药随剂量的增加,可分别产生镇静、催眠、嗜睡、抗惊厥和麻醉作用,中毒量可致呼吸麻痹而死亡。但苯二氮䓬类并无上述规律,即使很大剂量也不引起麻醉。由于苯二氮䓬类有较好的抗焦虑和镇静催眠作用,安全范围大,故目前已几乎完全取代了巴比妥类等传统镇静催眠药。

一、苯二氮䓬类

临床常用的苯二氮䓬类(benzodiazepines,BZ)药物有 20 余种,该类药物结构相似,但不同衍生物之间,其抗焦虑、镇静催眠、抗惊厥、肌肉松弛和安定作用则各有侧重。本节只讨论主要用于镇静催眠的衍生物,包括地西泮(Diazepam,安定)、氟西泮(Flurazepam,氟安定)、氯氮䓬(Chlordiazepoxide,利眠宁)、奥沙西泮(Oxazepam,去甲羟安定)和三唑仑(Triazolam)等。

本类药物根据作用时间的长短可分为长效、中效和短效三类。

1. 长效类

地西泮、氟西泮、氯氮䓬、去甲西泮。

2. 中效类

硝西泮、氟硝西泮。

3. 短效类

三唑仑、艾司唑仑、奥沙西泮、劳拉西泮、阿普唑仑。

(一)作用与机制

BZ 的作用机制与脑内抑制性递质 γ-氨基丁酸(GABA)受体密切相关。GAB_A 是 GABA 的一个亚型,为配体-门控 Cl^- 通道。BZ 与 $GABA_A$ 受体结合后,易化 $GABA_A$ 受体,促进 Cl^- 内流,引起突触后膜超极化,减少中枢内某些神经元的放电而产生抑制效应。此外,BZ

可抑制腺苷的摄取,导致内源性神经抑制剂作用增强。

1.抗焦虑作用

BZ 在小于镇静剂量时具有抗焦虑作用,可显著改善焦虑患者的紧张、忧虑、激动和失眠等症状,这可能是其选择性作用于边缘系统的结果。

2.镇静催眠作用

随着 BZ 类药物剂量的增加,可引起镇静和催眠作用。本类药物对快动眼睡眠时相影响较小,停药后代偿性反跳较轻,由此引起的停药困难亦较小。但近年报道,BZ 连续应用,可引起明显的依赖性而发生停药困难,应予警惕。

3.抗惊厥和抗癫痫作用

BZ 药物抗惊厥作用较强,并能抑制癫痫病灶异常放电的扩散,但不能取消病灶本身的异常放电。

4.中枢性肌肉松弛作用

本类药物具有较强的肌肉松弛作用,能抑制脊髓多突触反射和中间神经元的传递。动物实验证明,BZ 类对猫去大脑僵直有明显肌肉松弛作用,也可缓解人类大脑损伤所致的肌肉僵直。

(二)临床应用

1.焦虑症

临床常用地西泮和氯氮草。对持续性焦虑状态,宜选用长效类药物,如地西泮、氯氮卓和氟西泮;对间断性严重焦虑患者,则宜选用中、短效类药物,如硝西泮、三唑仑和奥沙西泮。

2.失眠

多使用硝西泮、氟西泮及三唑仑。

3.麻醉前给药

由于本类药物安全范围大,镇静作用发生快,且可产生暂时性记忆缺失,因此用于麻醉前给药。可减轻患者对手术的恐惧情绪,减少麻醉药用量,增强麻醉药的作用及增加安全性,多用地西泮静脉注射。

4.惊厥和癫痫

临床用于辅助治疗破伤风、子痫、小儿高热惊厥和药物中毒性惊厥,以地西泮和三唑仑的作用比较明显。目前治疗癫痫持续状态首选地西泮,硝西泮主要用于癫痫肌阵挛性发作,而氯硝西泮则对失神发作和肌阵挛性发作均具有良好的疗效。

5.肌肉痉挛

可缓解由中枢神经系统病变而引起的肌张力增强或局部病变所致的肌肉痉挛。

(三)不良反应

1.中枢症状

口服安全范围大,发生严重后果者少。常见不良反应为头昏、嗜睡、乏力等。大剂量偶致共济失调、运动功能障碍,过量或急性中毒可致昏迷和呼吸抑制,同时应用其他中枢抑制药、吗啡和乙醇等可显著增强毒性。

2.耐受及成瘾

本类药物虽无明显药酶诱导作用,但长期用药仍可产生一定耐受性,需增加剂量。久服可发生依赖性和成瘾,停药时出现反跳和戒断症状(失眠、焦虑、激动、震颤等)。与巴比妥类相比,本类药物的戒断症状发生较迟、较轻。

(四)禁忌证

可透过胎盘屏障和随乳汁分泌,因此孕妇和哺乳妇女忌用。

二、巴比妥类

巴比安类(Barbiturates)药物是巴比妥酸(丙二酰脲)的衍生物。巴比妥类药物随着剂量的增大,相继出现镇静、催眠、抗惊厥和麻醉作用;苯巴比妥还有抗癫痫作用。由于该类药物易产生耐受性和依赖性,并诱导肝药酶活性而影响其他药物的代谢,现已很少用于镇静催眠,只有苯巴比妥和戊巴比妥用于控制癫痫持续状态,硫喷安用于静脉麻醉。

本类药物的镇静催眠作用机制可能与其选择性地抑制丘脑网状上行激活系统,从而阻断兴奋向大脑皮层的传导有关。其抗惊厥作用则是通过抑制中枢神经系统的突触传递,提高大脑皮层运动区的电刺激阈值来实现的。常用药物有苯巴比妥、异戊巴比妥、司可巴比妥、硫喷妥等。

巴比妥类药物的脂溶性越大,则作用越快而强,但维持时间短;脂溶性越小,作用越慢而弱,但维持时间较长。按作用时间长短,可将此类药物分为长效、中效、短效和超短效。

三、其他镇静催眠药

(一)水合氯醛(Chloral Hydrate)

水合氯醛是三氯乙醛的水合物,口服易吸收,起效快,维持时间长。主要用于治疗顽固性失眠。大剂量有抗惊厥作用,可用于小儿高热、子痫和破伤风等所引起的惊厥。水合氯醛对胃有刺激性,须稀释后口服,久服也可引起耐受性和成瘾性。

(二)佐匹克隆(Zopiclone)

佐匹克隆为环吡咯酮类的第三代催眠药,为GABA受体激动剂,与苯二氮䓬类结合于相同的受体和部位,但作用于不同的区域。本品作用迅速,与苯二氮䓬类相比作用更强。除具有催眠、镇静作用外,还具有抗焦虑、肌松和抗惊厥作用。

第二节 抗帕金森病药

抗帕金森病药分为拟多巴胺类药、抗胆碱药及单胺氧化酶-B抑制剂三类,其中拟多巴胺类药与抗胆碱药合用可增强疗效。

抗帕金森病药一般不能根治疾病,患者需要长期服药。由于病患多为老年人,且患有心血管疾病,故服药期间更应注意药品对心血管的不良作用,若发现异常,应减量或改用其他药品。

一、拟多巴胺类药

(一)左旋多巴(Levodopa)

1.作用与机制

本品为体内合成去甲肾上腺素及多巴胺(DA)的前体物质,其本身并无药理活性,但它通过血—脑屏障进入中枢后,经多巴脱羧酶作用转化成 DA 而发挥药理作用。由于外周循环中的左旋多巴只有 1% 进入中枢转化成 DA,故欲在中枢达到足够的 DA,需服大剂量的左旋多巴。如同时合用卡比多巴等外周多巴脱羧酶抑制剂,可减少左旋多巴的用量。肝功能障碍时,血中苯乙胺和酪胺升高,在神经细胞内经于羟化酶分别生成伪递质苯乙醇胺和羟苯乙醇胺,它们取代了正常递质 NA,妨碍神经功能。由于左旋多巴能在脑内转变成 NA,恢复正常神经活动,使患者由昏迷转为苏醒。因此,本品在临床可用于 PD 及肝昏迷等。

2.不良反应

左旋多巴的不良反应较多,因其在体内(外周)转变为 DA 所致。

(1)胃肠道反应:治疗初期可出现恶心、呕吐、食欲减退等。偶见溃疡出血或穿孔。

(2)心血管反应:出现轻度直立性低血压,也可引起心动过速或心律失常。

(3)不自主异常运动:由长期用药引起,多见于面部肌群,也可累及肢体或躯体肌群。疗程延长,发生率也相应增加。

(4)精神障碍:出现失眠、焦虑、疆梦、狂躁、幻觉、妄想、抑郁等症状,应注意调整剂量,必要时停药。

3.药物评价

用左旋多巴治疗后,约 75% 的患者获得较好疗效。治疗初期疗效更显著。左旋多巴的作用特点如下。

(1)对轻症及年轻患者疗效较好,而对重症及年老衰弱患者疗效差。

(2)对肌肉僵直及运动困难者疗效较好,而对肌肉震颤症状疗效差,如长期用药及较大剂量对后者仍可见效。

(3)作用较慢,常需用药 2～3 周才出现客观体征的改善,1～6 个月以上才获得最大疗效,但作用持久,且随用药时间延长而递增。

注意:左旋多巴对其他原因引起的帕金森综合征也有效。但对吩噻嗪类等抗精神病药所引起的锥体外系症状无效,因这些药有阻断中枢 DA 受体的作用。

(二)卡比多巴(Carbidopa)

卡比多巴为外周脱羧酶抑制剂,通过抑制外周的左旋多巴转化为 DA,使循环中左旋多巴含量增高 5～10 倍,从而使进入中枢的左旋多巴量也增多。这样,既能提高左旋多巴的疗效,又能减轻其外周的不良反应,所以是左旋多巴的重要辅助药。临床用于各种原因引起的帕金森病。

本品较少单独使用,多与左旋多巴合用,也可与金刚烷胺,苯海索合用。妊娠期妇女、青光眼患者、精神病患者禁用。

(三)金刚烷胺(Amantadine)

进入脑组织后,通过促进释放 DA 或延缓 DA 的代谢破坏而发挥抗震颤麻痹作用。见效快而维持时间短,用药数天即可获最大疗效,但连用 6～8 周后疗效逐渐减弱。其疗效不及左旋多巴,但优于胆碱受体阻断药,与左旋多巴合用有协同作用。

常见不良反应有嗜睡、眩晕、抑郁及食欲减退等;严重不良反应有充血性心力衰竭、直立性低血压、尿潴留等;偶致惊厥,故癫痫患者禁用;孕妇禁用;精神病、脑动脉硬化及哺乳妇女慎用。

二、胆碱受体阻断药

这类药物可阻断中枢胆碱受体,减弱纹状体中 Ach 的作用。本类药物曾是沿用已久的抗帕金森病药,但自使用左旋多巴以来,它们已退居次要地位,其疗效不如左旋多巴。现适用于:①轻症患者。②不能耐受左旋多巴或禁用左旋多巴的患者。③与左旋多巴合用,可使 50% 患者症状得到进一步改善。④治疗抗精神病药引起的帕金森综合征有效。传统胆碱受体阻断药阿托品、东莨菪碱对帕金森病有效,但因其抗外周胆碱的不良反应大,因此合成中枢性胆碱受体阻断药以供应用,常用者为苯海索(Trihexyphenidyl)。

(一)作用与机制

本品对中枢纹状体胆碱受体有阻断作用,外周抗胆碱作用较弱,为阿托品的 $1/10～1/3$。

(二)临床应用

抗震颤疗效好,但改善僵直及动作迟缓较差,对某些继发性症状如过度流涎有改善作用。主要用于抗震颤麻痹;也可用于利血平和吩噻嗪类引起的锥体外系反应及肝豆状核变性。

(三)不良反应

口干、便秘、瞳孔散大及视力模糊等。

(四)禁忌证

青光眼、前列腺肥大患者禁用;老年人应注意控制剂量。

三、单胺氧化酶－B 抑制剂(司来吉兰 Selegiline)

(一)作用与机制

本品为选择性 B 型单胺氧化酶不可逆性抑制剂,可阻断 DA 的代谢,抑制其降解,也可抑制突触处 DA 的再摄取而延长 DA 的作用时间,与左旋多巴合用,可增强左旋多巴的作用,并减轻左旋多巴引起的运动障碍。

(二)临床应用

本品用于治疗 PD,常作为左旋多巴、美多巴的辅助用药。

(三)不良反应

身体的不自主运动增加、情绪或其他精神改变、眩晕、失眠、口干等较常见;偶有焦虑、幻觉、高血压危象等症状。

(四)禁忌证

活动性溃疡患者应避免使用。

第三节　抗癫痫药和抗惊厥药

一、抗癫痫药

抗癫痫药能预防和控制癫痫病的发作,促使发作减少、减轻、病情缓解,一般不能根治。本类药品一般需要长期使用,不可中途骤然停用,以免癫痫复发或加剧,甚至诱发癫痫持续状态。本类药品适应证多有不同,临床应根据癫痫发作的类型选择合适的药品。

常用的抗癫痫药按化学结构可分为:乙内酰脲类、巴比妥类、苯二氮䓬类、亚芪胺类、琥珀酰亚胺类及其他类。

(一)乙内酰脲类(苯妥英钠 Phenytoin Sodium)

1. 作用与机制

本品可抑制癫痫发作时,神经元的高频反复放电,是治疗癫痫大发作和部分性发作的首选药,也可用于治疗单纯部分性发作和精神运动性发作。静脉注射或肌内注射可治疗癫痫持续状态;但对癫痫小发作(失神发作)不仅无效,而且有时会使病情恶化。

2. 临床应用

本品能使三叉神经痛的疼痛减轻,发作次数减少。对舌咽神经痛和坐骨神经痛等也有一定的疗效,在临床上可用于治疗外周神经痛。此外,苯妥英钠还可用于治疗室性心动过速、室上性和室性早搏等心律失常。

3. 不良反应

除对胃肠道有刺激外,苯妥英钠的其他不良反应都与血药浓度有关。一般血药浓度达 $10\mu g/mL$ 时,可有效地控制大发作,而 $20\mu g/mL$ 左右则可出现毒性反应。常见的不良反应如下。

(1)胃肠道刺激:本品碱性较强,对胃肠道刺激性较大,口服易引起恶心、呕吐、食欲减退等症状,宜饭后服用。

(2)牙龈增生:长期用药可致牙龈增生,多见于青少年。经常按摩牙龈,可防止或减轻症状。一般停药 3~6 个月后可恢复。

(3)中枢反应:长期服用或短时间内服用剂量过大(血药浓度为 $20\sim40\mu g/mL$),可出现眩晕、共济失调、发音困难、头痛和眼球震颤等。血药浓度大于 $40\mu g/mL$ 可致精神错乱; $50\mu g/mL$ 以上时出现严重昏睡甚至昏迷。

(4)抑制造血:久服可致叶酸吸收及代谢障碍,导致巨幼细胞性贫血,可通过补充甲酰四氢叶酸进行预防和治疗。少数患者可出现白细胞及血小板减少、再生障碍性贫血。长期应用应定期检查血常规。

(5)过敏反应:皮疹与药热较常见,偶见因过敏反应而导致肝脏损害。因此,长期用药应定期做肝功能检查。

(6)影响骨骼:苯妥英钠为肝药酶诱导剂,能加速维生素 D 的代谢,长期用药可导致低钙血症。与苯巴比妥合用时该不良反应更为明显。必要时可同时服用维生素 D 预防。

(7)抑制心血管:静脉注射过快时,可致心律失常、心脏抑制和血压下降,故应缓慢注射,并在心电图监护下进行。

(8)其他:妊娠早期用药,偶致畸胎,如腭裂等;久服骤停可使癫痫发作加剧,甚至诱发癫痫持续状态。

4.禁忌证

孕妇及哺乳妇女慎用。

(二)亚芪胺类(卡马西平 Carbamazepine)

1.作用与机制

本品的作用机制与苯妥英钠相似,治疗浓度时能阻滞 Na^+ 通道,抑制癫痫病灶及其周围的神经元放电。

2.临床应用

对复杂部分发作(如精神运动性发作)有良好疗效,对大发作和部分性发作也为首选药之一。对癫痫并发的精神症状,以及锂盐无效的躁狂、抑郁症也有效。本品对外周神经痛症有效,其疗效优于苯妥英钠。此外,卡马西平有抗利尿及抗心律失常作用。临床上用于治疗癫痫、三叉神经痛及舌咽神经痛、神经源性尿崩症,预防或治疗躁狂抑郁症及抗心律失常。

3.不良反应

用药早期可出现多种不良反应,如头昏、嗜睡、眩晕、恶心、呕吐和共济失调等,亦可有皮疹和心血管反应。但一般并不严重,不需要中断治疗,一周左右逐渐消退。

少见而严重的反应,包括骨髓抑制(再生障碍性贫血、粒细胞减少和血小板减少)、肝损害等。少数患者可有过敏反应,必须立即停药,并积极进行抗过敏治疗。服药期间,不宜驾驶车辆及高空作业,应定期检查血常规和肝功能。

4.禁忌证

严重肝功能不全及孕妇、哺乳妇女禁用;青光眼、严重心血管疾病患者及老年患者慎用。

5.药物评价

本品临床用途广泛,不但是常用的抗癫痫药之一,也是应用最多的治疗外周神经痛药品之一。

(三)巴比妥类

1.苯巴比妥(Phenobarbital)

本品既能抑制病灶神经元的异常高频放电,又能提高病灶周围正常组织的兴奋阈,阻止异常放电的扩散,有显著的抗癫痫作用。苯巴比妥对除失神小发作以外的各型癫痫,包括癫痫持续状态都有效。但因其中枢抑制作用明显,都不作为首选药,仅癫痫持续状态时常用以静脉注射。但临床更倾向于用戊巴比妥钠静脉注射以控制癫痫持续状态。

常见由于本药的镇静催眠作用所引起的嗜睡与精神不振。少数患者可发生皮疹、药热等过敏反应。

2.扑米酮(Primidone)

扑米酮作用与苯巴比妥相似,但作用及毒性均较低,适用于癫痫大发作和精神运动性发作,对小发作疗效差,对苯巴比妥和苯妥英钠不能控制的癫痫大发作及精神运动性发作大剂量使用本品较有效。

本品为临床较常使用的抗癫痫药,与苯妥英钠合用可增强疗效,但不能与苯巴比妥合用,否则毒性增加。常见不良反应为呕吐、嗜睡、共济失调等;久服可引起白细胞减少、肝功能减退、血小板减少、骨质疏松及佝偻病等;严重肝功能不全者禁用。

(四)侧链脂肪酸类(丙戊酸钠 Sodium Valproate)

1.作用与机制

本品为广谱抗癫痫药,对各种类型的癫痫发作都有一定疗效。

2.临床应用

临床多用于其他抗癫痫药无效的各型癫痫患者,对失神小发作的疗效优于乙琥胺,但因丙戊酸钠有肝毒性,临床仍首选乙琥胺。对全身性肌强直-阵挛性发作有效,但不及苯妥英钠和卡马西平。对非典型小发作的疗效不及氯硝西泮。对复杂部分性发作的疗效近似卡马西平。对其他药物未能控制的顽固性癫痫有时可能奏效。

3.不良反应

常见胃肠道反应,如厌食、恶心、呕吐等;由于本品主要经肝脏代谢,少数患者出现肝脏毒性,国外报道有中毒致死的病例(尤以儿童为甚,多数死于肝衰竭),故用药期间应定期检查肝功能;极少数患者出现淋巴细胞增多、血小板减少、无力、共济失调等。

4.其他

本药通常可与其他抗癫痫药合用,但应避免与氯硝安定、阿司匹林、抗过敏药品和镇静药合用。宜与食物同服。孕妇及哺乳期妇女等慎用。

(五)琥珀酰亚胺类

乙琥胺(Ethosuximide):只对失神小发作有效。其疗效不及氯硝西泮,但不良反应较少。至今仍是治疗小发作的首选药。对其他型癫痫无效。

常见不良反应有嗜睡、眩晕、呃逆、食欲匮乏和恶心呕吐等。偶见嗜酸性粒细胞增多症和粒细胞缺乏症。严重者可发生再生障碍性贫血。

(六)苯二氮䓬类

苯二氮䓬类用于癫痫治疗者有地西泮、氯硝西泮和硝西泮。苯二氮䓬类的不良反应是中枢抑制作用明显,甚至发生共济失调,久用可产生耐受性。

1.地西泮(Diazepam)

地西泮是控制癫痫持续状态的首选药之一。静脉注射见效快,安全性较大。但偶可引起呼吸抑制,宜缓慢注射(1mg/min)。

2.硝西泮(Nitrazepam)

硝西泮对肌阵挛性癫痫不典型小发作和婴儿痉挛有较好疗效。

3.氯硝西泮(Clonazepam)

氯硝西泮对各型癫痫都有效,尤以对失神小发作、肌阵挛性发作和不典型小发作为佳。

二、抗惊厥药

惊厥是各种原因引起的中枢神经过度兴奋的一种症状,表现为全身骨骼肌不自主的强烈收缩。常见于小儿高热、破伤风、癫痫大发作、子痫和中枢兴奋药中毒等。

常用抗惊厥药有巴比妥类、水合氯醛和地西泮等,已在镇静催眠药中讨论。本处只介绍硫酸镁(Magnesium Sulfate)。

(一)作用与机制

1.抗惊厥

其作用机制除抑制中枢神经系统外,主要由于 Mg^{2+} 不仅能进入运动神经末梢,竞争性拮抗 Ca^{2+} 促进囊泡释放乙酰胆碱的作用,而且能降低神经纤维和骨骼肌的兴奋性,阻断神经肌肉接头处的传递,使其功能活动减弱,产生骨骼肌松弛作用。

2.降血压

血中 Mg^{2+} 浓度过高时,可抑制血管平滑肌、扩张小动脉、微动脉,从而使外周阻力降低,动脉血压下降。

3.致泻

硫酸镁口服难吸收,在肠道形成高渗透压而促进排便反射或使排便顺利。

(二)临床应用

硫酸镁可用于治疗各种原因所致的惊厥、治疗高血压危象,口服用作泻药。

(三)不良反应

过量时,引起呼吸抑制、血压骤降以至死亡。一旦中毒,应立即进行人工呼吸,并静脉缓慢注射氯化钙或葡萄糖酸钙,可立即消除 Mg^{2+} 的作用。

第四节　抗精神失常药

精神失常(Psychiatric Disorders)是由多种原因引起的精神活动障碍的一类疾病。治疗这类疾病的药物统称为抗精神失常药。根据临床用途,分为三类,即抗精神病药、抗躁狂和抗抑郁症药及抗焦虑药。

一、抗精神病药

抗精神病药是指能够减轻或消除精神患者的精神症状(如各种幻觉、妄想、思维障碍、孤僻、退缩、兴奋躁动等),使患者恢复理智的药物,其主要用于治疗精神分裂症及其他精神失常的躁狂症状。

根据化学结构的不同,可将本类药品分为如下。

1.吩噻嗪类,如氯丙嗪、奋乃静、氟奋乃静、硫利达嗪、三氟拉嗪等。

2.硫杂蒽类,如氯普噻吨、氯哌噻吨等。

3.丁酰苯类,如氟哌啶醇、氟哌利多等。

4.其他类,如舒必利、氯氮平、奥氮平、利培酮等。

(一)吩噻嗪类

吩噻嗪是由硫、氮原子联结两个苯环(称为吩噻嗪母核)的一类化合物。根据其侧链基团不同,分为二甲胺类、哌嗪类及哌啶类。其中以哌嗪类抗精神病作用最强,其次是二甲胺类,哌啶类最弱。目前国内临床常用的有氯丙嗪、氟奋乃静及三氟拉嗪等,以氯丙嗪应用最广。

1. 氯丙嗪(Chlorpromazine)

(1)作用与机制:本品为吩噻嗪类的代表药品,主要对中枢 DA 受体有阻断作用,另外也能阻断 α 受体和 M 受体等。因此,其药理作用广泛而复杂。

1)抗精神病作用:主要是由于拮抗了与情绪思维有关的边缘系统的 DA 受体所致,而拮抗网状结构,上行激活系统的 α 受体,则与镇静安定有关。患者用药后,可迅速控制兴奋躁动,继续用药,可使幻觉、妄想、躁狂及精神运动性兴奋逐渐消失,理智恢复,情绪安定。氯丙嗪抗幻觉及抗妄想作用一般需连续用药 6 周至 6 个月才充分显效。但连续用药后,安定及镇静作用则逐渐减弱,出现耐受性。

2)镇吐作用:抑制延脑催吐化学敏感区的 DA 受体或直接抑制呕吐中枢,对各种原因引起的呕吐及顽固性呃逆有效,但对前庭刺激所致的呕吐无效。

3)体温调节:抑制下丘脑体温调节中枢,使体温调节失灵。既能降低发热体温,也能使正常体温略降。

4)α 受体阻断作用:可拮抗外周 α 受体,直接扩张血管,引起血压下降。

5)影响内分泌:调控下丘脑某些激素的分泌,导致乳房肿大、溢乳、延迟排卵等。

(2)临床应用

1)治疗各型精神分裂症,也用于治疗更年期综合征。

2)治疗多种疾病引起的呕吐,如癌症、放射病、药物引起的呕吐以及顽固性呃逆。

3)低温麻醉和"人工冬眠",与哌替啶、异丙嗪配成冬眠合剂用于创伤性休克、严重感染、中毒性高热及甲状腺危象等病症的辅助治疗。

(3)不良反应:氯丙嗪安全范围大,但长期大量应用,不良反应较多。

1)一般反应:主要有口干、嗜睡、便秘、心悸、乳房肿大、闭经及生长减慢等;静脉注射或肌内注射后,可出现直立性低血压。

2)毒性反应:一次大量服用,可发生急性中毒,出现昏睡、血压下降、心动过速、心电图异常等。

3)过敏反应:少数人可发生皮疹、光敏性皮炎等过敏反应。

4)锥体外系反应:长期大量应用时最常见,如震颤、运动障碍、静坐不能及流涎等,其发生率与药物剂量、疗程和个体因素有关,胆碱受体阻断药苯海索可缓解之。

5)其他:近年来发现氯丙嗪还可引起迟发性运动障碍或迟发性多动症,表现为不自主的刻板运动,停药后不消失,抗胆碱药可加重此反应。长期用药应定期检查肝功能。

(4)禁忌证:有过敏史、癫痫病史、严重肝功能损害及昏迷患者禁用;尿毒症、高血压及冠心病患者慎用。

(5)药物评价:为第一个应用于临床的抗精神病药,至今仍为抗精神病的首选药品,安全可靠,临床应用极为广泛。

2. 氟奋乃静(Fluphenazine)

抗精神病作用比奋乃静强,且较持久;镇吐作用也较强;镇静、降低血压作用微弱。适用于妄想、紧张型精神分裂症及躁狂症;也可用于控制恶心、呕吐。

用药后容易出现锥体外系反应,可加服苯海索加以解除;偶有低血压、粒细胞减少等。年老体弱、脑器质性病变及严重心、肝、肾功能不全患者慎用。

3. 硫利达嗪(Thioridazine)

抗精神病作用与氯丙嗪相似,但稍弱;无明显镇静、镇吐、降压作用;抗幻觉作用差,但有一定的情感调节作用,并有明显抗胆碱作用。适用于急慢性精神分裂症及更年期精神病;也可用于焦虑症、抑郁症及神经官能症。

长期使用可出现闭经、血小板降低等症状。注意事项参见氯丙嗪。

因锥体外系反应不明显,老年患者对其耐受性较好而广泛应用。

4. 奋乃静(Perphenazine)

奋乃静作用与氯丙嗪相似,但其抗精神病作用、镇吐作用较强而镇静作用较弱。对幻觉、妄想焦虑、紧张、激动等症状有效。主要用于精神分裂症、躁狂症;也可用于症状性精神病。

毒性较低,约为氯丙嗪的1/3。但锥体外系反应较多,一般可服用苯海索或东莨菪碱加以解除。不良反应及注意事项参见氯丙嗪。

5. 三氟拉嗪(Trfluperazine)

抗精神病作用较强而镇静、催眠作用均较弱。用于治疗精神分裂症,对幻觉、妄想型、木僵型疗效较好。

锥体外系反应较多(60%),其次有心动过速、失眠等,少数患者可发生黄疸、中毒性肝炎及粒细胞缺乏症。肝功能不全者慎用。

(二)硫杂蒽类

硫杂蒽类基本化学结构与吩噻嗪类相似,其代表药物为氯普噻吨。

氯普噻吨(Chlorprothixene):本品作用与氯丙嗪相似,抗精神病作用不及氯丙嗪,但镇静作用较强,并有较弱的抗抑郁及抗焦虑作用,适用于伴有焦虑或焦虑性抑郁症的精神分裂症、更年期抑郁症、焦虑性神经官能症等。不良反应为锥体外系反应,与氯丙嗪相似。

(三)丁酰苯类

氟哌啶醇(Haloperidol):其作用与氯丙嗪相似,有较强的DA受体拮抗作用。其特点为抗焦虑症、抗精神病作用强而久,镇吐作用较强,镇静、降压作用弱。临床用于治疗各种急、慢性精神分裂症,呕吐及持续性呃逆等。本品锥体外系反应高达80%,常见急性肌张力障碍和静坐不能。大量长期应用可致心肌损伤。孕妇及基底神经节病变患者禁用;肝功能不全者慎用。

(四)其他类

1. 五氟利多(Penfluridol)

具有较强的抗精神病作用、镇吐作用和拮抗α受体的作用,为长效抗精神病药。每周口服一次即可维持疗效。疗效与氟哌啶醇相似,但无明显镇静作用。适用于急、慢性精神分裂症,尤适用于慢性精神分裂症患者维持与巩固疗效。主要不良反应为锥体外系反应。

2. 舒必利(Sulpiride)

舒必利属苯甲酰胺类化合物,为非典型抗精神病药。对木僵、退缩、幻觉和妄想症状的效果较好,适用于急、慢性精神分裂症,对长期使用其他药物无效的难治病例也有一定疗效。锥体外系反应轻微,不良反应少。本药还有抗抑郁作用,也可用于治疗抑郁症。

3.氯氮平(Clozapine)

抗精神病作用较强,对其他药物无效的病例仍有效,适用于急、慢性精神分裂症和以兴奋躁动为主要症状的各类精神病;也可用于周期性精神病和各种神经官能症。常见不良反应为流涎(不能被阿托品类药品抑制)、嗜睡、口干及消化道症状;偶见粒细胞减少症,应予警惕。几乎无锥体外系反应,这可能与氯氮平有较强的抗胆碱作用有关。用药期间应定期检查血常规,癫痫及严重心血管病患者慎用。

二、抗躁狂和抗抑郁症药

躁狂抑郁症又称情感性精神障碍,是一种以情感病态变化为主要症状的精神病。躁狂抑郁症表现为躁狂或抑郁两者之一反复发作(单相型),或两者交替发作(双相型)。其病因可能与脑内单胺类功能失衡有关,但5-HT缺乏是其共同的生化基础。在此基础上,NA功能亢进为躁狂,发作时患者情绪高涨,联想敏捷,活动增多。NA功能不足则为抑郁,表现为情绪低落,言语减少,精神、运动迟缓,常自责自罪,甚至企图自杀。

(一)抗抑郁症药

目前,临床抗抑郁药主要分为四类:三环类抗抑郁药、单胺氧化酶抑制剂、选择性5-HT再摄取抑制剂、非典型抗抑郁药。常用抗抑郁药有三环类,包括丙咪嗪(Imipramine)、阿米替林(Amitriptyline)、多塞平(Doxepin),选择性5-HT再摄取抑制剂,如氟西汀(Fluoxetine)以及非典型抗抑郁药马普替林(Maprotiline)、米安色林(Mianserin)等。

1.阿米替林(Amitriptyline)

(1)作用与机制:本品因对中枢突触前膜5-HT和NA再摄取的拮抗作用,增加突触间NA和5-HT的含量而起到抗抑郁作用。其对5-HT再摄取的抑制作用强于对NA再摄取的抑制,镇静作用及抗胆碱作用也较明显。

(2)临床应用:适用于各类抑郁症的治疗,可使患者情绪提高,从而改善其思维缓慢、行为迟缓及食欲匮乏等症状,对兼有焦虑的抑郁症患者,疗效优于丙米嗪(见其他抗抑郁药);还可用于小儿遗尿症。

(3)不良反应

1)常见的有口干、嗜睡、便秘、视力模糊及排尿困难等;偶见直立性低血压、肝功能损害及迟发性运动障碍等。

2)超剂量服用,可发生严重的毒性反应,导致呼吸抑制和心搏骤停等;使用本品剂量宜个体化;宜采取在1~2个月内逐渐停药的方法。

3)本品可增加抗胆碱药的作用,不得与单胺氧化酶抑制剂合用。

(4)禁忌证:严重心脏病、青光眼及排尿困难者禁用。

(5)药物评价:本品为抗抑郁症的首选药,在三环类药品中镇静效应最强。

2.丙咪嗪(Imipramine)

本品有较弱的抗抑郁作用,但兴奋作用不明显,镇静作用微弱。主要用于治疗各种抑郁症,对内源性、反应性及更年期抑郁症疗效较好,而对精神分裂症的抑郁状态疗效较差;也可用于儿童多动症及遗尿症等。

常见不良反应为口干、心动过速,出汗、视力模糊等;有时可出现精神紊乱、胃肠道反应、荨麻疹、白细胞减少等。本品因镇静作用较弱,不宜用于治疗具有焦虑症状的抑郁患者。不得与升压药和单胺氧化酶抑制剂合用。高血压、心脏病、青光眼,孕妇及肝、肾功能不全者禁用;有癫痫发作倾向、前列腺炎、膀胱炎、严重抑郁症及 6 岁以下儿童慎用。服药期间不能驾驶车辆及操作机器。

3.马普替林(Maprotiline)

马普替林为非典型抗抑郁药,能选择性抑制中枢神经突触前膜对 NA 的再摄取,但不能阻断对 5-HT 的摄取。为广谱抗抑郁药,具有奏效快、不良反应小的特点。临床用于各型抑郁症,老年抑郁症患者尤为适用。

4.氟西汀(Fluoxetine)

本品为临床广泛应用的选择性 5-HT 再摄取抑制剂,是全球销量最大的处方药。可选择性地抑制 5-HT 转运体,阻断突触前膜对 5-HT 的再摄取,延长和增加 5-HT 的作用,从而产生抗抑郁作用。临床用于治疗伴有焦虑的各种抑郁症,尤宜用于老年抑郁症,也可用于治疗惊恐状态、强迫障碍及社交恐惧症。不良反应轻,常见有失眠、恶心、头痛等。

5.文拉法辛(Nomifensine)

本品及其活性代谢产物 O-去甲基文拉法辛能有效地拮抗 5-HT 和 NA 的再摄取,对 DA 的再摄取也有一定的作用,具有抗抑郁作用,镇静作用较弱,适用于各型抑郁症,包括伴有焦虑的抑郁症及广泛性焦虑症。

(二)抗躁狂症药

抗躁狂症药是指能够调整患者情绪稳定,防止双相情感障碍的复发,对躁狂症具有较好的治疗和预防作用的药物。氯丙嗪、氟哌啶醇及抗癫痫药卡马西平等对躁狂症也有效,但典型抗躁狂药是锂盐。

碳酸锂(Lithium Carbonate):

1.作用与机制

本品有明显的抑制躁狂作用及升高外周白细胞作用。治疗量锂盐对正常人精神活动几无影响,但对躁狂症发作者则有显著疗效,使言语、行为恢复正常。研究表明锂盐可抑制脑内 NA 及 DA 的释放,并促进神经细胞对突触间隙 NA 的再摄取,增加其转化和灭活,使 NA 浓度降低,而产生抗躁狂作用。

2.临床应用

临床主要用于治疗躁狂症。对精神分裂症的兴奋躁动也有效,与抗精神病药合用疗效较好,可减少抗精神病药的剂量;同时抗精神病药还可缓解锂盐所致恶心、呕吐等不良反应。

3.不良反应

(1)用药初期有恶心、呕吐、腹泻、肌肉无力、肢体震颤、口干、多尿,常在继续治疗 1～2 周内逐渐减轻或消失。

(2)可引起甲状腺功能低下或甲状腺肿,一般无明显自觉症状,停药后可恢复。

(3)锂盐中毒主要表现为中枢神经症状,如意识障碍、昏迷、肌张力增高、震颤及癫痫发作等。静脉注射生理盐水可加速锂的排泄。用药期间应定时测定血锂浓度,以防锂中毒。

4. 禁忌证

严重心血管疾病、肾病、脑损伤、脱水、钠耗竭及使用利尿药者禁用。

三、抗焦虑药

焦虑是多种精神病的常见症状,焦虑症则是一种以急性焦虑反复发作为特征的神经官能症,并伴有自主神经功能紊乱。发作时,患者多自觉恐惧、紧张、忧虑、心悸、出冷汗、震颤及睡眠障碍等。无论是焦虑症或焦虑状态,临床多用抗焦虑药治疗。常用的为苯二氮䓬类。

第五节　镇痛药

镇痛药是指主要作用于中枢神经系统,选择性地消除或缓解痛觉,用于剧痛的药物。它在减轻或消除疼痛感觉的同时,也能缓解因疼痛引起的精神紧张、烦躁不安等情绪反应,使患者有欣快感。多数镇痛药连续使用可导致躯体依赖性,一旦停药,患者会产生戒断症状,故临床仅用于癌症及外伤等原因引起的剧痛。

临床上应用的镇痛药分为三类:①阿片生物碱类,如吗啡。②人工合成镇痛药,如哌替啶、芬太尼、二氢埃托啡等。③具有镇痛作用的其他药,如盐酸曲马朵等。

一、阿片生物碱类镇痛药

阿片(Opium)是罂粟科植物罂粟未成熟蒴果浆汁的干燥物,含有吗啡、可待因等 20 多种生物碱。吗啡为阿片中的主要生物碱,能与阿片受体结合而产生各种作用。

(一)吗啡(Morphine)

1. 作用与机制

阿片受体包括 μ、δ、κ 三种受体,可能还包括 ε 受体和 σ 受体,每种受体又有不同的亚型。它们主要分布在丘脑内侧、脑室及导水管周围灰质、边缘系统及蓝斑核、脑干极后区和脊髓胶质区等部位。

阿片受体的发现提示脑内可能存在相应的内源性阿片样活性物质。科学家们从脑内分离出甲硫氨酸脑啡肽和亮氨酸。继发现脑啡肽后,又自垂体中分离出几种内啡肽,统称为内阿片肽。各种内阿片肽对不同亚型阿片受体的亲和力和内在活性均不完全相同。实验研究发现,μ、δ、κ 三种受体属 G 蛋白偶联受体,吗啡激动阿片受体后,通过 G 蛋白抑制腺苷酸环化酶,降低细胞内 cAMP 水平;或影响与 G 蛋白偶联的离子通道的活性,使膜电位超极化。因此,吗啡的作用机制可能是通过与不同脑区的阿片受体结合,模拟内阿片肽而发挥多种作用。

2. 临床应用

(1)中枢神经系统

1)镇痛和镇静:吗啡有强大的镇痛作用,对各种疼痛均有效,对慢性持续性钝痛的效果优于急性间断性锐痛及内脏绞痛。在镇痛的同时有明显的镇静作用,可产生欣快感。

2)抑制呼吸:降低呼吸中枢对二氧化碳的敏感性,并抑制呼吸调节中枢。

3)镇咳:抑制延脑咳嗽中枢,使咳嗽反射消失。

4)催吐:兴奋延脑催吐化学感受区,引起恶心与呕吐,纳洛酮可对抗。

5)缩瞳:作用于中脑盖前核的阿片受体,兴奋动眼神经,引起瞳孔缩小。针尖样瞳孔常作为临床诊断吗啡中毒的重要依据之一。

(2)平滑肌兴奋作用:吗啡可兴奋胃肠道、胆道的平滑肌和括约肌引起痉挛或绞痛。也可增强膀胱括约肌张力,导致尿潴留。

(3)心血管系统:吗啡可促进内源性组胺释放,而使外周血管扩张,血压下降。

吗啡在临床上主要用于癌症、严重创伤、烧伤、骨折以及手术等引起的剧痛;还可用于急性心肌梗死引起的心绞痛及心源性哮喘。

3.不良反应

(1)治疗量可引起眩晕、恶心、呕吐、便秘、呼吸抑制等;少数患者可有过敏反应。

(2)急性中毒时,表现为昏迷、针尖样瞳孔、发绀及血压下降等,进而可致呼吸麻痹而死亡。

(3)连用1~2周(有人仅用2~3d)即可产生成瘾性,需慎重。

(4)治疗胆绞痛、肾绞痛时需与阿托品合用,单用本品反而会加剧疼痛。

4.禁忌证

婴儿哺乳妇女及严重肝功能不全、肺源性心脏病、支气管哮喘及颅脑损伤等患者禁用。

5.药物评价

(1)1803年德国科学家从阿片中获得本品并命名为吗啡;1952年化学合成获得吗啡;1973年发现吗啡受体,阐明了本品的镇痛原理。

(2)本品是原型的麻醉性止痛药,所有麻醉性镇痛药的作用强度都以本品为基准。

(3)本品的原料及制剂按麻醉药品管理。

(二)可待因(Codeine)

可待因是前体药物,口服后约有10%的可待因在体内转化为吗啡或其他具有活性的阿片类代谢产物。可待因的镇痛效力为吗啡的1/10~1/7或更低,可待因属于典型的中枢镇咳药,具有明显的镇咳作用,镇静作用不明显,欣快感和成瘾性也弱于吗啡。临床常用于治疗中等程度的疼痛及无痰干咳及剧烈频繁的咳嗽。

可待因在镇咳剂量时,对呼吸中枢抑制轻微,无明显致便秘、尿潴留等不良反应。

二、人工合成镇痛药

成瘾性是吗啡的严重缺点,为了寻找更好的代用品,人们合成了哌替啶、安那度、芬太尼、美沙酮、喷他佐辛、丁丙诺啡等药品,它们的成瘾性均较吗啡轻。

(一)哌替啶(Pethidine)

1.作用与机制

本品为吗啡的合成代用品,作用及作用机制与吗啡相似。

(1)作用于中枢神经的阿片受体而发挥作用,其镇痛效应为吗啡的1/10~1/8,持续时间2~4h。哌替啶对呼吸有抑制作用,镇静、镇咳作用较弱。

(2)作用于平滑肌,对胆道和支气管平滑肌张力的增强作用较弱,能引起胆道括约肌痉挛,但比吗啡弱。

2.临床应用

(1)各种剧痛(如创伤性疼痛、手术后疼痛、内脏绞痛、晚期癌痛)。

（2）心源性哮喘。

（3）麻醉前给药。

（4）人工冬眠（与氯丙嗪、异丙嗪等组成冬眠合剂）。

3. 不良反应

（1）治疗量哌替啶与吗啡相似，可致眩晕、出汗、口干、恶心、呕吐。

（2）过量可致瞳孔散大、血压下降、呼吸抑制及昏迷等。

（3）反复使用也可产生耐受性和成瘾性，但较吗啡为轻。

（二）喷他佐辛（Pentazocine）

喷他佐辛为阿片受体部分激动剂，主要激动 κ、s 受体；但又可拮抗 μ 受体。按等效剂量计算，本药的镇痛效力为吗啡的 1/3，一般皮下或肌内注射 30mg 的镇痛效果与吗啡 10mg 相当。其呼吸抑制作用约为吗啡的 1/2。本药对心血管系统的作用不同于吗啡，大剂量反而增快心率，升高血压，此作用可能与升高血浆中儿茶酚胺含量有关。本药能减弱吗啡的镇痛作用；对吗啡已产生耐受性的患者，可促进戒断症状的产生。适用于各种慢性剧痛。

常见镇静、眩晕、恶心、出汗。剂量增大能引起呼吸抑制、血压升高、心率增快。由于本药尚有一定的拮抗 μ 受体的作用，因而成瘾性很小，不作为麻醉药品管理。

（三）丁丙诺啡（Buprenorphine）

丁丙诺啡为阿片 μ 受体部分激动剂。镇痛作用强于哌替啶，是吗啡的 30 倍，芬太尼的 1/2。起效慢，持续时间长，需 6～8h。药物依赖性近似吗啡，对呼吸有抑制作用。

（四）安那度（Anadol）

安那度为短效镇痛药。皮下注射 10～20mg，在 5mm 后即起效，维持 2h。静注则 1～2min 见效，维持 0.5～1h。主要用于短时止痛，如骨科、外科、五官科小手术以及泌尿外科器械检查等。也可与阿托品合用，以解除胃肠道、泌尿道平滑肌痉挛性疼痛。不良反应有轻微而短暂的眩晕、多汗、无力等。呼吸抑制与成瘾性均较轻。

芬太尼（Fentanyl）：为麻醉性镇痛药，镇痛作用较吗啡强 80 倍，起效快，但持续时间短，成瘾性较弱。可用于各种剧痛。

美沙酮（Methadone）：有左旋体及右旋体之分。左旋体较右旋体效力强 8～15 倍。常用其消旋体。药理作用与吗啡相似，但其口服与注射同样有效（吗啡口服利用率低）。其镇痛作用强度与吗啡相当，但持续时间明显长于吗啡。成瘾性较小，但久用也能成瘾，且脱瘾较难，应予警惕。适用于创伤、手术及晚期癌症等所致剧痛。本品还可用于阿片、吗啡和海洛因的脱毒治疗。

三、其他镇痛药

（一）四氢帕马汀 Tetrahydropalmatine

1. 作用与机制

本品有镇痛、镇静、催眠及安定作用。镇痛作用不及哌替啶，但比解热镇痛药强。研究证明其镇痛作用与脑内阿片受体无关。对慢性持续性钝痛效果较好，对创伤或手术后疼痛或晚期癌症的止痛效果较差。

2.临床应用

主要用于胃肠、肝胆疾病所引起的钝痛;也可用于分娩止痛及痛经,对产程及胎儿均无不良影响;还可用于暂时性失眠。

3.不良反应

偶有眩晕、乏力和恶心;大剂量对呼吸中枢有一定抑制作用。

4.禁忌证

孕妇慎用。本品治疗量无成瘾性,但可致耐受性。

(二)曲马朵(Tramadol)

本品通过抑制神经元突触对 NA 的再摄取,并增加神经元外 5－HT 浓度,影响痛觉传递而产生镇痛作用。其镇痛作用强度为吗啡的 1/10～1/8,镇咳作用强度为可待因的 1/2。治疗剂量时不抑制呼吸,对心血管系统无影响,也无致平滑肌痉挛的作用。不良反应和其他镇痛药相似,偶有多汗、头晕、恶心、呕吐、口干、疲劳等。适用于外伤、手术及疾病引起的中度、重度急慢性疼痛,也可用于剧烈的神经痛及心脏病突发性疼痛等。长期应用也可能发生成瘾,按二类精神药品管理。

(三)罗通定(Rotundine)

本品为左旋四氢帕马汀,作用同四氢帕马汀,但较强。具有镇痛和催眠作用,较长期应用也不致成瘾。用于因疼痛而失眠的患者,也可用于胃溃疡及十二指肠溃疡的疼痛、月经痛、紧张性失眠等。

第六节　解热镇痛抗感染药

解热镇痛抗感染药是一类具有解热、镇痛,其中大多数还有抗感染抗风湿作用的药物。因此类药物的抗感染作用机制与糖皮质激素类抗感染药(甾体抗感染药)不同,又称为非甾体抗感染药(NSAIDs)。常用解热镇痛抗感染药按化学结构可分为水杨酸类、黄胺类、吡唑酮类及其他有机酸类等。虽然这类药物的化学结构各不相同,但都能抑制体内前列腺素(PG)的生物合成,产生共同的药理作用。

花生四烯酸是合成 PG 的前体物质,花生四烯酸经细胞线粒体内环氧酶(COX,前列腺素合成酶)催化生成 PG。PG 参与机体多种生理和病理过程,如致热、致炎、致痛、舒缩血管、分泌胃酸等。

(1)解热作用:下丘脑体温调节中枢通过对产热与散热两个过程的精细调节,使正常人体温维持在 37℃左右相对恒定的水平。当机体受到细菌、病毒感染,组织损伤或发生变态反应时,刺激中性粒细胞产生并释放内热原;作用于下丘脑体温调节中枢,提高环氧酶活性,增加前列腺素的合成与释放,使体温调定点提高到 37℃以上,此时机体产热增加,散热减少,从而引起发热。解热镇痛抗感染药通过抑制中枢环氧酶,减少前列腺素的合成,阻断内热原对体温调节中枢的作用,使体温调定点恢复至正常水平,通过扩张血管、增加出汗的方式而降低发热者体温。

解热镇痛抗感染药能使发热者体温下降至正常或接近正常水平;而对正常人体温几乎无影响,

这有别于氯丙嗪对体温的影响。

(2)镇痛作用:当局部组织损伤或炎症时,局部可产生与释放致痛、致炎物质,如缓激肽、5－HT、组胺及前列腺素等。前列腺素本身不仅有致痛作用,而且还可显著增强痛觉感受器对缓激肽等其他致痛物质的敏感性,对疼痛起到放大作用,使机体产生持续性钝痛。解热镇痛抗感染药的镇痛作用部位主要在外周,通过抑制损伤部位或炎性区域的前列腺素合成与释放发挥镇痛作用。

解热镇痛抗感染药的镇痛作用弱于阿片类镇痛药,仅有中等程度的镇痛效果,对急性锐痛及内脏平滑肌痉挛痛无效,对慢性钝痛如头癣、牙痛、神经痛、肌肉痛、关节痛及痛经等有较好的镇痛作用。不抑制呼吸,无欣快感及依赖性,故临床广泛应用。

(3)抗感染、抗风湿作用:前列腺素是参与炎症反应的重要活性物质,能扩张血管,增强毛细血、管通透性,引起局部充血、水肿疼痛,诱发炎症反应。同时,还能增强缓激肽、5－HT、白三烯等致炎物质的作用,加重炎症反应。解热镇痛抗感染药通过抑制前列腺素的合成与释放,而发挥抗感染、抗风湿作用,有效缓解炎症引起的临床症状。

本类药物除苯胺类药物外都具有抗感染、抗风湿作用,并显著减轻炎症的红、肿、热、痛及功能障碍等症状。

一、水杨酸类
阿司匹林阿司匹林又名乙酰水杨酸,是解热镇痛抗感染药的代表药物。

(一)体内过程
口服后部分在胃内吸收,大部分在小肠吸收,1~2 小时血浆药物浓度达峰值。在吸收过程中或吸收后,很快被酯酶水解为水杨酸,并以水杨酸盐的形式分布到全身组织。水杨酸盐与血浆蛋白结合率高达 80%~90%。主要经肝脏代谢,代谢产物与甘氨酸或葡萄糖醛酸结合后随尿排出。尿液的 pH 变化可影响其排泄速度,当尿液呈碱性时排出增多,而呈酸性时则排出减少。

(二)作用和临床应用
1.解热镇痛

阿司匹林有较强的解热、镇痛作用,常与其他解热镇痛药组成复方制剂用于感冒发热、头痛、牙痛、神经痛、肌肉痛及痛经等慢性钝痛。

2.抗风湿

大剂量(成人每日 3~4g)时有显著的抗感染抗风湿作用,能明显减轻风湿性关节炎和类风湿性关节炎的炎症和疼痛,急性风湿热患者用药后 24~48 小时内退热,关节红、肿及疼痛症状缓解,血沉下降。由于阿司匹林控制急性风湿热的疗效迅速而可靠,为目前治疗急性风湿,热的首选药,也可作为鉴别诊断依据。阿司匹林抗风湿作用随剂量增加而增强,一般应从小剂量开始服用逐渐增大到患者最大耐受量。只有对症治疗作用,无对因治疗作用,也不能阻止风湿性疾病病程的发展及并发症的出现。

3.抑制血栓形成

小剂量阿司匹林(每日 40mg)能抑制环氧酶(COX),减少血小板中血栓素 A_2(TXA_2)的生成,从而抑制血小板聚集,预防血栓形成。大剂量时能抑制血管壁中环氧酶,减少前列腺素 I_2(PGI_2)的合成。PGI_2 是 TXA_2 的生理性对抗物信 PGI_2 的合成减少则可促进血小板聚集,诱发血栓形成。因此,临床用小剂量阿司匹林防治血栓性疾病,以预防心肌梗死和脑血栓形成。

(三)不良反应和用药监护

1.胃肠道反应

口服刺激胃黏膜,引起上腹不适、恶心、呕吐,大剂量或长期用药可诱发或加重胃溃疡,甚至发生无痛性胃出血或胃穿孔。饭后服药、同服抗酸药、服用肠溶片或水溶片等可减轻胃肠道刺激反应。阿司匹林引起消化性溃疡,除直接刺激胃黏膜外,也与抑制胃黏膜合成前列腺素,使其失去对胃黏膜的保护作用有关。与 PGE 的衍生物米索前列醇合用可减少消化性溃疡发生率。胃溃疡患者禁用。

2.凝血障碍

一般剂量阿司匹林能抑制 TXA_2 生成,影响血小板聚集,延长出血时间。大剂量(每日 5g 以上)能抑制肝脏凝血酶原的形成,引起凝血障碍,服用维生素 K 可以预防。如需手术者,手术前 1 周停用阿司匹林,并服用维生素 K。

3.水杨酸反应

服用大剂量阿司匹林(每日 5g 以上)时,可出现头痛、眩晕、恶心、呕吐、耳鸣、视力与听力减退等,严重者有酸碱平衡失调、精神紊乱、出血等,称水杨酸反应。出现此反应,应立即停药,并采取各种对症治疗,如给维生素 K 及静脉滴注碳酸氢钠溶液碱化尿液等措施。

4.变态反应

少数人可出现皮疹、荨麻疹、血管神经性水肿、哮喘等变态反应。服用阿司匹林后诱发的哮喘称为"阿司匹林哮喘",这种哮喘用肾上腺素治疗无效,可用糖皮质激素和抗组胺药治疗。用药前应询问患者用药过敏史,哮喘患者慎用。

5.瑞夷综合征(Reye's Syndrome)

儿童或青少年感染病毒性疾病,如流感、水痘、流行性腮腺炎等使用阿司匹林退热时,偶可发生急性肝脂肪变性—脑综合征(瑞夷综合征),以肝衰竭合并脑病为突出表现。故病毒感染患儿不宜用阿司匹林,可用对乙酰氨基酚代替。

6.肝肾毒性

肝功能减退时可加重肝脏毒性反应,肝功能不全或肝硬化患者易出现肾功能损害,表现为水肿、多尿等症状,偶可见间质性肾炎、肾病综合征,甚至肾衰竭。

二、苯胺类

对乙酰氨基酚又名扑热息痛,是非那西丁在体内的活性代谢物。

(一)作用和临床应用

能抑制中枢前列腺素合成,产生与阿司匹林相似的解热作用。对外周前列腺素合成抑制作用弱,几乎没有抗感染抗风湿作用。对血小板及凝血机制无影响。临床主要用于感冒发热、关节痛、神经痛和慢性钝痛。

(二)不良反应和用药监护

短期服用不良反应少,对胃刺激性较小,不诱发溃疡、出血及凝血障碍等,偶有皮疹、药热等变态反应。长期使用或过量服用(成人一次 10～15g)可致急性中毒,引起肝坏死。久用少数人有肾损害。

三、吡唑酮类

保泰松和羟基保泰松:保泰松口服吸收迅速、完全。血浆蛋白结合率高达 98%,关节腔内伪药物浓度可达血药浓度的 50%。保泰松经肝代谢转化为羟基保泰松,二者具有相似的药理作用。两药抗感染抗风湿作用强,而解热镇痛作用弱,较大剂量能促进尿酸排泄。临床用于风湿性关节炎、类风湿性关节炎、强直性脊柱炎和急性痛风的治疗。

不良反应有胃肠道反应、肝肾损害、变态反应、血细胞减少或再生障碍性贫血等。由于不良反应发生率高且较重,目前已少用。

四、其他类

(一)吲哚美辛

吲哚美辛又名消炎痛,为人工合成的吲哚衍生物。本品吸收迅速良好,直肠给药较口服更易吸收。口服后 1～4 小时血药浓度达峰值,与血浆蛋白结合率达 90%,$t_{1/2}$ 为 2～3 小时。主要经肝内代谢,其代谢物又可水解为吲哚美辛,重新吸收再循环。本品排泄快,原药及代谢物经肾脏、胆汁、粪便排泄。

1. 作用和临床应用

吲哚美辛有较强的抗感染作用,其抗感染作用比阿司匹林强 10～40 倍,解热镇痛作用与阿司匹林相似,对炎性疼痛有明显镇痛效果。

临床可用于急、慢性风湿性关节炎及癌性疼痛。也可用于恶性肿瘤引起的发热或其他难以控制的发热。因本品毒副作用较大,不宜作为治疗关节炎的首选药物,仅用于其他 NSAIDs 治疗无效或不能耐受的患者。

2. 不良反应和用药监护

治疗量时不良反应发生率高达 30%～50%,约 20%患者必须停药。

(1)胃肠反应:对胃肠道刺激性大,引起食欲减退、恶心、呕吐、腹痛、诱发或加重溃疡,引起胃出血及穿孔等。饭后服用可减少胃肠反应。

(2)中枢神经系统反应:可见头晕、头痛等,发生率可达 25%～50%。若头痛持续不退,应停药。

(3)造血系统反应:能抑制造血系统,导致中性粒细胞减少、血小板减少、再生障碍性贫血等。

(4)变态反应:常见皮疹,严重者可诱发哮喘。与阿司匹林有交叉过敏现象,对阿司匹林过敏者不宜用本品。

(二)布洛芬

布洛芬又名异丁洛芬、异丁苯丙酸,属于芳烷酸类化合物。

口服吸收良好,1～2 小时血药浓度达峰值,血浆蛋白结合率高达 99%,可缓慢进入滑膜腔并保持高浓度。主要经肝代谢,肾排泄,$t_{1/2}$ 为 2 小时。

1.作用和临床应用

本药的抗感染、解热、镇痛作用与阿司匹林、保泰松相似,比对乙酰氨基酚好。对胃肠道刺激较阿司匹林轻。临床用于风湿性关节炎、类风湿性关节炎、骨关节炎、急性肌腱炎等,特别适用于对阿司匹林、保泰松不能耐受的患者。

2.不良反应和用药监护

常见不良反应主要为恶心、上腹部不适、皮疹、消化不良等。偶有头痛、眩晕、视力模糊等,出现视力模糊时应立即停用。胃、十二指肠溃疡和出血者慎用。

(三)萘普生和酮洛芬

两药与布洛芬为同类药物。具有解热、镇痛、消炎作用,消炎作用较布洛芬为强,不良反应少,毒性低。适用于风湿性关节炎、类风湿性关节炎、骨关节炎等,也可用于不能耐受阿司匹林、吲哚美辛的患者。

(四)塞来昔布

塞来昔布为选择性环氧酶 2(COX-2)抑制药。

1.作用和临床应用

环氧酶存在两种异构体,即环氧酶 1(COX-1)和环氧酶 2(COX-2)。COX-1 的底物前列腺素主要参与调节机体的可导致胃肠道、肾的不良反应。COX-2 的底物前列腺素导致炎症产生,因此,选择性环氧酶 2(COX-2)抑制药相继出现。塞来昔布为选择性 COX-2 抑制药,其抑制 COX-2 的作用较 COX-1 强 750 倍,治疗剂量时对人体内的 COX-1 无明显影响。通过抑制 COX-2 阻断前列腺素的合成而发挥解热、镇痛作用。

临床主要用于类风湿性关节炎、急慢性骨关节炎的治疗。也可用于手术后镇痛、牙痛、痛经等。

2.不良反应和用药监护

常见不良反应为上腹疼痛、腹泻和消化不良,偶见肝肾功能损害。胃及十二指肠溃疡的发生率低,不抑制血小板聚集,也不延长出血时间。对阿司匹林和磺胺类药物过敏者禁用。

(五)解热镇痛药的复方制剂

为了提高疗效,减轻不良反应,解热镇痛药常制成复方制剂应用于临床。在各种复方制剂中,除含有不同的解热镇痛药成分外,还常与咖啡因、抗组胺药或巴比妥类药物配伍。咖啡因能收缩头痛时扩张的脑血管,有助于缓解头痛;抗组胺药可缓解过敏症状及促进睡眠;巴比妥类药可增强解热镇痛药的镇痛作用。

第七节　中枢兴奋药

中枢兴奋药是一类能选择性地兴奋中枢神经系统,提高中枢神经系统功能活动的药物。

根据作用部位可分为3类：①主要兴奋大脑皮层的药物，如咖啡因等；②主要兴奋延脑呼吸中枢的药物，又称呼吸兴奋药，如尼可刹米等；③主要兴奋脊髓的药物，如士的宁等，但因毒性较大，易致惊厥，无临床应用价值，现仅作为实验工具药使用，故不作介绍。临床上主要用于各种危重疾病和中枢抑制药物中毒引起的呼吸抑制或呼吸衰竭的抢救，但是本类药物的选择性一般都不高，安全范围小，随着剂量的增加，其中枢作用部位也随之扩大，过量均可引起中枢神经系统各部位广泛兴奋而导致惊厥，故使用时应严格控制剂量与间隔时间。

一、主要兴奋大脑皮层的药物

(一)咖啡因

咖啡因又称咖啡碱，是从茶叶、咖啡豆、可可豆中提纯的生物碱，属于黄嘌呤类，现已人工合成。能与苯甲酸(安息香酸)钠形成苯甲酸钠咖啡因(安钠咖)供注射使用。此外，茶叶中还含有茶碱，也属黄嘌呤类，与咖啡因药理作用相似，但咖啡因的中枢兴奋作用较强，临床主要用作中枢兴奋药；而茶碱的舒张平滑肌作用较强，主要用作平喘药。

1. 药理作用与作用机制

(1)中枢神经系统兴奋作用：咖啡因对大脑皮层有选择性兴奋作用，小剂量(50～200mg)即可兴奋大脑皮层，使睡意消失，疲劳减轻，提高机体对外界的反应能力；精神振奋，思维敏捷，工作效率提高，因此咖啡和茶叶早就成为世界性的兴奋性饮料成分。较大剂量时(200～500mg)时则可直接兴奋延脑呼吸中枢和血管运动中枢，使呼吸中枢对 CO_2 的敏感性增强，呼吸加深加快、血压升高，当呼吸中枢处于抑制状态时作用尤为明显；中毒剂量(大于800mg)还可兴奋脊髓，引起阵挛性惊厥。

(2)心血管系统：咖啡因对心血管系统具有中枢性和外周性的双重作用。咖啡因可直接兴奋心脏、加强心肌收缩力、加快心率、扩张血管(冠脉血管、肾血管等)，但外周作用常被兴奋迷走中枢及血管运动中枢的作用所掩盖，表现为血压无明显改变，故无治疗意义。但当心血管功能低下时，则有强心、升压、改善循环的作用，而对脑血管的作用相反，直接作用于大脑小动脉的肌层，使其收缩，血管阻力增加，脑血流量减少。

(3)其他咖啡因可舒张支气管、胆管和胃肠道平滑肌，呈现解痉作用。研究认为，治疗剂量的咖啡因和茶碱能在体内竞争性拮抗腺苷受体，而腺苷具有镇静、抗惊厥及收缩支气管平滑肌等作用，提示咖啡因的中枢兴奋及舒张支气管平滑肌的作用与其阻断腺苷受体有关。此外咖啡因还具有排钠利尿作用和刺激胃酸分泌的作用。

2. 临床应用

主要用于治疗中枢抑制状态，如严重传染病、酒精中毒、镇静催眠药或抗组胺药过量引起的昏睡、呼吸及循环衰竭等。此外，咖啡因与麦角胺配伍可治疗偏头痛；与解热镇痛药配伍(如APC等)可治疗感冒发烧和一般性头痛。可能因其收缩脑血管，减少脑血管搏动的幅度而加强了药物抑制头痛的作用。

3. 不良反应

不良反应少见，较大剂量(1g以上)因过度兴奋大脑皮层可引起激动、不安、失眠、头痛、心悸、恶心、呕吐、呼吸加快、肌肉抽搐;过量可兴奋脊髓,引起惊厥。久用可产生耐受性和依赖性。因增加胃酸分泌,消化性溃疡病患者不宜久用,孕妇慎用。咖啡因与单胺氧化酶抑制剂合用,可致高血压危象。严重心脏病患者禁用,癫痫患者慎用。

(二)哌醋甲酯

哌醋甲酯又名利他林,化学结构与具有中枢兴奋作用的苯丙胺相似,且作用性质也相似,交感神经作用很弱,中枢兴奋作用较为温和,其精神兴奋作用强于运动兴奋,能改善精神活动,解除轻度中枢抑制,消除疲劳感及睡意,大剂量也能兴奋呼吸中枢,过量可引起惊厥。

临床用于对抗巴比妥等中枢抑制药中毒引起的昏迷和呼吸抑制。因本品可兴奋大脑皮层,使人易被尿意唤醒,临床也可用于治疗小儿遗尿症。对儿童多动综合征也有效,使其注意力集中,自制力增强,学习能力提高,此外本品还可用于轻度抑郁症的治疗。

本药在治疗剂量时不良反应较少,偶有失眠、心悸、焦虑、厌食、口干等。大剂量时可使血压升高、眩晕头痛等。癫痫、高血压患者禁用。不能与升压药或抗抑郁药合用。长期反复应用可产生依赖性和耐受性。

二、主要兴奋呼吸中枢的药物

(一)尼可刹米

尼可刹米又名可拉明,为人工合成药。主要直接兴奋延脑呼吸中枢,也可刺激颈动脉体和主动脉体化学感受器而反射性地兴奋呼吸中枢,提高呼吸中枢对 CO_2 的敏感性,使呼吸加深加快,通气量增加,呼吸功能改善。本品安全范围较大,作用温和,但维持时间短,$5\sim10\min$,必要时重复用药。一般间歇静脉注射给药效果较好,临床常用于各种原因所致中枢性呼吸抑制,慢性阻塞性肺部疾病引起的肺性脑病,对肺心病引起的呼吸衰竭和吗啡引起的呼吸抑制效果较好,对吸入麻醉药中毒的解救效果次之,对巴比妥类药物中毒的效果较差。治疗剂量不良反应少,过量可引起中枢神经系统广泛兴奋而致血压上升、心动过速、肌震颤及僵直、咳嗽、呕吐、出汗甚至惊厥。

(二)洛贝林

洛贝林(山梗菜碱)是从山梗菜中提取的生物碱,现已能化学合成。治疗量时不直接兴奋延脑呼吸中枢,而是通过刺激颈动脉体和主动脉体的化学感受器,反射性地兴奋延脑呼吸中枢,使呼吸加深加快。其作用短暂、维持时间短,安全范围大,不易引起惊厥。临床常用于治疗新生儿窒息、小儿感染性疾病引起的呼吸衰竭、一氧化碳中毒、吸入麻醉剂及其他中枢抑制药引起的呼吸衰竭的急救。剂量较大可兴奋迷走神经中枢而致心动过缓、传导阻滞。过量时可因兴奋交感神经节及肾上腺髓质而致心动过速,甚至惊厥。

(三)二甲弗林

二甲弗林(回苏灵)为人工合成品。本品对呼吸中枢的直接兴奋作用强,是尼克刹米的100倍,苏醒率可达 $90\%\sim95\%$。能够显著改善呼吸,增加肺换气量,提高动脉血氧饱和度,使动脉 PO_2 提高,PCO_2 降低,对肺性脑病有苏醒作用。作用快,疗效明显,但维持时间短。临床用于濒危患者的抢救,如各种原因引起的中枢性呼吸衰竭和麻醉药、催眠药所致呼吸抑制。对肺性脑病也有较好的苏醒作用。吗啡中毒时,可兴奋脊髓,因此对吗啡中毒者应小量慎用,以免引起惊厥。静脉给药需稀释后缓慢注射,并严密观察患者反应。有惊厥史、肝肾功能不全者及孕妇禁用。中枢兴奋药是一类能选择性地兴奋中枢神经系统,提高中枢神经系统功能活动的药物。根据作用部位可分为主要兴奋大脑皮层的药物、主要兴奋延脑呼吸中枢的药物和主要兴奋脊髓的药物 3 大类。临床上主用于各种危重疾病和中枢抑制药中毒引起的呼吸抑制或呼吸衰竭,随着剂量的增加,其中枢作用部位也随之扩大,过量均可引起中枢各部位广泛兴奋而导致惊厥。故使用时应严格控制剂量与间隔时间。

第三章　循环系统药物

第一节　抗慢性心功能不全药

慢性心功能不全,又称充血性心力衰竭简称心衰,是由于多因素导致慢性心肌损伤或心脏长期负荷过重,心肌收缩力减弱、功能障碍,使心脏不能泵出足够的血液满足全身组织器官代谢需要的一种病理状态。临床表现为组织血液灌流不足,体循环和(或)肺循环淤血,可见呼吸困难、咳嗽、颈静脉怒张、下肢水肿、食欲减退、恶心呕吐及肝脾大等。

目前治疗慢性心功能不全的药主要有正性肌力药、血管紧张素转化酶抑制药和减负荷药,以提高和改善心脏的泵血功能,减轻或消除心功能不全的症状和体征。

一、正性肌力药

强心苷类:强心苷是一类选择性作用于心脏,增强心肌收缩力的药物。临床主要用于治疗慢性心功能不全。强心苷类药从含有强心苷的植物中提取,主要来源于毛花洋地黄、黄花夹竹桃、冰凉花、铃兰以及羊角拗等。

强心苷的化学结构由苷元及糖两部分结合而成。苷元由甾核和不饱和内酯环构成,其结构特征与强心作用活性密切相关,是产生正性肌力作用的基本结构;糖往往由三个洋地黄毒糖、糙麻糖等稀有糖组成,可增加苷元对心肌的亲和力和水溶性,延长苷元的作用时间,使其作用强而持久。各强心苷作用性质基本相同,只是甾核上羟基数目不同,使其作用有快慢、强弱、久暂之分。临床上常用的有洋地黄毒苷、地高辛、毛花苷丙(西地兰)。

(一)体内过程

强心苷类药物药理作用相似,由于甾核上极性基团羟基数目的不同,导致体内过程特点的差异。甾核羟基少者脂溶性高、口服吸收率高,血浆蛋白结合率和被肝脏代谢的程度亦高,如洋地黄毒苷;甾核羟基多者脂溶性低,口服吸收率低,常采用静脉注射方式给药,如毒毛花苷K;地高辛甾核羟基数目居中,体内过程特点居于两者之间。

(二)药理作用

1. 正性肌力作用(加强心肌收缩力)

强心苷对心脏选择性高,在治疗剂量下,能直接加强心肌收缩力、增加心输出量,其正性肌力作用特点如下两方面。

心肌收缩更加敏捷有力,使收缩期缩短,舒张期相对延长,有利于衰竭心脏充分休息、增加冠状动脉供血及静脉回流量。

降低衰竭心肌耗氧量,心肌耗氧量主要取决于心肌收缩力、心率和心室壁张力。心力衰竭时心肌收缩无力,心输出量降低、心室排空不全,使心率加快,心室容积增大,心室壁张力增高,而导致心肌耗氧量明显增高。应用强心苷后,增强了衰竭心肌的收缩力,虽可使部分耗氧量有所增加,但由于心输出量增加,心室排空完全,室壁张力降低,收缩时间缩短,则使耗氧量显著减少;同时心输出量增加反射性地使心率减慢,外周阻力降低,也能明显降低耗氧量,因而强心苷使慢性心功能不全患者心肌总耗氧量降低。

增加衰竭心脏的输出量,对正常心脏的心输出量并不增加,因对正常心脏,强心苷加强心肌收缩力,还有直接缩血管作用,外周阻力增加,抵消了心排出量的增加。衰竭心脏,强心苷增强衰竭心肌收缩力,使心室排空完全;反射性降低交感神经张力,外周血管阻力降低,超过强心苷的直接缩血管效应,外周血管扩张,故心输出量增加。

2.负性频率作用(减慢心率)

强心苷的负性频率作用,主要表现在由于慢性心功能不全反射性提高交感神经兴奋性引起心率加快的患者。负性频率作用是强心苷正性肌力效应的继发作用。强心苷增强心肌收缩力,增加心输出量,作用于颈动脉窦、主动脉弓压力感受器,反射性降低交感神经张力,提高迷走神经兴奋性而减慢心率,进一步延长舒张期。

3.对心肌电生理特性的影响

(1)对传导组织的影响:治疗量强心苷反射性兴奋迷走神经,降低窦房结和心房的自律性;抑制房室结 Ca^{2+} 内流,而减慢房室传导速度;促进 K^+ 外流,扩大静息电位水平,提高除极速率,加快心房传导速度。中毒量强心苷严重抑制 Na^+-K^+-ATP 酶,使细胞内失钾,最大舒张电位减小而提高浦氏纤维自律性,缩短有效不应期。

(2)对心电图的影响:主要表现为心率减慢的 P-P 间期延长;房室传导减慢的 P-R 间期延长;浦氏纤维和心室肌动作电位时程缩短的 Q-T 间期缩短;以及 T 波扁平,甚至倒置;S-T 段呈鱼钩状改变。

4.利尿作用

强心苷加强心肌收缩力作用使肾血流量增加,还能直接抑制肾小管细胞膜 Na^+-K^+-ATP 酶,使肾小管对 Na^+ 的重吸收减少。因此,强心苷对慢性心功能不全患者有明显的利尿作用。

作用机制: Ca^{2+} 是心肌兴奋—收缩偶联中的关键物质,心肌细胞内 Ca^{2+} 量增加则心肌收缩力增强。强心苷选择性与心肌细胞膜上 Na^+-K^+-ATP 酶受体结合,抑制酶活性,使 Na^+-K^+ 交换受阻,细胞内蓄积大量的 Na^+,而促使 Na^+ 更多地依靠 Na^+-Ca^{2+} 交换偶联,导致细胞内 Ca^{2+} 浓度升高,而使心肌收缩力增强。强心苷通过抑制心肌细胞膜上 Na^+-K^+-ATP 酶,增加心肌细胞内 Ca^{2+} 含量而产生正性肌力作用。

(三)临床应用

1.慢性心功能不全

强心苷类药物可用于各种原因引起的慢性心功能不全,但疗效因病情不同而有差异。

对高血压、心瓣膜病、先天性心脏病、风湿性心脏病、动脉硬化所引起的心功能不全疗效好,对伴有室率加快或心房颤动者疗效更好。

对继发于严重贫血、维生素 B_1 缺乏、甲状腺功能亢进等心肌能量代谢障碍的心功能不全疗效较差。

对严重心肌损伤、活动性心肌炎和肺源性心脏病引起的心功能不全疗效差且易中毒。此时心肌不仅能量产生障碍,还因缺氧促使心肌细胞进一步缺钾,儿茶酚胺释放增多,浦氏纤维兴奋性增高诱发强心苷中毒。

对严重的二尖瓣狭窄、缩窄性心包炎等,因机械性阻塞引起的心功能不全无效,原因是机械性阻塞使心室充盈和舒张受阻,难以改善心功能不全症状。

2.某些心律失常

(1)心房纤颤是指心房发生 400～600 次/分钟紊乱而细弱的纤维性颤动。房颤的主要危险并不是其本身,而在于心房的过多冲动传到心室,引起室率过快,干扰心室泵血功能,导致严重的循环障碍。强心苷通过直接抑制房室结或兴奋迷走神经,增加房室结中隐匿性传导,阻止过多冲动传入心室,减慢心室率,从而改善循环障碍,增加心输出量。但对多数患者并不能消除房颤。强心苷是治疗心房纤颤的首选药。

(2)心房扑动是指源于心房的 250～300 次/分钟快速而规则的异位节律。房扑的冲动比房颤频率强且慢,更易传入心室而难以控制。强心苷通过缩短心房不应期,使房扑转为房颤,然后再增加房室结隐匿性传导而减慢心室率,达到治疗目的。强心苷也是治疗房扑的首选药,其治疗意义在于保护心室,当心室率减慢停用强心苷后,取消缩短不应期作用,使心房不应期延长,有利于消除折返停止房颤,有恢复窦性心律的可能。

(3)阵发性室上性心动过速强心苷通过降低交感神经兴奋性,增强迷走神经对心脏的抑制作用,而达到治疗阵发性室上性心动过速的目的。

(四)不良反应

强心苷类药安全范围较小,治疗指数低,临床治疗量已达中毒量的 60%,且强心苷生物利用度个体差异大,有些中毒症状与心功能不全症状相似不易鉴别,使中毒发生率较高。

1.胃肠道反应

强心苷直接兴奋延髓催吐化学感受区,表现为恶心、呕吐、厌食、腹泻等,是最常见的早期中毒反应。心功能不全未能控制时,由于胃肠静脉淤血也能引起胃肠道反应。应注意将强心苷中毒时与心功能不全未能控制时的胃肠道反应相区别。

2.中枢神经系统反应

主要表现为失眠、眩晕、头痛、谵妄等症状,还有色视障碍,如黄视症、绿视症、视物模糊等,与强心苷分布于视网膜有关。色视障碍也是强心苷中毒停药的先兆指征之一。

3.心脏

毒性是强心苷中毒最常见的不良反应,中毒量强心苷明显抑制 Na^+-K^+-ATP 酶,使心肌细胞内 Na^+ 剧增,Ca^{2+} 钙超负荷,严重缺 K^+ 导致静息电位上移、最大舒张电位减小,自律性增高,传导减慢,导致各种心律失常。约 50% 的中毒病例发生各种快速型和缓慢型心律失常。

快速型心律失常,以单发性室性早搏多见且较早出现,约占心脏毒性发生率的 1/3。也可有二联律、三联律、阵发性室上性和室性心动过速。室性心动过速最严重,应立即停药抢救,以免发展为危及生命的室颤。

缓慢型心律失常,房室传导阻滞,大剂量强心苷可引起各种程度的房室传导阻滞。主要与强心苷增加迷走神经兴奋性,高度抑制 Na^+-K^+-ATP 酶,使细胞内失钾;窦性心动过缓,过量强心苷直接抑制窦房结、降低自律性,引起窦性心动过缓,严重者可致窦性停搏。心率低于

60 次/分钟为中毒先兆,是停药指征之一。

4.用药方法

(1)传统给药法:先在短期内给予足量强心苷以发挥充分疗效,之后每日给予维持量。前者分缓给法和速给法。缓给法:口服地高辛、洋地黄毒苷,于 3～4 天内给足全效量,适用于慢性轻症患者。速给法:选用毒毛花苷 K 在 24h 内给足全效量,适于两周内未用过强心苷的重症患者。

(2)每日维持量给药法:对病情轻者,选用地高辛,逐日给予维持量,经 4～5 个 $t_{1/2}$ 达到稳态血药浓度而发挥治疗作用,并能明显降低中毒的发生率。强心苷肌内注射时应选择较大肌肉深部注射,并经常调换注射部位。静脉注射时速度应缓慢,不能与其他药液混合注射,注射后 1～2h 要密切监视患者心脏情况。

二、非苷类正性肌力药

(一)儿茶酚胺类

多巴酚丁胺对心脏 β_1 受体选择性高,增强心肌收缩力,使心脏泵血功能改善;减轻心脏负荷,增加心输出量。心肌兴奋作用较温和,较少影响心率,不增加心肌耗氧量,较少引起心律失常。临床用于对强心苷反应不佳的严重左室功能不全及心肌梗死所致心功能不全者,口服无效。静脉给药起效快,$t_{1/2}$ 与作用时间短暂,适用于心功能不全的紧急处理。

过大剂量易致血压升高、心动过速、诱发或加重心绞痛,易产生耐受性,持续静脉滴注不应超过 72h。房颤患者不宜应用,因使房室传导加速。

(二)磷酸二酯酶抑制药

米力农和氨力农均为磷酸二酯酶抑制药,选择性抑制磷酸二酯酶,提高心肌细胞内 cAMP 含量,使钙通道磷酸化、促进钙内流而增加心肌细胞内钙离子浓度,发挥正性肌力作用;另一方面抑制血管平滑肌细胞内磷酸二酯酶,使 cAMP 含量增加,胞浆内 Ca^{2+} 浓度降低,血管舒张。临床主要用于强心苷治疗无效的难治性慢性心功能不全。

氨力农不良反应较多,常见的有恶心、呕吐、心律失常等。米力农作用较氨力农强 20 倍,长期应用加快心率、增加耗氧量、缩短存活期,增加病死率,仅供短期重度心力衰竭强心苷不耐受或效果不佳者。

三、血管紧张素转化酶抑制药

血管紧张素转化酶抑制剂(ACEI)不仅能缓解心力衰竭的症状,且能降低 CHF 的病死率和改善预后,并能逆转左室肥厚,防止心室的重构,现是治疗 CHF 的主要药物。

常用药物:卡托普利、依那普利、贝那普利等。

卡托普利为血管紧张素转化酶抑制剂,是目前治疗慢性心功能不全的一线药物。

(一)抑制 Ang I 转化酶的活性而降低 Ang II 含量

卡托普利抑制血管紧张素 I 生成血管紧张素 II,使血管平滑肌扩张,外周阻力减轻,从而降低心脏前后负荷,降低心肌耗氧量;也使醛固酮分泌减少,减轻水钠潴留,减少回心血量,减轻心脏前负荷。

(二)抑制 Ang II 所致的心肌及血管的肥厚、增生

逆转心室重构肥厚及已出现的纤维组织和肌层内冠脉壁的增厚,提高心肌及血管的顺应

性。此作用与它们对血管、血压的作用无关。

卡托普利可明显改善心功能,减少并发症,降低病死率,明显降低高血压患者心力衰竭发生率,故对高血压并发心功能不全可作为首选药。常与利尿药、地高辛合用作为治疗慢性心功能不全的基础药物。

治疗应从小剂量开始,逐步增至最大耐受量。

四、减负荷药

(一)利尿药

利尿药是治疗心功能不全的常规用药,主要通过增加 Na^+ 排出量,降低血管壁中 Na^+ 含量,减弱 Na^+/Ca^{2+} 交换,降低血管张力,从而减轻心脏负荷,改善心功能,增加心输出量。中效利尿药氢氯噻嗪单独应用,治疗轻度慢性心功能不全效果良好;口服强效利尿药或噻嗪类与留钾利尿药合用,治疗中度慢性心功能不全;对严重心功能不全、急性左心衰竭合并肺水肿,选用强效利尿药如呋塞米静脉注射,可迅速缓解症状,注意同时补钾或与留钾利尿药合用。

(二)血管扩张药

血管扩张药是治疗慢性心功能不全的辅助药物,不能代替强心苷和利尿药等作为常规治疗。临床主要用于对强心苷和利尿药无效的难治患者,即在常规治疗基础上加用扩血管药可提高疗效。血管扩张药用于慢性心功能不全的基本药理作用是:扩张静脉,减少回心血量,降低前负荷,使肺部淤血得以缓解;扩张小动脉,减少外周阻力,降低后负荷,改善心功能,增加心输出量,增加组织供血。

治疗慢性心功能不全选用血管扩张药,临床根据患者血流动力学效应选药,如静脉压明显升高,肺淤血症状显著者,宜选用以扩张静脉降低前负荷为主的硝酸甘油;对外周阻力升高,心输出量明显减少的后负荷升高明显者,宜选用扩张动脉为主的肼屈嗪;对前后负荷都升高,心输出量明显降低者,应选用对静脉、动脉均扩张明显降低外周阻力、改善心功能的哌唑嗪、卡托普利;对顽固性、急性左心功能降低,心输出量明显减少者,宜选用硝普钠。

本类药物常见主要不良反应有水钠潴留、低血压、心动过速等。为减少不良反应,宜从小剂量开始逐渐增量,或采用扩血管药联合、交替使用。应用时要特别注意血压的变化。

第二节　抗心律失常药

正常心脏在窦房结的控制下按一定频率进行有节律的跳动,当心脏的冲动起源异常或冲动传导障碍时均可引起心律失常。它有缓慢型与快速型之分,本节讨论的是治疗快速型心律失常的药物。

一、肌电生理简介

(一)心肌细胞膜电位

心肌细胞膜的静息电位,约为 90mV,处于内负外正极化状态。当 Na^+ 内流逐渐增加,膜电位随之上升(负值减小),达到阈电位水平就激发可以扩布电流脉冲,形成动作电位,动作电位包括除极和复极两个过程,按其发生的顺序将动作电位分为 5 个时相,每个时相均由不同离子内流或外流所引起。

0 相—快速除极期:钠通道被激活,大量的 Na^+ 快速内流,使细胞内负电位转变为正电位。

1 相—快速复极初期:钠通道关闭,是由钾短暂外流形成。

2 相—缓慢复极期(平台期):是由少量 Na^+ 及 Ca^{2+} 缓慢内流与 K^+ 外流所形成动作电位的平台。

3 相—快速复极末期:是 Ca^{2+} 停止内流,K^+ 快速外流所形成。0 相至 3 相的时程合称为动作电位时程(APD)。

4 相—静息期:通过 Na^+—K^+ 泵主动转运,泵出细胞内的 Na^+ 并摄入 K^+,最后细胞内外的离子浓度及分布恢复到除极前状态。在无自律性的心肌细胞,4 相处于水平的静息膜电位。而具有自律性的心肌细胞,如窦房结、房室结区、房室束及浦肯野纤维,在 4 相自动除极。根据动作电位除极化的速度及幅度,可将自律细胞分为快反应自律细胞(包括心房传导组织、房室束及浦肯野纤维)及慢反应自律细胞(包括窦房结及房室结)。快反应自律细胞 4 相自动除极速率主要与 Na^+ 内流有关,除极速率快,传导速度也快,呈现快反应电活动。慢反应自律细胞 4 相自动除极与 Ca^{2+} 内流有关,除极速率慢,传导速度也慢,呈慢反应电活动。当心肌发生病变,快反应细胞也可转变慢反应细胞,自律性降低。

(二)心肌电生理特性

1. 自律性

一些心肌细胞能够在没有外来刺激的条件下,反复自动地发生节律性兴奋,这种特性称为自律性。自律性高低主要取决于舒张期自动除极速度即 4 相斜率,如 4 相斜率大则自律性高。凡能在快反应细胞 4 相中抑制 Na^+ 内流、促进 K^+ 外流或在慢反应细胞减少 Ca^{2+} 内流的药物,都能使 4 相斜率降低,自律性降低。反之则使自律性升高。

2. 传导性

指心肌细胞有将冲动传布到邻近细胞的性能。动作电位 0 相除极化速率决定传导性。快反应自律细胞 0 相除极化是由 Na^+ 内流决定,慢反应自律细胞 0 相除极化是由 Ca^{2+} 内流决定,因而抑制 Na^+ 内流、抑制 Ca^{2+} 内流均可抑制传导。

3. 有效不应期

从 0 相除极开始至复极过程中,膜内电位达约为 $-50\sim-60mV$ 时,这段时间称之为有效不应期(ERP),在 ERP 内心肌细胞对任何刺激不产生兴奋,或虽产生兴奋,但兴奋并不向周围扩布。一般 ERP 的长短与动作电位时程(APD)长短变化相适应,但程度可有不同。

二、心律失常发生机制

心律失常是由冲动形成异常和冲动传导异常或二者兼有所致。

(一)冲动形成异常

1. 自律性升高

窦房结细胞动作电位 4 相 Ca^{2+} 内流增多或最大舒张电位减小,其自律性就会增高,引起窦性心动过速。其他自律细胞的 4 相除极加快或最大舒张电位减少时,其自律性也会升高,导致异位节律。

2.后除极与触发活动

后除极是在一个动作电位中继 0 相除极后所发生的除极,常表现为频率较快,振幅较小,振荡性波动。此时膜电位不稳定,容易引起异常冲动发放,此过程称为触发活动。其主要由 Ca^{2+} 或 Na^+ 内流增多所致。

(二)冲动传导异常

1.单纯性传导障碍

包括传导减慢、传导阻滞等。其发生可能是与邻近细胞不应期长短不一致或病变引起的传导有关。

2.折返激动

指冲动经传导通路折回原处而反复运行的现象。在病变时,如 A 支发生单向传导阻滞,冲动不能下传,而 B 支传导的冲动经过心肌后,可缓慢逆行经 A 支,再传回 B 支,若此时 B 支有效不应期已过,则冲动再沿 B 支下传到心室肌,形成冲动折返。这样,一个冲动折返可引起一个期前收缩(早搏),如连续多次折返,可引起一连串的早搏,呈现快速型心律失常。

三、抗心律失常药物的基本作用和分类

(一)抗心律失常药的基本作用

1.降低自律性

药物可通过抑制快反应细胞 4 相 Na^+ 内流或抑制慢反应细胞 4 相 Ca^{2+} 内流,减慢 4 相自动除极速率,降低自律性;也可通过促进 K^+ 外流而增大最大舒张电位而降低自律性。

2.减少后除极与触发活动

药物抑制 Ca^{2+} 或 Na^+ 内流,就可以减少后除极与触发活动。

3.改变传导性

药物一方面通过促进 K^+ 外流,加大膜电位(负值),使 0 相除极速率加快,改善传导,消除单向传导阻滞,终止折返冲动如苯妥英钠。另一方面通过抑制 K^+ 外流或 Ca^{2+} 内流或 Na^+ 内流,降低膜反应性而减慢传导,使单向传导阻滞变为双向阻滞,消除折返冲动如奎尼丁。

4.延长有效不应期(ERP)

药物可以通过以下几种方式,延长 ERP,消除折返。

(1)延长 APD、ERP,但 ERP 延长更显著,由于在一个 APD 中 ERP 所占时间越长,冲动将有更多的机会落入 ERP 中,折返冲动易被消除。

(2)缩短 APD、ERP,但 APD 缩短更显著,所以 ERP/APD 比值加大、即 ERP 相对延长,易消除折返。

(3)使邻近细胞不均一的 ERP 趋向均一化而终止折返。一般延长 ERP 的药物,可使 ERP 较短的心肌细胞延长较多,使 ERP 较长的心肌细胞延长较少,从而使邻近细胞不均一的 ERP 趋向均一,减少或终止折返。反之亦然,缩短 ERP 的药物,则使 ERP 短者,缩短少些,ERP 长者,缩短多些。

(二)抗心律失常药的分类

用于抗心律失常药的药物较多,根据其对心肌电生理的作用特点,可分为四类,其中 1 类又分 A、B、C 三个亚类。

四、常用抗心律失常药

(一) I 类——钠通道阻滞药

1. I A 类药物

本类药物能适度减少除极时 Na^+ 内流,降低 0 相上升速率,降低动作电位振幅,减慢传导速度。减少异位起博细胞 4 相 Na^+ 内流而降低自律性。

(1)奎尼丁:奎尼丁是由茜草科植物金鸡纳树皮中提得的生物碱,是抗疟药奎宁的右旋异构体。口服后心肌中药物浓度为血浆中的 10 倍,$t_{1/2}$ 约 6 小时,主要在肝脏代谢。

作用和临床应用:奎尼丁能降低自律性,对功能正常的窦房结自律性影响很小。可降低心房、心室、浦肯野纤维等的 0 相上升速度及膜反应性,因而减慢传导速度。还能明显延长 APD 和 ERP,而 ERP 的延长更为显著,故可消除折返。此外,尚有抑制心肌收缩力及阿托品作用。本品为广谱抗心律失常药,适用于阵发性室上性和室性心动过速、心房颤动、心房扑动及用于转律。

不良反应较多,安全范围小,易出现毒性反应。①胃肠道反应:表现为恶心、呕吐、食欲匮乏、腹痛和腹泻等。②金鸡纳反应:一般与剂量无关。轻者出现胃肠不适,耳鸣、听力下降、视力模糊,重者出现复视、神志不清,甚至精神失常。③心血管反应:较严重,包括血压下降、心力衰竭、传导阻滞等,严重者可发生奎尼丁昏厥,并可出现心室颤动或心脏停搏等,应立即静脉滴注异丙肾上腺素或注射阿托品,静脉补钾及补镁等。④变态反应:可表现瘙痒、皮疹、发热、哮喘、血小板减少、粒细胞减少等。

用药注意及禁忌证:①奎尼丁与地高辛合用,使后者肾清除率降低而增加其血药浓度。②与双香豆素、华法林合用,竞争与血浆蛋白结合,使后者抗凝血作用增强。③肝药酶诱导剂苯巴比妥、苯妥英钠等加速其代谢,使血药浓度降低。④西咪替丁、钙通道阻滞药可减慢其在肝脏的代谢。⑤本药还可减慢三环类抗抑郁药、可待因在肝脏的代谢。⑥肝、肾功能不全、严重房室传导阻滞、心动过缓、低血压、强心苷中毒所致的心律失常禁用。

(2)普鲁卡因胺:普鲁卡因胺为局麻药普鲁卡因的衍生物。作用和临床应用:普鲁卡因胺的作用与奎尼丁基本相似,但抑制心脏传导以房室结以下为主。主要用于室性心律失常,包括室性早搏及室性心动过速;对房性心律失常也可选用,但对心房纤颤和心房扑动疗效较差。不良反应:变态反应较常见,表现为皮疹、药热、粒细胞减少等。用药过久少数患者出现全身红斑狼疮样综合征。长期应用也会出现恶心、呕吐等消化道症状,静脉注射可引起低血压及窦性心动过缓。低血压及支气管哮喘者慎用,房室传导阻滞的患者禁用。

2. I B 类药物

本类药物轻度抑制 Na^+ 通道,促进 K^+ 外流。能降低自律性,使 APD 和 ERP 均缩短,但 APD 缩短更明显,从而 ERP 相对延长。

(1)利多卡因:利多卡因为常用的局麻药,但也有抗心律失常的作用,口服无效,必须注射用药。

作用:治疗量的利多卡因能选择性降低浦肯野纤维自律性,改善传导,相对延长有效不应期(ERP),明显提高心室致颤阈,而达到控制室性心律失常的目的。

临床应用:主要用于室性心律失常,对室性早搏、阵发性室性心动过速、心室纤颤等均有较好疗效。对强心苷中毒引起的室性心律失常也有较好疗效。对低血钾者,应先补钾,否则因心肌膜对 K^+ 通透性降低,而影响疗效。

不良反应:主要有头昏,兴奋、激动、嗜睡、语言与吞咽障碍等中枢神经系统症状。严重者可有短暂视力模糊、肌肉颤动、抽搐、呼吸抑制;剂量过大时可出现心率减慢、窦性停搏、房室传导阻滞、血压下降。超量可致惊厥,心搏骤停。

用药注意及禁忌证:①肝药酶抑制剂如异烟肼,能减少利多卡因代谢,增强其作用。②肝药酶诱导剂如巴比妥类,能加速利多卡因代谢,减弱其作用。③普萘洛尔可延长利多卡因的半衰期而增强具作用。④利多卡因还可增强肌松药的肌松作用。⑤严重传导阻滞、伴有心动过缓的脑缺血综合征及对本药有过敏史者禁用。

(2)苯妥英钠:苯妥英钠既是一个良好的抗癫痫药,又是一个有效的抗心律失常药。其作用和用途与利多卡因相似,主要用于治疗室性心律失常,特别是对强心苷类药物中毒所致的快速性室性心律失常疗效更佳。对心肌梗死、心脏手术、麻醉、电复律等引起的室性心律失常也有效。

3.ⅠC类药物

本类药物主要作用于浦肯野纤维,阻滞 Na^+ 通道作用强,明显降低0相上升速率,减慢传导;也降低4相自动除极化速率,降低自律性。对复极过程影响较小。

普罗帕酮兼有抑制 Na^+ 内流、β受体阻断和钙拮抗三种作用;因毒性较大仅用于危及生命的室性心律失常。常见的不良反应有恶心、呕吐、味觉改变、头痛、眩晕,一般不须停药,严重时可致心律失常,如传导阻滞,窦房结功能障碍,加重心力衰竭等。偶见粒细胞缺乏,红斑性狼疮样综合征。

(二)Ⅱ类—β受体阻断药

常用于治疗心律失常的β受体阻断药有普萘洛尔、阿替洛尔、美托洛尔、吲哚洛尔等,现以普萘洛尔为代表药加以介绍。

1.普萘洛尔

(1)作用:普萘洛尔主要通过β受体阻断作用,降低自律性,减慢传导,发挥抗心律失常用、其口服吸收完全,但首过效应达到70%,口服给药时应加大剂量,个体差异大,主要在肝脏代谢。

(2)临床应用:适用于治疗与交感神经兴奋过高有关的各种心律失常。对窦性心动过速,心房纤颤、心房扑动及阵发性室上性心动过速疗效好;对由运动、情绪激动、甲状腺功能亢进等诱发的室性心律失常也有效;普萘洛尔尚有抗心绞痛和抗高血压的作用,故对伴有心绞痛或高血压的心律失常患者更为适用。

(3)不良反应和注意事项:本药可引起窦性心动过缓、房室传导阻滞、低血压、心力衰竭等,对有窦性心动过缓、房室传导阻滞、支气管哮喘或慢性肺部疾患的患者禁用。

(三)Ⅲ类——延长动作电位时程(APD)药

胺碘酮(乙胺磺呋酮):胺磺酮抗心律失常的特点是广谱、长效。口服吸收缓慢,起效慢,主要在肝脏代谢,胆汁排泄,消除缓慢,停药后作用可持续4~6周。静脉注射10分钟显效,维持1~2小时。

1.作用

胺碘酮能阻滞 K^+ 通道,较明显的抑制复极过程,延长 APD 和 ERP;尚能松弛冠状动脉和周围血管平滑肌,增加冠状动脉血流量,减轻心脏负荷,减少心肌耗氧。

2.临床应用

适用于各种室上性和室性心律失常,如心房纤颤、心房扑动、心动过速及预激综合征等。对室性心动过速、室性早搏也有效。

3.不良反应和注意事项

有胃肠道反应,角膜褐色微粒沉着,偶见肺纤维化。因其含碘,长期服用可影响甲状腺功能,对本药或碘过敏、甲亢、心动过缓、房室传导阻滞等患者禁用。

(四)Ⅳ类——钙通道阻滞药

1.维拉帕米(戊脉安、异搏定)

(1)作用:维拉帕米能选择性阻滞 Ca^{2+} 通道,抑制 Ca^{2+} 内流,降低自律性,减慢传导速度和延长 ERP,减慢心率;还能扩张冠状动脉和外周血管,增加冠状动脉流量,降低血压,减轻心脏负荷。

(2)临床应用:维拉帕米是治疗阵发性室上性心动过速的首选药,能使 80% 以上的患者转为窦性节律。对房性心动过速也有良好效果。还可用于高血压,心绞痛的治疗。

(3)不良反应:维拉帕米有恶心、呕吐、头痛、眩晕、颜面潮红等不良反应症状。静脉注射时可引起窦性心动过缓和低血压,必要时可用葡萄糖酸钙或阿托品纠正。

(4)用药注意及禁忌证:①不宜与 β 受体阻断药或地高辛合用。②禁用于窦房结疾患、房室传导阻滞、心力衰竭及心源性休克者。老人,尤其是心、肾功能不全者应慎用。

2.地尔硫卓

地尔硫卓的抗心律失常作用与维拉帕米相似,口服起效较快,可用于阵发性室上性心动过速和心房颤动。

第三节　调节血脂药

人体血液中脂肪主要有 3 种:三酰甘油、胆固醇及磷脂,它们都在不同程度上与载脂蛋白结合成微粒状的脂蛋白;人体血浆中的脂蛋白有 4 种:①高密度脂蛋白(HDL),对冠状动脉有保护和免遭粥样硬化作用;②低密度脂蛋白(LDL),运转外源性胆固醇,其增高可产生高胆固醇血症;③极低密度脂蛋白(VLDL),主要运转内源性三酰甘油,其增高则产生高三酰甘油血症和高胆固醇血症;④乳糜微粒(CM),主要运转外源性三酰甘油,血浆中 CM 升高可引起明显的高三酰甘油血症、高脂血症是一种常见的心血管疾病,系人体脂代谢失调所致,主要是指血清总胆固醇(TC),三酰甘油(TG)水平过高,血低密度脂蛋白胆固醇(LDL－C)水平过高或血高密度脂蛋白脂固醇(HDL－C)水平过低。高脂血症是构成动脉粥样硬化的一个重要因素,是公认的高血压、冠心病和脑血管意外的主要危险因素,同时它又与许多疾病相关。因此,纠正脂代谢紊乱,对改善冠心病、高血压及相关疾病的症状,降低脑血管意外的发生具有十分重要的意义、临床上将高脂血症分为高胆固醇血症、混合型高脂血症,高三酰甘油血症和低密度脂蛋白血症 4 类。

凡能使 LDL、VLDL、TC、TG 降低,或使 HDL 升高的药物,都有抗动脉粥样硬化作用,统称为调节血脂药。

一、抑制肝脏胆固醇合成药

抑制肝脏胆固醇合成药有洛伐他汀(美降之)、普伐他汀(普拉固)、辛伐他汀(舒降之)、氟伐他汀等,属羟甲基戊二酰辅酶 A 还原酶抑制剂,又称他汀类:本类药对降低 TC 及 LDL 十分有效,对 TG 也有降低作用,适用于高胆固醇血症。

(一)体内过程

除氟伐他汀外,本类药物吸收皆不完全,洛伐他汀和普伐他汀的吸收可受食物干扰。

(二)作用

1.降低血浆胆固醇

他汀类竞争性抑制羟甲基戊二酰辅酶 A 还原酶(肝合成胆固醇的限速酶),使肝内胆固醇合成减少;还可通过自身调节机制,代偿性刺激低密度脂蛋白受体合成和数量的增加,从而增加 VLDL 和 LDL 的消除,升高 HDL 水平,降低血浆 TC 水平。降低 LDL-C 作用以洛伐他汀最强,普伐他汀最弱。

2.降低血小板活性

普伐他汀能抑制血小板血栓烷素 B,并抑制血小板的聚集功能,从而阻止血栓形成。

(三)用途

适用于原发性高胆固醇血症、继发性高胆固醇血症,预防冠心病的发生,防止经皮穿刺冠状动脉内球囊成形术后再狭窄:对纯合子家族性高胆固醇血症无效,因肝细胞表面缺乏低密度脂蛋白受体。

(四)不良反应及应用注意

1.肉毒性

有肌触痛、肌无力、肌酸磷酸激酶(CK)升高,最严重的是骨骼肌溶解和急性肾衰竭,普伐他汀发生率较低。

2.肝毒性

偶见血清转氨酶(ALT)升高。

3.其他不良反应

有恶心、腹痛等胃肠道反应,以及失眠、头痛、视觉障碍等神经系统反应。

4.药物相互作用

与苯氧酸类、烟酸类、红霉素、环孢素合用骨骼肌溶解症状可加重。

5.禁忌证

肾功能不全患者、孕妇及及哺乳期妇女禁用。

二、促进胆固醇排泄药

促进胆固醇排泄药考来烯胺(消胆胺)和考来替泊(降胆宁)皆为季胺阴离子交换树脂,不溶于水,不易被消化酶破坏。

(一)作用和用途

利用其阴离子交换树脂的功能,在肠道中与胆汁酸结合形成络合物随粪便排泄,阻断了胆汁酸的重吸收,从而激活 7-α 羟化酶,促使胆固醇变为胆汁酸,降低了 TC 及 LDL,适用于纯合子家族性高胆固醇血症以外的任何类型的高胆固醇血症。对高三酰甘油血症无效,对混合型高脂血症,需合用其他类型的调血脂药。

(二)不良反应及应用注意

1. 胃肠道反应

常致恶心、呕吐,腹胀、便秘或腹泻等。

2. 药物相互作用

与羟甲基戊二酰辅酶 A 还原酶抑制剂合用,减弱肝脏合成胆固醇的能力,增强降脂作用;和阿司匹林、保泰松、洋地黄毒苷、地高辛、华法林、甲状腺素等合成难溶性复合物,从而妨碍这些药物的吸收;与香豆素类药物竞争血浆蛋白结合,增强后者疗效,引起出血;可减少脂溶性维生素 A、D、K、E 及钙盐的吸收。若合并用药需在用本药前 1 小时或用药后 4 小时服用。

3. 长期应用

应适当补充脂溶性维生素和钙盐。

三、降低三酰甘油药

降低三酰甘油药主要是苯氧酸类,又称贝特类,常用药有吉非贝齐、苯扎贝特(必降脂)、非诺贝特(立平脂)、环丙贝特等。

(一)体内过程

口服吸收迅速而完全,t_{max} 为 2~4 小时,血浆蛋白结合率高达 95% 以上。各药 $t_{1/2}$ 不全相同,吉非贝齐为 1.1 小时,苯扎贝特为 2 小时,非诺贝特为 20 小时,环丙贝特为 17~42 小时。大部分以葡萄糖醛酸形式经尿排出。

(二)作用和用途

贝特类药物的基本作用是增加脂蛋白脂肪酶的活性,从而促进 VLDL 的降解,抑制肝对 VLDL 的合成和分泌,进而减少 LDL。适用于以 VLDL 升高为主的高脂蛋白血症,可降低冠心病发生率及病死率。

(三)不良反应及应用注意

1. 胃肠道反应:轻度腹泻、恶心等。

2. 其他反应:脱发,血常规及肝功能异常等。

3. 药物相互作用:与羟甲基戊二酰辅酶 A 还原酶抑制剂合用时,有引起心肌病的危险。

4. 本类药可引起胆石症,故胆管疾病患者、肥胖症者慎用,肝、肾功能不良者,以及孕妇禁用。

四、防止动脉内膜下胆固醇沉积药

(一)抗氧自由基药

抗氧自由基药可中断 LDL 被氧自由基氧化为 VLDL,因而影响粥样斑块的形成及动脉粥样硬化、常用药有维生素 E、维生素 C、普罗布考、泛硫乙胺等。

(二)保护动脉内膜的药

吡醇氨酯是一种抗动脉粥样硬化药,有抗感染、抗凝血和抗缓激肽的作用,尚能降低二磷腺苷(ADP)引起的血小板聚集。

(三)其他调整血脂药

1.亚油酸

亚油酸能够与胆固醇结合为酯,进而促进其降解为胆汁酸而随胆汁排泄。也有一定降低TG 的作用。

2.烟酸及其衍生物

烟酸可降低心肌梗死发生率及冠心病病死率,但不良反应多,限制其临床应用;但新一代烟酸类制剂阿西莫司(乐脂平)能抑制脂肪组织释放脂肪酸,减少血中 VLDL 和 LDL,从而使血中 TG 和 TC 水平降低,并促进 HDL-C 增加,用于各型高脂血症患者及伴有糖尿病和痛风的患者。

药物不良反应少,发展前景好。孕妇和哺乳期妇女慎用,肾功能不全者应酌情减量。消化性溃疡者禁用。

第四节 抗心绞痛药

心绞痛是缺血性心脏病的常见症状,而缺血性心脏病多由冠状动脉粥样硬化性心脏病(冠心病)所引起。心绞痛发生的主要原因是心肌缺血,致使心肌需氧与供氧之间平衡失调(供不应求)。

心脏接受冠状动脉的血液供应,冠脉经心外膜穿过心室壁到达心内膜。在心室壁肌内,冠状血管呈直角分枝,形成网络。靠近心内膜下的冠状小血管更易受心肌收缩的挤压,故内膜下易发生缺血、缺氧。心肌代谢以有氧代谢为主,较其他组织能从血液中摄取更多的氧,因而心肌对血氧的依赖性更强。

决定心肌耗氧量的因素主要包括心率、心收缩力、心室壁张力,冠心病患者常有粥样斑块形成干冠状血管壁,使管腔狭窄,并更易发生痉挛,导致,心肌缺血、缺氧。同时,心肌代谢紊乱,使心肌肉积聚过多的乳酸、丙酮酸、组胺、缓激肽等代谢产物,刺激末梢神经,引起心绞痛,并加重缺血的损害。临床上,按发病的特征将心绞痛分为稳定型、不稳定型和变异型三类。

现有抗心绞痛药物作用是多方面的,主要包括以下几类。

1.硝酸酯及亚硝酸酯类,如硝酸甘油、硝酸异山梨酯、戊四硝酯、亚硝酸异戊酯等。本类药物以扩张静脉为主,减轻心脏前负荷,缩小心室容积,兼有较轻的动脉扩张作用,降低心肌耗氧量,此外还促进侧支循环,改善缺血区供血,故适用于各型心绞痛。

2.β受体阻滞剂,如普萘洛尔、美托洛尔、丙烯洛尔、氧烯洛尔、吲哚洛尔、阿替洛尔、纳多洛尔等。本类药物降低心肌收缩力,减慢心率,降低交感神经张力和动脉血压,使心肌需氧量减少,故适用于劳力或交感神经兴奋性增高诱发的心绞痛,而对于冠脉痉挛所致的心绞痛不利。

3.钙拮抗剂,包括硝苯地平及其他二氢吡啶类药、维拉帕米及其衍生物、地尔硫革以及普尼拉明、哌克昔林、利多氟嗪等。本类药物既能扩张血管,解除痉挛,又能减弱心肌收缩力和心率,降低心肌需氧量,适用于各型心绞痛。

4.其他西药,如吗多明、卡波罗孟等。

5.中草药,如丹参、川芎、葛根、毛冬青等。

一、硝酸甘油

(一)其他名称

三硝酸甘油酯。

(二)性状

近无色或微黄色澄明油状液体,无臭,味甜带辛;略有挥发性;稍溶于水;遇热或撞击易爆炸。

(三)作用

本品为速效、短效的抗心绞痛药物,能直接松弛血管平滑肌,尤其是小血管平滑肌,使小动脉舒张,外周阻力减小,血压下降,心脏后负荷减轻,并使小静脉舒张,回心血量减少,心排出量降低,心脏前负荷减轻。结果是心脏做功和耗氧量均减少,使心绞痛得以缓解。本品尚能促进冠状血管侧支循环形成,也有利于缓解心绞痛。另外,本品对胃肠道、胆管、输尿管等平措肌亦有松弛使用,但作用短暂,临床意义不大。

(四)体内过程

本品易自口腔黏膜和胃肠道吸收,也可从皮肤吸收。自舌下黏膜吸收迅速而完全,生物利用度约80%;口服时,因肝脏首关效应,生物利用度仅约8%。蛋白结合率中等。舌下含服2～3min起效,5min达最大效应。血药峰值2.3ng/mL,持续作用10～45min。主要在肝脏代谢,经肾排泄。$t_{1/2}$(舌下)1～4min。长效胶囊(疗痛脉)口服吸收缓慢,作用可持续10～12小时。软膏剂经皮肤缓慢吸收,作用持续1～4小时。贴膜剂(TTS)经皮肤持续均匀吸收,血药浓度相对恒定,疗效保持24小时。喷雾剂(永保心灵)经口腔黏膜吸收迅速,30s起效。

(五)应用

片剂含服,用于防治心绞痛,0.25～0.5mg/次,按需要5min后可再用,每日不超过2mg。

胶囊剂,预防心绞痛发作,口服:1粒/次,每12小时1次。

软膏剂,预防心绞痛发作,涂于前臂或胸部,1.5×3cm²/次。

贴膜剂,预防心绞痛发作,与洋地黄或利尿剂合用可治疗慢性心力衰竭。1贴/次,每24小时1次。为防止耐药的发生,也有隔12小时贴12小时的用法。

喷雾剂,用于治疗心绞痛、冠状动脉供血不全、肺源性心脏病、心血管痉挛等。于心绞痛发作时,用本品对着口腔喷射1～2次。

注射剂,①缓解急性心肌梗死,将本品1～5mg溶于5%或10%葡萄塘液100ml中,静脉滴注10～20滴/分钟,可根据患者反应,每10～15min递增剂量25%～50%。②用于心外科手术中降低血压时,可将本品20mg溶于5%葡萄糖灌100ml中,静脉滴注60滴/分钟,待血压降至预计值时,调至10～15滴/分钟。

（六）注意

1.下列情况慎用或禁用:脑出血或头颅外伤,因本品可增高颅内压;严重贫血用本品时可能加重心脏负担;青光眼,因本品可增高眼内压;近期心肌梗死患者用本品后,可能出现低血压及心动过速危险,从而加重心肌缺血;梗阻性心肌病时,本品可加重心绞痛。

2.对其他硝酸酯或亚硝酸酯过敏的患者对本品也可能过敏。

3.含服及喷雾(口腔)给药时应持坐位并保持安静。如 15min 内用过 3 片仍无缓解时,应即就诊。

4.应用本品过程中应监测血压和心功能,以便调整剂量。

5.用药期间从卧位或坐位站起时应缓慢,以防突发直立性低血压。

6.长期连续用药可产生耐受性,故宜用最低有效量。

7.药物过量引起低血压时,应抬高两腿,以利静脉血回流;如仍不能纠正,可加用去氧肾上腺素或甲氧明,但不用肾上腺素。

（七）不良反应

由于血管扩张,可引起头痛、眩晕、昏厥、面颈潮红,严重时可出现恶心、呕吐、心动过速、视力模糊、皮疹等。过量时可出现口唇指甲青紫、气短、头胀、脉速而弱、发热、虚脱、抽搐。

（八）相互作用

1.与普萘洛尔合用,有协同作用,并互相抵消各自的缺点,但剂量不可过大。

2.与乙酰胆碱、组胺或儿茶酚胺类拟交感药合用时,本品疗效减弱。

3.与降压药或扩血管药合用时,本品的体位性降压作用增强。

4.与三环抗抑郁药合用时,可加剧低血压和抗胆碱能效应。

5.用药期间饮酒,可导致低血压。

（九）干扰检验

1.血中变性血红蛋白增多。

2.尿中儿茶酚胺、香草杏仁酸值升高。

二、硝酸异山梨酯

（一）其他名称

硝异梨醇,消心痛。

（二）性状

本品为白色结晶性粉末,无臭,微溶于水。爆炸性比硝酸甘油小。

（三）作用

本品作用与硝酸甘油相似,但较持久;松弛血管平滑肌,改善外周及冠脉循环,减少心肌负荷及耗氧量,使心绞痛得以缓解。

（四）体内过程

片剂口服吸收完全,但由于肝脏首关效应,生物利用度仅 $19\% \sim 29\%$,服后 $15 \sim 40min$ 起效,持续 $4 \sim 6$ 小时。舌下含服,吸收迅速,生物利用度为 $30\% \sim 59\%$。服后 $1 \sim 3min$ 起效,持续 $1 \sim 3$ 小时。本品的 $t_{1/2}$ 约为 $4.5min$。控释片(异舒吉)和缓释胶囊(易顺脉)服后均匀持续吸收作用持续 $8 \sim 12$ 小时。口腔喷雾剂和皮肤喷雾剂均易从口腔黏膜或皮肤吸收,多于 1min

内起效。吸收的硝酸异山梨酯主要在肝脏代谢,经肾排泄。

(五)应用

用于各型心绞痛。

1.口服,用于预防心绞痛发作,5~10mg/次,每日 2~3 次。

2.舌下含服,用于心绞痛急性发作,5mg/次。

3.控释片或缓释胶囊,预防心绞痛,1 片或 1 粒(20mg)/次,早、晚各 1 次。

4.口腔喷雾剂,用于急性心绞痛发作、伴左心室衰竭的心肌梗死、慢性右心室衰竭和慢性肺源性心脏病,喷入口腔 1~3 个喷雾剂量,每次隔 30s,并深深吸入。

5.皮肤喷雾剂,用于心绞痛的长期治疗,每日 1~2 次,每次 1 个喷雾剂量。

6.注射剂,用于治疗急性心肌梗死继发的迟发性左心衰竭以及各种原因引起的严重的变异型左心衰竭,将 50ml 药液加入 450ml 输液中滴注,剂量和滴速一般为 2mg/小时,并根据患者情况调整,心力衰竭患者可滴注 2~7mg/小时。

7.注意:参见硝酸甘油。

8.不良反应:参见硝酸甘油。

9.相互作用:参见硝酸甘油。

三、单硝酸异山梨酯

(一)其他名称

单硝酸异山梨醇,长效心痛治 20,异乐定,新亚丹消。

(二)作用

本品为硝酸异山梨酯的代谢产物之一,作用与硝酸异山梨酯相同。具有明显的扩血管作用。

(三)体内过程

本品特点是无肝脏首关效应,能经胃肠道迅速而完全地吸收,生物利用度几乎达 100%。服后 1 小时血药浓度达峰值,作用持续 8 小时。$t_{1/2}$ 约 5 小时。

(四)应用

适用于心脏冠状动脉血流障碍(冠心病)的长期治疗和预防心绞痛发作,也适用于心肌梗死后的治疗和肺循环高压的治疗。口服:20mg/次,每日 2 次,必要时可增至每日 3 次,饭后吞服,亦可临睡前服。

(五)注意

1.严重低血压、急性循环衰竭、急性心肌梗死伴低充盈压者,妊娠初 3 个月的妇女禁用。

2.孕妇慎用。

3.服药后切勿饮酒。

(六)不良反应

用药初期可出现血压下降,偶见头痛、头晕、恶心、疲劳、心悸、心动过速及皮肤充血等。

(七)相互作用

与其他降压药合用可增强后者的降压效果。

四、尼可地尔

（一）其他名称

Perisalol，Sigmart。

（二）作用

本品主要作用于冠状动脉血管，通过抑制细胞内钙离子游离和提高细胞膜对钾离子的通透性发挥如下作用。

1. 扩张冠状动脉血管：对冠状血管起剂量依赖性扩张作用，可持续增加冠脉血流量。

2. 抑制冠状动脉痉挛：实验室研究显示，对由乙酰胆碱类引起的冠状动脉痉挛有抑制作用。临床上，心绞痛患者冠状动脉造影证实，本品对变异性心绞痛的自然发作或由麦角新碱负荷量引起的冠状动脉痉挛均具抑制作用，可使心电图上 ST 段的升高消失。

3. 在使用冠状动脉血流量增加的剂量时，几乎不影响血压、心率、房室传导、心肌收缩力等。在临床上，心绞痛患者用药后未见心脏、血流方面的变化。

（三）体内过程

口服吸收迅速，服后 30min 血药浓度达峰值，$t_{1/2}$ 约为 50min。代谢物是硝酸酯基水解产物，主要从尿中排泄。

（四）应用

防治心绞痛，对各种类型心绞痛都有效，有效率约 72.2%。口服：成人 15mg/日，分 3 次服，随症状适当增减。

（五）注意

青光眼、严重肝病患者及孕妇慎用。

（六）不良反应

主要是头痛，但多在继续服药时消失。此外，偶见眩晕、失眠、心悸、面潮红、疲倦、下肢水肿、恶心、呕吐、腹痛、腹泻、便秘、皮疹、肝 SGOT、SGPT、ALP 上升等。

五、噻吗洛尔

（一）其他名称

噻吗心安。

（二）性状

本品为噻吗洛尔马来酸盐，为白色结晶性粉末，易溶于水。

（三）作用

本品为 β 受体阻滞剂，对 β 受体的拮抗作用为普萘洛尔的 6～8 倍，对 $β_1$、$β_2$ 受体无选择性，无内源性拟交感作用和直接心脏抑制作用，无膜稳定作用。

（四）体内过程

口服吸收较易，吸收率为 90%，服后 2 小时血药浓度达峰值。蛋白结合率约 10%。$t_{1/2}$ 为 5～6 小时。原形药及其代谢物多经肾、少量经粪排泄。

（五）应用

1. 用于冠心病、心绞痛（劳累性心绞痛）、急性心肌梗死、心律失常患者，口服：5～10mg/次，每日 2～3 次。3 日后剂量加倍。

2. 用于高血压（Ⅰ期、Ⅱ期）患者，口服 2.5～5mg/次，每日 3 次，饭后服，3 日后剂量加倍。

3. 治疗青光眼，对原发性、开角型青光眼有良效。滴眼：0.25％眼药水，1 滴/次，每日 2 次；如疗效不佳，可改用 0.5％眼药水，1 滴/次，每日 1～2 次。滴眼后 20min 起效，作用可维持 24 时。这是本药最主要的用途。

(六)注意

1. 房室传导阻滞、心力衰竭、心动过缓、支气管哮喘患者及孕妇禁用。

2. 滴眼时亦可引起过敏，应慎用。

3. 滴眼时，可被吸收而产生全身作用，故不宜与其他卢受体阻滞剂合用。

(七)不良反应

可有腹部不适、恶心、腹泻、头痛、头昏、胸闷、心动过缓、支气管痉挛等。

六、比索洛尔

(一)其他名称

康司，Concor，lebeta。

(二)作用

本品为比索洛尔富马酸盐，是具有 β_1 受体选择性，且半衰期较长的 β 受体阻滞剂，β_1 选择性高于阿替洛尔、美托洛尔和倍他洛尔等心脏选择性 β 受体阻滞剂；无内在拟交感活性，在通常使用剂量范围内也无膜稳定作用；较大剂量时，对大鼠的葡萄糖耐量仅有很小影响，而相应剂量的普萘洛尔可使其明显降低。本品对血浆脂质代谢亦无影响。

(三)体内过程

本品口服易吸收，吸收率大于 90％。首关效应使剂量的约 10％代谢灭活。其包衣片的生物利用度达 88％。不论空腹或就餐时服用均不影响其吸收。本品的血浆蛋白结合率约 30％。吸收的药物约有一半在肝脏代谢，另一半则以原形药和代谢物一起经肾排泄。$t_{1/2}$ 为 10～12 小时。

(四)应用

用于高血压、冠心病、心绞痛，口服：5～10mg/次，每日 1 次，于早餐前或早餐时服。

(五)注意

1. 下列情况禁用：代偿失调的心功能不全、刚发生心肌梗死、休克、Ⅱ～Ⅲ度房室传导阻滞、窦房结综合征、窦房阻滞，治疗开始时出现心搏徐缓、低血压、支气管哮喘、晚期周围血流障碍患者、孕妇和哺乳期妇女。

2. 慎用于长期禁食和代谢性酸中毒而使血糖值波动较大的糖尿病患者。

3. 本品的降血压作用可能影响患者的行动和反应能力，用药开始时或同时饮酒时更应注意。

4. 可能改变老年糖尿病患者的葡萄糖耐量，掩盖出现低血糖的危险。

(六)不良反应

治疗初期可有暂时性乏力、眩晕、轻度头痛、出汗、失眠、多梦、抑郁性情绪不佳。少有胃肠不适、皮肤瘙痒、肢端发冷、肌肉痉挛。偶见血压意外下降、心动过缓、房室传导阻滞等。但不良反应发生率低，仅为 1％左右，患者能长期坚持服药。

（七）相互作用

1. 硝苯地平等其他降压药、胰岛素和口服抗糖尿病药会增强本品的作用。

2. 并用利血平、甲基多巴、可乐定、胍法辛等可使心率减慢。

3. 并用维拉帕米类钙拮抗药和其他抗心律失常药时必须谨慎。

七、布库洛尔

（一）其他名称

Bucumarol。

（二）作用

本品为布库洛尔盐酸盐，为香豆素类 β 受体阻滞剂，通过 β 受体阻滞作用，对由异丙肾上腺素、交感神经电刺激以及运动引起的心动过速具有强烈的抑制作用；对由乌头碱、哇巴因、肾上腺素等诱发的心律失常有明显抑制作用。本品不具有内源性拟交感神经刺激作用。

（三）体内过程

口服本品后 2 小时血药浓度达峰值。吸收的药物迅速代谢并从尿中排泄，24 小时几乎排泄完毕，90％以上的尿中排泄物是代谢物。

（四）应用

适用于心绞痛、心律失常（窦性心动过速、室上性期外收缩、室性期外收缩）。口服：5～10mg/次，每日 3 次。对心绞痛、心律失常的有效率均高于 60％。

（五）注意

1. 下列情况禁用：可能发生支气管哮喘、支气管痉挛的患者；糖尿病性酮症酸中毒、代谢性酸中毒、严重心动过缓（明显窦性心动过缓）、房室传导阻滞（Ⅱ～Ⅲ度）、窦房阻滞、心源性休克患者；肺动脉高血压引起的右心衰竭患者以及充血性。心力衰竭患者。

2. 下列情况慎用：可能发生充血性心力衰竭的患者；特发性低血糖症、未完全控制的糖尿病、长期绝食的患者；严重肝、肾功能障碍、甲状腺中毒症患者；老年人、小儿以及孕妇、哺乳期妇女。

3. 长期用药时应定期检查心功能，在出现心动过缓及低血压时，应减量或停药。必要时应使用阿托品。停药时应逐渐减量。手术前 24 小时不要服药。

（六）不良反应

不良反应发生率约 11.4％，包括厌食、恶心、呕吐、腹泻、腹痛、充血性心力衰竭、低血压、心动过缓、传导阻滞、水肿、眩晕、头痛、咳嗽、气喘、眼干、倦怠、血清肌酸磷酸激酶值升高等。

（七）相互作用

1. 与抑制交感神经系统的其他药物合用时，可引起过度抑制。

2. 与丙吡胺、普鲁卡因胺、阿义马林合用时，可过度抑制心功能，应减量。

3. 与降血糖药合用可增强其降血糖作用。

4. 与钙拮抗剂（维拉帕米、普尼拉明）合用时，可相互增强作用。

5. 本品可增强可乐定停药后的反跳现象。

八、硝苯地平

(一)其他名称

硝苯吡啶,心痛定。

(二)性状

本品为黄色结晶性粉末,无臭,无味,几不溶于水。遇光不稳定。

(三)作用

本品为二氢吡啶类钙通道阻滞剂,阻止钙离子进入心肌或血管平滑肌细胞内,由此引起周身血管包括冠脉血管张力减低,导致血压下降和冠脉血流量增加;另一方面,可抑制心肌收缩,加之外周血管阻力减少,降低心脏负荷,使心肌需氧量减少。

(四)体内过程

口服吸收良好,吸收率约 90%,舌下含服吸收也快。蛋白结合率为 90% 左右。口服 15min 起效,1～2 小时达最大效应,持续作用 4～8 小时。舌下给药 2～3min 起效,20min 达高峰。喷雾给药 10min 出现降压作用,1 小时疗效达高峰,约 3 小时后血压回升。口服控释片后,约 4 小时血药浓度达峰值,有效血浓度维持 12～14 小时。吸收的药物经肝代谢,80% 经肾排泄,20% 随粪便排出。$t_{1/2}$ 约为 2 小时。

(五)应用

适用于防治心绞痛,特别是变异型心绞痛和冠脉痉挛所致的心绞痛,对呼吸功能无不良影响。还可用于各型高血压,对顽固性重度高血压也有疗效。最近有治疗顽固性心力衰竭的报告,亦显示良好疗效。口服:5～20mg/次,每日 3 次;或控释片 20mg 欲,每日早晚各 1 次。急用时可舌下含服片剂。咽部喷雾给药:1.5～2mg(喷 3～4 下)。

(六)注意

1.严重主动脉瓣狭窄、低血压、肝或肾功能不全者慎用。

2.在啮齿类动物实验中,发现有致畸胎作用。

3.可有致糖尿病作用,糖尿病患者应用本品时,应调节降血糖药剂量。

4.长期给药不宜骤停,以避免发生停药综合征而出现反跳现象。

(七)不良反应

一般较轻,常见有面潮红、头晕、头痛、恶心、少见下肢肿胀(踝关节水肿)、心悸、窦性心动过缓、呼吸困难,偶见胸痛、昏厥。

(八)相互作用

1.与其他降压药同用,可致极度低血压。

2.与 β 阻滞剂同用可致血压过低、心功能抑制,心力衰竭发生机会增多。

3.与硝酸酯类同用,抗心绞痛作用增强。

4.与地高辛合用时,可增加地高辛血药浓度和毒性。

九、维拉帕米

(一)其他名称

异搏定,戊脉胺,异搏停,Isoptin。

（二）性状

本品为维拉帕米盐酸盐，为白色至类白色结晶性粉末，无臭，味苦，可溶于水。

（三）作用

本品能选择性地抑制心肌细胞膜的钙离子通道蛋白，阻止钙离子内流，从而降低窦房结、房室结的自律性，减慢心率和传导，减弱心肌收缩力，降低耗氧量；也作用于血管平滑肌，使冠状动脉扩张，冠脉血流量和肾血流量显著增加，有缓和的降压作用。

（四）体内过程

口服吸收迅速而完全，吸收率达 90% 以上，但由于首关效应，生物利用度仅 20%～35%。服后 30～45min 达有效血药浓度。蛋白结合率约 90%。本品在肝脏代谢后主要从尿、少量从粪便排出。$t_{1/2}$ 为 2.8～7.4 小时，多剂给药的 $t_{1/2}$ 为 4.5～12 小时。

（五）应用

1.用于房性早搏、阵发性室上性心动过速、各种类型心绞痛、肥厚型心肌病。

(1)成人口服：开始 40～80mg/次，每日 3～4 次；维持量 40mg/次，每日 3 次。静脉注射：5～10mg 欲，静脉注射 2～3min，隔 15min 后可重复 1～2 次，仍无效时则停用。静脉滴注：5～10mg/小时，溶于氯化钠或葡萄糖液中静脉滴注，每日总量不超过 50～100mg。

(2)小儿口服：2 岁以下，20mg 欣，每日 2～3 次。静脉注射：新生儿～1 岁，0.1～0.2mg/kg；1～15 岁，0.1～0.3mg/kg。

2.用于高血压。可用缓释制剂(SR)，120～240mg/次，每日 1 次。

（六）注意

1.下列情况禁用：心源性休克、心力衰竭、Ⅱ～Ⅲ度房室传导阻滞、重度低血压、病态窦房结综合征患者。

2.下列情况慎用：心动过缓、肝肾功能损害、轻至中度低血压、支气管哮喘患者及孕妇。

3.用药期间应检查血压、心电图、肝功能。

4.口服对心绞痛较适宜，静脉注射对心律失常较适宜，但应备有急救设备和药品。

（七）不良反应

多与剂量有关，可有心动过缓、眩晕，偶可发生 Ⅱ～Ⅲ度房室传导阻滞、心脏停搏、心率加快、心力衰竭、低血压、水肿、恶心、呕吐、便秘、皮肤过敏等。血液生化检查偶见转氨酶、磷性磷酸酶、催乳激素水平增高。

（八）相互作用

1.与降压药合用易引起血压过低。

2.静脉注射时，合用 β 受体阻滞剂可抑制心肌收缩和传导功能，甚至可致心搏骤停。

3.洋地黄中毒时不宜静脉注射本品，因为可能产生严重房室传导阻滞。另本品可降低地高辛的肾清除，故两药合用时需减小地高辛剂量。

4.给本品前 48 小时或后 24 小时内不宜用丙吡胺，因两药均具负性肌力作用，可引起房室传导阻滞、心动过缓等。

5.蛋白结合率高的药物可使本品游离型血药浓度增高。

6.用本品期间不要饮酒。

十、戈洛帕米

(一)其他名称

棓帕米,甲氧异搏定,甲氧戊脉安,心钙灵,Procorum。

(二)作用

本品为戈洛帕米的盐酸盐。为维拉帕米的衍生物,钙拮抗剂类抗心绞痛药,阻滞钙离子流通过膜,能减少心脏能量转换及氧利用,由于钙拮抗作用使血管平滑肌舒张和血压降低,从而减轻心脏的后负荷及适度减轻前负荷。本品还能减弱窦房结自律性及房室传导。常用剂量可使心率减慢至初值的79%。口服后0.5～1小时起效,维持4～7小时。

(三)应用

用于心绞痛、慢性冠脉功能不全、心肌梗死后治疗、静息性心绞痛、无节律的心动过速。口服:50mg/次,每日2～3次。最高剂量为200mg/d。

(四)注意

(1)下列情况禁用:代偿失调性心功能不全、严重低血压、严重肝肾功能不全、Ⅱ～Ⅲ度房室传导阻滞的患者及哺乳期妇女。

(2)孕妇慎用。

十一、地尔硫卓

(一)其他名称

硫氮革酮,合心爽,恬尔心,Herbesser。

(二)性状

本品为地尔硫卓盐酸盐,为白色结晶或结晶性粉末,无臭、味苦;易溶于水;受光照后逐渐变色。

(三)作用

本品为苯噻嗪类钙拮抗剂,能选择性地作用于心肌和血管平滑肌,阻止钙离子进入细胞,抑制心肌和血管平滑肌的兴奋一收缩偶联,使心肌收缩力减弱,血管扩张;冠状动脉和侧支血管扩张,而增加冠脉血流和侧支血流,改善心肌缺血,限制心肌梗死范围的扩大;外周血管扩张,则血压下降,心脏负荷减轻,心脏做功量和耗氧量减少。本品还具有改善心肌能量代谢,保护心肌,增加脑血流和抗血小板聚集等作用;对血管活性物质儿茶酚胺、乙酰胆碱、组胺等有非竞争性拮抗作用。在治疗剂量下,本品可延长房室结的有效不应期和相对不应期。

(四)体内过程

口服吸收良好,吸收率大于90%,由于肝脏首关效应,生物利用度约为42%。服后30min血药浓度达峰值。蛋白结合率约80%。主要分布于心、肝、肾等多种器官和组织。96%～99%的药物在体内代谢,肝脏为主要代谢器官。$t_{1/2}$ 为4～6小时。代谢物的60%经粪、35%经尿排出。

(五)应用

用于各种类型心绞痛,尤其对变异型、劳累型和陈旧性心肌梗死的心绞痛效果明显。此外,还可用于室上性心律失常及轻至中度高血压。成人口服:30～60mg/次,每日3次。

（六）注意

1.服药时应吞服。

2.Ⅱ度以上房室传导阻滞、病态窦房结综合征、低血压患者及孕妇禁用。

3.Ⅰ度房室传导阻滞或明显心功能减退者及哺乳期妇女慎用。

4.肝、肾病患者及老年人应适当减量。

（七）不良反应

不良反应发生率比硝苯地平和维拉帕米低，仅极少数患者出现头痛、头晕、胃肠不适、恶心、腹泻、便秘、皮疹、心悸、心率减慢、房室传导阻滞、直立性低血压，偶见肝大、黄疸、SGOT、SGPT 升高等。

（八）相互作用

与降压药、β受体阻滞剂及萝芙木制剂合用时，可加强降压作用或致缓脉。

十二、尼卡地平

（一）其他名称

硝苯苄胺啶，佩尔地平，Perdipine。

（二）性状

本品为尼卡地平盐酸盐，为带有绿黄色的结晶状粉末，无臭，稍有苦味；难溶于水、乙酸酐中。

（三）作用

本品对血管具有较高的选择性，通过抑制钙离子进入血管平滑肌细胞而发挥扩张血管作用，且能抑制 cAMP 磷酸二酯酶。这些作用表现为：可使不同动物的高血压明显而迅速地降低，且长期给药不产生耐药性；血压降低使心脏后负荷减轻，心肌耗氧量减少。本品可有效地扩张冠状血管，增加冠脉血流量，还能扩张脑血管，缓解脑血管痉挛，增加脑血流量，使脑组织氧分压上升。此外，本品还能抑制血小板活性，增强红细胞变形性能。

（四）体内过程

片剂、粉剂口服吸收迅速，服后 30min 血药浓度达峰值。$t_{1/2}$ 约为 90min。连续服用，需 8 日血药浓度达稳态，且可维持有效血浓度约 24 小时，连续口服的 $t_{1/2}$ 约为 4 小时。缓释剂口服吸收稳定、均匀，血药浓度变动小，1 日眼药 2 次，可保持 24 小时的稳定效果。

（五）应用

治疗原发性高血压、脑血管疾病、脑血栓形成或脑出血后遗症及脑动脉硬化等。对原发性高血压有效率约为 69.3%，对脑梗死后遗症有效率约为 25.9%，对脑出血后遗症有效率约为 28.1%，对脑动脉硬化症有效率约为 29.8%。口服：10～20mg/次，每日 3 次。缓释剂为 20～40mg/次，每日 2 次。

（六）注意

1.禁用于颅内出血而尚未完全止血以及脑血管意外急性期、颅内压亢进的患者。

2.肝肾功能不全、低血压及青光眼患者慎用。

3.孕妇禁用，哺乳期妇女用药期间应避免授乳。

4.药动学性能呈非线性，剂量的增加与血药浓度的增加不成比例。

5. 与其他降压药合用时,作用增强。

6. 需停用本品时,应在医生指导下逐渐减量。

(七)不良反应

服片剂、散剂者,不良反应发生率约为 3%;服缓释剂者,不良反应发生率为 9.6%。主要包括:面潮红、热感、头晕、心悸、眩晕、血压低下、下肢水肿、恶心、呕吐;厌食、便秘、腹泻、腹痛、嗜睡、皮疹等。有时出现血清胆红素、SGOT、SGPT、碱性磷酸酶值上升,BUN、肌酐值上升,罕见粒细胞减少。

十三、尼群地平

(一)作用

本品的作用与硝苯地平相似,为选择性作用于血管平滑肌的钙拮抗剂,对血管的亲和力比对心肌大,对冠状血管的选择性更强。本品能降低心肌耗氧量,降低外周血管阻力,对缺血性心肌有保护作用。其特点是降压作用温和、持久,并有较强的利钠作用,对心率影响不大。

(二)体内过程

口服吸收迅速,约 30min 血药浓度达峰值。蛋白结合率约 98%。$t_{1/2}$ 为 4～6 小时。

(三)应用

可用于治疗冠心病、原发性和继发性的中轻度高血压,也可用于充血性心力衰竭。口服:10mg/次,每日 2～3 次。

(四)注意

孕妇与哺乳期妇女忌用。

(五)不良反应

可有头痛、眩晕、心悸、潮红、恶心、口干等,但不严重,停药即消失。

(六)相互作用

治疗心力衰竭时,如与地高辛合用,可使后者血药浓度增加近 1 倍。

十四、尼莫地平

(一)作用

本品为二氢吡啶类钙拮抗剂,作用于细胞膜上的钙通道蛋白,阻止钙离子进入细胞内,能有效地调节细胞内钙的水平,使保持正常的生理功能。本品对血管,特别是对脑血管的作用尤为突出,可抑制蛛网膜下隙出血等因素所致的胞血管痉挛和多种血管活性物质(如 5-羟色胺、去甲肾上腺素、组胺)引起的脑组织缺血;能明显改善脑血流,促进脑细胞的恢复,对脑梗死及脑卒中后遗症作用明显;在适宜剂量下选择性扩张脑血管,几乎不影响外周血管;但增加剂量,对外周血管也有一定影响,这是其治疗心绞痛、高血压的基础。

(二)体内过程

口服吸收迅速,服后 0.5～1.5 小时血药浓度达峰值。由于肝首关作用强,生物利用度仅 5%～10%。蛋白结合率约 99%。本品在肝脏代谢后的产物主要由胆汁排出,少量由尿排出。$t_{1/2}$ 为 1.5～2 小时。

(三)应用

主要用于治疗和预防蛛网膜下隙出血所致的脑血管痉挛,治疗脑梗死等缺血性中风、偏头痛、突发性耳聋等,也用于冠心病、心绞痛和各型轻、中度高血压,特别是高血压合并有脑血管疾病的治疗。口服:40～60mg/次,每日 3～4 次,日最大量为 240mg。静脉滴注:开始时 0.5mg/h,2 小时后酌情增至 1mg/h,随后 2mg/h。静脉滴注 5～14 日后可改为口服。

(四)注意

1.颅内出血估计未完全止血者、脑水肿及颅内压增高的患者禁用。

2.孕妇、哺乳期妇女慎用。

3.低血压、脑梗死刚发作后的患者、心绞痛及心肌梗死新病例、合并肝炎或肝功异常的患者慎用。

4.用药期间应定期检查 SGOT、SGPT。

(五)不良反应

口服时,偶有一过性消化道不适、头痛、头晕、热感、面潮红等。静脉注射时可有血压轻度下降、心率加快以及转氨酶、碱性磷酸酶和 γ－谷氨酰转肽酶(γ－GT)升高。

(六)相互作用

1.与降压药合用会增强降压效应。

2.应尽量避免与其他钙拮抗剂或 β 受体阻滞剂合用。必须合用时,应对患者仔细观察。

十五、普尼拉明

(一)其他名称

心可定,Segontin。

(二)性状

本品为普尼拉明乳酸盐,是白色结晶或结晶性粉末,无臭,味苦而麻,溶于水中。

(三)作用

本品可抑制磷酸二酯酶,降低细胞内钙离子浓度和交感神经末梢内去甲肾上腺素含量,使心肌收缩力减弱,不应期延长,血管平滑肌松弛,冠脉流量增加,又可促进心脏侧支循环形成。

(四)应用

用于防治心绞痛、心肌梗死,对早搏和室性心动过速亦有疗效。口服:15～30mg/次,每日 3 次;维持量 15mg/次,每日 2～3 次。

(五)注意

心力衰竭、高度房室传导阻滞及肝功能异常者禁用。

(六)不良反应

可有恶心、呕吐、厌食、腹泻、皮疹等,大剂量偶致低血压、嗜睡。

(七)相互作用

不能与 β 受体阻滞剂合用,以防心肌收缩力过度减弱而致心力衰竭。

十六、苄普地尔

(一)性状

本品为苄普地尔盐酸盐一水合物,为白色或类白色结晶性粉末,味苦,略溶于水。

(二)作用

体外实验证实,本品能抑制钙－钠慢通道的动作电位,高浓度时也抑制钠快通道的电位;

直接作用于窦房结,降低自动节律和传导。体内实验结果表明,本品能降低心肌耗氧,使冠状窦氧分压增加,并有明显的抗心搏过速作用。本品有中度的减弱心肌收缩力的作用,但不降低心输出量,这可能与其松弛血管平滑肌而使血管扩张、后负荷降低有关。临床可见本品能预防运动时及静息时的心绞痛发作或减少发作次数,并能减缓窦性心率,延长心房和房室结的有效不应期,显示其明显的抗室、上性心律失常和抗心室颤动的作用。

（三）体内过程

本品口服吸收率近 40%。多次给药 5～6 日后达到稳态血浓度。$t_{1/2}$ 约为 2 日。在体内代谢后随尿排出。

（四）应用

用于心绞痛发作的预防和治疗,尤其对劳力型心绞痛疗效较好,可使大部分病例运动耐量（包括时间及负荷）增加,在各运动水平时心电图 ST 段下降均有减小。口服:300mg/d。

（五）注意

1.禁用于Ⅱ～Ⅲ度房室传导阻滞、失代偿期心功能不全及窦房结功能异常的患者。

2.极少数病例用药 8 日～4 个月始生效。

3.突发情况常见于老年患者,且均发生于低血钾症(一般与服用利尿药有关),或与抗心律失常药合用,或给予减缓心率的药物时。因此,在用本品前,应首先纠正任何原因引起的低血钾症,并在治疗期间严密注意血钾浓度。

（六）不良反应

一般对本品耐受良好。以常用剂量治疗 3 个月,不良反应发生率约 19%,以腹泻最为常见(6%)。极少数病例出现尖端扭转型室性心动过速,其中多为妇女。

十七、哌克昔林

（一）其他名称

双环己哌啶,沛心达,心舒宁,Pexid。

（二）性状

本品是哌克昔林马来酸盐,为白色结晶或结晶性粉末,无臭,无味;不溶于水。

（三）作用

本品可抑制钙离子内流入细胞,能直接扩张血管平滑肌,明显扩张冠状动脉,增加冠脉血流量,减慢心率,减少心排出量,从而减轻左心室负荷,降低心肌耗氧量;此外,还有明显的利尿和扩张支气管作用。

（四）应用

用于防治心绞痛和室性心律失常,对室上性心律失常疗效较差。口服:100mg/次,每日 2次,以后渐增至每日 300～400mg,极量 600mg/d。可减少心绞痛发作和硝酸甘油的需要量。

（五）注意

1.本品不良反应较多,故不用作抗心绞痛的首选药。

2.肝、肾功能不全及心肌梗死急性期的患者禁用。

（六）不良反应

不良反应较多,常见头痛、恶心、呕吐、虚弱、周围神经炎、颅内压增高、直立性低血压、肝功能损害等。

十八、双嘧达莫

(一)其他名称

双嘧哌氨醇,潘生丁,Persantin。

(二)性状

深黄色针状结晶或结晶性粉末,无臭,味苦;微溶于水,其溶液为黄色;能溶于稀酸。

(三)作用

本品属并嘧啶氨醇类,为一作用较强的冠状动脉扩张药。它能抑制细胞对腺苷的摄取和腺苷的酶解,还抑制磷酸二酯酶,使 cAMP 水平增加;腺苷和 cAMP 均可使冠状血管扩张,从而显著增加冠脉血流量和心肌供氧量。但有人认为本品主要是扩张冠脉循环的小阻力血管。在心肌缺血区,小阻力血管已代偿性扩张,本品不能使缺血区已扩张的血管再扩张,只能使非缺血区血管舒张,有可能造成窃流(将血流自缺血区引向非缺血区),对缺血区造成不利影响。长期用药后,本品能促进侧支循环的形成,从而逐渐改善缺血区循环。此外,本品还能抑制血小板聚集,防止血栓形成。这是本品最主要的作用。

(四)体内过程

口服吸收迅速,$t_{1/2}$ 为 2～3 小时。

(五)应用

主要用于治疗弥散性血管内凝血症。口服:25～50mg/次,每日 3 次,饭前 1 小时服。

(六)注意

1.由于本品可能会引起血流"窃流"因而心肌梗死患者慎用。

2.低血压患者慎用。

3.静脉注射时应缓慢,不超过 5mg/min,尤其对高血压患者。

(七)不良反应

可有头痛、眩晕、恶心、呕吐、腹泻等;长期大量应用可致出血倾向。

(八)相互作用

1.不宜与除葡萄糖注射液以外的其他药液混合注射。

2.与肝素合用可导致出血倾向。

十九、地拉卓

(一)其他名称

地拉齐普,克冠卓,克冠二氮䓬,Cormelian。

(二)性状

本品为地拉革盐酸盐,为白色或白色结晶性粉末,无臭,味苦;在空气中易吸湿,易溶于水,可溶于冰醋酸。

(三)作用

本品具有明显、持久的冠脉扩张作用,能降低冠脉阻力,增加冠脉血流;还具有抑制血小板聚集的作用。这些作用是通过其抑制腺苷分解酶,减少腺苷分解而发挥的。

（四）体内过程

口服吸收良好，服后 2～3 小时血药浓度达峰值。在心脏的分布多于脑和其他组织。$t_{1/2}$ 约为 24 小时。

（五）应用

适用于冠脉功能不全、心绞痛的治疗、心肌梗死的预防及后期治疗。与强心苷合用可增强对慢性心力衰竭的疗效。口服：30～60mg/次，每日 3 次，2 个月为 1 疗程。

（六）注意

新近心肌梗死、急性心肌梗死患者忌用。

（七）不良反应

偶有头晕、头痛、胃肠道不适等，多发生在用药 1～2 周。

二十、乙氧黄酮

（一）其他名称

乙酯黄酮，立可定，心脉舒通。

（二）性状

本品为白色或类白色针状结晶或结晶性粉末，无臭，无味；在水中几乎不溶。

（三）作用

能选择性地扩张冠状血管平滑肌，增加冠脉血流量，但对周围血管、血压、心率、心输出量、呼吸等均无影响；其对冠脉的作用较硝酸甘油强，且能增加侧支循环，而不增加心肌耗氧量；此外，还有降低血中胆固醇的作用。

（四）应用

适用于慢性冠脉功能不全、心绞痛等。长期使用可防止心肌梗死。口服：30～60mg/次，每日 2～3 次。严重患者可增加剂量至 120～180mg/日，极量 360mg/日。

（五）注意

1. 孕妇忌用。

2. 与硝酸甘油合用，对症状的改善效果更好。

（六）不良反应

偶有口干、恶心、呕吐、头面部潮红、失眠等。

二十一、卡波罗孟

（一）其他名称

乙氧香豆素，乙胺香豆素，延痛心，Intensain，Chromonar。

（二）性状

本品为卡波罗孟盐酸盐，为白色或微黄色结晶性粉末，味略苦；易溶于水。

（三）作用

本品为香豆素类抗心绞痛药，具有选择性的冠状动脉扩张作用，而无周围血管扩张作用，能持久地增加冠脉血流量，改善心肌供氧，而不影响血压、心率和心输出量；长期服用能促进侧支循环形成；此外，还能抑制血小板聚集，防止血栓形成。本品起效慢，但维持时间长。

(四)应用

适用于慢性冠状动脉功能不全、预防心绞痛发作和心肌梗死,尤其适用于慢性冠状动脉功能不全的长期治疗;还可用来预防手术、麻醉时出现的冠脉循环障碍和心律失常。

1.口服

75～150mg/次,每日 3 次。重症开始时可 150mg/次,每日 4 次,待症状改善后减至 75mg/次,每日 3～4 次。

2.肌内注射

40mg/次,每日 1～2 次。

3.静脉注射

20～40mg/次,用 5% 葡萄糖液或灭菌生理盐水 10～20ml 溶解后缓推(3～5min),每日; 1～2 次。

4.静脉滴注

20～40mg/次,用 5% 葡萄糖液 500ml 溶解稀释后以 0.3～1mg/min 的速度滴入。症状缓解后以口服维持。

5.喷雾吸入

2～3 个喷雾剂量欲(相当于本品 3～5mg),每日 3 次。

(五)注意

有变态反应时,应停药。

(六)不良反应

可有食欲匮乏、恶心呕吐、失眠、头痛、关节痛等。静脉注射过快时,可引起短暂面潮红、热感、心悸等。

二十二、氯达香豆素

(一)其他名称

氯达罗,氯苄呋酮,心力加,Clobenfurole,Menoxicor,Menacor。

(二)作用

本品为苯并呋喃类衍生物,是一种选择性的冠状血管扩张药。它能增加冠脉血流改善心肌功能,消除心律失常,利尿,增强患者活动能力。本品对动脉压、肝、肾及造血系统的功能几无影响,适合长期用药。

(三)应用

单用或与戊四硝酯合用,效果相似;用于冠脉功能不全、心绞痛、心肌梗死等,尤其适合老年冠心病患者。口服:250～500mg/日,或遵医嘱,连用 20 日以上。

(四)注意

对严重肝、肾功能疾病者,大剂量用药时应慎重。对本品过敏者禁用。

(五)不良反应

偶见变态反应。

二十三、曲美他嗪

(一)其他名称

三甲氧苄嗪,Vestarel,Vastazin。

(二)性状

本品为曲美他嗪二盐酸盐,为白色结晶或结晶性粉末,味苦;极易溶于水。

(三)作用

本品具有对抗肾上腺素、去甲肾上腺素及加压素的作用,通过保持缺血、缺氧细胞的能量代谢,防止细胞内 ATP 水平下降,维持细胞内环境稳定,保持离子泵功能和钠一钾跨膜正常转运。人体试验显示,本品可增加冠状动脉血流贮备,从治疗第 15 日起可延缓运动所诱发的心肌缺血,限制血压快速波动而不引起心率明显变化,显著减少心绞痛发作频率,并使硝酸甘油用量减少。

口服吸收迅速,口服 20mg 2 小时达峰值为 $55\mu g/mL$,连续给药在第 $24\sim36$ 小时达稳态,分布容积为 4.8L/kg,主要经尿排泄,大部分为原形药,$t_{1/2}$ 约 6 小时。

(四)应用

心绞痛发作的预防治疗、眩晕和耳鸣的辅助性对症治疗。口服:1 次 20mg,每日 $2\sim3$ 次,用餐前后服用。

(五)注意

新近心肌梗死患者忌用。孕妇、哺乳期妇女用药的安全性未确定。

(六)不良反应

偶有食欲匮乏、头晕、皮疹等。

二十四、前列地尔

本品为花生四烯酸衍生物,药用品为人工合成的化合物。

(一)其他名称

前列腺素 E_1,ProstaglandinE1,PGE_1。

(二)性状

本品为白色结晶,在生理盐水中略溶,可溶于 pH $7.4\sim8.0$ 的磷酸缓冲液,也可溶于碳酸钠溶液。其水溶液不稳定。

(三)作用

前列地尔为前列腺素的一种,具有广泛的生理活性。

1.扩张血管

本品直接作用于血管平滑肌,抑制血管变感神经束梢释放去甲肾上腺素,使血管平滑肌舒张,外周阻力降低,血压下降,增加冠脉及末梢血流量,改善末梢循环。

2.抑制血小板聚集

本品在体外、体内都能明显抑制血小板的聚集活性。

3.抑制血小板血栓素 A_2(TXA_2)合成

血小板合成的 TXA_2 有强烈的聚集血小板和收缩血管作用,而血管内皮细胞合成的前列环(PGI_2)则有强烈的抑制血小板聚集和松弛血管平滑肌作用。PGI_2/TXA_2 的平衡失调,

TXA$_2$相对增多是形成血栓和动脉硬化的重要条件。本品对血小板 TXA$_2$合成的抑制是其防治动脉粥样硬化和血栓性心血管病的基础。

4.延长血小板寿命

本品对血小板细胞有保护作用,延长其寿命。

5.抑制动脉粥样硬化

本品通过提高动脉组织内 cAMP 水平、降低血脂、抑制血小板聚集、抑制平滑肌细胞增生等作用而抑制动脉粥样硬化斑块形成,缩小斑块面积。

6.保护缺血性心肌

本品能增加心肌营养性血流,对急性心肌缺血和心肌梗死有明显保护作用,能缩小心肌梗死范围,减少心肌组织内肌酸磷酸激酶的释放,减轻 ST 段的抬高。

(四)体内过程

本品静脉注射后,与血浆蛋白微弱地结合,t$_{1/2}$ 为 5～10min。在体内代谢完全,剂量的68%经肝脏首关效应代谢,以代谢物形式经肾排泄。其脂肪乳剂 t$_{1/2}$ 较长,且容易分布于严重阻塞的血管内。

(五)应用

1.治疗心绞痛、心肌梗死、脑梗死,成人静脉滴注:100～200μg/d,溶于生理盐水、右旋糖酐或葡萄糖液中静脉滴注,速度为每分钟 0.025～0.1μg/kg,15 日为 1 疗程。

2.用于新生儿先天性发绀型心脏病,静脉滴注:每分钟 0.02～0.5μg/kg。

3.用于血栓闭塞性脉管炎、慢性动脉闭塞症,静脉滴注:100～200μg/d,15～20 日为 1 疗程。

4.用于视网膜中央静脉血栓,静脉滴注:200μg/d。有条件时,用动脉注射器持续动脉内滴注,效果好于静脉滴注。

5.用于血管外科手术和在体外循环时保护血小板。为了维护低血压,可每分钟滴注2.5～10μg(或每分钟 0.05～0.2μg/kg)。

6.用于呼吸系统疾病及其他,静脉滴注:每分钟 0.1μg/kg。

(六)注意

1.孕妇、哺乳期妇女及眼压增高者慎用。

2.注射液需在用前新鲜配制。

3.用药期间注意检查肝功能、体温和白细胞变化。

(七)不良反应

可有头痛、食欲减退、恶心、腹泻、低血压、心动过速、可逆性骨质增生。注射局部可有肿胀痛、发红、发热等。减慢滴注速度,不良反应可减轻。

(八)相互作用

本品可增强降压药和血小板聚集抑制剂的作用。

二十五、葛根素

本品为由豆科植物野葛或甘葛藤酮苷。

（一）其他名称

普乐林。

（二）性状

本品为白色针状结晶,水溶液无色或微黄色。

（三）作用

本品为血管扩张药,特别是对冠状动脉和脑血管有扩张作用,能降低心肌耗氧量,并有活血化淤、改善微循环作用。

（四）应用

用于冠心病、心绞痛、心肌梗死。

1.静脉注射

100～200mg/次,以5％葡萄糖液稀释至50ml后,缓缓推入,1日2次。

2.静脉滴注

200～400mg/次,加于葡萄糖液500ml中滴注,每日1次。

（五）注意

1.有出血倾向者慎用。

2.个别人可出现腹胀、恶心等反应,但能自行消失。

第五节　抗动脉粥样硬化药

动脉粥样硬化是缺血性心脑血管病的病理基础。在我国,心脑血管病发病率与病死率近年也明显增加。因而,抗动脉粥样硬化药的研究日益受到重视。动脉粥样硬化病因、病理复杂,本类药物涉及面较广。主要介绍调血脂药、抗氧化药、多烯脂肪酸类及保护动脉内皮药等。

血脂以胆固醇酯(CE)和三酰甘油(TG)为核心,胆固醇(Ch)和磷脂(PL)构成球形颗粒。再与载脂蛋白(apo)相结合,形成脂蛋白溶于血浆进行转运与代谢。脂蛋白可分为乳糜微粒(CM)、极低密度脂蛋白(VLDL)、中间密度脂蛋白(IDL)、低密度脂蛋白(LDL)和高密度脂蛋白(HDL)等。

一、HMG－CoA还原酶抑制药

羟基甲基戊二酸单酰辅酶A(HMG－CoA)还原酶抑制药,又称为他汀类药(statins),从真菌培养液中提取,用于临床的有洛伐他汀、普伐他汀、辛伐他汀以及人工合成的氟伐他汀、阿伐他汀等。

（一）体内过程

除氟伐他汀口服吸收完全而迅速,不受食物的影响外,其他药物口服均吸收不完全,且易受食物的影响。药物大部分经肝代谢灭活,小部分经肾原形排泄。

（二）药理作用

HMG－CoA还原酶是合成胆固醇的限速酶,因此能在肝脏竞争抑制HMG－CoA还原酶,从而阻碍内源性胆固醇的合成,降低血浆总胆固醇水平。此外,他汀类药物还具有提高血管平滑肌对扩张血管物质的反应性、抑制血管平滑肌细胞增生、迁移和促进其凋亡、减少动脉壁泡沫细胞的形成、抑制巨噬细胞和单核细胞的黏附和分泌功能、抑制血小板聚集等作用。

(三)临床应用

是原发性高胆固醇血症、杂合子家族性高胆固醇血症,以及糖尿病和肾性高脂血症的首选药。

(四)不良反应

该类药物不良反应轻,少数患者可有如下。

1.轻度胃肠道反应、头痛和皮疹。

2.血清转氨酶升高,肝病患者慎用或禁用。

3.无力、肌痛、肌酸磷酸激酶(CPK)升高等骨骼肌溶解症状,普伐他汀不易进入骨骼肌细胞,此反应轻,与苯氧酸类、烟酸类、红霉素、环孢素合用则症状加重。

二、胆汁酸结合树脂

胆汁酸结合树脂是碱性阴离子交换树脂,不溶于水,不易被消化酶破坏,常用药物有考来烯胺(消胆胺)和考来替泊(降胆宁)。胆固醇在肝脏经 7−α 羟化酶转化为胆汁酸排入肠道,95%被肠道重吸收形成肝肠循环,胆汁酸可反馈抑制 7−α 羟化酶而减少胆汁酸的合成,肠道胆汁酸有利于胆固醇的吸收。这类药物与胆汁酸结合而妨碍胆固醇的吸收,达到降血脂的目的,主要用于治高胆固醇血症。常见的不良反应是恶心、腹胀、便秘等;长期使用可引起水溶性维生素缺乏;该药以氯化物形式出现,可引起高氯性酸中毒;可妨碍噻嗪类、香豆素类、洋地黄类药物吸收。

三、烟酸

烟酸是广谱调血脂药,用药 1~4d 可使 VLDL 和 TG 下降,与考来烯胺合用作用增强。其调血脂作用可能与抑制脂肪酶活性,肝脏合成 TG 的原料减少而使 VLDL 合成减少,继而引起 LDL 生成较少有关。可用于高脂血症和心肌梗死的治疗。可引起皮肤潮红、瘙痒等,服药前 30min 服用阿司匹林可缓解;也可引起恶心、呕吐、腹泻等胃肠刺激症状;大剂量可引起高血糖和高尿酸血症及肝功能异常。

四、苯氧酸类

苯氧酸类常用药物有吉非罗齐(吉非贝齐)、苯扎贝特、非诺贝特、环丙贝特等。此类药物可明显降低血浆 TG、VLDL,中度降低 TC 和 LDL−C,升高 HDL。此外还具有抑制血小板聚集、抗凝血、降低血浆黏度、增加纤溶酶活性作用。该类药物主要用于高脂血症。不良反应有恶心、腹痛和腹泻等,偶见皮疹、脱发、视力模糊、血常规和肝功能异常等。

五、多烯不饱和脂肪酸类

多烯不饱和脂肪酸类(PUFAs),主要存在于玉米、葵花子等植物油中,也存在于海洋生物藻、鱼及贝壳类中。此类药物使血浆 TC 和 LDL−C 下降,TG、VLDL 明显下降,HDL−C 升高;也有抑制血小板聚集、使全血黏度下降、红细胞可变性增加、抑制血管平滑肌向内膜增生和舒张血管等作用。上述作用均有利于防治动脉粥样硬化。该类药物能竞争性地抑制花生四烯酸利用环氧酶,减少 TXA$_2$ 的生成,其抗血小板作用可能与此有关。临床除用于降血脂外,也可用于预防血管再造术后的再梗阻。

六、抗氧化剂

氧自由基可对 LDL 进行氧化修饰,形成氧化修饰的 LDL,有细胞毒性,通过以下途径促进动脉粥样硬化形成如下。

1.抑制 LDL 与其受体结合和巨噬细胞游走,使 LDL 不能被清除而沉积在动脉内壁下。

2.可损伤血管内皮。

3.促进血小板、白细胞与内皮细胞黏附。

4.分泌生长因子,造成血管平滑肌过度生长。

(一)维生素 E

维生素 E 苯环的羟基失去电子或 H^+,可清除氧自由基和过氧化物,也可抑制磷酯酶 A_2 和脂氧酶,减少氧自由基的生成,中断过氧化物和丙二醛生成。本身生成的生育醌又可被维生素 C 或氧化还原系统复原而继续发挥作用。能防止动脉粥样硬化病变过程。

(二)普罗布考(丙丁酚)

普罗布考口服吸收率低于 10%,且不规则,餐后服用吸收增加。降血脂作用弱,抗氧化作用强。主要与其他调血脂药合用治疗高胆固醇血症。用药后少数患者有消化道反应和肝功能异常;偶见嗜酸性粒细胞增加、感觉异常、血管神经性水肿;个别患者心电图 Q-T 间期延长。禁用于 Q-T 间期延长、心肌损伤的患者。

七、保护动脉内皮药

在动脉粥样硬化的发病过程中,血管内皮损伤有重要意义。机械、化学、细菌毒素因素都可损伤血管内皮,改变其通透性,引起白细胞和血小板黏附,并释放各种活性因子,导致内皮进一步损伤,最终促使动脉粥样硬化斑块形成。所以保护血管内皮免受各种因子损伤,是抗动脉粥样硬化的重要措施。

硫酸多糖是一类含有硫酸基的多糖,从动物脏器或藻类中提取或半合成的硫酸多糖如肝素、硫酸类肝素、硫酸软骨素 A、硫酸葡聚糖等都有抗多种化学物质致动脉内皮损伤的作用。对血管再造术后再狭窄也有预防作用。这类物质具有大量阴电荷,结合在血管内皮表面,能防止白细胞、血小板以及有害因子的黏附,因而有保护作用,对平滑肌细胞增生也有抑制作用。

第六节　抗高血压药

一、抗高血压药的分类

抗高血压药又称降压药,是一类能降低动脉血压,用于治疗高血压的药物。根据世界卫生组织规定:成人未服抗高血压药物情况下,收缩压不低于 18.7kPa 和(或)舒张压不低于 12kPa(140mmHg/90mmHg) 即为高血压。并将高血压分为:Ⅰ级(轻度)高血压 18.7~21.2/12.0~13.2kPa(140~159/90~99mmHg)、Ⅱ级(中度)高血压 21.3~23.9/13.1~14.5kPa(160~179/100~109mmHg)、Ⅲ级(高度)高血压[不低于 24.0/14.7kPa(180/110mmHg)]。

临床上把继发于其他疾病(如肾动脉狭窄、嗜铬细胞瘤等)或妊娠、服药后的高血压称为继发性高血压,其病因清楚,通过治疗原有疾病,就可降压。把找不到发病原因的高血压称为原发性高血压或高血压病。长期高血压状态可损害心、脑、肾、血管等重要脏器,并造成血管硬化、心律失常、心绞痛、猝死等较重的并发症。而我国高血压病又是常见病、多发病,严重威胁着我国人民的健康和寿命。在高血压的综合疗法中,药物治疗显得越来越重要。所以合理应用抗高血压药,可以保持血压正常和平稳,减少或防止并发症,降低病死率,延长寿命。

血压的生理调节极其复杂,在众多的神经体液调节机制中,交感神经系统、肾素—血管紧张素—醛固酮系统及血管内皮松弛因子—收缩因子系统等起重要作用,抗高血压药物往往通过影响这些系统而发挥降压作用。根据药物在血压调节系统中的主要影响及作用部位,可将抗高血压药物分为七大类。分别为钙通道阻滞药、血管紧张素转化酶抑制药、血管紧张素Ⅰ受体阻断药、肾上腺素受体阻断药、利尿药、交感神经抑制药、血管舒张药。

现临床常用的降压药物是上述的前五类,这些药物降压作用可靠,不良反应较少。其他降压药已较少单独应用,多在复方制剂中使用。

二、常用的抗高血压药

(一)钙通道阻滞药

本类药物可选择性的阻滞细胞膜的 Ca^{2+} 通道,阻滞 Ca^{2+} 内流,降低细胞内 Ca^{2+} 浓度,从而抑制 Ca^{2+} 所调节的细胞过程,产生以下作用:①降低心肌收缩力、减慢心率和减慢传导、对缺血心肌有保护作用;②松弛血管平滑肌;③抑制支气管、消化道、输尿管以及子宫平滑肌。其临床应用范围较广,主要用于心绞痛、高血压、心律失常、心肌梗死等心血管疾病。作为降压药使用时该类药有以下优点:①血压下降时并不降低重要脏器的血流量;②不引起脂代谢紊乱及葡萄糖耐受性的改变。其中尼莫地平、尼卡地平、氟桂嗪等选择性扩张脑血管作用较强,多用于防治脑血管痉挛、脑供血不足、脑血栓形成、脑血管痉挛性头痛、脑动脉硬化等;而对外周血管平滑肌作用较明显的硝苯地平、尼群地平、氨氯地平等则多用于高血压的治疗。

1. 硝苯地平(以痛定)

(1)作用:硝苯地平降压作用强、起效快、持久。口服30分钟显效,1～2小时达最大降压效应,可使血压下降约21%～26%,作用持续6小时。舌下含服,2～3分钟起效,20～30分钟达高峰。降压时伴有反射性心率加快,心输出量增加,外周血管阻力降低。无水钠潴留,不易产生耐受性。

(2)临床应用:适用于治疗轻、中度高血压,伴有高血压危象者或心力衰竭者也可以应用。还可用于伴有肾功能不全或心绞痛的患者。与β受体阻断药合用,以消除降压时出现的心率加快和肾素活性增高的不良反应并增强降压效果,应酌情减量。

(3)不良反应:常见的不良反应有头痛、面部潮红、眩晕、心悸、踝部水肿等。

(4)用药注意:①硝苯地平与苯妥英钠、洋地黄毒苷、奎尼丁及双香豆素等药物合用时,应适当减少用药量。②西咪替丁会显著地引起硝苯地平血药浓度升高,合用时需将硝苯地平的剂量降低40%。

2. 尼群地平

尼群地平的作用、用途与硝苯地平相似,能选择性舒张血管,降低外周血管阻力。尚能舒张冠状血管的作用,并降低心肌耗氧量,高血压并发冠心病患者尤为适用。也可单用治疗各型高血压。

不良反应与硝苯地平相似,但较轻,偶见头痛、头晕、心悸等。该药主要在肝代谢,肝功不全者应适当减量。

3.氨氯地平

氨氯地平属于长效的钙通道阻滞药,口服起效缓慢,降压平稳,1～2周后呈现降压作用,作用持续时间长。每日服药一次,可持续 24 小时。与噻嗪类利尿药,β受体阻断药或血管紧张素转化酶抑制药合用效果更好。不良反应有心悸、头痛、面红、水肿等。

(二)血管紧张素转化酶抑制药

肾素－血管紧张素－醛固酮系统(RAAS)对血压有重要的调节作用,肾素使血管紧张素原水解为血管紧张素Ⅰ,后者又在血管紧张素转化酶(ACE)的作用下转变为血管紧张素Ⅱ。血管紧张素Ⅱ可使外周血管收缩和醛固酮分泌增多,使血压升高;ACE还能促使缓激肽失活。目前临床常用的血管紧张素转化酶抑制药有卡托普利、依那普利、雷米普利等。

1.卡托普利(巯甲丙脯酸)

(1)作用:卡托普利通过抑制血管紧张素Ⅰ转化酶,使血管紧张素Ⅱ形成减少,同时也减少缓激肽的水解。两方面作用使血管扩张,血压下降。本药与其他降压药比较,具有以下特点、

1)起效快,口服 15 分钟即可生效,1～2 小时作用达高峰,持续时间较长,每日给药一次,效果稳定可靠。

2)降压时不会引起反射性心率加快,心输出量不减少。

3)可降低肾血管阻力,使肾血流量增加,肾小球滤过率得到改善。

4)能防止心肌肥大与血管重构,长期用药无明显耐受性。

5)能增强糖尿病或高血压患者对胰岛素的敏感性,不引起电解质紊乱及脂质代谢改变。

(2)临床应用:卡托普利用于各型高血压,尤其是肾性高血压和常规疗法无效的高血压,可单用或与利尿药、β受体阻断药、钙通道阻滞药等合用。还用于治疗伴有左心室肥厚、慢性心功能不全、肾功能不全、糖尿病肾病、心肌缺血甚至急性心肌梗死的高血压患者。

(3)不良反应:长期小剂量使用,毒性小。常见的有刺激性干咳,发生率为 5%～20%,可能与缓激肽、前列腺素等物质蓄积有关。此外还有血管神经性水肿、蛋白尿、皮疹、味觉和嗅觉缺损、脱发、中性粒细胞减少、嗜酸性粒细胞增多等。

(4)用药注意

1)卡托普利与利尿药合用,可增强降压效果,并减少 Zn^{2+} 的排泄。

2)与地高辛合用,可使地高辛的血药浓度升高。

3)吲哚美辛、布洛芬、阿司匹林等非甾体类抗感染药可减弱卡托普利的降压效果,可能与吲哚美辛等抑制前列腺素合成有关。

4)双侧肾动脉狭窄患者禁用。

2.依那普利(苯了酯脯酸)

依那普利为不含巯基的强效血管紧张素转化酶抑制药,作用与卡托普利相比,强、慢而久,能降低外周血管阻力和肾血管阻力,增加肾血流量,适用于各型高血压和慢性心功能不全。

(三)血管紧张素Ⅰ受体阻断药

血管紧张素Ⅱ受体阻断药是继血管紧张素转化酶抑制药之后一类新的抗高血压药物。血

管紧张素Ⅱ受体有两种亚型,即 AT_1 和 AT_2,AT 受体主要分布于血管平滑肌、心肌组织等,AT_2 受体主要位于肾上腺体质和中枢。血管紧张素Ⅱ受体通过与其受体结合而发挥生物效应。血管紧张素Ⅱ受体阻断药能特异性的与 AT_1 受体结合,减少血管紧张素Ⅰ与其受体结合,减弱血管紧张素Ⅰ的生物效应,从而发挥其舒张血管、降低血压作用。代表药有氯沙坦、缬沙坦等;氯沙坦起效慢,作用强、平稳及持久。不良反应与血管紧张素转化酶抑制药相似,但不易引起干咳及血管神经性水肿。孕妇和肾动脉狭窄患者禁用。

(四)肾上腺素受体阻断药

1.α_1 受体阻断药

(1)哌唑嗪。

作用:哌唑嗪选择性阻断血管平滑肌突触后膜 α_1 受体,使血管扩张,血压降低。降压时一般不引起心率加快及肾素分泌增加,可升高高密度脂蛋白,具有保护心血管功能。

临床应用:哌唑嗪作为二线降压药,治疗各型高血压;与利尿药或 β 受体阻滞药合用治疗重度或伴有肾功能不全者的高血压。也可用于顽固性慢性心功能不全的治疗。

不良反应:常见的不良反应有眩晕、乏力、口干等,一般不影响用药。部分患者首次用药后发生严重的直立性低血压、眩晕、出汗、心悸等,此反应称为"首剂现象"。采取首剂小量(不超过 0.5mg)并于睡前服用可避免或减轻这种不良反应。

(2)特拉唑嗪和多沙唑嗪:特拉唑嗪和多沙唑嗪作用、应用及不良反应均类似哌唑嗪,可用于轻、中度高血压。两药 $t_{1/2}$ 较长,分别为 12 小时和 22 小时,每日服药一次即可。

2.β 受体阻断药——普奈洛尔

(1)作用:普茶洛尔降压作用是通过阻断 β 受体而实现的。一是阻断心脏上 β_1 受体,使心率减慢,心收缩力减弱,心输出量减少。二是阻断肾脏入球小动脉上的 β 受体,使其分泌肾素减少,血管紧张素和醛固酮随之减少,血管扩张,尿量增多,血容量减少。三是阻断去甲肾上腺素能神经突触前膜的 β_2 受体,减少去甲肾上腺素的释放。四是阻断中枢兴奋神经元 β 受体,使外周交感神经活性降低。普萘洛尔降压作用缓慢,持久,不引起直立性低血压,久用也不易产生耐受性。

(2)临床应用:普萘洛尔适用于各型高血压,对伴有心输出量增多、肾素活性偏高或伴有心动过速、心绞痛的高血压患者尤其适用,可单独用药或联合用药。

(3)不良反应和注意事项:①停药综合征:长期用药后突然停药出现反跳性心动过速、心绞痛、室性心律失常,甚至诱发心肌梗死或猝死,主要是因为长期使用 β 受体阻断药使心肌细胞膜上的 β 受体上调。长期用药应从小剂量开始,每天用量不宜超过 300mg,需要停药时应逐步减量停药。②中枢反应:可引起乏力、头晕、失眠、性功能减退等。③β 受体阻断效应:由于普萘洛尔的负性肌力、负性传导及 β_2 受体阻断作用,故严重心功能不全、心脏传导阻滞、支气管哮喘、慢性阻塞性肺气肿患者禁用。

β 受体阻断药除普萘洛尔外,还有选择性 β_1 受体阻断药阿替洛尔、美托洛尔(美多心安,倍他乐克),作用优于普萘洛尔,在较小剂量时对支气管的影响很小,不良反应较少,故临床使用较多。

3.α、β受体阻断药

拉贝洛尔:拉贝洛尔可阻 α、β 受体,但阻断 β 受体的作用较强,对 β_1 和 β_2 受体无选择性,对 α_1 受体阻断作用较弱,对 α_2 受体则无作用。适用于各型高血压,静脉注射可用于治疗高血压危象。

不良反应有眩晕、乏力、幻觉等,大剂量可引起直立性低血压。儿童、孕妇、脑出血患者及支气管哮喘患者禁用。

(五)利尿药

氢氯噻嗪(双氢克尿噻)

1.作用

氢氯噻嗪降压作用以下几个特点。

(1)起效慢、维持时间长。

(2)作用较弱、安全。

(3)无水钠潴留,长期应用不易产生耐受性。

用药初期降压机制是通过排钠利尿造成体内钠水负平衡,使细胞外液和血容量减少。长期应用血压仍可持续降低,其机制可能是:①因排钠而降低小动脉壁细胞内 Na^+ 的浓度,通过 Na^+-Ca^{2+} 交换机制,使细胞内 Ca^{2+} 量减少,因而血管平滑肌扩张;同时细胞内 Ca^{2+} 减少可降低血管平滑肌对血管收缩物质的反应性以及增强对舒张血管物质的敏感性;②诱导动脉壁产生扩血管物质如激肽、前列腺素等。

2.临床应用

适用于轻、中度高血压。可单独应用,也可与其他药物合用,缓解其他降压药引起的水钠潴留,并增强疗效。

3.不良反应和注意事项

较少,长期用药可出现低血钾、高血糖、高血脂、高尿酸血症,其中以低血钾最为见。伴有糖尿病、痛风、心律失常、血脂升高的高血压患者慎用,该药小剂量联合用药较安全。其他利尿药如呋塞米、吲哒帕胺等也可用于高血压治疗。呋塞米降压作用快、强,主要用于高血压危象、急性肺水肿或伴严重肾功能不全的高血压患者。

(六)交感神经抑制药

1.中枢性降压药

以可乐定为例论述。

(1)作用:可乐定降压作用中等偏强。其降压作用机制是通过激动中枢突触后膜孤束核 α_2 受体和延髓腹外侧区的咪唑啉受体,使外周交感神经活性降低及去甲肾上腺素释放减少,外周血管扩张而降压。

(2)临床应用:适用于中度高血压,尤其是消化道溃疡的高血压。与噻嗪类利尿药或其他降压药合用可提高疗效。还可治疗偏头痛及开角型青光眼。

(3)不良反应和注意事项:较轻,主要表现为口干、便秘、嗜睡、乏力,偶可发生心动过缓。长期用药可致水钠潴留,与利尿药合用可以防止水钠潴留并可提高疗效。久用骤停可出现血压升高、失眠、心悸出汗等交感神经功能亢进症状,故停药时应逐渐减量。

2.神经节阻断药

本类药物可阻断交感神经节 N_1 受体，使血管扩张，外周阻力降低，回心血量减少，血压下降。因选择性不高，也可阻断副交感神经节，引起较多的不良反应。现已很少应用于高血压，主要用于高血压危象或外科手术时控制性降压。代表药有卡拉明和樟磺咪吩等。

3.影响去甲肾上腺素能神经末梢递质药

以利血平(蛇根碱、利舍平)为例介绍。

利血平降压作用温和而持久，其机制是抑制去甲肾上腺素能神经能神经末梢对递质的再摄取，并抑制递质的合成和贮存，最终导致末梢递质耗竭，从而使血压降低；还可使中枢的儿茶酚胺递质耗竭，产生镇静、安定作用。由于长期使用，会引起精神抑郁，且降压作用较弱等，故目前很少单用，多制成复方制剂，用于轻、中度高血压。不良反应较多，常见的不良反应有鼻塞、腹泻、胃酸分泌增加、嗜睡、精神抑郁等。常见副交感神经功能增强的症状，如鼻塞、乏力、心率减慢、胃酸分泌增多等。消化性溃疡、精神抑郁症患者禁用。

(七)血管舒张药

1.直接舒张血管平滑肌药

(1)硝普钠(亚硝基铁氰化钠):硝普钠通过直接扩张小动脉和小静脉血管平滑肌，降低血压。不能口服，静脉滴注 1 分钟起效，立、卧位血压均大幅降低，但维持时间短暂，停止静脉滴注 5 分钟后血压迅速回升，因此可通过调节滴速来控制降压水平。主要用于治疗高血压危象，也可用于高血压伴有充血性心力衰竭、急性心肌梗死患者。该药液遇光易分解失效，应临用前配制，并避光保存。

(2)肼屈嗪:肼屈嗪直接扩张小动脉血管平滑肌，降低外周阻力，使血压下降。临床上极少不单独使用，常与 β 受体阻断药合用，治疗中度高血压。久用可引起水钠潴留，长期大剂量应用，少数可产生全身性红斑狼疮综合征。

2.钾通道开放药

吡那地尔和米诺地尔两药能促进细胞内 K^+ 外流，细胞膜超极化，使电压依赖性钙通道关闭，阻滞 Ca^{2+} 内流，减少细胞内 Ca^{2+} 含量，导致血管扩张，血压降低。吡那地尔主要用于轻、中度高血压病的治疗、米诺地尔静脉给药，治疗高血压危象、高血压脑病等。米诺地尔还可用于治疗男性脱发。

第四章　呼吸系统药物

第一节　镇咳药

一、可待因

(一)其他名称

甲基吗啡、尼柯康。

(二)药理作用

本品可选择性地抑制延髓的咳嗽中枢,镇咳作用迅速而强大。本品对咳嗽中枢的抑制作用为吗啡的 1/4,其呼吸抑制、便秘、耐受性及成瘾性等作用均比吗啡弱。本品可抑制支气管腺体的分泌,使痰液黏稠,难以咳出,故不宜用于痰多、痰液黏稠的患者。此外,本品尚具有中枢性镇痛、镇静作用,其镇痛作用为吗啡的 1/10~1/7,但强于一般解热镇痛药。

(三)适应证

1.用于各种原因引起的剧烈干咳和刺激性咳嗽(尤适用于伴有胸痛的剧烈干咳)。

2.用于中度以上疼痛时的镇痛。

3.局部麻醉或全身麻醉时的辅助用药,具有镇静作用。

(四)用法用量

1.成人

(1)口服给药:一次 15~30mg,一日 30~90mg;极量:一次 100mg,一日 250mg。缓释片一次 45mg,一日 2 次,须整片吞服。

(2)皮下注射:一次 15~30mg,一日 30~90mg。

2.儿童

口服给药,镇痛时一次 0.5~1mg/kg,一日 3 次;镇咳时用量为镇痛剂量的 1/3~1/2。

(五)不良反应

1.较多见的不良反应

(1)心理变态或幻想。

(2)呼吸微弱、缓慢或不规则。

(3)心律失常。

2.少见的不良反应

(1)惊厥、耳鸣、震颤或不能自控的肌肉运动等。

(2)瘙痒、皮疹或颜面肿胀等过敏反应。

(3)精神抑郁和肌肉强直等。

3.长期应用可引起药物依赖性

常用量引起的药物依赖性倾向比其他吗啡类药弱,典型的戒断症状为食欲减退、腹泻、牙痛、恶心、呕吐、流涕、寒战、睡眠障碍、胃痉挛、多汗、衰弱无力、心率增加、情绪激动或原因不明的发热等。

(六)禁忌

1.对本品或其他阿片衍生物类药物过敏者。

2.呼吸困难者。

3.昏迷患者。

4.痰多患者。

(七)注意事项

1.本品属麻醉药,使用应严格遵守国家麻醉药品管理条例。

2.本品不能静脉给药。口服给药宜与食物或牛奶同服,以避免胃肠道反应。

3.由于本品能抑制呼吸道腺体分泌和纤毛运动,故对有少量痰液的剧烈咳嗽,宜合用祛痰药。

4.长期应用可引起便秘。单次口服剂量超过 60mg 时,一些患者可出现兴奋及烦躁不安。

5.FDA 对本药的妊娠安全性分级为 C 级,如在分娩时长期大量使用为 D 级。本品可透过胎盘,使胎儿成瘾,引起新生儿的戒断症状(如过度啼哭、打喷嚏、打哈欠、腹泻、呕吐等)。分娩期应用本品还可引起新生儿呼吸抑制。

6.以下情况应慎用

(1)支气管哮喘者。

(2)诊断未明确的急腹症患者。

(3)胆结石患者。

(4)原因不明的腹泻患者。

(5)颅脑外伤或颅内病变者。

(6)前列腺肥大患者。

(7)癫痫患者。

(8)慢性阻塞性肺疾病患者。

(9)严重肝、肾功能不全者。

(10)甲状腺功能减退者。

(11)肾上腺皮质功能减退者。

(12)新生儿、婴儿。

(13)低血容量者。

(14)哺乳期妇女。

(八)药物相互作用

1.与甲喹酮合用,可增加本品的镇咳及镇痛作用,对疼痛引起的失眠也有协同疗效。

2.与解热镇痛药合用有协同镇痛作用,可增强止痛效果。

3.与抗胆碱药合用时,可加重便秘或尿潴留等不良反应。

4.与美沙酮或其他吗啡类药合用时,可加重中枢性呼吸抑制作用。

5.与肌松药合用,呼吸抑制更为显著。

6.在服用本品 14d 内,若同时给予单胺氧化酶抑制剂,可导致不可预见的、严重的不良反应。

7.与其他巴比妥类药物合用,可加重中枢抑制作用。

8.与西咪替丁合用,能诱发精神错乱、定向力障碍和呼吸急促。

9.与阿片受体激动剂合用,可出现戒断综合征。

10.酒精可增强本品的镇静作用。

11.尼古丁可降低本品的止痛作用。

(九)规格

片剂:15mg;30mg。缓释片:45mg。糖浆剂:10mL;100ml。注射剂:1mL:15mg;1mL:30mg。

二、喷托维林

(一)其他名称

维静宁、咳必清托可拉斯。

(二)药理作用

本品为人工合成的非成瘾性中枢性镇咳药,对咳嗽中枢有选择性抑制作用。除对延髓的呼吸中枢有直接的抑制作用外,还有微弱的阿托品样作用,吸收后可轻度抑制支气管内感受器,减弱咳嗽反射,并可使痉挛的支气管平滑肌松弛,降低气道阻力,故兼有末梢镇咳作用。其镇咳作用强度约为可待因的 1/3。

(三)适应证

适用于具有无痰干咳症状的疾病,急性支气管炎、慢性支气管炎及各种原因引起的咳嗽可应用。

(四)用法用量

1.成人

口服,一次 25mg,一日 3～4 次。

2.儿童

口服,5 岁以上,一次 6.25～12.5mg,一日 2～3 次。

(五)不良反应

本品的阿托品样作用偶可导致轻度头晕、眩晕、头痛、嗜睡、口干、恶心、腹胀、腹泻、便秘及皮肤过敏等不良反应。

(六)禁忌

1.呼吸功能不全者。

2.心力衰竭患者。

3.因尿道疾病而致尿潴留者。

4.孕妇及哺乳期妇女。

(七)注意事项

1.痰多者使用本品宜与祛痰药合用。

2.使用本品后可能出现嗜睡,故驾驶及操作机械者工作期间禁用本品。

3.以下情况应慎用

(1)青光眼患者。

(2)心功能不全者(包括心功能不全伴肺淤血者)。

(3)痰量多者。

(4)大咯血者。

(八)药物相互作用

与马来酸醋奋乃静.阿伐斯汀、阿吡坦、异戊巴比妥、安他唑啉、阿普比妥、阿扎他定、巴氯芬、溴哌利多、溴苯那敏、布克力嗪、丁苯诺啡、丁螺环酮、水合氯醛合用,可使本品的中枢神经系统和呼吸系统抑制作用增强。

(九)规格

片剂:25mg。滴丸:25mg。冲剂:10g。糖浆剂:0.145%;0.2%;0.25%。

三、苯丙哌林

(一)其他名称

苯哌丙烷、法思特杰克哌、科福乐、科特、咳速清、可立停、利福科。

(二)药理作用

本品为新型的非麻醉性中枢镇咳药,具有较强的镇咳作用。药理研究证明,实验犬口服或静脉注射本品 2mg/kg 可完全抑制多种刺激引起的咳嗽,其作用较可待因强 2～4 倍。本品除抑制咳嗽中枢外,也可阻断肺—胸膜的牵张感受器产生的肺迷走神经反射,并具有罂粟碱样平滑肌解痉作用,故其镇咳作用兼有中枢性和末梢性双重机制。

本品不抑制呼吸,不引起胆道及十二指肠痉挛或收缩,不引起便秘,未发现耐受性及成瘾性。

(三)适应证

用于治疗感染(包括急、慢性支气管炎)、吸烟、刺激物、过敏等原因引起的咳嗽,对刺激性干咳效佳。

(四)用法用量

成人口服给药,一次 20～40mg(以苯丙哌林计),一日 3 次。缓释片一次 40mg(以苯丙哌林计),一日 2 次。儿童用药时酌情减量。

(五)不良反应

用药后可出现一过性口、咽部发麻感觉,偶有口干、头晕、嗜睡、食欲匮乏、胃部烧灼感、全身疲乏、胸闷、腹部不适、皮疹等。

(六)禁忌

对本品过敏者。

(七)注意事项

1.因本品对口腔黏膜有麻醉作用,故服用时宜吞服或用温开水溶后口服,切勿嚼碎。

2.用药期间若出现皮疹,应停药。

3.以下情况应慎用①严重肺功能不全患者。②痰液过多且黏稠的患者。③大咯血者。④妊娠期及哺乳期妇女。

(八)药物相互作用

尚不明确。

(九)规格

片(胶囊)剂:20mg。分散片:20mg。泡腾片:10mg。缓释片:40mg。口服液:10mL:10mg;10mL:20mg。冲剂:20mg。

四、氧丙嗪

(一)其他名称

双氧异丙嗪、克咳敏。

(二)药理作用

本品是异丙嗪的衍生物,为抗组胺药,其抗组胺作用较异丙嗪强,作用机制与异丙嗪相同。动物体内外试验证明,本品对组胺引起的离体平滑肌痉挛有缓解作用。此外,本品还具有一定的中枢镇静、镇咳以及平喘、黏膜表面局麻等作用。研究表明,本品对血压、心率、呼吸、肝肾功能及血常规检查均无明显影响。用药 3 个月以上,未发现耐药性或成瘾性。

(三)适应证

1.用于慢性支气管炎,其镇咳疗效较好。

2.用于哮喘、过敏性鼻炎、荨麻疹、皮肤瘙痒症等。

(四)用法用量

1.成人

①口服给药:每次 5～10mg,每日 3 次。极量:每次 10mg,每日 30mg。②直肠给药:每次 10mg,每日 2 次。

2.儿童

口服给药用量酌减。

(五)不良反应

常见困倦、乏力等,部分患者可有嗜睡。

(六)禁忌

尚不明确。

(七)注意事项

1.用药期间,不应从事高空作业及驾驶.操作机器等。

2.本品治疗量与中毒量接近,不得超过极量使用。

3.以下情况应慎用:①癫痫患者。②肝功能不全者。

(八)药物相互作用

1.与降压药合用时有协同作用。

2.与三环类抗抑郁药合用,可使两者的血药浓度均增加。

（九）规格

片剂:5mg。栓剂:2.5mg;10mg。

第二节　祛痰药

一、氯化铵

（一）其他名称

氯化铔、硇砂。

（二）药理作用

口服后刺激胃黏膜的迷走神经末梢,引起轻度的恶心,反射性地引起气管、支气管腺体分泌增加。部分氯化铵吸收入血后,经呼吸道排出,由于盐类的渗透压作用而带出水分,使痰液稀释,易于咳出。能增加肾小管氯离子浓度,因而增加钠和水的排出,具利尿作用。口服吸收完全,其氯离子吸收入血后可酸化体液和尿液,并可纠正代谢性碱中毒。

（三）适应证

1.用于急性呼吸道炎症时痰黏稠不易咳出的病例。常与其他止咳祛痰药配成复方制剂应用。

2.用于泌尿系感染需酸化尿液时。

3.用于重度代谢性碱中毒,应用足量氯化钠注射液不能满意纠正者。

4.氯化铵负荷试验可了解肾小管酸化功能,也用于远端肾小管性酸中毒的鉴别诊断。

（四）用法用量

成人常规剂量如下。

1.口服给药

（1）祛痰:一次 0.3～0.6g,一日 3 次。

（2）酸化尿液:一日 0.6～2g,一日 3 次。

（3）重度代谢性碱中毒:一次 1～2g,一日 3 次。

2.静脉滴注

本品用于重度代谢性碱中毒时,必要时需静脉滴注,按 1mg/kg 氯化铵能降低二氧化碳结合率(CO_2CP)0.45mmol/L 计算出应给氯化铵的剂量,以 5% 葡萄糖注射液将其稀释成 0.9%（等渗）的浓度,分 2～3 次静脉滴入。

（五）不良反应

1.吞服片剂或剂量过大可引起恶心、呕吐、胃痛等胃刺激症状。

2.少见口渴、头痛、进行性嗜睡、精神错乱、定向力障碍、焦虑、面色苍白、出汗等。

3.偶见心动过速、局部和全身性抽搐、暂时性多尿和酸中毒。

4.静脉给药,注射部位可产生疼痛,给药过快偶可出现惊厥和呼吸停止。

（六）禁忌

1.肝肾功能严重损害,尤其是肝性脑病、肾衰竭患者。

2.代谢性酸中毒患者。

（七）注意事项

1.为减少对胃黏膜刺激,本药宜溶于水中,饭后服用。

2.静脉给药速度应缓慢,以减轻局部刺激。

3.过量可致高氯性酸中毒、低钾及低钠血症。

4.用于远端肾小管性酸中毒的鉴别诊断时,已有酸中毒者不需再做氯化铵负荷试验,以免加重酸中毒。

5.以下情况应慎用

（1）肝、肾功能不全者。

（2）溃疡病。

（3）镰状细胞贫血患者,可引起缺氧和（或）酸中毒。

（八）药物相互作用

1.本品与桔梗、远志等恶心性祛痰中药可制成各种制剂(如敌咳糖浆、小儿止咳糖浆、咳停片等),既能产生协同增效作用,又可减少不良反应。

2.与阿司匹林合用,可减慢阿司匹林排泄而增加其疗效。

2.本品可增强四环素和青霉素的抗菌作用。

3.本品不宜与碱、碱土金属碳酸盐、银盐、铅盐、金霉素、新霉素、磺胺嘧啶呋喃妥因、华法林及排钾性利尿剂等合用。

4.本品可增强汞剂的利尿作用。

5.与口服降糖药氯磺丙脲合用,可使后者作用明显增强,造成血糖过低。

6.本品可使尿液呈酸性,可促进某些弱碱性药物(如哌替啶、苯丙胺、普鲁卡因)的排泄,使其血药浓度下降加快、显效时间缩短。

7.本品可增加哌氟酰胺的肾脏排泄作用,从而降低后者的疗效。

8.本品可加快美沙酮的体内清除,从而降低美沙酮的疗效。

9.与伪麻黄碱合用,由于尿液酸化和肾脏重吸收率的降低,可使后者的临床疗效降低。

（八）规格

片剂:0.3g。注射剂:5g(500mL)。

二、溴己新

（一）其他名称

傲群、赛维、溴己铵、必嗽平、必消痰、溴苄环己铵。

（二）药理作用

本品是从鸭嘴花碱中得到的半成品,有减少和断裂痰液中黏多糖纤维的作用,从而使痰液黏度降低,痰液变薄,易于咳出。本品还能抑制黏液腺和杯状细胞中酸性糖蛋白的合成,从而使痰液中的唾液酸(酸性黏多糖成分之一)含量减少,痰液黏度降低,有利于痰液咳出。此外,本品的祛痰作用尚与其促进呼吸道黏膜的纤毛运动及具有恶心性祛痰作用有关。

（三）适应证

用于慢性支气管炎、哮喘、支气管扩张、矽肺等有白色黏痰又不易咳出的患者。脓性痰患者需加用抗生素控制感染。

(四)用法用量

1.成人常规剂量

(1)口服给药:一次 8～16mg,一日 3 次。

(2)肌内注射:一次 4mg,一日 8～12mg,粉针剂需先用注射用水 2mL 溶解。

(3)静脉注射:一次 4mg,一日 8～12mg,用 0.9%氯化钠注射液或 5%葡萄糖注射液稀释后使用。

(4)静脉滴注:一次 4mg,一日 8～12mg,用 0.9%氯化钠注射液或 5%葡萄糖注射液稀释后静脉使用。

(5)气雾吸入:0.2%溶液,一次 0.2mL,一日 1～3 次。

2.儿童常规剂量

口服给药,一次 4～8mg,一日 3 次。

(五)不良反应

1.轻微的不良反应

头痛、头晕、恶心、呕吐、胃部不适、腹痛.腹泻,减量或停药后可消失。可见血清转氨酶一过性升高。

2.严重的不良反应

皮疹、遗尿。

3.其他

本品对胃黏膜有刺激性,还可见本品注射液致肌张力增高的个案报道。

(六)禁忌

对本品过敏者。

(七)注意事项

1.本品宜在餐后服用。

2.以下情况应慎用:①过敏体质者。②胃炎或胃溃疡患者。③肝功能不全患者。④孕妇及哺乳期妇女。

(八)药物相互作用

本品可增加四环素类抗生素阿莫西林在支气管的分布浓度,故合用可增强抗菌疗效。

(九)规格

片剂:4mg;8mg。注射剂:2mg(1mL);4mg(2mL)。气雾剂:0.2%溶液。

三、氨溴索

(一)其他名称

溴环己胺醇、贝莱、沐舒坦、美舒咳、安步索、百沐舒、平坦、瑞艾乐、润津、维可莱。

(二)药理作用

本品为溴己新在体内的活性代谢产物,为黏液溶解药,作用较溴己新强。能促进呼吸道黏膜浆液腺的分泌,减少黏液腺分泌,减少和断裂痰液中的黏多糖纤维,使痰液黏度降低,痰液变薄,易于咳出。本品还可激活肺泡上皮Ⅱ型细胞合成表面活性物质,降低黏液的附着力,改善纤毛与无纤毛区的黏液在呼吸道中的输送,以利痰液排出,达到廓清呼吸道黏膜的作用,直接保护肺功能。此外,本品具有一定的镇咳作用,其作用相当于可待因的 1/2。

(三)适应证

1.用于急慢性支气管炎、支气管哮喘、支气管扩张、肺气肿、肺结核、肺尘埃沉着病、手术后的咳痰困难等。

2.本品注射剂可用于术后肺部并发症的预发性治疗及婴儿呼吸窘迫综合征的治疗。

(四)用法用量

1.成人常规剂量

(1)口服给药:①片剂、胶囊剂、口服溶液、分散片、糖浆:一次 30mg,一日 3 次,餐后服用。长期服用可减为一日 2 次。②口腔崩解片:一次 30mg,一日 3 次。餐后服用,将口腔崩解片置于舌面(无须咀嚼,也无须用水),可迅速崩解,然后随唾液吞服。③缓释胶囊:一次 75mg,一日 1 次,餐后服用。

(2)雾化吸入:一次 15～30mg,一日 3 次。

(3)皮下注射:一次 15mg/kg,一日 2 次。

(4)肌内注射:同皮下注射。

(5)静脉注射:用于术后肺部并发症的预防性治疗,一次 15mg,一日 2～3 次,严重者可增至一次 30mg。

(6)静脉滴注:同静脉注射。

肾功能不全时应减量或延长两次用药的时间间隔。

2.儿童常规剂量

(1)口服给药:①口服溶液、糖浆:12 岁以上儿童,一次 30mg,一日 3 次;5～12 岁,一次 15mg,一日 3 次;2～5 岁,一次 7.5mg,一日 3 次;2 岁以下儿童,一次 7.5mg,一日 2 次。餐后服用,长期服用者可减为一日 2 次。②缓释胶囊:一日 1.2～1.6mg/kg。

(2)静脉注射:①术后肺部并发症的预防性治疗:12 岁以上,同成人用法用量;6～12 岁,一次 15mg,一日 2～3 次;2～6 岁,一次 7.5mg,一日 3 次;2 岁以下,一次 7.5mg,一日 2 次。注射时均应缓慢。②婴儿呼吸窘迫综合征(IRDS):一日 30mg/kg,分 4 次给药,应使用注射泵给药。静脉注射时间至少 5min。

(3)静脉滴注:用于术后肺部并发症的预防性治疗,同静脉注射。

(五)不良反应

1.中枢神经系统

罕见头痛及眩晕。

2.胃肠道

偶见恶心呕吐、食欲匮乏、消化不良、腹痛、腹泻、便秘、胃部不适、胃痛、胃部灼热。

3.过敏反应

①极少出现过敏反应,主要为皮疹,还可见皮肤肿胀.瘙痒、红斑,偶见过敏性休克,罕见血管神经性水肿。②有出现接触性皮炎的个案报道。

4.呼吸系统

少数患者可出现呼吸困难。

5.其他

①少数患者可出现面部肿胀、发热伴寒战、口腔及气道干燥、唾液分泌增加、鼻分泌物增加、排尿困难。②有报道,快速静脉注射可引起腰部疼痛和疲乏无力感。

(六)禁忌

对本品过敏者。

(七)注意事项

1.本品注射液不宜与碱性溶液混合,在 pH 大于 6.3 的溶液中,可能会导致氨溴索游离碱沉淀。本品应避免与阿托品类药物联用。

2.本品的祛痰作用可因补液而增强。

3.如遗漏服药一次或较少剂量,只需在适当的时间服用下一次剂量。

4.糖尿病患者及遗传性果糖不耐受者服用口服溶液时应注意选择无糖型。

5.用药后如出现过敏反应须立即停药,并根据反应的严重程度给予对症治疗。如出现过敏性休克应给予急救。

6.用药过量尚未发现中毒现象,偶有短时间坐立不安及腹泻的报道。胃肠道外给药一日剂量 15mg/kg,口服给药一日剂量 25mg/kg,本品仍具有较好的耐受性。根据临床前研究推测,用药极度过量时,可出现流涎、恶心、呕吐、低血压。如出现用药过量,建议给予对症治疗。除极度过量时,一般不考虑催吐、洗胃等急救措施。

7.使用本品粉针剂时,每 15mg 应用 5mL 无菌注射用水溶解后缓慢注射,也可与葡萄糖注射液、0.9%氯化钠注射液或林格注射液混合后静脉滴注。采用静脉滴注给药时,可将本品用 5%葡萄糖注射液(或生理盐水)100～150mL 稀释后,于 30min 内缓慢滴注。

8.以下情况应慎用:①肝、肾功能不全者。②胃溃疡患者。③支气管纤毛运动功能受阻及呼吸道出现大量分泌物的患者(恶性纤毛综合征患者等,可能有出现分泌物阻塞气道的危险)。④青光眼患者。⑤建议妊娠早期妇女不要应用,妊娠中晚期妇女及哺乳期妇女慎用。

(八)药物相互作用

1.与 β 肾上腺素受体激动剂、茶碱等支气管扩张药合用,具有协同作用。

2.与抗生素(如阿莫西林、阿莫西林克拉维酸钾、氨苄西林、头孢呋辛、红霉素、多西环素等)合用,可使抗生素在肺组织的分布浓度升高,具有协同作用。

3.与镇咳药合用(如中枢镇咳药右美沙芬),因咳嗽反射受抑制有出现分泌物阻塞气道的危险,故本药应避免与镇咳药联用。

(九)规格

片剂:15mg;30mg。分散片、口腔崩解片:30mg。胶囊剂:30mg;75mg。缓释胶囊:25mg;75mg。控释胶囊:75mg。口服溶液:1mL:3mg;5mL:15mg;5mL:30mg;10mL:30mg;60mL:180mg。糖浆:100mL:0.6g。注射液:2mL:15mg;4mL:30mg。2mL:15mg。

四、乙酰半胱氨酸

(一)其他名称

痰易净、易咳净、阿思欣泰、光安、赫舒、康益坦.麦可舒、莫咳、美可舒、富露施、易维适。

(二)药理作用

本品为黏液溶解剂,具有较强的黏痰溶解作用。其分子中所含的巯基能使痰液中糖蛋白多肽链中的二硫键断裂,从而降低痰液的黏滞性,并使痰液化而易咳出。本品还能使脓性痰液中的 DNA 纤维断裂,因此不仅能溶解白色黏痰,也能溶解脓性痰。对于一般祛痰药无效的患者,使用本品仍可有效。

(三)适应证

1.用于大量黏痰阻塞而引起的呼吸困难,如急性和慢性支气管炎,支气管扩张、肺结核、肺炎、肺气肿以及手术等引起的痰液黏稠、咳痰困难。

2.用于对乙酰氨基酚中毒的解救。

3.用于环磷酰胺引起的出血性膀胱炎的治疗。

(四)用法用量

1.成人常规剂量

(1)喷雾吸入:用于黏痰阻塞的非急救情况下,以 0.9%氯化钠溶液配成 10%溶液喷雾吸入,一次 1～3mL,一日 2～3 次。

(2)气管滴入:用于黏痰阻塞的急救情况下,以 5%溶液经气管插管或气管套管直接滴入气管内,一次 1～2mL,一日 2～6 次。

(3)气管注入:用于黏痰阻塞的急救情况下,以 5%溶液用注射器自气管的环甲膜处注入气管腔内,一次 2mL。

(4)口服给药:①祛痰:一次 200～400mg,一日 2～3 次。②对乙酰氨基酚中毒:应尽早用药,在中毒后 10～12h 内服用最有效。开始 140mg/kg,每 4h 1 次,共用 17 次。

(5)静脉给药:对乙酰氨基酚中毒病情严重时,可将药物溶于 5%葡萄糖注射液 200mL 中静脉给药。

2.儿童常规剂量

(1)喷雾吸入:同成人用法用量。

(2)气管滴入:同成人用法用量。

(3)气管注入:用于祛痰的急救情况下,以 5%溶液用注射器自气管的环甲膜处注入气管腔内,婴儿一次 0.5mL,儿童一次 1mL。

(4)口,服给药:用于祛痰,一次 100mg,一日 2～4 次,依年龄酌情增减。

(五)不良反应

1.本品水溶液有硫化氢臭味,部分患者可引起呛咳、支气管痉挛、恶心、呕吐、胃炎、皮疹等不良反应,一般减量即可缓解。

2.本品直接滴入呼吸道可产生大量痰液,必要时需用吸痰器吸引排痰。

(六)禁忌

1.对本品过敏者。

2.支气管哮喘患者。

3.严重呼吸道阻塞患者。

4.严重呼吸功能不全的老年患者。

(七)注意事项

1.本品与碘化油、糜蛋白酶、胰蛋白酶有配伍禁忌。

2.本品水溶液在空气中易氧化变质,因此应临用前配制。剩余溶液应密封并贮于冰箱中,48h 内使用。

3.避免同时服用强力镇咳药。

4.本品颗粒剂,可加少量温开水(禁用 80℃以上热水)或果汁溶解后混匀服用,也可直接口服。

5.不宜与金属、橡胶、氧化剂、氧气接触,故喷雾器须用玻璃或塑料制作。

6.用药后如遇恶心、呕吐可暂停给药,支气管痉挛可用异丙肾上腺素缓解。

7.FDA 对本药的妊娠安全性分级为 B 级。

(八)药物相互作用

1.与异丙肾上腺素合用或交替使用时可提高本药疗效,减少不良反应。

2.与硝酸甘油合用,可增加低血压和头痛的发生。

3.酸性药物可降低本品的作用。

4.本品能明显增加金制剂的排泄。

5.本品能减弱青霉素、四环素、头孢菌素类药物的抗菌活性,故不宜与这些药物合用,必要时可间隔 4h 交替使用。

6.本品对多西环素、红霉素、阿莫西林的吸收无影响。

(九)规格

片剂:200mg;500mg。喷雾剂:0.5g;1.0g。颗粒剂:100mg。泡腾片:600mg。

五、羧甲司坦

(一)其他名称

百越、费立、卡立宁、康普利、美咳、木苏坦、强利灵、羧甲半胱氨酸。

(二)药理作用

本品为黏液稀化剂,作用与溴己新相似,主要在细胞水平影响支气管腺体的分泌,可使黏液中黏蛋白的双硫键断裂,使低黏度的涎黏蛋白分泌增加,而高黏度的岩藻黏蛋白产生减少,从而使痰液的黏滞性降低,有利于痰液排出。

(三)适应证

1.用于慢性支气管炎支气管哮喘等疾病引起的痰液黏稠,咳痰困难和痰阻气管等。亦可用于防治手术后咳痰困难和肺炎并发症。

2.用于小儿非化脓性中耳炎,有预防耳聋效果。

(四)用法用量

1.成人常规剂量

①片剂:一次 250～750mg,一日 3 次。②糖浆:一次 500～600mg,一日 3 次。③泡腾散:

首日一次 750mg，一日 3 次，以后一次 500mg，一日 3 次。④口服液：一次 250～750mg，一日 3 次。⑤泡腾片：一次 500mg，一日 3 次。用药时间最长 10d。

2. 儿童常规剂量

①片剂：一次 10mg/kg，一日 3 次。②片剂（小儿用）：2～4 岁，一次 100mg，一日 3 次。5～8 岁，一次 200mg，一日 3 次。③泡腾散：2～7 岁，一次 62.5～125mg，一日 4 次。8～12 岁，一次 250mg，一日 3 次。④口服液：一日 30mg/kg。

(五)不良反应

偶有轻度头晕、食欲匮乏、恶心、腹泻、胃痛、胃部不适、胃肠道出血和皮疹等。

(六)禁忌

1. 对本品过敏者禁用。

2. 消化性溃疡活动期患者禁用。

(七)注意事项

1. 本品是一种黏液调节剂，仅对咳痰症状有一定作用，在使用时还应注意咳嗽、咳痰的病因。

2. 本品泡腾散或泡腾片宜用温开水溶解后服用。

3. 妇女用药应权衡利弊。

4. 以下情况应慎用：①有消化性溃疡病史患者。②哺乳期妇女。③2 岁以下儿童安全性尚未确定，应慎用。

(八)药物相互作用

1. 与强镇咳药合用，会导致稀化的痰液堵塞气道。

2. 本品与氨基糖苷类、β－内酰胺类等抗生素同用，对其药效没有影响。

(九)规格

口服液：0.2g(10mL)；0.5g(10mL)。糖浆剂：2%(20mg/mL)。片剂：0.25g。泡腾剂：每包 0.25g。

六、厄多司坦

(一)其他名称

阿多停、好舒丹、和坦、露畅、坦通。

(二)药理作用

本品为黏痰溶解剂，具有以下药理作用：①溶解黏痰作用：本品分子中含有封闭的巯基，在肝脏经生物转化成含有游离巯基的活性代谢产物，后者可使支气管分泌物中糖蛋白二硫键断裂而降低痰液黏稠度，从而有利于痰液排出。②抗氧化作用：肺泡组织中的 α_1 抗胰蛋白酶可抑制弹性蛋白酶水解弹性蛋白。本品可以保护 α_1 抗胰蛋白酶，以避免其因自由基氧化作用而失活。另外，本品还具有增强抗生素的穿透性、增加黏膜纤毛运动等功能。

(三)适应证

用于急慢性支气管炎及阻塞性肺气肿等疾病的咳嗽、咳痰，尤其适用于痰液黏稠不易咳出者。

(四)用法用量

成人常规剂量,口服给药,一次 300mg,一日 2 次。

(五)不良反应

偶有轻微的头痛和胃肠道反应,如上腹隐痛、恶心.呕吐、腹泻、口干等。

(六)禁忌

1.对本品过敏者禁用。

2.严重肝、肾功能不全者禁用。

3.15 岁以下儿童禁用。

4.孕妇及哺乳期妇女禁用。

(七)注意事项

1.应避免与可待因、复方桔梗片等强效镇咳药同时应用。

2.虽大剂量给药未发现药物蓄积和中毒现象,但仍应避免过量服用本品。

3.胃十二指肠溃疡患者慎用。

(八)药物相互作用

本药与茶碱合用不影响各自的药动学。

(九)规格

片剂:150mg。胶囊剂:100mg;300mg。

七、标准桃金娘油

(一)其他名称

吉诺通、强力稀化黏素、桃金娘油、稀化黏素、稀化黏质。

(二)药理作用

本品为桃金娘科树叶的标准提取物,是一种脂溶性挥发油,具有溶解黏液、刺激腺体分泌、促进呼吸道黏膜纤毛摆动、加速痰液流动、促进分泌物排出等作用。可改善鼻黏膜的酸碱环境,促进鼻黏膜上皮组织结构重建和功能的恢复。

此外,本品还具有消炎作用,能通过减轻支气管黏膜肿胀而舒张支气管,亦有抗菌和杀菌作用。

(三)适应证

治疗急慢性鼻窦炎、急慢性支气管炎。也用于支气管扩张、慢性阻塞性肺疾病、肺部真菌感染、肺结核、矽肺等。还可用于支气管造影术后,有助于造影剂的排出。

(四)用法用量

1.成人

①急性炎症性疾病:一次 300mg,一日 3～4 次。②慢性炎症性疾病:一次 300mg,一日 2 次。③支气管造影术后:服用 240～360mg 有助于造影剂的排出。

2.4～10 岁儿童

①急性炎症性疾病:一次 120mg,一日 3～4 次。②慢性炎症性疾病:一次 120mg,一日 2 次。

（五）不良反应

1. 偶有恶心、胃部不适等。

2. 肾结石和胆管结石患者服药后可引起结石移动。

（六）禁忌

对本品过敏者。

（七）注意事项

1. 本药不可用热水送服，应用温凉水于餐前半小时空腹服用。最后一次剂量宜于晚上临睡前服用，以利于夜间休息。

2. 孕妇应慎用，尚无哺乳期妇女用药的资料报道。

（八）药物相互作用

尚不明确。

（九）规格

胶囊剂：120mg；300mg。

八、糜蛋白酶

（一）其他名称

α-糜蛋白酶、胰凝乳蛋白酶。

（二）药理作用

本品是由牛胰中分离制得的一种蛋白分解酶类药，作用与胰蛋白酶相似，能促进血凝块、脓性分泌物和坏死组织等液化清除。本品具有肽链内切酶及脂酶的作用，可将蛋白质大分子的肽链切断，成为分子量较小的肽，或在蛋白分子肽链端上作用，使氨基酸分离，并可将某些脂类水解。通过此作用能使痰中纤维蛋白和黏蛋白等水解为多肽或氨基酸，使黏稠痰液液化，便于咳出，对脓性或非脓性痰都有效。此外，本品尚能松弛睫状韧带及溶解眼内某些组织的蛋白结构。

本品和胰蛋白酶都是强力蛋白水解酶，仅水解部位有差异。蛇毒神经毒含碱性氨基酸，易被本品和胰蛋白酶分解为无毒蛋白质，从而阻断毒素进入血流产生中毒作用。本品对蝰亚科蛇伤疗效优于胰蛋白酶，两种酶制剂联合应用效果更佳。

本品还有促进抗生素、化疗药物向病灶渗透的作用。

（三）适应证

1. 用于眼科手术以松弛睫状韧带，减轻创伤性虹膜睫状体炎。

2. 用于创口或手术后伤口愈合、抗感染及防止局部水肿、积血、扭伤血肿、乳房手术后水肿、中耳炎、鼻炎等。

3. 用于慢性支气管炎、支气管扩张和肺脓肿等的治疗，可使痰液液化而易于咳出。

（四）用法用量

1. 肌内注射通常一次 4000U，用前将本品以氯化钠注射液 5mL 溶解。

2. 经眼给药用于眼科酶性分解晶体悬韧带，可局部采用 0.05% 的生理盐水酶溶液 1～

2mL灌洗后房。用前将本品以氯化钠注射液适量溶解,一次800U,3min后用氯化钠注射液冲洗前后房中遗留的药物。

3.喷雾吸入用于液化痰液,可制成0.05%溶液雾化吸入。

4.局部用药:①在处理软组织炎症或创伤时,可用本品800U(1mg)溶于1mL的生理盐水中局部注射于创面。②毒蛇咬伤:本品10～20mg,每支用注射用水4mL稀释后,以蛇牙痕为中心向周围做浸润注射,并在伤口中心区域注射2针,再在肿胀上方约3cm做环状封闭1～2层,根据不同部位每针0.3～0.7mL,至少10针,最多26针。

5.外用:①寻常痤疮:局部涂搽,一日2次。②慢性皮肤溃疡:40μg/mL水溶液,湿敷创面,每次1～2h。

(五)不良反应

1.血液

可造成凝血功能障碍。

2.眼

眼科局部用药一般不引起全身不良反应,但可引起短期性的眼内压增高,导致眼痛、眼色素膜炎和角膜水肿,这种青光眼症状可持续1周;还可导致角膜线状混浊、玻璃体疝、虹膜色素脱落、葡萄膜炎及创口裂开或延迟愈合等。

3.其他

肌内注射偶可致过敏性休克。可引起组胺释放,导致局部注射部位疼痛、肿胀。

(六)禁忌

1.对本品过敏者禁用。

2.20岁以下的患者,由于晶状体囊膜与玻璃体韧带相连牢固,眼球较小,巩膜弹性大,应用本品可使玻璃体脱出,故禁用。

3.眼压高或伴有角膜变性的白内障患者,以及玻璃体有液化倾向者禁用。

4.严重肝肾疾病、凝血功能异常及正在应用抗凝者禁用。

(七)注意事项

1.本品不可静脉注射,肌内注射前需做皮肤过敏试验。

2.本品遇血液迅速失活,因此在用药部位不得有未凝固的血液。

3.如引起过敏反应,应立即停止使用,并用抗组胺类药物治疗。

4.本品对视网膜有较强的毒性,由于可造成晶体损坏,应用时勿使药液透入玻璃体。

5.本品在固体状态时比较稳定,但溶解后不稳定,室温放置9d可损失50%活性,故应临用前配制。

(八)规格

注射用糜蛋白酶:800U;4000U(每1mg相当于800U)。

第三节　平喘药

一、β 受体激动剂

(一)沙丁胺醇

1. 其他名称

阿布叔醇、爱纳乐、爱纳灵、喘乐宁、喘宁蝶、达芬科闯、惠百适、康尔贝宁、伉尔纾宁、舒喘灵、柳氨醇、律克、品川、其苏、全宁碟、全特宁、萨姆、赛比舒、沙博特、舒布托、舒喘、万托林。

2. 药理作用

本品为选择性肾上腺素 $β_2$ 受体激动剂,能选择性地激动支气管平滑肌上的肾上腺素 $β_2$ 受体,有较强的支气管扩张作用,其作用机制部分是通过激活腺苷酸环化酶,增强细胞内环磷腺苷的合成,从而松弛平滑肌,并可通过抑制肥大细胞等致敏细胞释放过敏反应介质,解除支气管痉挛。本品用于支气管哮喘患者时,其支气管扩张作用与异丙肾上腺素相等。本品对心脏的肾上腺 $β_1$ 受体的激动作用较弱,其增加心率作用仅为异丙肾上腺素的 1/10。

此外,本品可松弛一些其他器官(如子宫、血管等)的平滑肌,可降低子宫肌肉对刺激的应激性,抑制子宫收缩,有利于妊娠,还可降低眼内压。

3. 适应证

(1)用于防治支气管哮喘、喘息性支气管炎和肺气肿患者的支气管痉挛等。

(2)本品雾化吸入溶液还可用于运动性支气管痉挛及常规疗法无效的慢性支气管痉挛。

(3)还用于改善充血性心力衰竭。

(4)亦用于预防高危妊娠早产、先兆流产、胎儿宫内生长迟缓。

4. 用法用量

(1)成人

1)口服给药:一次 2～4mg,一日 3 次。缓释及控释制剂,一次 8mg,一日 2 次,早、晚服用。

2)气雾吸入:每 4～6h 200～50μg,1 次或分 2 次吸入,2 次吸入时间隔 1min。

3)喷雾吸入:①间歇性治疗:一次 2.5～5mg,一日 4 次,从低剂量开始,以注射用生理盐水稀释至 2mL 或 2.5mL,喷雾可持续约 10min。部分患者可能需要 10mg 的较大剂量,可不经稀释,取 10mg 直接置入喷雾装置中,雾化吸入,直至支气管得到扩张为止,通常需要 3～5min。②连续性治疗:以注射用生理盐水稀释成 50～100mg/mL 的溶液,给药速率通常为 1mg/h,最大可增至 2mg/h。

4)粉雾吸入:一次 0.2～0.4mg,一日 4 次。

5)肌内注射:一次 0.4mg,必要时 4h 可重复注射。

6)静脉注射:一次 0.4mg,用 5% 葡萄糖注射液或生理盐水 20mL 稀释后缓慢注射。

7)静脉滴注:一次 0.4mg,用 5% 葡萄糖注射液 100mL 稀释后滴注。

(2)老人剂量:老年人使用时从小剂量开始,逐渐加大剂量。

(3)儿童

1)口服给药:一次 0.6mg,一日 3～4 次。缓释及控释制剂,一次 4mg,一日 2 次,早、晚服用。

2)喷雾吸入:间歇性治疗,1.5～12 岁以下儿童,一次 2.5mg,一日 4 次,从低剂量开始,以注射用生理盐水稀释至 2ml 或 2.5mL。部分儿童可能需要增至 5mg,由于可能发生短暂的低氧血症,可考虑辅以氧气治疗。

3)粉雾吸入:一次 0.2mg,一日 4 次。

5.不良反应

(1)较常见的不良反应有震颤、恶心、心悸、头痛、失眠、心率增快或心搏异常强烈。

(2)较少见的不良反应有头晕、目眩、口咽发干。

(3)罕见肌肉痉挛、过敏反应(表现为异常支气管痉挛、血管神经性水肿、荨麻疹、低血压和昏厥)。

(4)还可见低钾血症(剂量过大时)及口咽刺激感。长期用药亦可形成耐受性,不仅疗效降低,且可能使哮喘加重。

6.禁忌

(1)对本品或其他肾上腺素受体激动药过敏者。

(2)对氟利昂过敏的患者禁用本品气雾剂。

7.注意事项

(1)通常预防用药时口服给药,控制发作时用气雾或粉雾吸入。

(2)本品缓释及控释制剂应用温水整片吞服,不得咀嚼。

(3)本品雾化吸入溶液一般剂量无效时,不能随意增加药物剂量或使用次数,反复过量使用可导致支气管痉挛,如有发生应立即停药,更改治疗方案。

(4)增加使用吸入的 β 受体激动剂可能是哮喘恶化的征象,若出现此情况,需重新评估对患者的治疗方法,考虑合用糖皮质激素治疗。

(5)用药期间应监测血钾浓度。

(6)使用本品预防早产的妇女,有患肺水肿的危险,应密切监测心肺功能。

(7)以下情况应慎用:①高血压患者。②糖尿病患者。③冠状动脉供血不足患者。④甲状腺功能亢进患者。⑤老年人。⑥孕妇及哺乳期妇女,FDA 对本药的妊娠安全性分级为 C 级。⑦惊厥患者慎用本品雾化吸入溶液。

8.药物相互作用

(1)与其他肾上腺素受体激动剂或茶碱类药物合用时,可增强对支气管平滑肌的松弛作用,但也可增加不良反应。

(2)可增强泮库溴铵、维库溴铵所引起的神经肌肉阻滞的程度。

(3)单胺氧化酶抑制剂、三环类抗抑郁药、抗组胺药、甲状腺素等可增加本品的不良反应。

(4)与磺胺类药物合用时,可降低磺胺类药物的吸收。

(5)肾上腺素 β 受体阻滞药(如普萘洛尔)能拮抗本品的支气管扩张作用,故两者不宜合用。

(6)与氟烷在产科手术中合用时,可加重子宫收缩无力,导致大出血。

(7)与洋地黄类药合用时,可增加洋地黄类药物诱发心律失常的危险性。

(8)与皮质类固醇、利尿剂等合用时,可加重血钾浓度降低的程度。

(9)与甲基多巴合用时,可出现严重的急性低血压反应。

9.规格

片剂:2mg。胶囊剂:2mg;4mg;8mg。缓释片(胶囊):4mg;8mg。控释片(胶囊):4mg;8mg。糖浆剂:10mL:4mg。气雾剂:0.1mg×200喷。粉雾剂(胶囊):0.2mg;0.4mg。雾化吸入溶液:20mL:100mg。注射剂:2mL:0.4mg。

(二)特布他林

1.其他名称

比艾、别力康纳、博利康尼、博力康尼都保、布瑞平、川婷、喘康速、菲科坦、慧邦、间羟舒丁肾上腺素、间羟舒喘灵、间羟嗽必妥、叔丁喘宁、苏顺、特林、伊坦宁。

2.药理作用

本品是选择性肾上腺素 β_2 受体激动剂,与肾上腺素 β_2 受体结合后,可使细胞内环磷腺苷(cAMP)升高,从而舒张支气管平滑肌。并能抑制内源性致痉挛物质的释放及内源性介质引起的水肿,提高支气管黏膜纤毛廓清能力。对于哮喘患者,本品 2.5mg 的平喘作用与 25mg 麻黄碱相当。

试验证明,本品对心脏肾上腺素 β_1 受体的作用极小,对心脏的兴奋作用仅及异丙肾上腺素的 1/100、硫酸沙丁胺醇(喘乐宁)的 1/10。但临床应用时(特别是大量或注射给药)仍有明显心血管系统不良反应,因本品尚能激动血管平滑肌肾上腺素 β_2 受体,舒张血管,使血流量增加,通过压力感受器反射地兴奋心脏。

此外,连续静脉滴注本品可激动子宫平滑肌肾上腺素 R 受体,抑制自发性子宫收缩和催产素引起的子宫收缩。

3.适应证

(1)用于治疗支气管哮喘、慢性喘息性支气管炎、阻塞性肺气肿和其他伴有支气管痉挛的肺部疾病。

(2)静脉滴注可用于预防早产及胎儿窒息。

4.用法用量

(1)成人

1)口服给药:①平喘:片剂:一次 2.5～5mg,一日 3 次。一日最大量不超过 15mg。胶囊剂、颗粒剂:一次 1.25mg,一日 2～3 次,1～2 周后可加至一次 2.5mg,一日 3 次。口服溶液:一次 1.5～3mg,一日 3 次。②预防早产及胎儿窒息:用于静脉滴注后维持治疗。在停止静脉滴注前 30min 给予 5mg,以后每 4h 口服 1 次。一日极量为 30mg。

2)静脉注射:必要时每 15～30min 注射 0.25mg,4h 内总剂量不能超过 0.5mg。

3)静脉滴注:①平喘:一日 0.5～0.75mg,分 2～3 次给药。使用本品注射液时,需先将注射液 0.25mg 或 0.5mg 用生理盐水 100mL 稀释后缓慢(2.5μg/min)滴注。②预防早产及胎儿窒息:开始时滴速为 2.5μg/min,以后每 20min 增加 2.5μg/min,直至宫缩停止或滴速达到 17.5μg/min,以后可每 20min 减 2.5μg/min,直至最低有效滴速,维持 12h。若再出现宫缩,可再按上述方法增加滴速控制。

4)皮下注射:一次 0.25mg,如 15~30min 无明显临床改善,可重复注射 1 次,但 4h 内总量不能超过 0.5mg。一日最大剂量为 1mg。

5)气雾吸入:每 4~6h0.25~0.5mg,可 1 次或分 2 次吸入,2 次吸入间隔时间为 1min。

6)雾化吸入:一次 5mg(2mL)加入雾化器中,24h 内最多给药 4 次。如雾化器中药液未一次用完,可在 24h 内使用。

7)粉雾吸入:一次 0.25~0.5mg,每 4~6h 1 次,严重者可增至一次 1.5mg,一日最大量不超过 6mg。需要多次吸入时,每吸间隔时间 2~3min。

(2)老年,人:老年患者应从小剂量开始用药。

(3)儿童

1)口服给药:12 岁以上儿童:一日 $6\mu g/kg$,分 3 次服用。

2)雾化吸入:①体重大于 20kg 者:雾化溶液,一次 5mg(2mL)加入雾化器中,24h 内最多给药 4 次。如雾化器中药液未一次用完,可在 24h 内使用。②体重小于 20kg 者:雾化溶液,一次 2.5mg(1mL),24h 内最多给药 4 次。如雾化器中药液未一次用完,可在 24h 内使用。

3)粉雾吸入:5~12 岁,一次 0.25~0.5mg,每 4~6h 1 次,严重者可增至一次 1mg,一日最大量不超过 4mg。需要多次吸入时,每吸间隔时间 2~3min。

(4)肾功能不全者:中度肾功能不全患儿用量为常规用量的 1/2。轻度肾功能不全者不必调整剂量。

5.不良反应

本品引起的不良反应发生率低,多为轻度,可耐受,不影响继续治疗。

(1)中枢神经系统:可见震颤(连续用药数日后自行消失)、神经质、情绪变化、失眠、头晕、头痛,偶见嗜睡。

(2)心血管系统:可见心悸(减量后会好转)、心动过速。

(3)代谢及内分泌系统:偶见高血糖和乳酸过多,并可能使血钾浓度降低。大剂量用药可使有癫痫病史者发生酮症酸中毒。大剂量静脉给药可使糖尿病和酮症酸中毒加重。

(4)呼吸系统:可见鼻塞、胸部不适,少见呼吸困难,偶有超敏反应及支气管痉挛发作的报道。

(5)肌肉骨骼系统:可见肌肉痉挛,偶见肌张力增高。

(6)肝脏:偶见氨基转移酶升高。

(7)胃肠道:可见口干、恶心、呕吐等。

(8)过敏反应:偶见皮疹、荨麻疹、过敏性脉管炎。

(9)其他:可见疲乏、面部潮红、出汗及注射局部疼痛。长期应用可形成耐药,使疗效降低。

6.禁忌

(1)对本品过敏者。

(2)对其他拟交感胺类药过敏者。

7.注意事项

(1)用于治疗哮喘时推荐短期间断应用,以吸入为主,只在重症哮喘发作时才考虑静脉给药。使用本品的同时应注意使用肾上腺皮质激素等抗感染药。

（2）以下情况应慎用：①心血管疾病患者（包括冠心病、原发性高血压、心律失常）。②糖尿病患者。③癫痫患者。④对拟交感胺类药物敏感性增加者（如未经适当控制的甲亢患者）。⑤老年患者慎用本品粉雾剂和气雾剂。⑥孕妇及哺乳期妇女。FDA 对本药的妊娠安全性分级为 C 级。⑦12 岁以下儿童不推荐使用除吸入粉雾剂外的其他制剂。

8. 药物相互作用

（1）与其他肾上腺素受体激动剂合用，可使疗效增加，但不良反应也可能加重。

（2）单胺氧化酶抑制药、三环类抗抑郁药抗组胺药、甲状腺素等可增加本品的不良反应。正使用单胺氧化酶抑制药及三环类抗抑郁药或停用 2 周以内的患者应慎用本品。

（3）与拟交感胺类药合用，对心血管系统会产生有害影响，故不推荐两者联用。

（4）与咖啡因或解充血药合用，可能增加心脏的不良反应。

（5）与琥珀酰胆碱合用，可增强后者的肌松作用。

（6）肾上腺素 β 受体阻断药（如醋丁洛尔、阿替洛尔、拉贝洛尔、美托洛尔、纳多洛尔、吲哚洛尔、普萘洛尔、噻吗洛尔等）能拮抗本品的作用，使疗效降低，还可能使哮喘患者产生严重的支气管痉挛。

（7）与茶碱合用时，可降低茶碱的血药浓度，增强舒张支气管平滑肌作用，但可能加重心悸等不良反应。

（8）使用非保钾利尿药（如噻嗪类利尿药）能引起心电图改变和低钾血症，服用（尤其是超剂量服用）肾上腺素 β 受体激动药可使症状急性恶化，其结果的临床意义尚不明确，本品与非保钾利尿药联用时需谨慎。

9. 规格

片剂：2.5mg；5mg。胶囊剂：1.25mg；2.5mg。颗粒剂：1.25mg。口服溶液：100mL：30mg。注射液：1mL：0.25mg；2mL：0.5mg。硫酸特布他林氯化钠注射液：100mL（硫酸特布他林 0.25mg、氯化钠 900mg）。注射用硫酸特布他林：0.25mg；1mg。气雾剂：2.5mL：25mg；2.5mL：50mg；10mL：100mg。吸入粉雾剂：0.5mg（每吸）。雾化溶液：2mL：5mg。

（三）班布特罗

1. 其他名称

奥多利、邦尼、帮备、贝合健、啡爽、孚美特、汇杰、罗利。

2. 药理作用

本品为支气管扩张药，在体内转化为特布他林，可提高药物的吸水性以及在首过效应中水解代谢时的稳定性，从而延长作用维持时间。特布他林通过激动肾上腺素 β_2 受体，使支气管产生松弛作用；并抑制内源性致痉挛物质释放，抑制由内源性介质引起的水肿；还可提升支气管纤毛的廓清能力。

3. 适应证

用于治疗支气管哮喘、哮喘性支气管炎、阻塞性肺气肿及其他伴有支气管痉挛的肺部疾病。

4. 用法用量

成人口服给药,推荐起始剂量为 10mg,每晚睡前服用。根据临床疗效,在 1～2 周后可增加到 20mg。肾小球滤过率(GFR)小于 50mL/min 的患者,建议初始剂量用 5mg。老年患者应减小初始剂量。

5. 不良反应

本药不良反应较其他同类药物为轻,可见有震颤、头痛,精神紧张、强直性肌肉痉挛、心悸和心动过速等,其严重程度与剂量正相关,大部分在治疗 1～2 周后会自然消失。极少数患者可能出现氨基转移酶轻度升高以及口干、头晕和胃部不适等。

6. 禁忌

(1)对本品、特布他林及其他拟交感胺类药过敏者。

(2)特发性肥厚性主动脉瓣下狭窄患者。

(3)快速型心律失常患者。

(4)肝硬化或肝功能不全者。

7. 注意事项

(1)肝硬化患者或严重肝功能不全者本品转化为特布他林时有严重阻碍,应直接给予特布他林或其他肾上腺素 β 受体激动药。

(2)下列情况应慎用:①新近发生过心肌梗死者。②高血压患者。③糖尿病患者。④甲状腺功能亢进者。⑤对拟交感胺类药物敏感性增加者。⑥孕妇及哺乳期妇女。

8. 药物相互作用

(1)本品可能延长琥珀胆碱对肌肉的松弛作用。

(2)与皮质激素、利尿药合用,可加重血钾降低的程度。

(3)肾上腺素 β_2 受体激动药会增加血糖浓度,从而降低降糖药物作用,因此患有糖尿病者,服用本品时应调整降糖药物剂量。

(4)肾上腺素 β 受体阻滞剂(醋丁洛尔、阿替洛尔、拉贝洛尔、美托洛尔、纳多洛尔、吲哚洛尔、普萘洛尔、噻吗洛尔)能拮抗本品的作用,使其疗效降低。

(5)单胺氧化酶抑制剂、三环类抗抑郁药、抗组胺药、甲状腺素等可能增加本品的不良反应。

(6)与其他支气管扩张药合用时,可增加不良反应。

9. 规格

片剂:10mg;20mg。胶囊剂:10mg。颗粒剂:2g:100mg。口服液:100mL:100mg。

二、M 胆碱受体拮抗剂

异丙托溴铵:

(一)其他名称

异丙阿托品、爱喘乐定量喷雾剂、溴化异丙托品、异丙托品、爱喘乐。

(二)药理作用

本品为抗胆碱类药,具有较强的支气管平滑肌松弛作用,对慢性阻塞性肺疾病有平喘作用,其作用较明显,起效快,持续时间较长。本品还具有控制黏液腺体的分泌及改善纤毛运动的作用,从而减少痰液阻塞以改善通气,同时痰液的减少也减轻对支气管的刺激所引起的支气管痉挛。与肾上腺素 β 受体兴奋剂(如异丙基肾上腺素)相比,本品对心血管的不良反应小,与 β₂ 受体兴奋剂(如舒喘灵)相比,本品对痰量的调节作用较强。

(三)适应证

1.用于缓解慢性阻塞性肺疾病(如慢性支气管炎、肺气肿等)引起的支气管痉挛、喘息症状,并可作为维持用药。

2.用于防治支气管哮喘,尤其适用于因不能耐受肾上腺素 β 受体激动药所致肌肉震颤、心动过速的患者。

(四)用法用量

1.成人

(1)气雾吸入:①一般用法:一次 $40\mu g$,一日 3～4 次,或每隔 4～6h 1 次。②严重发作:一次 $40～60\mu g$,每 2h 可重复 1 次。

(2)雾化吸入:一次 $100～500\mu g$,用生理盐水稀释至 3～4mL,置雾化器中吸入,至症状缓解,剩余的药液应废弃。

2.儿童

(1)气雾吸入:14 岁以上儿童同成人。

(2)雾化吸入:应用本品溶液剂。14 岁以下者:一次 $50～250\mu g$,用生理盐水稀释至 3～4mL,置雾化器中吸入,一般一日 3～4 次,必要时每隔 2 小时重复 1 次。14 岁以上者:同成人。

(五)不良反应

1.心血管系统

少见心动过速、心悸。

2.中枢神经系统

常见头痛,可有头晕、神经质。

3.呼吸系统

可见咳嗽、局部刺激,极少见支气管痉挛。

4.肌肉骨骼系统

可有震颤。

5.泌尿生殖系统

少见尿潴留(已有尿道梗阻的患者发生率增加)。

6.胃肠道

常见口干,可有恶心、呕吐,少见口苦、胃肠动力障碍(尤其对于纤维囊泡症的患者,停药后可恢复正常)。

7.眼

可有视物模糊,少见眼部调节障碍。

8.过敏反应

极少见过敏反应,表现为恶心、头晕、皮疹、荨麻疹、皮肤或黏膜肿胀、喉痉挛、血压下降、舌唇和面部神经血管性水肿及过敏症等,大多数患者对其他药物或食物尤其是大豆有既往过敏史。

（六）禁忌

1.对本品及阿托品和其衍生物过敏者。

2.幽门梗阻者。

（七）注意事项

1.本品雾化溶液不能与含有防腐剂苯扎氯铵的色苷酸钠雾化吸入液在同一个雾化器中使用,可以与祛痰药盐酸氨溴索雾化吸入液、盐酸溴己新雾化吸入液和非诺特罗雾化吸入液共同使用。

2.有青光眼易患性的患者应用本品时应使用眼罩保护眼睛。与眼结膜充血和角膜水肿相关的眼痛或不适、视物模糊、虹视或有色成像等可能是急性闭角型青光眼的征象,若上述症状加重,需用缩瞳药。

3.气雾剂含有大豆卵磷脂,故对上述物质过敏者不能使用本品气雾剂。

4.本品误入眼内时,会出现瞳孔散大和轻度、可逆的视力调节紊乱,一旦出现此症状以及其他严重的眼部并发症发生,可予以缩瞳治疗。

5.以下情况应慎用:①闭角型青光眼患者。②前列腺增生者。③膀胱颈梗阻者。

6.FDA对本药的妊娠安全性分级为B级。

（八）药物相互作用

1.本品与非诺特罗、色苷酸钠、茶碱、沙丁胺醇等合用,可相互增强疗效。

2.金刚烷胺、吩噻类抗精神病药、三环类抗抑郁药、单胺氧化酶抑制药以及某些抗组胺药可增强本品的作用。

3.肾上腺素β受体激动药或黄嘌呤制剂可增强本品的支气管扩张作用。有闭角型青光眼病史的患者合用本品与β受体激动药时,可增加急性青光眼发作的危险。

4.本品与其他治疗慢性阻塞性肺疾病的常用药物包括拟交感神经性支气管扩张药、甲基黄嘌呤、类固醇、色苷酸钠等合用,药物间无不良相互作用。

（九）规格

气雾剂:10mL(20μg×200喷)。雾化溶液剂:2mL:0.5mg;2mL;0.5mg;20mL:5mg(0.025%)。

三、磷酸二酯酶抑制剂

（一）氨茶碱

1.其他名称

胺非林、茶碱乙二胺盐、茶碱乙烯双胺,乙二氨茶碱、乙二胺茶碱。

2.药理作用

为茶碱与二乙胺的复盐,其药理作用主要来自茶碱,乙二胺使其水溶性增强。①松弛支气管平滑肌,也能松弛肠道、胆道等多种平滑肌,对支气管黏膜的充血、水肿有缓解作用。②增加心排出量,扩张输出和输入肾小动脉,增加肾小球滤过率和肾血流量,抑制远端肾小管重吸收钠和氯离子。③增加离体骨骼肌的收缩力;在慢性阻塞性肺疾病情况下,改善肌收缩力。

3.适应证

(1)用于支气管哮喘、慢性喘息型支气管炎、慢性阻塞性肺气肿等缓解喘息症状。

(2)用于心源性哮喘。

4.用法用量

(1)成人

1)口服给药:一次 100～200mg,一日 300～600mg;极量为一次 500mg,一日 1g。

2)肌内注射:一次 250～500mg;极量为一次 500mg,一日 1g。

3)静脉注射:一次 125～250mg,一日 500～1000mg,每 125～250mg 用 50％葡萄糖注射液稀释至 20～40mL,注射时间不得少于 10min;极量为一次 500mg,一日 1g。

4)静脉滴注:一次 250～500mg,一日 500～1000mg,用 5％或 10％葡萄糖注射液稀释后缓慢滴注;极量为一次 500mg,一日 1g。

5)直肠给药:一次 250～500mg,一日 1～2 次。宜于睡前或便后使用。

(2)老年人:55 岁以上者应酌情减量。

(3)儿童

1)口服给药:一次 3～5mg/kg,一日 3 次。

2)静脉注射:一次 2～4mg/kg,用 5％或 25％葡萄糖注射液稀释后缓慢注射。

3)静脉滴注:①一般用量:一次 2～3mg/kg,用 5％葡萄糖注射液 500mL 稀释后滴注。②新生儿呼吸暂停:负荷量为 4～6mg/kg,12h 后给予维持量,一次 1.5～2mg/kg,一日 2～3 次。

5.不良反应

(1)常见恶心、呕吐、胃部不适、食欲减退等。也可见头痛、烦躁、易激动、失眠等。

(2)少数患者可出现过敏反应,表现为接触性皮炎、湿疹或脱皮。少数患者由于胃肠道刺激,可见血性呕吐物或柏油样便。

(3)可导致心律失常和(或)使原有心律失常加重。

(4)肌内注射可引起局部红肿、疼痛。

6.禁忌

对本品过敏的患者、活动性消化性溃疡患者和未经控制的惊厥性疾病患者禁用。

7.注意事项

(1)本品严禁与下列药物配伍静脉使用:葡萄糖酸钙、异戊巴比妥钠、维生素 B$_6$、氨苄西林、泛酸钙、盐酸氯酯醌、琥珀酸钠、氯霉素、庆大霉素、溴化钙、盐酸氯丙嗪、头孢噻吩、青霉素、苯巴比妥钠、毒毛花苷 K、四环素及其盐酸盐、肾上腺素、去甲肾上腺素、促皮质激素、毛花苷 C、万古霉素、水解蛋白、盐酸羟嗪、维生素 C、酒石酸吉他霉素、酚磺乙胺。

(2)本品的有效血药浓度范围窄,个体差异大,应根据血药浓度调整剂量或延长用药间隔时间。长期使用本品者的用量常须大于一般患者用量。具体用量应根据标准体重计算,因茶碱不分布于体内脂肪组织,理论上给予茶碱 0.5mg/kg,即可使茶碱血药浓度升高 1μg/mL。用于慢性病的治疗,测定用药 3d 的血茶碱浓度以 10～20μg/mL 为宜。

(3)使用影响茶碱代谢的药或茶碱清除率降低者用药时应谨慎。长期高热可使茶碱排出减少减慢。

(4)不同制剂给药时注意:①肠溶片:吸收延缓,生物利用度极不规则,不宜使用。②栓剂:经直肠给药后,吸收缓慢,生物利用度尚不确定,且可引起局部刺激,故仅偶用于短期非急症的治疗。给药后6～8h内应避免再次使用。如给药后12h内再口服或注射本品,须注意观察患者的反应,因栓剂经直肠给药后吸收速度的快慢不一致。

(5)不同给药途径时注意:①口服给药:空腹时(餐前半小时至1h,或餐后2h)服药,吸收较快;如在进餐时或餐后服用,可减少对胃肠道的刺激,但吸收较慢。②保留灌肠:吸收迅速,生物利用度确定,但可引起局部刺激。多次给药可致药物在体内蓄积,从而引起毒性反应,尤其是婴幼儿和老年人。③肌内注射:因可刺激局部引起疼痛,目前已少用。必须肌内注射时,须与2%盐酸普鲁卡因合用。④静脉注射:需稀释至浓度低于25mg/mL。注射速度一般以不高于10mg/min为宜,或再次稀释后改用静脉滴注。

(6)使用常规剂量时,如发生急性不良反应,应立即停止给药5～10min或减慢给药速度。

(7)FDA对本药的妊娠安全性分级为C级。

8.药物相互作用

(1)与其他茶碱类药或其他黄嘌呤类药合用,可使本品作用增强,不良反应增多。

(2)与美西律合用,可使茶碱清除率减低,血药浓度升高,需调整剂量。

(3)与地尔硫卓、维拉帕米合用,可干扰茶碱在肝内的代谢,使本品血药浓度升高,毒性增强。

(4)与某些抗菌药(大环内酯类的红霉素、罗红霉素、克拉霉素;喹诺酮类的依诺沙星、环丙沙星、氧氟沙星、左氧氟沙星;克林霉素、林可霉素等)合用,可使茶碱清除率降低,血药浓度升高,甚至出现毒性反应,其中尤以与红霉素、依诺沙星合用作用更显著。故与以上药物合用时,本品应适当减量或监测其血药浓度。

(5)与西咪替丁合用,可使本品在肝脏的清除率降低,血药浓度升高,甚至出现毒性反应。

(6)与别嘌醇合用,可使本品血药浓度升高,并引起恶心、呕吐、心悸等不良反应。

(7)普罗帕酮对本品代谢有竞争性抑制作用,可使茶碱血药浓度升高,甚至引起中毒,必要时适当调整本品用量。

(8)妥卡尼对本品代谢有轻度抑制作用,可使其清除率降低,半衰期延长。

(9)与咖啡因合用,可使本品的半衰期延长,其作用与毒性增强。

(10)与大蒜新素合用,可使茶碱代谢减慢,半衰期延长,合用时本品应减量。

(11)与口服避孕药合用,可使本品血浆清除率降低。

(12)与麻黄碱及其他拟交感胺类支气管扩张药合用,具有协同作用,但毒性也增加。

(13)与普萘洛尔等非选择性肾上腺素β受体阻断药合用,药理作用相互拮抗,本品的支气管扩张作用可能受到抑制,同时可使本品清除率降低,血药浓度升高。

(14)本品可提高心肌对洋地黄类药物的敏感性,合用时洋地黄毒性增强。

(15)与氟烷合用,易导致心律失常。

(16)硫酸镁可拮抗本品所致的室性心律失常。

(17)与碱性药物合用,可使本品排泄减少。

(18)与酸性药物合用,可使本品排泄增加。

(19)与稀盐酸合用,可使本品在小肠的吸收减少。

(20)活性炭可吸附肠道内的本品及其代谢物,从而使茶碱血药浓度降低。

(21)与泼尼松合用,可使本品的生物利用度降低。

(22)与巴比妥类、利福平、卡马西平及其他肝微粒体酶诱导药合用,可使茶碱的代谢和清除加速,血药浓度降低。

(23)与异丙肾上腺素、异烟肼、呋塞米合用,可使本品的血药浓度降低。

(24)与苯妥英钠合用,可使本品代谢加速,两者血药浓度均降低,合用时本品用量应酌情增加,并监测血药浓度。

(25)与锂盐合用时,可加速肾脏对锂的排出,使锂剂疗效降低。

(26)本品可使青霉素灭活、失效。

(27)与氯胺酮合用,可降低机体的惊厥阈值,从而促发惊厥。

9.规格

片剂:50mg;100mg;200mg。缓释片:100mg。肠溶片:50mg;100mg;200mg。注射剂(肌内注射用):2mL:125mg;2mL:250mg;2mL:500mg。注射剂(静脉注射用):2ml:250mg;2mL:500mg;10mL:250mg。氯化钠注射液:100mL(无水茶碱200mg、氯化钠900mg)。注射用氨茶碱:250mg;500mg。栓剂:250mg;360mg。

(二)茶碱

1.其他名称

埃斯马隆、舒弗美、二氧二甲基嘌呤、葆乐去辉、长效茶碱、希而文、优舒特。

2.药理作用

本品对呼吸道平滑肌有直接松弛作用。其作用机理比较复杂,过去认为通过抑制磷酸二酯酶,使细胞内cAMP含量增研所致。近来认为茶碱的支气管扩张作用部分是由于内源性肾上腺素与去甲肾上腺素释放的结果,此外,茶碱是嘌呤受体阻滞剂,能对抗腺嘌呤等对呼吸道的收缩作用。茶碱能增强膈肌收缩力,尤其在膈肌收缩无力时作用更显著,因此有益于改善呼吸功能。

3.适应证

(1)适用于支气管哮喘、急性支气管炎、喘息型支气管炎、阻塞性肺气肿等,以缓解喘息症状。也适用于慢性支气管炎和肺气肿伴有的支气管痉挛的症状。

(2)可用于心源性哮喘、心源性水肿。

(3)还可用于胆绞痛。

4.用法用量

(1)成人

1)口服给药:①片剂:一次100～200mg,一日300～600mg;极量:一次300mg,一日1g。②缓释片:病情稳定或非急性哮喘状态的患者,起始剂量为一次400mg,一日1次,晚间用100mL开水送服。根据疗效、血药浓度及患者对药物耐受情况调整剂量,可以每隔3日增加200mg,但最大剂量一日不超过900mg,分2次服用。③控释片:一次100～200mg,一日

200～400mg。④缓释胶囊：一般一日 200mg，病情较重者或慢性患者加服 200mg（上午 8～9 点），但需根据个体差异，从小剂量开始，逐渐增加用量。最大用量不宜超过一日 600mg。剂量较大时，可每日早晚 2 次分服，并尽量根据血药浓度调整剂量。⑤控释胶囊：一次 200～300mg，每 12h 1 次。

2）静脉滴注：使用本品葡萄糖注射液，一次 200mg，一日 1～2 次，每次滴注时间不得小于 30min。

（2）儿童：口服给药。①缓释片：12 岁以下儿童，一日 10～16mg/kg，分 2 次服。12 岁以上儿童，用法用量同成人。②缓释胶囊：3 岁以上儿童可按 100mg 开始治疗，一日最大剂量不应超过 10mg/kg。③控释胶囊：1～9 岁一次 100mg，9～12 岁一次 200mg，12～16 岁一次 200mg，均为每 12h 1 次。

5．不良反应

（1）口服可致胃灼热、恶心、呕吐、心律失常、食欲匮乏、腹胀，还可见血清尿酸测定值增高；长期服用可致头痛、失眠及心悸。

（2）局部刺激性大，肌内注射可引起局部疼痛、红肿，治疗量时可致失眠或不安。

6．禁忌

（1）对本品及其衍生物过敏者。

（2）活动性消化性溃疡患者。

（3）未经控制的惊厥性疾病患者。

（4）急性心肌梗死伴血压下降者。

（5）未治愈的潜在癫痫患者。

7．注意事项

（1）静脉滴注时，应避免与维生素 C、促皮质素、去甲肾上腺素、四环素类盐酸盐配伍。

（2）使用本品时应避免饮用含大量咖啡因的饮料，避免大量食用巧克力，以避免增加本品的不良反应。

（3）本品缓释制剂不适用于哮喘持续状态或急性支气管痉挛发作的患者。

（4）控释片的药片结构特殊，勿碎嚼，否则会破坏其疗效；控释胶囊应整个吞服，或将胶囊中的小丸倒入温水中吞服。

（5）本品代谢慢，用药剂量应个体化。

（6）餐后服用肠溶片可改善胃部不适。

（7）本品可致心律失常，或使原有的心律失常恶化，对心律异常者或心律有任何显著变化者均应进行监测。

（8）治疗量的本品导致失眠不安时，可用镇静药对抗。

（9）以下情况应慎用：①高血压患者。②心律失常患者。③急性心肌损伤患者。④心肌梗死患者。⑤心力衰竭患者。⑥冠状动脉硬化患者。⑦肺源性心脏病患者。⑧甲状腺功能亢进者。⑨低氧血症患者。⑩持续高热者。

（10）FDA 对本药的妊娠安全性分级为 C 级。

8.药物相互作用

(1)某些抗菌药物(如大环内酯类的红霉素、罗红霉素、克拉霉素、醋竹桃霉素;喹诺酮类的依诺沙星、环丙沙星、氧氟沙星;克林霉素、林可霉素等)、美西律、西咪替丁、雷尼替丁、别嘌醇(大剂量)、卡介苗、流感病毒疫苗可降低本品清除率,增高其血药浓度,甚至出现毒性,其中尤以依诺沙星最为显著。当与上述药物合用时,本品应适当减量。

(2)地尔硫卓、维拉帕米、咖啡因、已酮可可碱、氟康唑、他克林、噻苯眯唑、噻氯匹定、维洛沙嗪、双硫仑羟乙桂胺、普萘洛尔、口服避孕药、黄嘌呤类药等可增强本品的作用和毒性。

(3)本品与沙丁胺醇合用有协同作用,同时也增加不良反应。

(4)与麻黄碱及其他拟交感胺类支气管扩张药合用可使毒性增强。

(5)阿糖腺苷可升高本品的血药浓度。

(6)抗甲状腺药可减慢机体对本品的代谢,从而使本品血药浓度升高,作用增强。

(7)干扰素可降低本品的清除率。

(8)本品能增强呋塞米的利尿作用。

(9)本品与利舍平合用,可使心率加快。

(10)本品与非选择性肾上腺素 β 受体阻断药有拮抗作用,此外,合用时本品的清除率会降低。

(11)稀盐酸、硫糖铝可减少本品的吸收。

(12)氨鲁米特可增加本品的清除率。

(13)巴比妥类(如苯巴比妥、戊巴比妥)、苯妥英、卡马西平及其他肝微粒体酶诱导剂,可增加本品的肝脏代谢,加快其清除;同时,本品也干扰苯妥英的吸收,导致两者血药浓度均下降,合用时应调整剂量。

(14)活性炭、磺吡酮、利福平、甲状腺激素、异丙肾上腺素(静脉注射)可降低本品的血药浓度。

(15)与锂盐合用,可使锂盐的肾排泄增加,影响锂盐的作用。

9.规格

片剂:100mg;250mg;400mg。控释片:100mg;250mg;400mg。缓释胶囊(以无水茶碱计):50mg;100mg;200mg;300mg。控释胶囊:50mg;100mg;200mg;300mg。葡萄糖注射液:100mL(茶碱 200mg、葡萄糖 5g)。

第五章 消化系统药物

第一节 助消化药

助消化药是促进食物消化吸收的药物。其化学成分多为消化液的有效成分,可使食物降解为小分子物质,以利于机体消化吸收,增强胃肠消化功能。临床用于消化不良的治疗。

一、稀盐酸

稀盐酸为 10% 的盐酸溶液。口服后可提高胃内酸度,激活胃蛋白酶并维持其活性所需酸性;进入十二指肠后,能反射性地刺激胰液和胆汁的分泌;促进 Fe^{2+}、Ca^{2+}、PO_4^{3-} 等离子的吸收;有抑制细菌的作用。临床用于各种原因引起的胃酸缺乏症和消化不良等。

二、胃蛋白酶

胃蛋白酶能将蛋白质水解为䏡、胨及少量的多肽和氨基酸。胃蛋白酶在酸性环境中被激活且稳定性高,故常与盐酸合用。临床用于消化不良、长期患病所致消化功能减弱、慢性萎缩性胃炎、胃癌。不易与碱性药物配伍。

三、胰酶

胰酶是胰蛋白酶、胰脂肪酶和胰淀粉酶的混合物,能消化蛋白、脂肪和淀粉。此酶在中性或碱性环境中活性高,临床常用其肠溶制剂或与碳酸氢钠配伍使用,治疗胰酶分泌缺乏患者。口服不宜咬碎或与酸性药物配伍。

四、乳酶生

乳酶生又名表飞明,为活的乳酸杆菌,在肠内能分解糖类生成乳酸,提高肠内酸度,抑制腐败菌的生长繁殖,减少发酵和产气,改善胃肠蠕动,促进消化或止泻。用于消化不良和腹泻,特别是小儿消化不良引起的腹泻。小宜与抗菌药或吸附药合用。

第二节 抗消化性溃疡药

消化性溃疡是指发生于胃及十二指肠的慢性溃疡,是消化系统常见病,发病率为 10%～12%。本病的发病机制复杂,现认为胃酸分泌过多、幽门螺杆菌感染和胃黏膜保护作用减弱等是主要诱发因素。抗消化性溃疡药是一类能减轻溃疡病症状、促进溃疡愈合、防止和减少溃疡病复发或并发症的药物。临床上常用的抗消化性溃疡药物包括:抗酸药、抑制胃酸分泌药、增强胃黏膜屏障功能药物和抗幽门螺杆菌药物。

一、抗酸药

抗酸药为弱碱性物质,口服后能直接和胃酸发生中和反应,产生抗消化性溃疡的作用。其作用机制主要有：①直接中和胃酸,减轻或消除胃酸对溃疡面的刺激和腐蚀作用;②提高胃液pH,降低胃蛋白酶的活性,阻止对胃黏膜的自身消化。胃液pH在1.5～2.5时,胃蛋白酶活性最强,当pH达4.0时,其活性减弱或者消失。口服抗酸药中和90％的胃酸,可使胃内pH由1.3升到2.3;如中和99％的胃酸,可使胃内pH升至3.3,从而降低胃蛋白酶的活性;③有些抗酸药如氢氧化铝、三硅酸镁等在中和胃酸的同时还能形成胶状物,覆盖于溃疡面,起到保护溃疡面和胃黏膜的作用。

抗酸药物较少单药使用,大多组成复方汤剂,既可增强抗酸作用,又减少了不良反应。

二、抑制胃酸分泌药

盐酸是胃液的主要成分,由壁细胞分泌,受神经、体液调节。壁细胞膜上有三种受体,即组胺受体、胆碱能受体、胃泌素受体,分别受组胺、乙酰胆碱、胃泌素的激活,通过不同的第二信使介导,激活 H^+-K^+-ATP 酶(又称 H^+ 泵或质子泵),通过 H^+-K^+ 交换;使 H^+ 由壁细胞内转运

到胃腔,形成胃酸。因此,凡能阻断 H_2 受体、胆碱能受体、胃泌素受体或抑制 H^+-K^+-ATP 酶的药物,均可减少胃酸分泌,从而缓解消化性溃疡症状,促进溃疡愈合。

(一) H_2 受体阻断药

H_2 受体阻断药能选择性阻断胃壁细胞上的 H_2 受体而抑制胃酸分泌。临床常用的 H_2 受体阻断药有西咪替丁、雷尼替丁、法莫替丁、尼扎替丁、罗沙替丁、乙溴替丁等。

1.西咪替丁

西咪替丁口服吸收迅速而完全,服用后1小时血药浓度达高峰,药效持续5～6小时。部分药物在肝内代谢,原形药及其代谢产物经肾排出,肾功能不全者排泄缓慢。

(1)作用:通过竞争性阻断胃壁细胞膜上 H_2 受体,抑制基础胃酸及各种刺激(如组胺、五肽胃泌素、食物等)引起的胃酸分泌,作用较强,单次口服300mg,可使胃液pH升至5,并保持2小时。胃蛋白酶分泌也相对减少,对胃黏膜有保护作用。

(2)临床应用:①主要用于治疗消化性溃疡,能迅速缓解症状,对十二指肠溃疡的疗效优于胃溃疡,服药4～8周后,能明显促进溃疡面愈合;停药后复发率高,延长用药时间可减少复发。②临床也用于上消化道出血、反流性食管炎、卓-艾综合征等疾病的治疗。

(3)不良反应和用药监护:①中枢神经系统反应,以眩晕、头痛、乏力、嗜睡等常见,剂量过大时可有不安、幻觉、昏迷等,多见于老人及肝肾功能不全患者。②消化系统反应:可出现恶心、呕吐、腹胀、腹泻等。③造血系统反应:少数患者偶致粒细胞减少、血小板减少等,用药期间注意检查血常规。④对内分泌的影响具有抗雄激素作用,大量久用时,表现为男性患者乳房发育,女性患者溢乳等,临床应予以注意。⑤本品属酶抑制剂,能抑制细胞色素氧化酶 P_{450} 的作用,从而减慢华法林、苯妥英钠、普萘洛尔、利多卡因、钙通道阻滞剂等多种药物代谢,使其药理作用和毒性增强,合用时应引起注意。

2.雷尼替丁

口服易吸收,服用后0.5～1小时血药浓度达高峰,作用持续8～12小时,原形药及部分代谢产物经肾排出。

(1)作用和临床应用:本药对H2受体的选择性比西咪替丁高,抗酸作用较强,为西咪替丁

的 4～10 倍,具有速效、强效、长效和安全的特点。

临床用于胃溃疡及十二指肠溃疡的治疗,远期疗效较西咪替丁好,且复发率较低,对西咪替丁无效的患者,本品仍有效。

(2)不良反应和用药监护:不良反应少而轻,有眩晕、头痛、乏力等,偶见血小板减少、转氨酶升高及抗雄激素作用,停药后可恢复。对肝药酶抑制作用较西咪替丁弱。

3.法莫替丁

本品抑制胃酸分泌作用较强,其抑制胃酸分泌的强度是西咪替丁的 40～50 倍,雷尼替丁的 7～10 倍。显效快,作用持续时间长(12 小时以上)。临床用于胃和十二指肠溃疡、应激性溃疡及反流性食管炎等疾病的治疗。

不良反应少,不抑制肝药酶,也无抗雄激素作用。

4.尼扎替丁、罗沙替丁和乙溴替丁

作用和临床应用与雷尼替丁相似。

(二)胆碱受体阻断药

1.哌仑西平

(1)作用和临床应用:能选择性阻断胃壁细胞上的 M1 受体,抑制胃酸分泌;也可减少组胺和胃泌素等物质释放,间接减少胃酸的分泌;并具有解痉作用。每天服用 100～150mg,能显著抑制胃酸分泌,明显缓解溃疡症状。

临床用于胃、十二指肠溃疡的治疗,疗效与西咪替丁相当。

(2)不良反应和用药监护:由于本品对唾液腺、平滑肌、眼、心脏等部位的 M 受体亲和力低,不易透过血脑屏障,故无中枢神经系统作用。主要不良反应有口干,视物模糊、心动过速等。食物可减少其吸收,宜餐前服用。

2.替仑西平

本品作用与哌仑西平相似,但抑制胃酸分泌作用强,是哌仑西平的 6 倍。口服易吸收,维持时间较长,$t_{1/2}$ 约 14 小时。适用于治疗胃、十二指肠溃疡,不良反应少而轻。

(三)胃泌素受体阻断药

丙谷胺

1.作用和临床应用

本品化学结构与胃泌素相似,能竞争性阻断胃泌素受体,减少胃酸分泌,并具有保护胃黏膜和促进溃疡愈合的作用。适用于治疗消化性溃疡,但疗效不及 H_2 受体阻断药。

2.不良反应和用药监护

偶有口干、腹胀、便秘、腹泻、失眠等。

(四)H^+-K^+-ATP 酶抑制药

胃液中 H+的最高浓度可达 150mmol/L,比壁细胞浆中 H^+ 浓度高约 300 万倍,这主要靠细胞膜上的质子泵,即 H^+-K^+-ATP 酶实现的。H^+-K^+-ATP 酶是一种镶嵌于细胞膜内的转运蛋白,具有转运 H^+、K^+ 和水解 ATP 的功能,将 H^+ 逆浓度差转运到胃腔内。质子泵是各种因素引起胃酸分泌的最后通路,H^+-K^+-ATP 酶抑制药能选择性与胃壁细胞的 H^+-K^+-ATP 酶产生不可逆结合,使酶失活,起到抑制胃酸分泌作用,作用强大而持久。临床常用药物有奥美拉唑、兰索拉唑、泮托拉唑、雷贝拉唑和依索拉唑等。

1.奥美拉唑

奥美拉唑又名洛赛克。

(1)体内过程：口服易吸收,达峰时间1~3小时,血浆蛋白结合率高于95%,主要分布于胃、十二指肠、肝、肾等脏器,肝内代谢,代谢产物主要经肾排泄。胃内食物充盈时可减少其吸收,故应餐前空腹服用。

(2)作用：①抑制胃酸分泌,本药为弱碱性物质,进入壁细胞分泌小管后,在酸性环境下转化为活性物质亚磺酰胺,并与 H^+-K^+-ATP 酶不可逆结合,使酶失活,从而起到抑制胃酸分泌作用。对正常人及溃疡患者的基础胃酸分泌及由组胺、五肽胃泌素等刺激引起的胃酸分泌均有明显抑制。在通常剂量(20~40mg/d)下,24小时抑制胃酸分泌有效率超过90%,连续服用抑制胃酸分泌效应强于单次服用,大剂量甚至可使胃内pH升高至7,是目前最强的抑酸药。由于抑制 H^+-K^+-ATP 酶的不可逆性,必须待新的 H^+-K^+-ATP 酶合成后,胃酸分泌才能恢复,因而具有长时间维持有效抑制胃酸分泌的作用。同时胃蛋白酶分泌也减少。②促进溃疡愈合由于抑制胃酸分泌,胃内pH升高,反馈性使胃黏膜中的G细胞分泌胃泌素,引起血浆中的胃泌素水平增高,从而增加胃黏膜血流量,促进胃黏膜生长,有利于溃疡愈合。③抑制幽门螺杆菌单用抑制幽门螺杆菌作用较弱,合并使用抗菌药物,能增强抗菌药对幽门螺杆菌的根除率。

(3)临床应用：①治疗消化性溃疡,可迅速控制症状,有效缓解疼痛,促进溃疡愈合。十二指肠溃疡治疗2周的愈合率为70%,4周的愈合率为90%,6~8周几乎全部愈合。在其他药物治疗无效时,本药仍能奏效。幽门螺杆菌阳性者,合用抗菌药物,可使转阴率达90%以上,明显降低复发率。②治疗反流性食管炎、卓-艾综合征、胃肠吻合部溃疡、上消化道出血等。

(4)不良反应和用药监护：①主要有口干、恶心、呕吐、腹胀、腹泻、便秘等胃肠反应及头痛、失眠、嗜睡等中枢神经系统反应,偶见皮疹、外周神经炎、血清转氨酶升高。②对肝药酶有抑制作用,与华法林、地西泮、苯妥英钠等药合用,可使上述药物体内代谢减慢。肝功能减退者慎用或减量。

2.兰索拉唑

本品为第二代质子泵抑制药。口服易吸收,抑制胃酸分泌作用和抗幽门螺杆菌作用较奥美拉唑强,升高血胃泌素、胃黏膜保护作用与奥美拉唑相似。主要用于消化性溃疡和反流性食管炎等胃酸相关疾病的治疗。

不良反应少而轻,主要是腹泻、头痛、恶心、皮疹等。

3.潘多拉唑、雷贝拉唑和依索拉唑

为第三代质子泵抑制药,具有抑制胃酸作用强、作用持续时间长、不良反应少等特点。主要用于消化性溃疡和反流性食管炎等胃酸相关疾病的治疗。

三、胃黏膜保护药

正常胃黏膜具有保护作用,包括黏膜上皮之间的紧密连接、上皮细胞的快速修复与再生、黏膜血流量,黏膜上皮细胞分泌的黏液、HCO_3^-、前列腺素、生长因子等。当胃黏膜防御功能受损时,可导致溃疡病发作。胃黏膜保护药是指能增强胃黏膜防御功能的药物。

(一)米索前列醇

米索前列醇又名喜克溃,为前列腺素 E_1 衍生物。口服吸收良好,血浆蛋白结合率 $80\%\sim90\%$,在胃、肠、肝、肾中浓度高于血液。

1.作用

(1)抑制胃酸分泌作用:对基础胃酸、组胺、五肽胃泌素等刺激引起的胃酸分泌均有抑制作用,且胃蛋白酶分泌也减少。

(2)细胞保护作用:低于抑制胃酸分泌剂量时,能促进胃黏膜分泌黏液和 HCO_3^- 盐;增强黏膜细胞对损伤因子的抵抗力;并具有增加胃黏膜血流量,促进胃黏膜受损上皮细胞的重建和增生作用。

2.临床应用

临床主要适用于消化性溃疡、应激性溃疡及急性胃黏膜损伤出血等,尤其对非甾体类抗感染药所致消化性溃疡和胃出血有特效。

3.不良反应和用药监护

主要不良反应有腹泻、腹部不适、恶心、头痛、眩晕、子宫收缩等。孕妇及对前列腺素类过敏者禁用。

(二)恩前列素

本品为前列腺素 E_2 的衍生物,作用类似于米索前列醇。口服吸收良好,其特点是维持时间长,一次用药抑制胃酸作用可达 12 小时,并能抑制胃泌素释放,对长期服用奥美拉唑引起的高胃泌素血症,有明显减轻作用。

(三)枸橼酸铋钾

枸橼酸铋钾又名得乐。

1.作用

(1)胃黏膜保护作用:①本品难吸收,在酸性胃液中形成不溶性氧化铋胶体,附着于溃疡面,隔绝了胃酸、胃蛋白酶及食物对溃疡的刺激和侵蚀,从而起到保护胃黏膜作用;②促进胃黏膜合成前列腺素,增加胃黏液、HCO_3^- 盐分泌,及时消除过多的 H^+,阻止其对黏膜的损伤作用;③通过提高胃内 pH,与胃蛋白酶发生螯合作用,使其活性减弱或消失,有利于溃疡愈合。

(2)抑制幽门螺杆菌作用:具有抑制幽门螺杆菌作用,延缓其对抗菌药耐药性的产生。与抗菌药物合用有协同作用。

2.临床应用

主要用于胃、十二指肠溃疡及慢性胃炎的治疗,疗效与西咪替丁相似,且复发率较低。治疗幽门螺杆菌阳性感染,与抗菌药有协同作用。

3.不良反应和用药监护

(1)不良反应轻,偶有恶心、便秘、腹泻等。服药期间可使舌、粪染黑,口中可能有氨味。

(2)不宜与抗酸药、抑制胃酸分泌药同时使用。

(3)为避免铋在体内过量,不宜连续长期服用。肾功能不全者及孕妇禁用。

(四)硫糖铝

硫糖铝又名胃溃宁,是蔗糖硫酸酯的碱式铝盐。

1.作用

(1)附着作用:在酸性胃液中凝聚成糊状黏稠物,可附着于胃、十二指肠黏膜表面,与溃疡面的亲和力较强,附着尤为显著,是正常黏膜的6～7倍。

(2)保护胃黏膜作用:能刺激胃黏膜合成前列腺素,促进胃黏液和HCO_3^-的分泌,增强黏膜的屏障作用;能与胃蛋白酶和胆汁酸结合,减轻其对胃黏膜的损伤,促进溃疡愈合。

(3)抑制幽门螺杆菌作用:抑制幽门螺杆菌繁殖,使胃黏膜中的幽门螺杆菌密度降低,阻止幽门螺杆菌的蛋白酶、脂酶对胃黏膜的破坏。

2.临床应用

适用于消化性溃疡、慢性糜烂性胃炎、反流性食管炎等疾病治疗。

3.不良反应和用药监护

(1)不良反应少,有轻微便秘、口干等。

(2)本药在酸性环境中起保护胃、十二指肠黏膜的作用,故不宜与抗酸药、抑制胃酸分泌药、多酶片同时使用。

四、抗幽门螺杆菌药

幽门螺杆菌(Hp)寄居于胃及十二指肠的黏液层和黏膜细胞之间,对黏膜产生损伤作用,引发溃疡,且Hp阳性与溃疡病的复发有关。消除Hp能提高消化性溃疡的治愈率,降低复发率至6%以下。临床用于抗Hp的药物主要有四类:①抗生素,如阿莫西林、克拉霉素、庆大霉素、四环素等;②合成抗菌药,如呋喃唑酮、甲硝唑等;③铋制剂,如枸橼酸铋钾等;④H^+-K^+ -ATP酶抑制药,如奥美拉唑、兰索拉唑等。

为提高Hp根除率,减轻不良反应,临床多采取联合用药,以不同的类别组方成二联或三联疗法。目前临床上比较理想的方案主要有以下几类。

(一)以铋制剂为核心的三联用药方案

枸橼酸铋钾240mg+甲硝唑400mg+阿莫西林500mg,每日2次,疗程2周,根除率达80%～90%;也可以庆大霉素缓释剂代替阿莫西林,替硝唑代替甲硝唑,疗效相似。

(二)采用一种抑酸剂(H^+-K^+ -ATP酶抑制药或H_2受体阻断药)加两种抗生素的三联用药方案

1.奥美拉唑20mg(或兰索拉唑30mg)+阿莫西林1g+甲硝唑0.4g,每日2次,疗程2周,根除率达85%,缓解疼痛快,不良反应较少,患者用药依从性较好。

2.雷尼替丁150mg(每日2次)+甲硝唑0.4g(每日3次)+阿莫西林0.5g(每日2次),疗程2周,根除率达85%,不良反应较少。

(三)枸橼酸铋雷尼替丁新型制剂

每800mg含雷尼替丁300mg和枸橼酸铋钾240mg,每日2次,如合用阿莫西林500mg,每日4次(或克拉霉素250mg,每日4次),根除率可分别达89%和83%。

第三节 消化功能调节药

一、助消化药

助消化药多为消化液中主要成分或是促进消化液分泌的药物,有的药物能补偿消化液、分泌的不足,促进对食物的消化,增强胃肠消化功能;有的药物则通过促进消化液的分泌或抑制肠道过度发酵而呈现助消化作用。主要用于消化不良或消化液分泌不足引起的消化功能减弱。

(一)稀盐酸

稀盐酸常用 10% 盐酸溶液。可增加胃内酸度和增强胃蛋白酶活性;尚可促进胰液和胆汁的分泌,并有助于钙和铁的吸收。主要用于各种胃酸缺乏症和消化不良等。常用量 0.5～2.0ml/次,宜在饭前或饭时用水稀释后服用。服后用碱性液漱口,以保护牙齿。胃酸过多者禁用。

(二)胃蛋白酶

胃蛋白酶在胃酸环境中能使蛋白质水解为蛋白胨等物质。此酶在 pH 为 2 时活性最高,故常与稀盐酸同服。主要用于消化不良、病后恢复期消化功能减退及慢性萎缩性胃炎、胃癌等胃蛋白酶缺乏患者。本药不宜与碱性药物合用,以免影响疗效。

(三)胰酶

胰酶从猪、牛、羊的胰脏中提取,内含胰蛋白酶、胰淀粉酶和胰脂肪酶。在中性或弱碱性环境中活性较强,遇酸易破坏,故多与等量碳酸氢钠同服或制成肠溶片口服,而不宜与酸性药物同服。用于各种消化不良、食欲匮乏等,尤其适用于肝、胆、胰腺疾病所致消化功能减退。

(四)乳酶生

乳酶生为干燥的活乳酸杆菌制剂,在肠内能分解糖类生成乳酸,使肠内酸度增加,从而抑制腐败菌的生长繁殖,减少发酵、产气。用于消化不良、肠胀气及小儿饮食不当所致腹泻等。不宜与抗菌药、抗酸药及吸附剂合用,以免降低疗效。

二、止吐药

(一)甲氧氯普胺

甲氧氯普胺能选择性的阻断中枢和外周 D_2 受体,从而产生止吐和增强胃及食管的蠕动作用,促进胃排空。临床上用于胃肠功能紊乱所致的呕吐及放射治疗、术后和药物引起的呕吐。不良反应有便秘、嗜睡、乏力、头晕等,大剂量或长期应用可引起锥体外系反应及高泌乳素血症;注射给药可致直立性低血压。

(二)多潘立酮

多潘立酮选择性阻断外周多巴胺受体,加强胃动力,能增加食管下段括约肌张力,防止胃食管反流;增强胃蠕动,扩张幽门,促进胃肠协调活动而止吐。临床用于治疗各种胃轻瘫、胃胀气、胃滞留、呕吐等,但对术后、麻醉引起的呕吐无效。不良反应包括头痛、促进催乳素释放及胃酸分泌。注射给药可致心律失常。不宜与抗胆碱药合用,以免减弱本药的作用。婴儿及孕妇慎用。

(三)昂丹司琼

昂丹司琼通过阻断外周及中枢的 5－HL$_3$ 受体发挥强大的止吐作用,对抗肿瘤药引起的呕吐止吐作用强大迅速,明显较甲氧氯普胺强,且无锥体外系反应。主要用于恶性肿瘤的化学治疗和放射治疗引起的呕吐,也可防止手术后恶心呕吐,对晕动症及阿朴吗啡所致的呕吐无效。不良反应可见头痛、头晕、便秘或腹泻等。对本药过敏者禁用,孕妇及哺乳妇女慎用。

同类药物还有格拉司琼、多拉司琼、托烷司琼。

三、泻药

泻药是一类能增加肠内水分、促进肠蠕动,软化粪便或润滑肠道,促使肠内容物排出的药物。按其作用方式可分为容积性、接触性和润滑性泻药三类。

(一)渗透性泻药

1. 硫酸镁

硫酸镁(Magnesium Sulfate,泻盐)如采取不同的给药途径,可呈现不同的药理作用。口服给药可发挥导泻和利胆的局部作用。注射给药则呈抗惊厥及降压等全身作用。

(1)药理作用与临床应用:与给药途径有关。①导泻:大量口服在肠道难以被吸收,形成高渗盐溶液而阻止肠内水分吸收,扩张肠道,刺激肠壁,反射性引起肠蠕动而导泻。此外,镁盐通过刺激十二指肠,促进小肠和结肠的分泌和蠕动。一般空腹饮用,并大量饮水,1~3h 即可排出稀便或水样便。主要用于药物或食物中毒时排出肠内毒物或与某些驱虫药合用以促进虫体排出,也用于急性便秘。②利胆:口服 33% 的硫酸镁溶液或用导管直接注入十二指肠内,能直接刺激十二指肠黏膜,引起胆总管括约肌松弛和胆囊收缩,促进胆汁排出,产生利胆作用。可用于慢性胆囊炎、胆石症及阻塞性黄疸等。③抗惊厥:注射硫酸镁后,Mg^{2+} 可引起中枢抑制和骨骼肌松弛而产生抗惊厥作用。本药可用于各种原因引起的惊厥,尤其对子痫引起的惊厥有较好疗效。④降压:用注射给药后,Mg^{2+} 可直接扩张外周血管,降低血压,且降压作用迅速。也可扩张冠状血管,增加心肌供血供氧。用于高血压危象或高血压脑病,也可用于急性心肌梗死的治疗。⑤消炎止痛:用 50% 硫酸镁溶液热敷患处可消炎止痛。

(2)不良反应和注意事项:①硫酸镁注射过量或静脉注射速度过快,可引起急性镁中毒,出现中枢抑制、腱反射消失、血压迅速下降、呼吸抑制等。一旦出现中毒症状应立即进行人工呼吸,并静脉注射钙盐解救。②硫酸镁用于导泻时可引起盆腔充血和失水,故孕妇、月经期妇女禁用;吸收后的 Mg^{2+} 主要经肾脏排泄,故肾功能不全者或老年患者应禁用或慎用。

2. 硫酸钠

硫酸钠导泻作用及用法与硫酸镁相同,但作用较弱。临床多用于口服中枢抑制药中毒时的导泻。对肾功能不全者,用硫酸钠导泻较硫酸镁安全。

3. 乳果糖

乳果糖口服不吸收,到结肠后被细菌分解成乳酸,刺激结肠局部渗出,引起粪便容积增加,加快肠蠕动而促进排便。乳酸还可抑制结肠对氨的吸收,所以有降血氨作用。甘油和山梨醇有轻度刺激性导泻作用,直肠内给药后,很快起作用,适用于老年体弱和小儿便秘患者。

纤维素类包括蔬菜、水果中天然和半合成的多糖及纤维素衍生物,如甲基纤维素、羧甲基纤维素等不被肠道吸收,增加肠内容积并保持粪便湿软,有良好的通便作用。可防治功能性便秘。

(二)刺激性泻药

1.酚酞

酚酞口服后在碱性肠液中形成可溶性钠盐,刺激结肠黏膜,促进结肠蠕动,抑制水、钠吸收而起缓泻作用。本药约有15%吸收后进入肝肠循环,故作用可维持3~4d。适用于慢性便秘。不良反应轻微,高敏患者可发生皮炎等反应,偶尔致肠绞痛、紫癜,心、肺、肾损害;长期应用可致水、电解质丢失和结肠功能障碍。经肾脏排泄时在碱性尿液中呈红色,应事先告诉患者。

2.比沙可啶

比沙可啶作用及用途与酚酞基本相同,一般口服6h内,直肠给药15~60min起效。但刺激性较强,可致肠痉挛、直肠炎。孕妇慎用。

3.蒽醌类

蒽醌类:大黄、番泻叶等中药含有蒽醌苷类物质,可在肠道内分解释出蒽醌,刺激结肠推进性蠕动,4~8h可排出软便或腹泻。丹蒽醌是游离的蒽醌,口服后6~12h排便。常用于急慢性便秘。

(三)润滑性泻药

液体石蜡为矿物油,口服不被肠道吸收,有润滑肠壁、软化粪便作用,使粪便易于排出。适用于年老体弱、高血压、痔疮及心力衰竭患者的便秘。久服可妨碍脂溶性维生素及钙、磷吸收。不宜应用于婴幼儿。此外,甘油、维生素等也有导泻作用。

四、止泻药

临床常用的止泻药有抑制肠蠕动药、保护肠黏膜免受刺激的收敛药和吸附药等。

(一)阿片类止泻药

地芬诺酯是人工合成的哌替啶衍生物,对肠道运动的影响与吗啡相似,能直接作用于肠道平滑肌,提高其张力,抑制肠蠕动,使肠内水分吸收增多而止泻。可用于急性功能性腹泻。不良反应轻而少见,大量、久服可成瘾。

洛哌丁胺的结构与地芬诺酯相似,其止泻作用更强、快且持久。另外可增加肛门括约肌张力,制止大便失禁和便急。适用于急性腹泻和慢性腹泻。不良反应轻微。1岁以下儿童禁用,孕妇及哺乳期妇女慎用。

(二)收敛性止泻药

鞣酸蛋白能与肠黏膜表面蛋白质结合,减轻对黏膜的刺激,减少炎性渗出而起收敛止泻作用。适用于急性胃肠炎、非细菌性腹泻等。同类药物还有次碳酸铋、次硝酸铋。

(三)吸附性止泻药

药用炭为不溶性的微细粉末,能吸附肠内大量气体、毒物及细菌毒素等,防止毒物吸收并减弱刺激性肠蠕动而止泻。用于腹泻、胃肠胀气及服毒者解救。

(四)菌制剂

1.双歧三联活菌制剂

双歧三联活菌制剂由双歧杆菌、嗜酸乳酸菌和粪链球菌组成的活菌制剂,用于肠道菌群失调及其他原因引起的腹泻。忌与抗菌药物同用,应避光,置干燥处低温(2～8℃)或冷暗处保存,送服水温不宜超过 40℃。

2.多维乳酸菌散

多维乳酸菌散由乳酸菌培养物、活粪链球菌、枯草杆菌和维生素等组成,用于防治婴幼儿消化不良、肠道感染性腹泻、功能性便秘和新生儿黄疸。无明显不良反应,对抗生素有耐药性,合用抗生素可提高疗效。送服水温不宜超过 40℃。

五、利胆药

利胆药是具有促进胆汁分泌或胆囊排空作用的药物。胆汁的基本成分是胆汁酸,胆汁酸的主要成分是胆酸、鹅去氧胆酸和去氢胆酸,占 95％。

(一)熊去氧胆酸

熊去氧胆酸可降低胆汁中胆固醇含量,降低胆固醇在胆汁的相对浓度,促进胆固醇从解释表面溶解。另外,可减弱胆固醇降低时正常补偿的合成,抑制肠道吸收胆固醇。用于不宜手术治疗的胆固醇型胆结石,对胆囊炎、胆管炎也有效。

不良反应主要有腹泻,其次有少见的便秘、变态反应、头痛、头晕、胃痛、胰腺炎及心动过缓等。

(二)去氢胆酸

去氢胆酸系半合成的胆酸氧化的衍生物,可促进胆汁分泌,而固体成分并不增加,使胆汁变稀,发挥胆管内冲洗作用。对脂肪的消化吸收也有一定的促进作用。用于胆囊及胆管功能失调、胆汁郁积、慢性胆囊炎及胆石症。禁用于胆管梗阻和严重肝肾功能减退者。

(三)苯丙醇

苯丙醇有促进胆汁分泌作用,利于泥沙样小结石排出。可促进消化,增加食欲,降低血胆固醇。用于胆囊炎、胆管感染、胆石症、胆管术后综合征和高胆固醇血症等。

第四节　治疗肝性脑病药

一、谷氨酸

肝昏迷多由血氨(NH_3)升高引起,谷氨酸能与血液中过多的氨结合成无害的谷氨酰胺,由尿液排出体外。用于血氨升高的肝性脑病,也可用于癫痫小发作。肾功能不全或无尿患者慎用;不宜与碱性药物合用;可减弱抗胆碱药的作用,不宜合用。

二、氨丁酸

氨丁酸能与血氨结合生成尿素排出体外,并能促进大脑新陈代谢,恢复脑细胞功能。用于治疗各种类型的肝性脑病,也可用于尿毒症、癫痫、催眠药及煤气中毒等所致昏迷。对脑血管病引起的功能障碍(偏瘫、记忆障碍、语言障碍、儿童发育迟缓及精神幼稚症等)也有一定疗效。

三、果乳糖

果乳糖在肠道内分解成乳酸及其他有机酸,使肠腔呈酸性,从而抑制肠腔内产氨细菌的生长,使氨的生成减少。也可使已生成的氨与 H^+ 结合生成难以吸收的铵离子(NH_4^+)降低血氨。用于肝性脑病。此外,本品也可使肠内压升高,促进肠蠕动而导泻,用于慢性便秘的治疗。本品无毒性,偶有腹部不适、腹泻、腹胀等不良反应。与新霉素合用可增强疗效。

四、左旋多巴

左旋多巴进入脑组织后,转变为多巴胺和去甲肾上腺素,竞争对抗伪递质,使脑神经传导功能恢复而具有苏醒作用,但无肝功能改善作用。

不良反应有胃肠反应、直立性低血压、心律失常、精神改变等。应注意调整剂量,必要时停药。消化性溃疡、高血压、精神病、糖尿病、心律失常及闭角型青光眼患者禁用。

五、制剂及用法

胃蛋白酶粉剂:0.2～0.6g/次,3次/日,饭前或饭时服。合剂:每10ml含胃蛋白酶0.2～0.3g,稀盐酸0.1ml,10ml/次,3次/日,饭前服。

1.胰酶

片剂,0.3～0.5g/次,3次/日,饭前服。

2.乳酶生

片剂,0.3～0.9g/次,3次/日。

3.干酵母

片剂,0.3～0.5g/次,3次/日。

4.氢氧化铝

凝胶,4～8ml/次,3次/日,口服。

5.碳酸钙

0.5～2.0g/次,3次/日,口服。

6.氧化镁

0.2～1.0g/次,3次/日,口服。

7.三硅酸镁

为氧化镁及二氧化硅的复合物,口服,0.3～0.9g/次,3次/日。

8.碳酸氢钠

片剂,用于制酸,0.3～1.0g/次,3次/日。纠正酸中毒,轻者可口服,较重者可用4%～5%碳酸氢钠注射液静脉滴注,0.25g/kg。

9.西咪替丁

片剂,400mg/次,3次/日,或800mg,晚饭后服,1次/日。注射剂:200mg/次,静脉滴注,1～2次/日。

10.盐酸雷尼替丁

片剂,150mg/次,2次/日,或300mg,晚饭后服,1次/日,4～8周为一疗程。注射剂:50mg/次,每6～8小时肌内注射或静脉注射。

11.法莫替丁

片剂,20mg/次,2次/日,或40mg,晚饭后服,1次/日。注射剂:20mg/次,2次/日,静脉滴注。

12.尼扎替丁

胶囊,150mg/次,2 次/日,或 300mg,晚饭后服,1 次/日,4～8 周为一疗程。

13.乙溴替丁

片剂,400mg/次或 800mg/次,1 次/日,睡前服用。

14.哌仑西平

片剂,50mg/次,2 次/日,早、晚饭前 1.5h 服,疗程 4～6 周。严重者,可 50mg/次,3 次/日。

15.奥美拉唑

片剂,20mg/次,1 次/日,疗程 2～4 周。治疗反流性食管炎,20～60mg/次,1 次/日。卓一艾综合征,60mg/次,1 次/日。

16.米索前列醇

片剂,口服,200μg/次,1 次/日。

17.枸橼酸铋钾

片剂,120mg/次,4 次/日,餐前、睡前各 1 次。4～8 周一疗程。

18.甲氧氯普胺

片剂,5～10mg/次,3 次/日,饭前 0.5h 服。注射剂:10～20mg/次,每日不超过 0.5mg/kg,肌内注射。

19.多潘立酮

片剂,10mg/次,饭前 15～30min 服,注射剂:8～10mg/次,3 次/日,肌内注射或静脉滴注。

20.阿朴吗啡

注射剂,皮下注射,2～5mg/次。极量:5mg/次。

21.硫酸镁

粉剂,5～20mg/次,口服,同时应用大量温水。利胆时,2～5mg/次,3 次/日,饭前口服、十二指肠引流,33％溶液 30～50ml,导入十二指肠。

22.酚酞

片剂,50～200mg/次,睡前服。

23.蓖麻油

油剂,10～20ml/次,睡前服。

24.液体石蜡

油剂,15～30ml/次,睡前口服。

25.甘油

栓剂,纳入肛门,成人,2.67g/次;儿童,1.33g/次。

26.复方地芬诺酯

片剂,每片含盐酸地芬诺酯 2.5mg,硫酸阿托品 0.025mg,1～2 片/次,3 次/日。

27.洛哌丁胺

胶囊,2mg/次,3 次/日,首剂加倍。

28.鞣酸蛋白

片剂,1～2g/次,3 次/日。

29.次碳酸铋

片剂,0.3～1.0g/次,3 次/日。

30.药用炭

片剂,1g/次,3 次/日。粉剂:1～3g/次,3 次/日。

31.谷氨酸钠

粉剂,11.5g/次,以 5％葡萄糖注射液 750～1000ml 或 10％葡萄糖注射液 250～500ml 稀释后缓慢静脉滴注。一日量不超过 23g。

32.氨丁酸

粉剂,1～4g/次,用 5％葡萄糖注射液 250～500ml 稀释后静脉滴注。

33.果乳糖

糖浆剂(60％),30～40ml/次,2～3 次/日,口服。

34.左旋多巴

注射剂,0.3～0.4g/d,以 5％葡萄糖注射液 500ml 稀释后静脉滴注或 5g 以生理盐水 100ml 稀释后鼻饲或灌肠。

第六章　内分泌系统药物

第一节　肾上腺皮质激素

一、氢化可的松

(一)其他名称

考的索、可的索、皮质醇。

(二)药理作用

本品原为天然糖皮质激素类药物,现已人工合成。具有抗感染、抗过敏和抑制免疫等多种药理作用。

1.抗感染作用

减轻和防止组织对炎症的反应,从而减轻炎症的表现。

2.免疫抑制作用

防止或抑制细胞介导的免疫反应,并减轻原发免疫反应的扩展。

3.抗毒素、抗休克作用

能对抗细菌内毒素对机体的刺激反应,减轻细胞损伤,发挥保护机体的作用。

(三)适应证

1.口服制剂:用于肾上腺皮质功能减退症的替代治疗及先天性肾上腺皮质增生症以及垂体功能减退症;也可用于类风湿关节炎、风湿热、痛风、哮喘、过敏性疾病;还可用于严重感染和抗休克治疗等。

2.注射制剂:抢救危重患者,如感染性休克、过敏性休克、严重的肾上腺皮质功能减退症、结缔组织病、严重的支气管哮喘等,并可用于预防和治疗移植物急性排斥反应。还可用于结核性脑膜炎、胸膜炎、关节炎、腱鞘炎、急慢性组织损伤等。

3.软膏用于过敏性、非感染性皮肤病和一些增生性皮肤疾患,如皮炎、湿疹、神经性皮炎、脂溢性皮炎及瘙痒症等。

4.眼用制剂用于虹膜睫状体炎、角膜炎、虹膜炎、过敏性结膜炎、睑炎、泪囊炎等。

(四)用法用量

1.一般用法:①每天 50~100mg,分 4 次肌内注射。②每次 50~100mg,用 0.9%氯化钠注射液或 5%葡萄糖注射液 500mL 混合均匀后静脉滴注。③鞘内注射,每次 1ml。

2.肾上腺皮质功能减退症口服一日 20~30mg,清晨服 2/3,午餐后服 1/3,在应激状况时,应适量加量,可增至一日 80mg,分次服用。

3.肾上腺皮质功能减退症及垂体功能减退危象、严重过敏反应、哮喘持续状态、休克:游离型氢化可的松每次 100mg 或氢化可的松琥珀酸钠每次 135mg 静脉滴注,可用至每日 300mg,

疗程不超过 3～5d。

4.类风湿关节炎、骨性关节炎、腱鞘炎、肌腱炎、肌腱劳损:关节腔内注射,每次 25～50mg。

5.各种炎性眼病:①滴眼液:滴眼,一日 3～4 次,用前摇匀。②眼膏:涂于眼睑内,一日 3 次。

6.皮肤病:软膏涂于患处,并轻揉片刻,一日 2～4 次。

7.神经性皮炎:使用气雾膜,用量根据皮损面积酌定,可每日或隔日涂喷 1 次。

(五)不良反应

用生理剂量替代治疗时未见明显不良反应。不良反应多发生在应用药理剂量时,而且与疗程、剂量、用法及给药途径等有密切关系。常见不良反应有以下几类:

1.长程使用可引起以下不良反应:医源性库欣综合征面容和体态、体重增加、下肢水肿、紫纹、易出血倾向、创口愈合不良、痤疮、月经紊乱、肱或股骨头缺血性坏死、骨质疏松及骨折(包括脊椎压缩性骨折、长骨病理性骨折)、肌无力、肌萎缩、低血钾综合征、胃肠道刺激(恶心、呕吐)、胰腺炎、消化性溃疡或穿孔、儿童生长受到抑制、青光眼、白内障、良性颅内压升高综合征、糖耐量减退和糖尿病加重。

2.患者可出现精神症状:欣快感、激动、谵妄、不安、定向力障碍,也可表现为抑制。精神症状易发生于患慢性消耗性疾病的人及以往有过精神不正常者。

3.并发感染为肾上腺皮质激素的主要不良反应,以真菌、结核菌、葡萄球菌、变形杆菌、绿脓杆菌和各种疱疹病毒为主。

4.糖皮质激素停药综合征。有时患者在停药后出现头晕、昏厥倾向、腹痛或背痛、低热、食欲减退、恶心、呕吐、肌肉或关节疼痛、头痛、乏力、软弱,经仔细检查如能排除肾上腺皮质功能减退和原来疾病的复发,则可考虑为对糖皮质激素的依赖综合征。

(六)禁忌

对本品及其他甾体激素过敏者禁用。

(七)注意事项

1.诱发感染

肾上腺皮质激素功能减退患者易发生感染。在激素作用下,原来已被控制的感染可活动起来,最常见者为结核感染复发。在某些感染时应用激素可减轻组织的破坏、减少渗出、减轻感染中毒症状,但必须同时用有效的抗生素治疗,密切观察病情变化,在短期用药后,即应迅速减量、停药。

2.对诊断的干扰

①糖皮质激素可使血糖、血胆固醇、血脂肪酸、血钠水平升高,使血钙、血钾下降。②对外周血常规的影响为淋巴细胞、单核细胞、嗜酸性及嗜碱性粒细胞数下降,多核白细胞和血小板增加,后者也可下降。③长期大剂量服用糖皮质激素可使皮肤试验结果呈假阴性,如结核菌素试验、组织胞浆菌素试验和过敏反应皮试等。④还可使甲状腺[131]I 摄取率下降,减弱促甲状腺激素(TSH)对促甲状腺激素释放素(TRH)刺激的反应,使 TRH 兴奋试验结果呈假阳性。干扰促黄体生成素释放素(LHRH)兴奋试验的结果。⑤使同位素脑和骨显像减弱或稀疏。

3.下列情况应慎用

心脏病或急性心力衰竭、糖尿病、憩室炎、情绪不稳定和有精神病倾向、全身性真菌感染、青光眼、肝功能损害、眼单纯性疱疹、高脂蛋白血症、高血压、甲状腺机能减退（此时糖皮质激素作用增强）、重症肌无力、骨质疏松、胃溃疡、胃炎或食管炎、肾功能损害或结石、结核病等。

4.不宜使用

特殊情况应权衡利弊使用，但应注意病情恶化可能：严重的精神病（过去或现在）和癫痫，活动性消化性溃疡病，新近胃肠吻合手术，骨折，创伤修复期，角膜溃疡，肾上腺皮质机能亢进症，高血压，糖尿病，孕妇，抗菌药物不能控制的感染如水痘、麻疹、霉菌感染，较重的骨质疏松等。

5.随访检查

长期应用糖皮质激素者，应定期检查以下项目：①血糖、尿糖或糖耐量试验，尤其是糖尿病或糖尿病倾向者。②小儿应定期检测生长和发育情况。③眼科检查，注意白内障、青光眼或眼部感染的发生。④血清电解质和大便隐血。⑤高血压和骨质疏松的检查，尤其是老年人。

(八)药物相互作用

1.非甾体消炎镇痛药可加强其致溃疡作用。

2.可增强对乙酰氨基酚的肝毒性。

3.与两性霉素 B 或碳酸酐酶抑制剂合用，可加重低钾血症，长期与碳酸酐酶抑制剂合用，易发生低血钙和骨质疏松。

4.与蛋白质同化激素合用，可增加水肿的发生率，使痤疮加重。

5.与抗胆碱能药（如阿托品）长期合用，可致眼压增高。

6.三环类抗抑郁药可使其引起的精神症状加重。

7.与降糖药如胰岛素合用时，因可使糖尿病患者血糖升高，应适当调整降糖药剂量。

8.甲状腺激素可使其代谢清除率增加，故甲状腺激素或抗甲状腺药与其合用，应适当调整后者的剂量。

9.与避孕药或雌激素制剂合用，可加强其治疗作用和不良反应。

10.与强心苷合用，可增加洋地黄毒性及心律失常的发生率。

11.与排钾利尿药合用，可致严重低血钾，并由于水钠潴留而减弱利尿药的排钠利尿效应。

12.与麻黄碱合用，可增强其代谢清除。

13.与免疫抑制剂合用，可增加感染的危险性，并可能诱发淋巴瘤或其他淋巴细胞增生性疾病。

14.可增加异烟肼在肝脏代谢和排泄，降低异烟肼的血药浓度和疗效。

15.可促进美西律在体内代谢，降低血药浓度。

16.与水杨酸盐合用，可减少血浆水杨酸盐的浓度。

17.与生长激素合用，可抑制后者的促生长作用。

二、泼尼松

(一)其他名称

强的松、去氢可的松。

(二)药理作用

肾上腺皮质激素类药,具有抗感染、抗过敏、抗风湿、免疫抑制作用,能抑制结缔组织的增生,降低毛细血管壁和细胞膜的通透性,减少炎性渗出,并能抑制组胺及其他毒性物质的形成与释放。还能促进蛋白质分解转变为糖,减少葡萄糖的利用。同时增加胃液分泌,增进食欲。

(三)适应证

主要用于过敏性与自身免疫性炎症性疾病。适用于结缔组织病,系统性红斑狼疮,重症多肌炎,严重的支气管哮喘,皮肌炎,血管炎等过敏性疾病,急性白血病,恶性淋巴瘤。

(四)用法用量

1.补充替代疗法

口服,一次 5~10mg,一日 10~60mg,早晨起床后服用 2/3,下午服用 1/3。

2.自身免疫性疾病

口服,每日 40~60mg,病情稳定后逐渐减量。

3.药物性皮炎、荨麻疹、支气管哮喘等过敏性疾病

每日 20~40mg,症状减轻后减量,每隔 1~2 日减少 5mg。

4.防止器官移植排异反应

一般在术前 1~2d 开始每日口服 100mg,术后一周改为每日 60mg,以后逐渐减量。

5.治疗急性白血病、恶性肿瘤等

每日口服 60~80mg,症状缓解后减量。

6.抗感染

口服,一日 5~60mg,剂量及疗程因病种及病情不同而异。根据皮质激素昼夜,分泌的节律,采用隔日一次给药法,以减少不良反应。

(五)不良反应

本品较大剂量易引起糖尿病、消化道溃疡和类库欣综合征症状,对下丘脑—垂体—肾上腺轴抑制作用较强。并发感染为主要的不良反应。

(六)禁忌

对本品及肾上腺皮质激素类药物过敏者禁用。

(七)注意事项

1.高血压、血栓症、胃与十二指肠溃疡、精神病、电解质代谢异常、心肌梗死、内脏手术、青光眼等患者一般不宜使用,特殊情况下权衡利弊,注意病情恶化的可能。

2.长期服药后,停药时应逐渐减量。

3.糖尿病、骨质疏松症、肝硬化、肾功能不良、甲状腺功能低下患者慎用。

4.对有细菌、真菌、病毒感染者,应在应用足量敏感抗生素的同时谨慎使用。

5.已长期应用本药的患者,在手术时及术后 3~4d 内常需酌增用量,以防皮质功能不足。一般外科患者应尽量不用,以免影响伤口的愈合。

6.本品需经肝脏代谢活化才有效,故肝功能不全者不宜应用。

7.本品因其盐皮质激素活性很弱,故不适用于原发性肾上腺皮质功能不全症。

8.FDA 对本药的妊娠安全性分级为 C 级,如在妊娠中、晚期用药则为 D 级。

(八)药物相互作用

1.非甾体消炎镇痛药可加强其致溃疡作用。

2.可增强对乙酰氨基酚的肝毒性。

3.与两性霉素 B 或碳酸酐酶抑制剂合用,可加重低钾血症,长期与碳酸酐酶抑制剂合用,易发生低血钙和骨质疏松。

4.与蛋白质同化激素合用,可增加水肿的发生率,使痤疮加重。

5.与抗胆碱能药(如阿托品)长期合用,可致眼压增高。

6.三环类抗抑郁药可使其引起的精神症状加重。

7.与降糖药如胰岛素合用时,因可使糖尿病患者血糖升高,应适当调整降糖药剂量。

8.甲状腺激素可使其代谢清除率增加,故甲状腺激素或抗甲状腺药与其合用,应适当调整后者的剂量。

9.与避孕药或雌激素制剂合用,可加强其治疗作用和不良反应。

10.与强心苷合用,可增加洋地黄毒性及心律失常的发生。

11.与排钾利尿药合用,可致严重低血钾,并由于水钠潴留而减弱利尿药的排钠利尿效应。

12.与麻黄碱合用,可增强其代谢清除。

13.与免疫抑制剂合用,可增加感染的危险性,并可能诱发淋巴瘤或其他淋巴细胞增生性疾病。

14.可增加异烟肼在肝脏代谢和排泄,降低异烟肼的血药浓度和疗效。

15.可促进美西律在体内代谢,降低血药浓度。

16.与水杨酸盐合用,可减少血浆水杨酸盐的浓度。

17.与生长激素合用,可抑制后者的促生长作用。

三、泼尼松龙

(一)其他名称

强的松龙、氢化泼尼松。

(二)药理作用

本品为肾上腺皮质激素类药物。具有抗感染、抗过敏和抑制免疫等多种药理作用,因其不需经肝代谢而起作用,故可用于肝功能不全者。

1.抗感染作用

减轻和防止组织对炎症的反应,从而减轻炎症的表现。

2.免疫抑制作用

防止或抑制细胞介导的免疫反应,并减轻原发免疫反应的扩展。

3.抗毒、抗休克作用

糖皮质激素能对抗细菌内毒素对机体的刺激反应,减轻细胞损伤,发挥保护机体的作用;临床上也常用于严重休克,特别是中毒性休克的治疗。

(三)适应证

主要用于过敏性与自身免疫性炎症疾病。现多用于活动性风湿及类风湿关节炎、红斑狼疮、严重支气管哮喘、肾病综合征、血小板减少性紫癜、粒细胞减少症、各种肾上腺皮质功能不足症、严重皮炎、急性白血病等,也用于某些感染的综合治疗。

(四)用法用量

1.口服

成人开始每日量按病情轻重缓急 15～40mg,需要时可用到 60mg 或每日 0.5～1mg/kg,发热患者分 3 次服用,体温正常者每日晨起一次顿服。病情稳定后应逐渐减量,维持量 5～10mg,视病情而定。小儿开始用量 1mg/kg。

2.肌内注射

一日 10～30mg。

3.静脉滴注

一次 10～25mg,溶于 5%～10%葡萄糖注射液 500mL 中应用。

4.关节腔或软组织内注射

一次 5～50mg,用量依关节大小而定。应在无菌条件下操作。

5.滴眼

一次 1～2 滴,一日 2～4 次。开始治疗的 24～48h,剂量可酌情增大至每小时 2 滴,必要时可加大用药频率。不宜中途终止治疗,应逐步减量停药。

(五)不良反应

在应用生理剂量替代治疗时无明显不良反应,不良反应多发生在应用药理剂量时,而且与疗程、剂量、用法及给药途径等有密切关系。常见不良反应有以下几类:

1.长程使用可引起以下不良反应

医源性库欣综合征面容和体态、体重增加、下肢水肿、紫纹、易出血倾向、创口愈合不良、痤疮、月经紊乱、肱或股骨头缺血性坏死、骨质疏松及骨折(包括脊椎压缩性骨折、长骨病理性骨折)、肌无力、肌萎缩、低血钾综合征、胃肠道刺激(恶心、呕吐)、胰腺炎、消化性溃疡或穿孔、儿童生长受到抑制、青光眼、白内障、良性颅内压升高综合征、糖耐量减退和糖尿病加重。

2.患者可出现精神症状

欣快感、激动、谵妄,不安、定向力障碍,也可表现为抑制。精神症状易发生于患慢性消耗性疾病的人及以往有过精神不正常者。

3.并发感染

为肾上腺皮质激素的主要不良反应,以真菌、结核菌、葡萄球菌、变形杆菌、绿脓杆菌和各种疱疹病毒为主。

4.糖皮质激素停药综合征

有时患者在停药后出现头晕、昏厥倾向、腹痛或背痛、低热、食欲减退、恶心、呕吐、肌肉或关节疼痛、头痛、乏力、软弱,经仔细检查如能排除肾上腺皮质功能减退和原来疾病的复发,则可考虑为对糖皮质激素的依赖综合征。

5.眼部

长期使用可能引起眼内压升高,视觉功能下降。

(六)禁忌

对本品及肾上腺皮质激素类药物有过敏史者禁用。

（七）注意事项

1.诱发感染

在激素作用下,原来已被控制的感染可活动起来,最常见者为结核感染复发。在某些感染时应用激素可减轻组织的破坏、减少渗出、减轻感染中毒症状,但必须同时用有效的抗生素治疗,密切观察病情变化,在短期用药后,即应迅速减量、停药。

2.对诊断的干扰

①糖皮质激素可使血糖、血胆固醇、血脂肪酸、血钠水平升高,使血钙、血钾下降。②对外周血常规的影响为淋巴细胞、真核细胞、嗜酸性及嗜碱性粒细胞数下降,多核白细胞和血小板增加,后者也可下降。③长期大剂量服用糖皮质激素可使皮肤试验结果呈假阴性,如结核菌素试验、组织胞浆菌素试验和过敏反应皮试等。④可使甲状腺[131]I摄取率下降,减弱促甲状腺激素（TSH）对促甲状腺激素释放素（TRH）刺激的反应,使 TRH 兴奋试验结果呈假阳性。干扰促黄体生成素释放素（LHRH）兴奋试验的结果。⑤使同位素脑和骨显像减弱或稀疏。

3.下列情况应慎用

心脏病或急性心力衰竭、糖尿病、憩室炎、情绪不稳定和有精神病倾向、全身性真菌感染、青光眼、肝功能损害、眼单纯性疱疹、高脂蛋白血症、高血压、甲状腺机能减退（此时糖皮质激素作用增强）、重症肌无力、骨质疏松、胃溃疡、胃炎或食管炎、肾功能损害或结石、结核病等。

4.下列疾病患者一般不宜使用

特殊情况应权衡利弊使用,但应注意病情恶化可能:严重的精神病（过去或现在）和癫痫,活动性消化性溃疡病,新近胃肠吻合手术,骨折,创伤修复期,角膜溃疡,肾上腺皮质机能亢进症,高血压,糖尿病孕妇、抗菌药物不能控制的感染如水痘、麻疹、霉菌感染,较重的骨质疏松症等。

5.随访检查

长期应用糖皮质激素者,应定期检查以下项目:①血糖、尿糖或糖耐量试验,尤其是糖尿病或糖尿病倾向者。②小儿应定期检测生长和发育情况。③眼科检查,注意白内障、青光眼或眼部感染的发生。④血清电解质和大便隐血。⑤高血压和骨质疏松的检查,尤其是老年人。

（八）药物相互作用

1.非甾体消炎镇痛药可加强其致溃疡作用。

2.可增强对乙酰氨基酚的肝毒性。

3.与两性霉素 B 或碳酸酐酶抑制剂合用,可加重低钾血症,长期与碳酸酐酶抑制剂合用,易发生低血钙和骨质疏松。

4.与蛋白质同化激素合用,可增加水肿的发生率,使痤疮加重。

5.与抗胆碱能药（如阿托品）长期合用,可致眼压增高。

6.三环类抗抑郁药可使其引起的精神症状加重。

7.与降糖药如胰岛素合用时,因可使糖尿病患者血糖升高,应适当调整降糖药剂量。

8.甲状腺激素可使其代谢清除率增加,故甲状腺激素或抗甲状腺药与其合用,应适当调整后者的剂量。

9.与避孕药或雌激素制剂合用,可加强其治疗作用和不良反应。

10. 与强心苷合用,可增加洋地黄毒性及心律失常的发生率。

11. 与排钾利尿药合用,可致严重低血钾,并由于水钠潴留而减弱利尿药的排钠利尿效应。

12. 与麻黄碱合用,可增强其代谢清除。

13. 与免疫抑制剂合用,可增加感染的危险性,并可能诱发淋巴瘤或其他淋巴细胞增生性疾病。

14. 可增加异烟肼在肝脏代谢和排泄,降低异烟肼的血药浓度和疗效。

15. 可促进美西律在体内代谢,降低血药浓度。

16. 与水杨酸盐合用,可减少血浆水杨酸盐的浓度。

17. 与生长激素合用,可抑制后者的促生长作用。

四、甲泼尼龙

(一)其他名称

甲基强的松龙、甲强龙、甲基泼尼松。

(二)药理作用

本品是一种合成的糖皮质激素。具有很强的抗感染、免疫抑制及抗过敏活性,对钠潴留作用微弱,作用同泼尼松。

(三)适应证

1. 风湿性疾病

作为短期使用的辅助药物(帮助患者度过急性期或危重期),用于创伤后骨关节炎、骨关节炎引发的滑膜炎、类风湿关节炎(包括幼年型类风湿关节炎,个别患者可能需要低剂量维持治疗)、急性或亚急性滑囊炎、上髁炎、急性非特异性腱鞘炎、急性痛风性关节炎、银屑病关节炎、强直性脊柱炎。

2. 结缔组织疾病

用于下列疾病危重期或维持治疗:系统性红斑狼疮(和狼疮性肾炎)、急性风湿性心肌炎、全身性皮肌炎(多发性肌炎)、结节性多动脉炎、Good Pasture 综合征。

3. 皮肤疾病

天疱疮、严重的多形性红斑(Stevens－Johnson 综合征)、剥脱性皮炎、大疱性皮炎、严重脂溢性皮炎、严重银屑病、蕈样真菌病,荨麻疹。

4. 过敏状态

用于控制以常规疗法难以处理的严重的或造成机能损伤的过敏性疾病,包括支气管哮喘、接触性皮炎、异位性皮炎、血清病、季节性或常年性过敏性鼻炎、药物过敏反应、荨麻疹样输血反应、急性非感染性喉头水肿(肾上腺素为首选药物)。

5. 眼部疾病

用于严重的眼部急慢性过敏和炎症,包括眼部带状疱疹、虹膜炎、虹膜睫状体炎、脉络膜视网膜炎、扩散性后房色素层炎和脉络膜炎、视神经炎、交感性眼炎。

6. 胃肠道疾病

帮助患者度过溃疡性结肠炎(全身治疗)、局限性回肠炎(全身治疗)的危重期。

7.呼吸道疾病

用于肺部肉瘤病、铍中毒、暴发性或扩散性肺结核（与适当的抗结核化疗法合用），其他方法不能控制的吕弗勒综合征、吸入性肺炎。

8.用于无尿毒症的自发性或狼疮性肾病综合征

利尿及缓解蛋白尿。

9.用于器官移植。

10.血液疾病

用于获得性（自身免疫性）溶血性贫血、成人自发性血小板减少性紫癜（仅允许静脉注射，禁忌肌内注射）、成人继发性血小板减少、成人红细胞减少（红细胞性贫血）、先天性（红细胞）再生不良性贫血。

11.肿瘤

用于成人白血病、淋巴瘤及儿童急性白血病的姑息治疗。

12.休克

包括继发于肾上腺皮质机能不全的休克，或直可能存在的肾上腺皮质机能不全而使休克对常规治疗无反应（常用药是氢化可的松；若不希望有盐皮质激素活性，可使用甲泼尼龙）；对常规治疗无反应的失血性、创伤性及手术性休克。

13.神经系统疾病

用于由原发性或转移性肿瘤、手术及放疗引起的脑水肿、多发性硬化症急性危重期、急性脊髓损伤（治疗应在创伤后 8h 内开始）。

14.与适当的抗结核化疗法合用

用于伴有蛛网膜下隙阻塞或趋于阻塞的结核性脑膜炎。

15.累及神经或心肌的旋毛虫病。

16.预防癌症化疗引起的恶心、呕吐。

17.内分泌失调

用于原发性或继发性肾上腺皮质机能不全、急性肾上腺皮质机能不全、先天性肾上腺增生、非化脓性甲状腺炎、癌症引起的高钙血症。

(四)用法用量

1.一般用法

起始量为每次 4～48mg，一日 1 次，口服。具体用量可根据病种和病情确定。症状较轻者，通常给予较低剂量即可。

2.多发性硬化症

起始量为每天 200mg，口服。

3.脑水肿

起始量为每天 200～1000mg，口服。

4.器官移植

起始量可达每天 7mg/kg，口服。

5.危重病症的辅助用药

每次 15～30mg/kg,应至少用 30min 静脉注射。根据临床需要,此剂量可在医院内于 48h 内每隔 4～6h 重复一次。

6.类风湿关节炎

每天 1g,静脉注射,用 1～4d;也可每次 1g,每月 1 次,静脉注射,连用 6 个月。每次应至少用 30min 给药,如果治疗后 1 周内病情无好转,或因病情需要,本治疗方案可重复。

7.急性脊髓损伤

治疗应在损伤后 8h 内开始。初始剂量为 30mg/kg,在持续的医疗监护下,用 15min 静脉注射(仅此适应证能以此速度进行大剂量注射,并且要在心电监护并能提供除颤器的情况下进行)。大剂量注射后应暂停 45min,随后以每小时 5.4mg/kg 的速度持续静脉滴注 23h。应在大剂量注射的不同注射部位安置输液泵。

8.预防肿瘤化疗引起的恶心及呕吐

①轻至中度呕吐:在化疗前 1h、化疗开始时及化疗结束后,以至少 5min 时间静脉注射 250mg。在给予首剂时,可同时给予氯化酚噻嗪以增强效果。②重度呕吐:化疗前 1h,以至少 5min 时间静脉给予 250mg,同时给予适量的甲氧氯普胺或丁酰类药物,随后在化疗开始时及结束时分别静脉注射 250mg。

9.其他临床用法

初始剂量为 10～500mg,依临床疾病而变化。大剂量甲泼尼龙可用于短期内控制某些急性重症疾病,如支气管哮喘、血清病、荨麻疹样输血反应及多发性硬化症急性恶化期。小于等于 250mg 的初始剂量应至少用 5min 时间静脉注射;大于 250mg 的初始剂量应至少用 30min 时间静脉注射。根据患者的反应及临床需要,间隔一段时间后可静脉注射或肌内注射下一剂量。

(五)不良反应

本药水钠潴留的不良反应较氢化可的松弱,大剂量给药时可致心律失常。其他参见氢化可的松。

(六)禁忌

1.对本品及肾上腺皮质激素类药过敏者禁用。

2.全身性真菌感染者禁用。

3.相对禁忌证:儿童、糖尿病患者、高血压患者、有精神病史者、有明显症状的某些感染性疾病(如结核病)、有明显症状的某些病毒性疾病(如波及眼部的疱疹及带状疱疹)。

(七)注意事项

1.以下疾病慎用:心脏病或急性心力衰竭、高血压、肾结石、情绪不稳定和有精神病倾向者、糖尿病、高脂蛋白血症、甲减、重症肌无力、骨质疏松、胃炎、食管炎、溃疡性结肠炎、憩室炎、青光眼、眼单纯疱疹。

2.FDA 对本药的妊娠安全性分级为 C 级。

(八)药物相互作用

1.糖皮质激素与致溃疡药物(如水杨酸盐和 NSAI)合用,会增加发生消化道并发症的危险。

2.糖皮质激素与噻嗪类利尿药合用,会增加糖耐量异常的危险。

3.糖皮质激素会增加糖尿病患者对胰岛素和口服降糖药的需求。

4.服用皮质类固醇的患者不可接种牛痘,也不可接受其他免疫措施,特别是大剂量服用的患者,因为有出现神经系统并发症和(或)缺乏抗体反应的危险。

5.皮质类固醇与乙酰水杨酸联合用于凝血酶原过少的患者时应谨慎。

6.有报道说同时服用甲泼尼龙和环孢素会引起惊厥。

7.在轻至中度呕吐的化疗方案中,氯化酚噻嗪可与首剂甲泼尼龙(化疗前 1h)合用以增强效果。

8.在重度呕吐的化疗方案中,甲氧氯普胺或丁酰苯类药物可与首剂甲泼尼龙(化疗前 1h)合用以增强效果。

9.甲泼尼龙与其他抗结核化疗法联合,可用于治疗暴发性或扩散性肺结核及伴有蛛网膜下隙阻塞或趋于阻塞的结核性脑膜炎。

10.甲泼尼龙经常与烷化剂、抗代谢类药物及长春碱类药物联合用于肿瘤疾病,如白血病及淋巴瘤。

五、曲安西龙

(一)其他名称

去炎松、氟羟强的松龙、氟羟氢化泼尼松。

(二)药理作用

主要药理作用参见氢化可的松。抗感染作用较氢化可的松、泼尼松均强,水钠潴留作用则较轻微,口服易吸收。

(三)适应证

应用其较强的免疫抑制作用,治疗各种变态反应性炎症、各种自身免疫性疾病。由于它的主要药理作用与醋酸泼尼松(强的松)相同,因此其适应证和强的松的基本相同,主要包括如下。

1.系统性红斑狼疮等结缔组织病。

2.肾病综合征等免疫性肾脏疾病。

3.特发性血小板减少性紫癜等免疫性病。

4.醋酸泼尼松所适用的其他疾病。

(四)用法用量

口服。初始剂量为每天 4～48mg,具体用量可根据病种和病情确定。最好于每天早晨 8～9 时将全天剂量一次服用,以最大限度地减少对患者下丘脑—垂体—肾上腺轴的干扰,病情控制后应逐渐缓慢减量。部分患者需长期用维持剂量,每日为 4～8mg。

(五)不良反应

除一般不引起水肿、满月脸及高血压外,其他参见于氢化可的松。

(六)禁忌

1.各种细菌性感染及全身性真菌感染者禁用。

2.对本品及肾上腺皮质激素类药过敏者禁用。

(七)注意事项

1.因服用此药会使免疫系统受到抑制:故患者比健康人更易感染,应予以特别注意。

2.下列情况应慎用:心脏病或急性心力衰竭、糖尿病、憩室炎、情绪不稳定或有精神病倾向、青光眼、肝功能损害、眼单纯性疱疹、高脂蛋白血症、高血压、甲状腺功能减低、重症肌无力、骨质疏松、胃溃疡、胃炎、食管炎、肾功能损害或结石、结核病、凝血酶原过少。

3.妊娠、哺乳期妇女慎用。FDA 对本药的妊娠安全性分级为 C 级,如妊娠早期为 D 级。

4.儿童长期使用可抑制生长和发育,应慎用。

5.定期检测血压、体重、血糖、尿糖、血清电解质、大便潜血,并进行眼科检查。

6.长期大剂量应用时,需定期检查双侧髋关节。

7.对不能排除感染(包括结核感染者)者,应合并使用有效的抗感染药物。

8.长期大剂量用药后撤药前应进行下丘脑—垂体—肾上腺轴受抑制的检查。

(八)药物相互作用

参见于氢化可的松。

六、曲安奈德

(一)其他名称

曲安缩松、去炎舒松、去炎松 A、丙酮去炎松。

(二)药理作用

主要药理作用参见氢化可的松。作用与曲安西龙相似,其抗感染和抗过敏作用较强且远较持久。

(三)适应证

适用于各种皮肤病、过敏性鼻炎、关节痛、支气管哮喘、肩周炎、腱鞘炎、滑膜炎、急性扭伤、类风湿关节炎等。

(四)用法用量

1.哮喘

(1)肌内注射,每次 40mg,每 3 周 1 次,5 次为一疗程。较重者可用每次 80mg。6~12 岁儿童减半。

(2)经扁桃体穴或颈前甲状软骨注射,每次 40mg,每周 1 次,5 次为一疗程。注射前先用少量普鲁卡因局麻。

2.过敏性鼻炎

(1)肌内注射,每次 40mg,每 3 周 1 次,5 次为一疗程。

(2)用 1%利多卡因液喷鼻腔进行表面麻醉后,在双下鼻甲前端各注射 20mg,每周 1 次,4~5 次为一疗程。

3.各种关节病

每次每次 10~20mg,加 0.25%利多卡因液 10~20mL,一次进针直至病灶,每周 2~3 次或隔日 1 次,症状好转后每周 1~2 次,4~5 次为一疗程。

4.皮肤病

(1)直接注入皮损部位,通常每一部位用 0.2~0.3mg,每处每次不得超过 0.5mg,必要时每隔 1~2 周重复使用。

(2)局部外用,一日 2~3 次,涂患处,并轻揉片刻。

5.鼻喷雾剂

用药前须振摇 5 次以上。推荐剂量为每侧鼻孔 2 喷(共 220μg),一日 1 次。症状得到控制时,可降低剂量至每侧鼻孔 1 喷(共 110μg),一日 1 次。如 3 周后症状无改善应看医生。

(五)不良反应

1.鼻喷雾剂

鼻、咽部干燥或烧灼感,喷嚏或鼻出血、咳嗽、鼻衄、咽炎、头痛、鼻中隔穿孔和药物性鼻炎。

2.关节腔内注射

关节损害。

3.皮损内局部注射

皮肤萎缩、出血或溃疡等。

(六)禁忌

1.对本品及肾上腺皮质激素类药物有过敏史患者禁用。

2.病毒性、结核性或急性化脓性眼病、局部有严重感染者禁用。

3.其他参见氢化可的松。

(七)注意事项

1.本品不能单独用于治疗未被抗生素控制的感染性疾病。

2.本品不能静脉注射,用药应摇匀。

3.在曲安奈德鼻喷雾剂的临床研究中,由白色念珠菌引起的鼻、咽局部感染很少发生。如果发生感染,须进行局部或全身性治疗,并应停止使用曲安奈德鼻喷雾剂。

4.孕妇慎用。

5.关节膜内注射可能引起关节损害。每次喷鼻给药应做捏鼻的动作,给药 15min 内应避免擤鼻。

6.其他参见氢化可的松。

(八)药物相互作用

参见氢化可的松。

七、布地奈德

(一)其他名称

丁地去炎松。

(二)药理作用

本品是具有高效局部抗感染作用的糖皮质激素。具有显著的抗感染、抗过敏、止痒及抗渗出作用。它能增强内皮细胞、平滑肌细胞和溶酶体膜的稳定性,抑制免疫反应,减少抗体合成,从而使组胺等过敏活性介质的释放减少和活性降低,并能减轻抗原抗体结合时激发的酶促过程,抑制支气管收缩物质的合成和释放而减轻平滑肌的收缩反应。

（三）适应证

1.用于非糖皮质激素依赖性或依赖性的支气管哮喘和喘息性慢性支气管炎患者。

2.用于慢性阻塞性肺疾病,可减缓第一秒用力呼气量的加速下降。

3.季节性和常年性过敏性鼻炎、常年性的非过敏性鼻炎。

4.治疗鼻息肉以及预防鼻息肉切除后再生。

（四）用法用量

1.哮喘

（1）气雾剂:剂量应个体化。在严重哮喘和停用或减量使用口服糖皮质激素的患者,起始剂量:成人一日 $200\sim1600\mu g$,分成 $2\sim4$ 次使用(较轻微的病例一日 $200\sim800\mu g$,较严重的则是一日 $800\sim1600\mu g$)。一般 1 次 $200\mu g$,早晚各 1 次,一日共 $400\mu g$;病情严重时,一次 $200\mu g$,一日 4 次,一日共 $800\mu g$。 $2\sim7$ 岁儿童:一日 $200\sim400\mu g$,分成 $2\sim4$ 次使用。7 岁以上的儿童:一日 $200\sim800\mu g$,分成 $2\sim4$ 次使用。

（2）雾化混悬液:起始剂量(或严重哮喘期或减少口服糖皮质激素时的剂量):成人 $1\sim2mg$,每天 2 次。儿童 $0.5\sim1mg$,每天 2 次。维持剂量应个体化,应是使患者保持无症状的最低剂量。建议剂量:成人 $0.5\sim1mg$,每天 2 次;儿童 $0.25\sim0.5mg$,每天 2 次。

（3）粉吸入剂:成人,无激素治疗或原吸入糖皮质激素者,推荐起始剂量为每次 $0.2\sim0.4mg$,一日 1 次,或每次 $0.1\sim0.4mg$,一日 2 次。原口服糖皮质激素者,推荐起始剂量成人为每次 $0.4\sim0.8mg$,一日 2 次。成人最大推荐剂量每次 $0.8mg$,一日 2 次,维持剂量每次 $0.1\sim0.4mg$,一日 1 次。6 岁及 6 岁以。上儿童,无激素治疗或原吸入糖皮质激素者,每次 $0.2\sim0.4mg$,一日 1 次。原口服糖皮质激素者,每次 $0.2\sim0.4mg$,一日 1 次。最大推荐剂量为每次 $0.4mg$,一日 2 次,维持剂量为每次 $0.1\sim0.4mg$,一日 1 次。

2.鼻炎及鼻息肉的防治

鼻喷雾剂:成人、6 岁及 6 岁以上儿童推荐起始剂量为每天 $256\mu g$(一日 $2\sim4$ 喷),此剂量可于早晨一次喷入或早晚分两次喷入。在获得预期的临床效果后,减少用量至控制症状所需的最小剂量,以此作为维持剂量。

3.慢性阻塞性肺疾病

粉吸入剂,每次 $400\mu g$,一日 2 次。

（五）不良反应

临床试验未确定任何经常发生的不良反应。文献报道及上市后的使用经验提示可能发生以下不良反应。

1.轻度喉部刺激,咳嗽、声嘶。

2.口咽部念珠菌感染。

3.速发或迟发的过敏反应,包括皮疹、接触性皮炎、荨麻疹、血管性水肿和支气管痉挛。

4.精神症状,包括紧张、不安、抑郁和行为障碍等。

5.极少数患者在鼻腔内给予糖皮质激素后有溃疡和鼻中隔穿孔。

（六）禁忌

1.对本药及肾上腺皮质激素类药物过敏者禁用。

2. 中度及重度支气管扩张症患者禁用。

(七)注意事项

1. 不应试图靠吸入布地奈德快速缓解哮喘急性发作,此时仍需吸入短效支气管扩张剂。

2. 以吸入治疗替代全身糖皮质激素用药,有时不能控制需全身用药才能控制的过敏性疾病,如鼻炎、湿疹。这些过敏性疾病需以全身的抗组胺药和(或)局部剂型控制症状。

3. 肝功能下降可轻度影响布地奈德的清除。

4. 肺结核患者特别是活动性肺结核患者慎用。

5. 人长期使用布地奈德气雾剂的局部和全身作用尚不完全清楚。一旦哮喘被控制,就应该确定用药剂量至最小有效剂量。

6. FDA对本药的妊娠安全性吸入和鼻腔给药为B级,口服和直肠给药为C级。

(八)药物相互作用

1. 与酮康唑合用,本药的血药浓度升高。

2. 与西咪替丁合用,可轻度影响口服本药的药动学。

八、氟替卡松

(一)其他名称

辅舒良、辅舒酮、克廷肤。

(二)药理作用

本品为糖皮质激素类药物,具有强效的局部抗感染与抗过敏作用。具体药理作用参见氢化可的松。

(三)适应证

1. 吸入气雾剂预

防性治疗哮喘。

2. 软膏

用于各种皮质激素可缓解的炎症性和瘙痒性皮肤病,如湿疹、结节性痒疹、银屑病、神经性皮肤病、扁平苔藓、脂溢性皮炎、接触性过敏、盘形红斑狼疮、虫咬皮炎、粟疹,也用于泛发性红斑全身类固醇激素治疗的辅助用药。另可用于低效皮质激素无效的1岁以上患儿,以缓解特异性皮炎引起的炎症和瘙痒。

3. 喷鼻剂

防治过敏性鼻炎,如季节性过敏性鼻炎(包括花粉症)和常年性过敏性鼻炎。

(四)用法用量

1. 哮喘

根据病情的严重程度给予患者合适的初始剂量。轻度:每次100～250μg,每日2次;中度:每次250～500μg,每日2次;重度:每次500～1000μug,每日2次。4岁以上儿童每次50～100μg,每日2次。随后应逐渐减少至可有效控制哮喘的最低剂量。

2. 湿疹、皮炎

于患处涂一薄层乳膏,一日1次。

3.过敏性鼻炎

每侧鼻孔各 2 喷,每日 1 次(每日 $200\mu g$),以早晨用药为好。某些患者需每侧鼻孔各 2 喷,每日 2 次,早晚各 1 次,直至症状改善。当症状得到控制时,维持剂量为每侧鼻孔 1 喷,每日 1 次。每日最大剂量为每侧鼻孔不超过 4 喷。

(五)不良反应

1.不良反应罕见

长期大剂量使用可能导致全身性反应。

2.气雾剂

①非常罕见口腔以及咽喉的念珠菌病。用药后,以清水漱口可能对患者有所帮助。有症状的念珠菌病可局部用抗真菌药物治疗,同时可以继续使用。②有些患者吸入本药会引起声嘶,用药后应用清水漱口。③非常罕见异常支气管痉挛,应立即用速效吸入型支气管扩张剂治疗,并立即停止使用本吸入气雾剂。

3.鼻喷雾剂

使用后有令人不愉快的味道和气味,头痛,并可引起鼻喉部干燥、刺激等。

(六)禁忌

1.对本药及肾上腺皮质激素类药物过敏者禁用。

2.外用制剂禁用于玫瑰痤疮、寻常痤疮、酒渣鼻、口周皮炎、原发性皮肤病毒感染(如单纯疱疹、水痘)、肛周及外阴瘙痒、真菌或细菌引发的原发皮肤感染。

3.婴儿禁用本药外用制剂。

(七)注意事项

1.本药吸入气雾剂主要用于哮喘长期的常规治疗而不适用于缓解急性哮喘症状,患者此时应该选用快速短效的吸入型支气管扩张剂。建议患者备有上述急救药。

2.不可突然中断本药吸入气雾剂的治疗。

3.慎用于那些活动期或静止期肺结核的患者。

4.真菌、细菌、病毒、寄生虫等所致全身感染者慎用。

5.用药相关检查及监测项目

(1)长期用药前及治疗 1 年后应行骨 X 线检查。

(2)由口服激素治疗转为吸入本药,或长期吸入本药每日剂量超过 2mg 者,可出现肾上腺皮质功能减退,应定期监测肾上腺皮质功能。

(3)局部大面积用药并采用封包疗法者,应监测下丘脑-垂体-肾上腺轴功能(定期进行 ACTH 兴奋试验、午前血浆类固醇和尿液游离类固醇测定)。

(4)建议长期吸入本药的患儿定期监测身高。

6.FDA 对本药的妊娠安全性分级为 C 级。

(八)药物相互作用

1.与酮康唑、利托那韦等强效 CYP3A4 酶抑制药合用,本药血药浓度、生物利用度及全身不良反应发生率增加。

2.与安非拉酮合用,本药可降低癫痫发作阈值,不能合用。

九、莫米松

(一)其他名称

英美达松、艾洛松。

(二)药理作用

本品为局部外用糖皮质激素,具有抗感染、抗过敏、止痒及减少渗出作用。

(三)适应证

1.适用于治疗成人、青少年和 3～11 岁儿童季节性或常年性鼻炎。

2.用于湿疹、神经性皮炎、异位性皮炎及皮肤瘙痒症。

(四)用法用量

1.鼻喷剂

①成人(包括老年患者):用于预防和治疗的常用推荐量为每侧鼻孔 2 喷(每喷为 50μug),一日 1 次,症状被控制后,剂量可减至每侧鼻孔 1 喷(总量 100μg),即能维持疗效。如果症状未被有效控制,可增剂量至每侧鼻孔 4 喷(总量 400μg),在症状控制后减小剂量。②3～11 岁儿童:常用推荐量为每侧鼻孔 1 喷(每喷为 50μg),一日 1 次。

2.乳膏等外用制剂

取本品适量均匀涂于患处,每日 1 次。

(五)不良反应

1.鼻喷剂可出现鼻出血(如明显出血、带血黏液)、咽炎、鼻灼热感及鼻部刺激感。

2.长期大量使用皮质激素类药物,可造成的不良反应有刺激、皮肤萎缩、多毛症、口周围皮炎、皮肤浸润、继发感染、皮肤条纹状色素沉着等。

(六)禁忌

对本药及其他糖皮质激素过敏者禁用。

(七)注意事项

1.对于涉及鼻黏膜的未经治疗的局部感染,不应使用本品。

2.由于皮质激素具有抑制伤口愈合的作用,因而对于新近接受鼻部手术或受外伤的患者,在伤口愈合前不应使用。

3.对于使用本品达数月或更长时间的患者,应定期检查鼻黏膜,如果鼻咽部发生局部真菌感染则应停用本品,或给予适当治疗。

4.对于活动性或静止性呼吸道结核感染,未经治疗的真菌、细菌、全身性病毒感染,及眼单纯疱疹的患者慎用本品。

5.对于大面积长期使用或封包使用本品外用制剂者,需定时检测可的松浓度。

6.婴幼儿、儿童和皮肤萎缩的老年人慎用本品外用制剂。

7.对于曾有中至重度季节性过敏性鼻炎症状的患者,主张在花粉季节开始前 2～4 周用本品作预防性治疗。

8.本品不可用于眼部治疗。

9.FDA 对本药的妊娠安全性分级为 C 级。

(八)药物相互作用

1.与酮康唑合用,可增加本药血药浓度。

2.本药对氯雷他定及其主要代谢物的血药浓度无明显影响。

十、地塞米松

(一)其他名称

氟美松。

(二)药理作用

肾上腺皮质激素类药,其抗感染、抗过敏、抗休克作用比泼尼松更显著,而水钠潴留和促进排钾作用很轻,对垂体-肾上腺皮质轴抑制作用较强。

1.抗感染作用

本品可减轻和防止组织对炎症的反应,从而减轻炎症的表现。抑制炎症细胞(包括巨噬细胞和白细胞)在炎症部位的集聚,并抑制吞噬作用、溶酶体酶的释放以及炎症化学中介物的合成和释放。

2.免疫抑制作用

防止或抑制细胞介导的免疫反应,减少 T 淋巴细胞、单核细胞、嗜酸性细胞的数目,降低免疫球蛋白与细胞表面受体的结合能力,并抑制白介素的合成与释放,从而降低 T 淋巴细胞向淋巴母细胞转化,并减轻原发免疫反应的扩展。可降低免疫复合物通过基底膜,并能减少补体成分及免疫球蛋白的浓度。

(三)适应证

1.过敏性与自身免疫性炎症性疾病。如活动性风湿病、类风湿关节炎、红斑狼疮,严重哮喘,严重皮炎、溃疡性结肠炎、急性白血病及恶性淋巴瘤等。

2.某些肾上腺皮质疾病的诊断,如地塞米松抑制试验。

3.粘贴片用于非感染性口腔黏膜溃疡。

4.滴眼液用于虹膜睫状体炎、虹膜炎、角膜炎、过敏性结膜炎、眼睑炎、泪囊炎等。

5.缓释颗粒及植入剂用于由于白内障摘除并植入人工晶体后引起的术后眼内炎症。

6.软膏剂用于局限性瘙痒症、神经性皮炎、接触性皮炎、脂溢性皮炎、慢性湿疹等。

(四)用法用量

1.口服

成人开始剂量为一次 0.75～3mg,一日 2～4 次。维持量为一日 0.75mg,视病情而定。

2.粘贴片

贴于患处。一次 1 片,一日总量不超过 3 片,连用不得超过 1 周。

3.醋酸地塞米松注射液

肌内注射:一次 1～8mg,一日 1 次。腱鞘内注射或关节腔、软组织的损伤部位内注射:一次 0.8～6mg,间隔两周 1 次。局部皮内注射:每点 0.05～0.25mg,共 2.5mg,一周 1 次。鼻腔、喉头、气管、中耳腔、耳管注入:0.1～0.2mg,一日 1～3 次。静脉注射:一般 2～20mg。

4.缓释颗粒及植入剂

在植入人工晶体并清除粘弹剂后,用无齿镊从包装中取出本品一粒放入眼前房或后房。

如果放在前房,应将药粒放在 12 点虹膜基底位置;如果放在后房,应放在虹膜和人工晶体前表面之间的 6 点位置,然后以常规方式闭合切口。

5.滴眼液

滴眼,一日 3～4 次,用前摇匀。

6.地塞米松磷酸钠注射液

(1)静脉注射:一般剂量:每次 2～20mg,静脉滴注时应以 5% 葡萄糖注射液稀释,可 2～6h 重复给药至病情稳定,但大剂量连续给药一般不超过 72h。缓解恶性肿瘤所致的脑水肿:首剂静脉推注 10mg,随后每 6h 肌内注射 4mg,一般 12～24h 患者可有所好转,2～4d 后逐渐减量,5～7d 停药。对不宜手术的脑肿瘤,首剂可静脉推注 50mg,以后每 2h 重复给予 8mg,数天后再减至每天 2mg,分 2～3 次静脉给予。

(2)鞘内注射:每次 5mg,间隔 1～3 周注射一次。

(3)关节腔内注射:一般每次 0.8～4mg,根据关节腔大小而定。

7.软膏剂

均匀涂于患处,一日 2～3 次。

(五)不良反应

糖皮质激素在应用生理剂量替代治疗时无明显不良反应,不良反应多发生在应用药理剂量时,而且与疗程、剂量、用药种类、用法及给药途径等有密切关系。常见不良反应有以下几类。

1.长程使用可引起以下不良反应:医源性库欣综合征面容和体态、体重增加、下肢水肿、紫纹、易出血倾向、创口愈合不良、痤疮、月经紊乱、肱或股骨头缺血性坏死、骨质疏松及骨折(包括脊椎压缩性骨折、长骨病理性骨折)、肌无力、肌萎缩、低血钾综合征、胃肠道刺激(恶心、呕吐)、胰腺炎、消化性溃疡或穿孔、儿童生长受到抑制、青光眼、白内障、良性颅内压升高综合征、塘耐量减退和糖尿病加重。

2.患者可出现精神症状,如欣快感、激动、谵妄、不安、定向力障碍,也可表现为抑制。

3.并发感染为肾上腺皮质激素的主要不良反应,以真菌、结核菌、葡萄球菌、变形杆菌、绿脓杆菌和各种疱疹病毒为主。

4.糖皮质激素停药综合征。有时患者在停药后出现头晕、昏厥倾向、腹痛或背痛、低热、食欲减退、恶心、呕吐、肌肉或关节疼痛、头痛乏力、软弱,经仔细检查如能排除肾上腺皮质功能减退和原来疾病的复燃,则可考虑为对糖皮质激素的依赖综合征。

5.长期频繁使用滴眼液可引起青光眼、白内障,诱发真菌性眼睑炎。

6.长期大量使用外用制剂可继发细菌、真菌感染,局部可发生痤疮、酒渣样皮炎、皮肤萎缩及毛细血管扩张,并可有瘙痒、色素沉着、颜面红斑、创伤愈合障碍等反应。

(六)禁忌

1.对本品及肾上腺皮质激素类药物过敏者禁用。

2.真菌性或病毒性皮肤病禁用。

3.单纯疱疹性角膜炎、水痘、角膜溃疡、后囊白内障、青光眼、分枝杆菌感染、眼组织真菌疾病患者禁用。

(七)注意事项

1.高血压、严重心功能不全、血栓症、胃与十二指肠溃疡、精神病、电解质代谢异常、心肌梗死、内脏手术、有癫痫病史、活动性肺结核及无有效抗生素治疗的感染性疾病及全身真菌性疾病等患者一般不宜使用。特殊情况下权衡利弊使用,但应注意病情恶化的可能。

2.结核病、急性细菌性或病毒性感染患者应用时,必须给予适当的抗感染治疗。

3.长期服药后,停药前应逐渐减量。

4.糖尿病、骨质疏松症、肝硬化、肾功能不良、甲状腺功能低下患者慎用。

5.长期使用眼用制剂应定期检查眼压并注意有无真菌、病毒感染早期表现。

6.因本品潴钠作用微弱,不宜用作肾上腺皮质功能不全的替代治疗。

7.FDA 对本药的妊娠安全性分级为 C 级,如在妊娠早期用药为 D 级。

(八)药物相互作用

1.与巴比妥类、苯妥英、利福平同服,本品代谢促进作用减弱。

2.与水杨酸类药合用,增加其毒性。

3.可减弱抗凝血剂、口服降糖药作用,应调整剂量。

4.与利尿剂(保钾利尿剂除外)合用可引起低钾血症,应注意用量。

十一、倍他米松

(一)其他名称

β美松、β米松、倍氟美松。

(二)药理作用

作用与地塞米松相同,但抗感染作用较地塞米松、曲安西龙等均强。

(三)适应证

1.用于过敏性与自身免疫性炎症性疾病。多用于活动性风湿病、类风湿关节炎、红斑狼疮严重支气管哮喘、严重皮炎、急性白血病等,也用于某些感染的综合治疗。

2.用于过敏性皮炎、湿疹、神经性皮炎、脂溢性皮炎及瘙痒症等。

(四)用法用量

1.口服

起始剂量每日 0.5～2mg,分次给予。维持量为每日 0.5～1mg。

2.肌内注射或静脉注射

一日 2～20mg,分次给药。

3.关节内注射局部注射

剂量为 0.25～2mL(视关节大小或注射部位而定)。大关节(膝、腰、肩)用 1～2mL;中关节(肘、腕、踝)用 0.5～1mL;小关节(脚、手、胸)用 0.25～0.5mL。

4.外用

一日 2～4 次,均匀涂于患处,并轻揉片刻。

(五)不良反应

本药潴钠作用微弱,但作用时间较长,抑制生长作用较强,对下丘脑—垂体—肾上腺皮质轴功能的抑制较明显。具体参见氢化可的松。

（六）禁忌

1.对本品及其他肾上腺皮质激素过敏者禁用。

2.外用制剂禁用于感染性皮肤病,如脓疱病、体癣、股癣等。

（七）注意事项

下列疾病患者一般不宜使用,特殊情况应权衡利弊使用,但应注意病情恶化可能:严重的精神病(过去或现在)和癫痫,活动性消化性溃疡病,新近胃肠吻合手术,骨折,创伤修复期,角膜溃疡,肾上腺皮质机能亢进症,高血压,糖尿病,孕妇,抗菌药物不能控制的感染如水痘、麻疹、霉菌感染,较重的骨质疏松症等。其他参见氢化可的松。

（八）药物相互作用

参见氢化可的松。

十二、氟氢可的松

（一）药理作用

本品为肾上腺皮质激素类药,属中效皮质类固醇。有抗感染、抗过敏作用,能抑制结缔组织的增生,降低毛细血管和细胞膜的通透性,减少炎性渗出,抑制组胺及其他炎症介质的形成和释放。糖代谢及抗感染作用为氢化可的松的 15 倍,但钠潴留作用为氢化可的松的百倍以上。

（二）适应证

1.主要用于过敏性皮炎、接触性皮炎、异位性皮炎、脂溢性皮炎、湿疹、皮肤瘙痒症、银屑病、神经性皮炎等皮肤病。

2.在原发性肾上腺皮质功能减退症中,可与糖皮质激素一起用于替代治疗。

（三）用法用量

1.替代治疗

成人口服,每日 0.1～0.2mg,分 2 次服用。

2.局部皮肤涂敷

一日 2～4 次。

（四）不良反应

1.外用制剂长期应用可引起皮肤萎缩、毛细血管扩张、痤疮、口周皮炎、毛囊炎,增加对感染的易感性,偶可引起变态反应性接触性皮炎。

2.其他参见氢化可的松。

（五）禁忌

1.对本品及其他肾上腺皮质激素过敏者禁用。

2.外用制剂禁用于感染性皮肤病,如脓疱病、体癣、股癣等。

（六）注意事项

1.在妊娠期、肝病、黏液性水肿,本品的半衰期延长,作用时间延长,故剂量可适当减少,以防钠潴留过度、水肿、高血压和低血钾症。

2.用药期间可给予低钠高钾饮食。

3.下列疾病患者一般不宜使用,特殊情况应权衡利弊使用,但应注意病情恶化可能:严重的精神病(过去或现在)和癫痫,活动性消化性溃疡病,新近胃肠吻合手术,骨折,创伤修复期,角膜溃疡,肾上腺皮质机能亢进症,高血压,糖尿病,孕妇,抗菌药物不能控制的感染如水痘、麻疹、霉菌感染,较重的骨质疏松症等。

4.其他参见氢化可的松。

(七)药物相互作用

参见氢化可的松。

十三、氯倍他索

(一)药理作用

本品作用迅速,是目前临床应用的高效外用皮质类固醇中药效较强的一种。具有较强的毛细血管收缩作用,其抗感染作用为氢化可的松的 112 倍,倍他米松磷酸钠的 2.3 倍,氟轻松的 18.7 倍。全身不良反应为氟轻松的 3 倍。无水钠潴留作用,有一定的促进钠、钾排泄作用。

(二)适应证

适用于慢性湿疹、银屑病、扁平苔藓、盘状红斑狼疮、神经性皮炎、掌跖脓疱病等。

(三)用法用量

外用。涂于患处,每日 2～3 次,待病情控制后,改为一日 1 次。

(四)不良反应

可在用药部位产生红斑、灼热、瘙痒等刺激症状,毛囊炎,皮肤萎缩变薄,毛细血管扩张。还可引起皮肤干燥,多毛,萎缩纹,增加感染的易感性等。长期用药可能引起皮质功能亢进症,表现为多毛、痤疮、满月脸、骨质疏松等症状。偶可引起变态反应性接触性皮炎。

(五)禁忌

1.对本药及肾上腺皮质激素过敏者禁用。

2.细菌性、真菌性、病毒性等感染性皮肤病禁用。

3.溃疡性皮肤病禁用。

(六)注意事项

1.本品属于强效肾上腺皮质激素外用制剂,若长期大面积应用或采用封包治疗,由于全身性吸收作用,可造成可逆性下丘脑－垂体－肾上腺(PHA)轴的抑制,部分患者可出现库欣综合征、高血糖及尿糖等表现,因此本药不能长期大面积应用,亦不宜采用封包治疗。

2.大面积使用不能超过 2 周;治疗顽固斑块状银屑病,若用药面积仅占体表的 5%～10%,可以连续应用 4 周,每周用量均不能超过 50g。

3.不能应用于面部、腋部及腹股沟等皮肤折皱部位,因为即便短期应用也可造成皮肤萎缩、毛细血管扩张等不良反应。

4.如伴有皮肤感染,必须同时使用抗感染药物。如同时使用后,感染的症状没有改善,应停用本药直至感染得到控制。

5.不可用于眼部。

十四、倍氯米松

(一)其他名称

倍氯美松双丙酸酯、丙酸培氯松。

(二)药理作用

本品为人工合成的强效外用糖皮质激素类药物。具有以下药理作用:①抗感染、抗过敏、止痒及减少渗出作用,能抑制支气管渗出物,消除支气管黏膜肿胀,解除支气管痉挛。②可以减轻和防止组织对炎症的反应,能消除局部非感染性炎症引起的发热、发红及肿胀,从而减轻炎症的表现。对皮肤血管收缩作用远比氢化可的松强,局部抗感染作用是氟轻松和曲安西龙的5倍。③免疫抑制作用:防止或抑制细胞中介的免疫反应,延迟性过敏反应,并减轻原发免疫反应的扩展。④本品局部应用,对钠潴留及肝糖原异生作用很弱,也无雄性、雌性及蛋白同化激素样的作用,对体温和尿也无明显影响,吸入给药对支气管喘息的疗效比口服更有效。

(三)适应证

1.适用于支气管哮喘患者,特别是支气管扩张剂或其他平喘药如色甘酸钠不足以控制哮喘时。

2.依赖激素治疗的哮喘患者。

3.预防和治疗常年性及季节性的过敏性鼻炎和血管舒缩性鼻炎。

4.适用于过敏性与炎症性皮肤病和相关疾病,如湿疹、过敏性皮炎、接触性皮炎、神经性皮炎、扁平苔藓、盘状红斑狼疮、掌跖脓疱病、瘙痒、银屑病等。

(四)用法用量

1.气雾剂治疗哮喘

成人一般一次喷药0.05～0.1mg(每揿0.05mg),一日3～4次。重症用全身性皮质激素控制后再用本品治疗,每日最大量不超过1mg。儿童用量按年龄酌减,每日最大量不超过0.4mg。症状缓解后逐渐减量。

2.鼻喷剂用于防治过敏性鼻炎

每次每鼻孔2揿,每日2次。也可采用每次每鼻孔1揿,每日3～4次。每日用量不可超过8揿(400μg)。为达到最佳疗效,应有规律用药。最大疗效未必会在头数次使用中达到。

3.乳膏外用涂患处,一日2～3次,必要时予以封包。

(五)不良反应

1.气雾剂

对个别人有刺激感,咽喉部出现白色念珠菌感染。偶见声嘶或口干,少数可因变态反应引起皮疹。

2.鼻喷剂

少数患者可出现鼻咽部干燥或烧灼感、喷嚏、轻微鼻出血、鼻中隔穿孔、眼压升高或青光眼等不良反应。

3.乳膏剂

易引起红斑、灼热、丘疹、痂皮等。长期用药可出现皮肤萎缩、毛细血管扩张、多毛、毛囊炎等。

(六)禁忌

1.对本药及肾上腺皮质激素过敏者禁用。

2.细菌性、真菌性、病毒性等感染性皮肤病禁用。

3.溃疡性皮肤病禁用。

(七)注意事项

1.气雾剂只用于慢性哮喘,急性发作时应使用其他平喘药,待控制症状后再加用本品气雾吸入。

2.用药后应在哮喘控制良好的情况下逐渐停用口服糖皮质激素,一般在本气雾剂治4～5d后才慢慢减量停用。

3.慎用于活动性或静止期肺结核患者。

4.本品不宜长期大面积应用,亦不宜采用封包治疗。

5.伴有细菌感染时,必须同时使用抗感染药物。

6.不可用于眼部。

7.对于采用口服类固醇激素治疗的患者,如肾上腺功能已有损害时,若改用本剂,要注意脑下垂体－肾上腺系统的完全复原。

8.FDA对本药的妊娠安全性分级为C级。

(八)药物相互作用

1.本品可能对人中状腺对碘的摄取、清除和转化率有影响。

2.胰岛素能与本品产生拮抗作用,糖尿病患者应注意调整用药剂量。

十五、哈西奈德

(一)其他名称

氯氟松、氯氟轻松、哈西缩松

(二)药理作用

本品是人工合成的强效糖皮质激素,其特点为抗感染作用强,局部应用不易引起全身性不良反应。主要药理作用参见氢化可的松。

(三)适应证

接触性湿疹、异位性皮炎、神经性皮炎、面积不大的银屑病、硬化性萎缩性苔藓、扁平苔藓、盘状红斑狼疮、脂溢性皮炎(非面部)、肥厚性瘢痕。

(四)用法用量

外涂患处,每日早晚各1次。

(五)不良反应

1.少数患者涂药部位的皮肤发生烧灼感、刺痛、暂时性瘙痒,长期应用可发生皮肤毛细血管扩张(尤其面部)、皮肤萎缩、萎缩纹(青少年易发生,皮肤萎缩后继发紫癜、瘀斑、皮肤脆弱)、多毛症、毛囊炎、粟丘疹、皮肤脱色,延缓溃疡愈合,封包法在皮肤皱褶部位容易继发真菌感染。

2.经皮肤吸收多时,可发生全身性不良反应。

(六)禁忌

1.对本药及肾上腺皮质激素类药物过敏者禁用。

2.由细菌、真菌、病毒和寄生虫引起的原发性皮肤病变、渗出性皮肤病、溃疡性病变、痤疮、酒渣鼻禁用。

3.禁用于眼睑部(有引起青光眼的危险)。

（七）注意事项

1.大面积大量用药或封包方式可使经皮吸收多，可发生全身反应，尤其是低龄儿童和婴幼儿，出现可逆行库欣综合征及生长迟缓，突然停药可出现急性肾上腺皮质功能不全。

2.出现局部不耐受现象，应停药并寻找原因。

3.警惕留在皮肤皱褶部位和尿布中的药物可吸收入体内。

（八）药物相互作用

尚未明确。

十六、可的松

（一）其他名称

考的松、皮质素。

（二）药理作用

主要药理作用同泼尼松，但疗效较差，不良反应较大。口服后在肝转化为氢化可的松。

（三）适应证

用于治疗原发性或继发性肾上腺皮质功能减退症，合成糖皮质激素所需酶系缺陷所致的各型先天性肾上腺增生症，以及多种疾病，包括如下。

1.自身免疫性疾病：如系统性红斑狼疮、血管炎、多肌炎、皮肌炎、Still病、Graves眼病、自身免疫性溶血、血小板减少性紫癜、重症肌无力。

2.过敏性疾病，如严重支气管哮喘、过敏性休克、血清病、特异反应性皮炎。

3.器官移植排异反应，如肾、肝、心等组织移植。

4.炎症性疾患，如节段性回肠炎、溃疡性结肠炎、非感染性炎性眼病。

5.血液病，如急性白血病、淋巴瘤。

6.其他：结节病、甲状腺危象、亚急性非化脓性甲状腺炎、败血症休克、脑水肿、肾病综合征、高钙血症。

（四）用法用量

1.口服

治疗肾上腺皮质功能减退，成人一般每日剂量25～37.5mg，清晨服2/3，下午服1/3。当患者有应激状况时（如发热、感染），应适当加量，增到每日100mg。

2.注射

主要用于肾上腺皮质功能减退而不能服糖皮质激素者。肌内注射，每日25mg，有过敏状况适当加量（50～300mg/d）。有严重应激时，应改为氢化可的松静脉注射。

（五）不良反应

1.长期使用可引起类库欣综合征。

2.大量应用可引起谵妄、不安、定向力障碍、抑郁等精神症状。

3.并发感染：以真菌、结核菌、葡萄球菌、变形杆菌、绿脓杆菌和各种疱疹病毒为主。

4.停药后综合征：长期大剂量应用该药会引起下丘脑-垂体-肾上腺皮质功能的严重抑制，停药后出现下丘脑-垂体-肾上腺皮质功能低下，表现为乏力软弱、恶心，严重时可出现肾上腺皮质危象。

（六）禁忌

对本品及其他甾体激素过敏者禁用。

（七）注意事项

1.下列患者一般避免使用,特殊情况应权衡利弊使用,应注意病情恶化的可能:消化道溃疡、青光眼、电解质紊乱、血栓症、心肌梗死、内脏手术患者。

2.由于本品潴钠活性较强,一般不作为抗感染抗过敏的首选药。

3.本品需经肝脏活化,因此肝功能不全者应采用氢化可的松。

4.本品皮肤局部应用或关节腔内注射无效。

（八）药物相互作用

1.消炎镇痛药可加强其致溃疡作用。

2.可增强对乙酰氨基酚的肝毒性。

3.与两性霉素 B 或碳酸酐酶抑制剂合用,可加重低钾血症。长期与碳酸酐酶抑制剂合用,易发生低血钙和骨质疏松。

4.与蛋白质同化激素合用,可增加水肿的发生率,使痤疮加重。

5.与抗胆碱能药(如阿托品)长期合用,可致眼压增高。

6.三环类抗抑郁药可使其引起的精神症状加重。

7.与降糖药如胰岛素合用时,因可使糖尿病患者血糖升高,应适当调整降糖药剂量。

8.甲状腺激素可使其代谢清除率增加,故甲状腺激素或抗甲状腺药与其合用,应适当调整后者的剂量。

9.与避孕药或雌激素制剂合用,可加强其治疗作用和不良反应。

10.与强心苷合用,可增加洋地黄毒性及心律失常的发生率。

11.与排钾利尿药合用,可致严重低血钾,并由于水钠潴留而减弱利尿药的排钠利尿效应。

12.与麻黄碱合用,可增强其代谢清除。

13.与免疫抑制剂合用,可增加感染的危险性,并可能诱发淋巴瘤或其他淋巴细胞增生性疾病。

14.可增加异烟肼在肝脏代谢和排泄,降低异烟肼的血药浓度和疗效。

15.可促进美西律在体内代谢,降低血药浓度。

16.与水杨酸盐合用,可减少水杨酸盐的血浆浓度。

17.与生长激素合用,可抑制后者的促生长作用。

十七、促皮质素

（一）其他名称

促肾上腺皮质激素、去氢皮质素。

（二）药理作用

促皮质素能刺激肾上腺皮质,使其增生,重量增加,肾上腺皮质激素的合成和分泌增多,主要为糖皮质激素(皮质醇)。盐皮质激素(醛固酮)在用药初期有所增加,继续用药即不再增加。

（三）适应证

1.兴奋肾上腺皮质功能。

2.促皮质素试验。

(四)用法用量

1.肌内注射

一次 12.5～25U,一日 2 次。

2.静脉滴注

以 12.5～25U 溶于 5％～10％葡萄糖注射液 500mL 内于 6～8h 内滴完,一日 1 次。

3.促皮质素兴奋试验

用 5％葡萄糖注射液 500mL 溶解注射用促皮质素 25U,静脉持续滴注 8h,留 24h 尿液检查 17－酮类固醇及 17－羟皮质类固醇。

(五)不良反应

1.由于促皮质素促进肾上腺皮质分泌皮质醇和盐皮质激素,因此长期使用可产生糖皮质激素的不良反应,出现医源性库欣综合征及明显的水钠潴留和相当程度的失钾。

2.促皮质素的致糖尿病作用、胃肠道反应和骨质疏松等,系通过糖皮质类固醇引起,但在使用促皮质素时这些不良反应的发生相对较轻。

3.促皮质素刺激肾上腺皮质分泌雄激素,因而痤疮和多毛的发生率较使用糖皮质类固醇者为高。

4.长期使用促皮质素可使皮肤色素沉着,有时产生过敏反应,包括发热、皮疹、血管神经性水肿,偶可发生过敏性休克,这些反应在垂体前叶功能减退尤其是原发性肾上腺皮质功能减退者较易发生。在静脉给药给疑有原发性肾上腺皮质功能减退者做促皮质素试验时,宜口服地塞米松,每日 1mg,以避免诱发肾上腺危象。

(六)禁忌

对本品过敏者禁用。

(七)注意事项

1.本品粉针剂使用时不可用氯化钠注射液溶解,也不宜加入氯化钠溶液中静脉滴注。

2.由于促皮质素能使肾上腺皮质增生,因此促皮质素的停药较糖皮质类固醇容易。但应用促皮质素时皮质醇的负反馈作用,使下丘脑－垂体－肾上腺皮质轴对应激的反应能力降低,促皮质素突然撤除可引起垂体功能减退,因而停药时也应逐渐减量。

3.有下列情况应慎用高血压、糖尿病、结核病、化脓性或霉菌感染、胃与十二指肠溃疡病及心力衰竭患者等。

4.FDA 对本药的妊娠安全性分级为 C 级。

(八)药物相互作用

1.静脉滴注时与碱性溶液(如氯化钠、谷氨化钠、氨茶碱等)配伍可发生混浊、失效。

2.排钾性利尿药合用会加重失钾。

3.长期使用时,与水杨酸类药物、吲哚美辛等合用可发生或加重消化道溃疡。

4.糖尿患者使用时因本药的致高血糖作用需调整(增加)降血糖药用量。

5.可使口服抗凝药的作用降低。

第二节　高血糖素

一、其他名称

胰高血糖素、升血糖素。

二、药理作用

本品系胰岛 α_2 细胞分泌的一种单链多肽类激素,可拮抗胰岛素的作用,对代谢的影响与肾上腺素有相似之处。

(一)升高血糖作用

促进肝糖原分解和促进糖异生,其代谢作用的主要靶器官是肝脏,促进 cAMP 的生成。

(二)正性肌力作用

本品的正性肌力作用不被普萘洛尔阻断,可使心肌收缩力增加,心率加快,心输出量增加,血压上升。

(三)对其他内分泌腺的作用

能兴奋肾上腺髓质,分泌儿茶酚胺类物质;也能增加胰岛素、甲状腺激素、降钙素及生长激素的分泌。

(四)对消化系统的作用

可增加胆汁和肠液的分泌,抑制胃、小肠及结肠的蠕动等。此外可增加肾血流量,促进尿中钠、钾、钙的排泄。

三、适应证

1. 盐酸高血糖素刺激 C 肽试验用于评估糖尿病患者胰岛 β 细胞的最大分泌情况。

2. 用于处理糖尿病患者发生的低血糖反应。

3. 进行胃肠道检查时用于暂时抑制胃肠道蠕动。

四、用法用量

1. β 细胞分泌能力的评估

患者空腹时静脉注射盐酸高血糖素 1mg,注射前和注射后 6min 测定血浆 C 肽水平。如空腹血糖浓度低于 7mmol/L,则试验结果难以评估。

2. 糖尿病患者的低血糖治疗

皮下、肌肉或静脉注射 0.5～1mg。如患者在用药 20min 内无效,应辅以静脉注射葡萄糖。如果有效,应给予口服糖类以恢复肝糖原的储备和预防低血糖的复发。

3. 胃肠道检查

(1)依据诊断技术和给药途径的不同,剂量范围为 0.2～2mg。使胃、十二指肠球部、十二指肠和小肠松弛的诊断用剂量为 0.2～0.5mg。静脉注射 0.2～0.5mg,1min 内起效,药效持续时间因所检查的器官的不同,为 5～20min。肌内注射 1～2mg,5～15min 后起效,药效持续时间因所检查的器官的差异,为 10～40min。

(2)CT 扫描、核磁共振检查(MR)和数字减影血管造影(DSA)时,静脉给药的最大剂量为 1mg。

五、不良反应

罕见严重的不良反应。偶有发生恶心和呕吐,特别是剂量超过 1mg 或注射太快(少于 1min)时,可能会出现暂时心跳加速。少数患者可能会有过敏反应。

六、禁忌

1.对本品过敏者禁用。

2.肾上腺肿瘤者禁用。

七、注意事项

1.当肝糖原存在时,本品可治疗低血糖。若为空腹、血肾上腺素水平低下、慢性低血糖、饮酒过多而致的低血糖,则本品作用可很小或无效对危急病例仅怀疑低血糖而尚未肯定时,不可代替葡萄糖静脉注射。

2.本品与胰岛素作用相反。糖尿病患者或有心脏病的老年人,在内镜和造影中若使用盐酸高血糖素应格外小心。

3.患有释放高血糖素和胰岛素的肿瘤患者,应慎用盐酸高血糖素。

4.使用时须警惕血糖过高,有时可见低血钾。

八、药物相互作用

本品与胰岛素作用相反。

第三节　胰岛素

一、普通(正规)胰岛素

(一)其他名称

短效胰岛素、速效胰岛素、可溶性胰岛素。

(二)药理作用

胰岛素的主要药效为降血糖,同时影响蛋白质和脂肪代谢,包括以下多方面的作用:①抑制肝糖原分解及糖原异生作用,减少肝输出葡萄糖。②促使肝摄取葡萄糖及肝糖原的合成。③促使肌肉和脂肪组织摄取葡萄糖和氨基酸,促使蛋白质和脂肪的合成和贮存。④促使肝生成极低密度脂蛋白并激活脂蛋白脂酶,促使极低密度脂蛋白的分解。⑤抑制脂肪及肌肉中脂肪和蛋白质的分解,抑制酮体的生成并促进周围组织对酮体的利用。

胰岛素可分为人胰岛素、牛胰岛素和猪胰岛素。动物胰岛素和人胰岛素相比,由于氨基酸序列有一定差异,过敏反应发生率比较高,而且剂量需要较大,起效慢,作用时间短。

(三)适应证

1.1 型糖尿病。

2.2 型糖尿病有严重感染、外伤、大手术等严重应激情况,以及合并心脑血管并发症、肾脏或视网膜病变等。

3.糖尿病酮症酸中毒、高血糖非酮症性高渗性昏迷。

4.长病程2型糖尿病血浆胰岛素水平确实较低,经合理饮食、体力活动和口服降糖药治疗控制不满意者;2型糖尿病具有口服降糖药禁忌时,如妊娠、哺乳等。

5.成年或老年糖尿病患者发病急、体重显著减轻伴明显消瘦者。

6.妊娠糖尿病。

7.继发于严重胰腺疾病的糖尿病。

8.严重营养不良、消瘦、顽固性妊娠呕吐、肝硬化初期可同时静脉滴注葡萄糖和小剂量胰岛素,以促进组织利用葡萄糖。

(四)用法用量

1.皮下注射

一般每日3次,餐前15～30min注射,必要时睡前加注一次小量。剂量根据病情、血糖、尿糖由小剂量(视体重等因素每次2～4U)开始,逐步调整。1型糖尿病患者每日胰岛素需用总量多介于每千克体重0.5～1U,根据血糖监测结果调整。2型糖尿病患者每日需用总量变化较大,在无急性并发症情况下,敏感者每日仅需5～10U,一般约20U,肥胖、对胰岛素敏感性较差者需要量可明显增加。在有急性并发症(感染、创伤、手术等)情况下,对1型及2型糖尿病患者,应每4～6h注射一次,剂量根据病情变化及血糖监测结果调整。

2.静脉注射

主要用于糖尿病酮症酸中毒、高血糖高渗性昏迷的治疗。可静脉持续滴入每小时成人4～6U,小儿按每小时体重0.1U/kg,根据血糖变化调整剂量。也可首次静脉注射10U加皮下注射4～6U,根据血糖变化调整。病情较重者,可先静脉注射10U,继之以静脉滴注,当血糖下降到13.9mmol/L(250mg/mL)以下时,胰岛素剂量及注射频率随之减少。在用胰岛素的同时,还应补液纠正电解质紊乱及酸中毒,并注意机体对热量的需要。

(五)不良反应

1.低血糖反应,出汗、心悸、乏力,重者出现意识障碍、共济失调、心动过速甚至昏迷。

2.胰岛素抵抗者,日剂量可能超过200U。

3.注射部位红肿、瘙痒、荨麻疹、血管神经性水肿、脂肪萎缩、脂肪增生。

4.眼屈光失调。

(六)禁忌

1.对本品过敏者禁用。

2.低血糖者禁用。

(七)注意事项

1.常出现低血糖反应,严重者出现低血糖昏迷,伴有严重肝、肾病变等患者应密切观察血糖。

2.患者伴有下列情况,胰岛素需要量减少:肝功能不正常,甲状腺功能减退,恶心呕吐,肾功能不正常,肾小球滤过率10～50mL/min,胰岛素的剂量减少到95%～75%;肾小球滤过率减少到10mL/min以下,胰岛素剂量减少到50%。

3.患者伴有下列情况,胰岛素需要量增加:高热、中状腺功能亢进、肢端肥大症、糖尿病酮症酸中毒、严重感染或外伤、重大手术等。

4.用药期间应定期检查血糖、尿常规、肝肾功能、视力、眼底视网膜血管、血压及心电图等，以了解病情及糖尿病并发症情况。

5.本品是唯一可以静脉注射的胰岛素制剂，只有在急症时（如糖尿病性昏迷）才用。

（八）药物相互作用

1.糖皮质激素、促肾上腺皮质激素、胰高血糖素、雌激素、口服避孕药、肾上腺素、苯妥英钠、噻嗪类利尿剂、甲状腺素等可不同程度地升高血糖浓度，同用时应调整这些药或胰岛素的剂量。

2.口服降糖药与胰岛素有协同降血糖作用。

3.抗凝血药、水杨酸盐、磺胺类药及抗肿瘤药氨甲蝶呤等可与胰岛素竞争与血浆蛋白结合，从而使血液中游离胰岛素水平增高。非甾体消炎镇痛药可增强胰岛素降血糖作用。

4.β受体阻滞剂如普萘洛尔可阻止肾上腺素升高血糖的反应，干扰机体调节血糖功能，与胰岛素同用可增加低血糖的危险，而且可掩盖低血糖的症状，延长低血糖时间，合用时应注意调整胰岛素剂量。

5.中等量至大量的酒精可增强胰岛素引起的低血糖的作用，可引起严重、持续的低血糖，在空腹或肝糖原贮备较少的情况下更易发生。

6.氯喹、奎尼丁、奎宁等可延缓胰岛素的降解，使血中胰岛素浓度升高，从而加强其降血糖作用。

7.升血糖药物如某些钙离子通道阻滞剂可乐定、丹那唑、二氮嗪、生长激素、肝素、H_2 受体拮抗剂、大麻、吗啡、尼古丁、磺吡酮等可改变糖代谢，使血糖升高，因此胰岛素同上述药物合用时应适当加量。

8.血管紧张素转化酶抑制剂、溴隐亭、氯贝特、酮康唑、锂剂、甲苯咪唑、吡多辛、茶碱等可通过不同方式直接或间接致血糖降低，胰岛素与上述药物合用时应适当减量。

9.奥曲肽可抑制生长激素、胰高血糖素及胰岛素的分泌，并使胃排空延迟及胃肠道蠕动减缓，引起食物吸收延迟，从而降低餐后高血糖，在开始用奥曲肽时，胰岛素应适当减量，以后再根据血糖调整。

10.吸烟可通过释放儿茶酚胺而拮抗胰岛素的降血糖作用，吸烟还能减少皮肤对胰岛素的吸收，所以正在使用胰岛素治疗的吸烟患者突然戒烟时，应观察血糖变化，考虑是否需适当减少胰岛素用量。

二、门冬胰岛素

（一）药理作用

本品属超短效胰岛素。胰岛素的降血糖作用是通过其分子与肌肉和脂肪细胞上的胰岛素受体结合后，促进细胞对葡萄糖吸收利用，同时抑制肝脏葡萄糖的输出来实现的。在门冬胰岛素中，门冬氨酸替换了人胰岛素 β 链第 28 位的脯氨酸，减少本品的可溶部分形成六聚体的倾向，能够快速释放入血。与普通短效胰岛素相比，吸收速度快，起效迅速，作用时间短。

（二）适应证

用于控制高血糖，也可与中效胰岛素合用控制晚间或晨起高血糖。

(三)用法用量

一般每天 0.5～1U/kg,于三餐前 10min 皮下注射一次,根据患者饮食习惯、代谢需要、生活方式和血糖情况调整剂量。

(四)不良反应

1.低血糖反应,出汗、心悸乏力,重者出现意识障碍、共济失调、心动过速甚至昏迷。

2.胰岛素抵抗者,日剂量可能超过 200U。

3.注射部位红肿、瘙痒、荨麻疹、血管神经性水肿、脂肪萎缩、脂肪增生。

4.眼屈光失调。

(五)禁忌

1.对本品过敏者禁用。

2.低血糖者禁用。

(六)注意事项

1.胰岛素注射剂量不足或治疗中断时,会引起高血糖症和糖尿病酮症酸中毒(特别是在 1 型糖尿病患者中易发生)。通常在几小时到几天内,高血糖症的首发症状逐渐出现,症状包括口渴、尿频、恶心、呕吐、嗜睡、皮肤干红、口干、食欲匮乏和呼吸出现丙酮气味。出现高血糖症若不予以治疗有可能导致死亡。

2.血糖控制有显著改善的患者(如接受胰岛素强化治疗的患者),其低血糖症的先兆症状会有所改变,应注意。

3.本品的注射时间应与进餐时间紧密相连,即紧邻餐前。本品起效迅速,所以必须同时考虑患者的并发症及合并用药是否延迟食物的吸收。

4.伴发疾病,尤其是感染,通常患者的胰岛素需要量会增加。

5.应特别提醒患者注意避免在驾驶时出现低血糖反应,尤其是低血糖先兆症状不明显或缺乏及以往经常发生低血糖症的患者。在上述情况下,应首先考虑患者能否安全操作。

6.本品不能用于静脉注射。

7.FDA 对本药的妊娠安全性分级为 B 级。

(七)药物相互作用

1.与下列药物合用时可降低胰岛素用量口服降糖药、奥曲肽、单胺氧化酶抑制剂、非选择性肾上腺素 β 受体阻滞剂、血管紧张素转化酶抑制剂、水杨酸盐乙醇、合成代谢类固醇和硫胺类制剂。

2.与以下药物合用时可增加胰岛素用量口服避孕药、噻嗪类利尿剂、糖皮质激素、甲状腺激素、交感神经兴奋剂和达那唑。

3.与 β 受体阻滞剂合用时,可能掩盖低血糖症状。

4.乙醇可以加剧和延长胰岛素导致的低血糖作用。

三、赖脯胰岛素

(一)药理作用

本品是由基因重组技术生产的人胰岛素类似物,它是将胰岛素 β 链上第 28 位和第 29 位氨基酸互换而产生的。作用机制同门冬胰岛素它可以作为常规可溶性胰岛素的替代物,发挥速效降糖作用;属超短效胰岛素,也可与精蛋白结合作为中效制剂。

(二)适应证

适用于需控制高血糖的糖尿病患者。

(三)用法用量

一般每天 0.5～1U/kg,于三餐前 15min 之内皮下注射一次,根据患者饮食习惯、代谢需要、生活方式和血糖情况调整剂量。

(四)不良反应

1.低血糖反应,出汗、心悸、乏力,重者出现意识障碍、共济失调、心动过速甚至昏迷。

2.注射部位红肿、瘙痒、荨麻疹、血管神经性水肿、脂肪萎缩、脂肪增生。

3.眼屈光失调。

(五)禁忌

1.对本品过敏者禁用。

2.低血糖者禁用。

(六)注意事项

1.在疾病或精神紧张情况下,胰岛素用量可能需要增加。

2.有肝、肾功能不全时,其胰岛素用量可能减少。

3.如果患者体力活动增加或改变日常饮食习惯,都需要调整胰岛素的剂量。

4.胰岛素注射剂量不足或治疗中断时,会引起高血糖症和糖尿病酮症酸中毒(特别是在 1 型糖尿病患者中易发生)。

5.应特别提醒患者注意避免在驾驶时出现低血糖反应,尤其是低血糖先兆症状不明显或缺乏及以往经常发生低血糖症的患者在上述情况下,应首先考虑患者能否安全操作。

6.本品不能用于静脉注射。

7.FDA 对本药的妊娠安全性分级为 B 级。

(七)药物相互作用

1.与下列药物合用时可降低胰岛素用量口服降糖药、奥曲肽、单胺氧化酶抑制剂、非选择性肾上腺素 β 受体阻滞剂、血管紧张素转化酶抑制剂、水杨酸盐、乙醇、合成代谢类固醇和硫胺类制剂。

2.与以下药物合用时可增加胰岛素用量口服避孕药、噻嗪类利尿剂、糖皮质激素、甲状腺激素、交感神经兴奋剂和达那唑。

3.与 β 受体阻滞剂合用时,可能掩盖低血糖症状。

4.乙醇可以加剧和延长胰岛素导致的低血糖作用。

四、低精蛋白锌胰岛素

(一)其他名称

中效胰岛素。

(二)药理作用

本品是胰岛素混合到锌和鱼精蛋白磷酸缓冲液复合物中的混悬剂,胰岛素和鱼精蛋白的分子比例为 1∶1,主要产品有动物来源和重组人胰岛素来源两种。

人胰岛素含酸性氨基酸较多,等电点在 4 左右,与碱性蛋白(精蛋白或珠蛋白)结合后,等电点升高,与体液酸碱度相近,皮下注射后在注射部位形成沉淀,作用时间延长,加入微量锌使其稳定。

(三)适应证

用于糖尿病的治疗。一般与短效胰岛素配合使用。

(四)用法用量

一般每天 $0.5 \sim 1U/kg$,餐前给药,皮下注射:根据患者饮食习惯、代谢需要、生活方式和血糖情况调整剂量,可单独使用或与短效胰岛素混合使用:在强化治疗中,此药可用作基础胰岛素[晚上和(或)早上注射]与可溶性胰岛素混合餐前使用。

(五)不良反应

1.低血糖反应,出汗、心悸、乏力,重者出现意识障碍、共济失调、心动过速甚至昏迷。

2.注射部位红肿、瘙痒、荨麻疹、血管神经性水肿、脂肪萎缩、脂肪增生。

3.水肿、眼屈光失调。

(六)禁忌

1.对本品及鱼精蛋白过敏者禁用。

2.低血糖者禁用。

(七)注意事项

1.在疾病或精神紧张情况下,胰岛素用量可能需要增加。

2.有肝、肾功能不全时,其胰岛素用量可能减少。

3.如果患者体力活动增加或改变日常饮食习惯,都需要调整胰岛素的剂量。

4.胰岛素注射剂量不足或治疗中断时,会引起高血糖症和糖尿病酮症酸中毒(特别是在 1 型糖尿病患者中易发生)。

5.应特别提醒患者注意避免在驾驶时出现低血糖反应,尤其是低血糖先兆症状不明显或缺乏及以往经常发生低血糖症的患者。在上述情况下,应首先考虑患者能否安全操作。

6.本品不能用于静脉注射。

(八)药物相互作用

1.与下列药物合用时可降低胰岛素用量口服降糖药、奥曲肽、单胺氧化酶抑制剂、非选择性 β 受体阻滞剂、血管紧张素转化酶抑制剂、水杨酸盐、乙醇、合成代谢类固醇和硫胺类制剂。

2.与以下药物合用时可增加胰岛素用量口服避孕药、噻嗪类利尿剂、糖皮质激素、甲状腺激素、交感神经兴奋剂和达那唑。

3.与 β 受体阻滞剂合用时,可能掩盖低血糖症状。

4.乙醇可以加剧和延长胰岛素导致的低血糖作用。

五、精蛋白锌胰岛素

(一)其他名称

长效胰岛素。

(二)药理作用

本品是在低精蛋白锌的基础上加大鱼精蛋白的比例,使其更接近人体液的酸碱度,溶解度更低,释放更加缓慢,作用持续时间更长。

(三)适应证

用于糖尿病的治疗。一般与短效胰岛素配合使用。

(四)用法用量

于早饭前 0.5h 皮下注射 1 次,剂量根据病情而定,每日用量一般为 10～20U。

(五)不良反应

参见低精蛋白锌胰岛素。

(六)禁忌

1.对本品及精蛋白过敏者禁用。

2.低血糖者禁用。

(七)注意事项

1.在疾病或精神紧张情况下,胰岛素用量可能需要增加。

2.有肝、肾功能不全时,其胰岛素用量可能减少。

3.如果患者体力活动增加或改变日常饮食习惯,都需要调整胰岛素的剂量。

4.胰岛素注射剂量不足或治疗中断时,会引起高血糖症和糖尿病酮症酸中毒(特别是在 1 型糖尿病患者中易发生)。

5.应特别提醒患者注意避免在驾驶时出现低血糖反应,尤其是低血糖先兆症状不明显或缺乏及以往经常发生低血糖症的患者。在上述情况下,应首先考虑患者能否安全操作。

6.本品不能用于静脉注射。

7.长效胰岛素的特点是可减少注射次数,但由于长效制剂多是混悬剂,可能会造成吸收和药效不稳定。

(八)药物相互作用

参见低精蛋白锌胰岛素。

六、甘精胰岛素

(一)其他名称

超长效胰岛素。

(二)药理作用

甘精胰岛素是一种在中性溶液中溶解度低的人胰岛素类似物。本品在酸性(pH4)溶液中完全溶解。注入皮下组织后,因酸性溶液被中和而形成的微细沉积物可持续释放少量甘精胰岛素,从而产生可预见的、有长效作用的、平稳、无峰值的血药浓度/时间特性。皮下注射后 1.5h 起效,有效作用时间长达 22h 左右,同时几乎没有峰值出现,作用平稳。

(三)适应证

用于糖尿病的治疗。用于基础胰岛素替代治疗,一般与短效胰岛素或口服降糖药配合使用。

(四)用法用量

每日傍晚皮下注射 1 次,剂量根据病情而定。

(五)不良反应

参见低精蛋白锌胰岛素。

(六)禁忌

1.对本品过敏者禁用。

2.低血糖者禁用。

(七)注意事项

1.在疾病或精神紧张情况下,胰岛素用量可能需要增加。

2.有肝、肾功能不全时,其胰岛素用量可能减少。

3.如果患者体力活动增加或改变日常饮食习惯,都需要调整胰岛素的剂量。

4.胰岛素注射剂量不足或治疗中断时,会引起高血糖症和糖尿病酮症酸中毒(特别是在 1 型糖尿病患者中易发生)。

5.应特别提醒患者注意避免在驾驶时出现低血糖反应,尤其是低血糖先兆症状不明显或缺乏及以往经常发生低血糖症的患者。在上述情况下,应首先考虑患者能否安全操作。

6.本品不能用于静脉注射。

7.FDA 对本药的妊娠安全性分级为 C 级。

(八)药物相互作用

参见低精蛋白锌胰岛素。

七、预混胰岛素

(一)其他名称

双时相胰岛素。

(二)药理作用

本品含有标示百分比的短效胰岛素和中效胰岛素。制剂中短效成分起效迅速,可以较好地控制餐后高血糖,中效成分持续缓慢释放,主要起替代基础胰岛素分泌作用。例如 30R,0.5h 内起效,2～8h 达峰,作用最长持续 24h。50R,0.5h 内起效,2～12h 达峰,作用最长持续16～24h。

(三)适应证

用于糖尿病的治疗。

(四)用法,用量

一般每天 0.5～1U/kg,于早饭前 0.5h 皮下注射 1 次,剂量根据病情而定。有时需要于晚餐前再注射 1 次。

(五)不良反应

1.低血糖反应,出汗、心悸、乏力,重者出现意识障碍、共济失调、心动过速甚至昏迷。

2.注射部位红肿、瘙痒、荨麻疹、血管神经性水肿、脂肪萎缩、脂肪增生。

3.水肿、眼屈光失调。

(六)禁忌

1.对本品过敏者禁用。

2.低血糖者禁用。

（七）注意事项

1.在疾病或精神紧张情况下，胰岛素剂量可能需要增加。

2.有肝、肾功能不全时，其胰岛素用量可能减少。

3.如果患者体力活动增加或改变日常饮食习惯，都需要调整胰岛素的剂量。

4.胰岛素注射剂量不足或治疗中断时，会引起高血糖症和糖尿病酮症酸中毒（特别是在1型糖尿病患者中易发生）。

5.应特别提醒患者注意避免在驾驶时出现低血糖反应，尤其是低血糖先兆症状不明显或缺乏及以往经常发生低血糖症的患者。

6.本品不能用于静脉注射。

（八）药物相互作用

1.与下列药物合用时可降低胰岛素用量口服降糖药、奥曲肽、单胺氧化酶抑制剂、非选择性β受体阻滞剂、血管紧张素转化酶抑制剂、水杨酸盐、乙醇、合成代谢类固醇和硫胺类制剂。

2.与以下药物合用时可增加胰岛素用量口服避孕药、噻嗪类利尿剂、糖皮质激素、甲状腺激素、交感神经兴奋剂和达那唑。

3.与β受体阻滞剂合用时，可能掩盖低血糖症状。

4.乙醇可以加剧和延长胰岛素导致的低血糖作用。

八、地特胰岛素

（一）药理作用

地特胰岛素是继甘精胰岛素之后又一种新型可溶性的长效人胰岛素类似物。地特胰岛素制剂为无色澄清的中性溶液，皮下注射后仍成溶液状态，吸收和扩展缓慢，其延长作用机制主要是：①胰岛素分子以独特的六聚体形式存在，从而延缓吸收与扩散的速度。②地特胰岛素进入外周血液循环后，98%与清蛋白可逆性结合，进一步延迟胰岛素向器官组织分布与扩散的速度，使作用时间延长，从而达到更持续、稳定、良好的控制血糖作用。皮下注射后1.5h起效，有效作用时间长达24h左右，血浆浓度平稳，无峰值，峰谷波动小。一般也和短效胰岛素或口服降糖药配合使用。其主要作用是通过与胰岛素受体结合调节葡萄糖代谢，促进骨骼肌细胞对葡萄糖的摄取，减少肝脏葡萄糖的生成，还能抑制脂肪和蛋白质的分解，促进蛋白质的合成。本品不但能够迅速降低血糖，而且也能降低低血糖尤其是夜间低血糖的风险。

（二）适应证

1.用于治疗成人及儿童1型糖尿病。

2.用于2型糖尿病患者补充基础长效胰岛素以控制其高血糖。

（三）用法用量

起始剂量为10U或0.1～0.2U/kg，每日晚餐或入睡时皮下注射1次，剂量根据病情而定。

（四）不良反应

1.低血糖反应，出汗、心悸、乏力，重者出现意识障碍、共济失调、心动过速甚至昏迷。

2.注射部位红肿、瘙痒、荨麻疹、血管神经性水肿、脂肪代谢异常。

3.水肿、屈光异常。

(五)禁忌

1.对本品过敏者禁用。

2.低血糖者禁用。

(六)注意事项

1.在疾病或精神紧张情况下,胰岛素剂量可能需要增加。

2.有肝、肾功能不全时,其胰岛素用量可能减少。

3.如果患者体力活动增加或改变日常饮食习惯,都需要调整胰岛素的剂量。

4.胰岛素注射剂量不足或治疗中断时,会引起高血糖症和糖尿病酮症酸中毒(特别是在1型糖尿病患者中易发生)。

5.应特别提醒患者注意避免在驾驶时出现低血糖反应,尤其是低血糖先兆症状不明显或缺乏及以往经常发生低血糖症的患者。

6.本品不能用于静脉或肌内注射。

7.地特胰岛素具有独特的减少体重增加的作用。

(七)药物相互作用

1.与以下药物合用,本品的降糖作用降低:皮质激素、达那唑、利尿剂、拟交感神经药物、异烟肼、吩噻嗪类药物、生长激素、甲状腺激素、雌激素、孕激素等。

2.与以下药物合用,本品的降糖作用增强:口服降糖药、血管紧张素转化酶抑制剂、丙吡胺、氯贝丁酯、氟西汀、单胺氧化酶抑制剂、右丙氧芬、水杨酸、生长激素及磺胺类抗菌药物。

3.乙醇可以加剧和延长胰岛素导致的低血糖作用。

4.与喷他脒合用可引起低血糖,有时出现高血糖。

5.与抗交感神经活性药物,如β受体阻滞剂、可乐定、胍乙啶、利血平合用,低血糖症状可能减轻或被掩盖。

6.本品可使速效胰岛素的 AUC 和 C_{max} 降低约 40%,故本品不宜与其他胰岛素制剂混合使用。

第四节　口服降糖药

一、甲苯磺丁脲

(一)其他名称

D860。

(二)药理作用

本品为磺脲类口服降血糖药。

1.刺激胰腺胰岛β细胞分泌胰岛素,先决条件是胰岛β细胞还有一定的合成和分泌胰岛素的功能。

2.通过增加门静脉胰岛素水平或对肝脏直接作用,抑制肝糖原分解和糖原异生作用,肝生成和输出葡萄糖减少。

3.可能增加胰外组织对胰岛素的敏感性和糖的利用(可能主要通过受体后作用)。

(三)适应证

1.适用于单用饮食控制疗效不满意的轻、中度 2 型糖尿病,患者胰岛 β 细胞有一定的分泌胰岛素功能,并且无严重的并发症。

2.本品可用于胰岛肿瘤的诊断。

(四)用法用量

1.治疗

开始在餐前半小时服 0.25g,一日 3 次,根据病情需要逐渐加量,一般用量为每日 1~5g,最大用量每日 3g。

2.胰岛肿瘤的诊断

静脉注射 1g 甲苯磺丁脲钠盐(溶于 20mL 生理盐水中),2min 内即可见血糖下降,维持 3h左右。

(五)不良反应

1.可有腹泻、恶心、呕吐、头痛、胃痛或不适。

2.较少见的有皮疹。

3.少见而严重的有黄疸、肝功能损害骨髓抑制、粒细胞减少(表现为咽痛、发热、感染)、血小板减少症(表现为出血、紫癜)等。

(六)禁忌

1.1 型糖尿病患者。

2.2 型糖尿病患者伴有酮症酸中毒、昏迷、严重烧伤、感染、外伤和重大手术等应激情况。

3.肝、肾功能不全者。

4.对本药或磺胺药过敏者。

5.白细胞减少的患者。

(七)注意事项

1.下列情况应慎用体质虚弱、高热、恶心和呕吐、甲状腺功能亢进、老年人。

2.用药期间应定期测血糖、尿糖、尿酮体、尿蛋白和肝肾功能,并进行眼科检查等。

3.服用本类药物可增加体重,加重肥胖糖尿病患者病情,应限制每日摄入总热量。

4.FDA 对本药的妊娠安全性分级为 C 级。

(八)药物相互作用

1.与酒精同服时,可以引起腹部绞痛、恶心呕吐、头痛、面部潮红和低血糖。

2.与 β 受体阻滞剂同用,可增加低血糖的危险,而且可掩盖低血糖的症状,如脉率增快、血压升高。小量用选择性 β 受体阻滞剂如阿替洛尔和美托洛尔造成此种情况的可能性较小。

3.氯霉素、胍乙啶、胰岛素、单胺氧化酶抑制剂、保泰松、羟保泰松、丙磺舒、水杨酸盐、磺胺类与本品同时用,可加强降血糖作用。

4.肾上腺皮质激素、肾上腺素、苯妥英钠、噻嗪类利尿剂、甲状腺素可增加血糖水平,与本类药同用时,可能需增加本类药的用量。

5.双香豆素类抗凝剂与本类药同用时,最初彼此血浆浓度皆升高,但以后彼此血浆浓度皆减少,故需要调整两者的用量。

二、格列本脲

(一)其他名称

乙磺己脲。

(二)药理作用

本品属第二代磺酰脲类口服降糖药,其作用较甲苯磺丁脲强 200～250 倍,主要通过刺激胰岛 β 细胞分泌胰岛素产生降血糖作用,其长期使用的降血糖效果也可能与其胰岛外作用有关。此外,本品还具有一定的利尿作用。

(三)适应证

适用于单用饮食控制疗效不满意的轻、中度 2 型糖尿病,患者胰岛 β 细胞有一定的分泌胰岛素功能,并且无严重的并发症。

(四)用法用量

口服,开始 2.5mg,早餐前或早餐及晚餐前各 1 次。一般用量为每日 5～10mg,最大用量每日不超过 15mg。

(五)不良反应

1.可有腹泻、恶心、呕吐、头痛、胃痛或不适。

2.较少见的有皮疹。

3.少见而严重的有黄疸、肝功能损害、骨髓抑制、粒细胞减少(表现为咽痛、发热、感染)、血小板减少症(表现为出血、紫癜)等。

(六)禁忌

1.1 型糖尿病患者禁用。

2.2 型糖尿病患者伴有酮症酸中毒、昏迷、严重烧伤、感染、外伤和重大手术等应激情况禁用。

3.肝、肾功能不全者禁用。

4.对本药或磺胺药过敏者禁用。

5.白细胞减少的患者禁用。

(七)注意事项

1.下列情况应慎用:体质虚弱、高热、恶心和呕吐、甲状腺功能亢进、老年人。

2.用药期间应定期测血糖、尿糖、尿酮体、尿蛋白和肝肾功能,并进行眼科检查等。

3.本品较易发生低血糖反应,应从小剂量开始服用。

4.FDA 对本药的妊娠安全性分级为 C 级。

(八)药物相互作用

参见甲苯磺丁脲。

三、格列吡嗪

(一)其他名称

吡磺环己脲。

(二)药理作用

本品为第二代磺酰脲类抗糖尿病药。对大多数 2 型糖尿病患者有效,可使空腹及餐后血糖降低,糖化血红蛋白下降 1%～2%。此类药主要作用为刺激胰岛 β 细胞分泌胰岛素,但先决条件是胰岛 β 细胞还有一定的合成和分泌胰岛素的功能。其机制是与 β 细胞膜上的磺酰脲受体特异性结合,从而使 K^+ 通道关闭,引起膜电位改变,Ca^{2+} 通道开启,胞液内 Ca^{2+} 升高,促使胰岛素分泌。此外还有胰外效应,包括改善外周组织(如肝脏、肌肉、脂肪)的胰岛素抵抗状态。

(三)适应证

适用于经饮食控制及体育锻炼 2～3 个月疗效不满意的轻、中度 2 型糖尿病患者,这类糖尿病患者的胰岛 β 细胞需有一定的分泌胰岛素功能,且无急性并发症(如感染、创伤、酮症酸中毒、高渗性昏迷等),不合并妊娠,无严重的慢性并发症。

(四)用法用量

1.普通片、分散片和胶囊

一般每日 2.5～20mg,宜在早、中、晚分三次餐前服用。

2.控释片、缓释片和缓释胶囊

每日 1 次,每次 5mg,早餐时服用(也可在其他认为方便的时候服用),以后根据血糖值或糖化血红蛋白值调整剂量。多数患者每日服 10mg 即可,部分患者须服 15mg,每日最大剂量 20mg。

(五)不良反应

1.较常见的为胃肠道症状(如恶心、上腹胀满)、头痛等,减少剂量即可缓解。

2.个别患者可出现皮肤过敏。

3.偶见低血糖,尤其是年老体弱者、活动过度者,不规则进食、饮酒或肝功能损害者。

4.偶见造血系统可逆性变化的报道。

(六)禁忌

1.对本药或磺胺药过敏者禁用。

2.已明确诊断的 1 型糖尿病患者禁用。

3.2 型糖尿病患者伴有酮症酸中毒、昏迷、严重烧伤、感染、外伤和重大手术等应激情况禁用。

4.肝、肾功能不全患者禁用。

5.白细胞减少的患者禁用。

6.肾上腺功能不全患者禁用。

7.孕妇禁用。

(七)注意事项

1.有消化道狭窄、腹泻者不宜用本品。

2.下列情况应慎用:体质虚弱、高热、恶心和呕吐、肾上腺皮质功能减退或垂体前叶功能减退症者。

3.用药期间应定期测血糖、尿糖、尿酮体、尿蛋白和肝肾功能、血常规,并进行眼科检查。

4. FDA 对本药的妊娠安全性分级为 C 级。

(八)药物相互作用

1. 与下列药物合用,可增加低血糖的发生

(1)抑制磺酰脲类由尿中排泄的药物,如治疗痛风的丙磺舒、别嘌醇。

(2)延缓磺酰脲类代谢的药物,如酒精、H_2 受体阻滞剂(西咪替丁、雷尼替丁)、氯霉素、抗真菌药咪康唑、抗凝药。磺酰脲类与酒精同服可引起腹痛、恶心、呕吐、头痛以及面部潮红(尤以合用氯磺丙脲时),与香豆素类抗凝剂合用时,开始二者血浆浓度皆升高,以后二者血浆浓度皆减少,故应按情况调整两药的用量。

(3)促使磺酰脲类与结合的血浆清蛋白分离的药物,如水杨酸盐、降血脂药贝特类。

(4)本身具有致低血糖作用的药物,如酒精、水杨酸类、胍乙啶、单胺氧化酶抑制剂、奎尼丁。

(5)合用其他降血糖药物,如胰岛素、二甲双胍、阿卡波糖、胰岛素增敏药。

2. 下列药物与磺酰脲类同用时可升高血糖,可能需要增加磺酰脲类的剂量:糖皮质激素、雌激素、噻嗪类利尿剂、苯妥英钠、利福平、β 受体阻滞药。

3. β 受体阻滞药可干扰低血糖时机体的升血糖反应,阻碍肝糖酵解,同时又可掩盖低血糖的警觉症状。

四、格列齐特

(一)其他名称

甲磺吡脲、甲磺双磺脲。

(二)药理作用

本品是第二代磺脲类降血糖药,作用较强,其机理是选择性地作用于胰岛 β 细胞,促进胰岛素分泌,并提高进食葡萄糖后的胰岛素释放水平,使肝糖生成和输出受到抑制。本品能降低血小板的聚集和黏附力,降低胆固醇蓄积,减少主动脉三磷酸甘油酯和脂肪酸的血浆浓度,有助于防治糖尿病微血管病变。

(三)适应证

用于成人 2 型糖尿病、糖尿病伴有肥胖症者或伴有血管病变者。

(四)用法用量

1. 普通片剂

开始用量 40~80mg,一日 1~2 次,以后根据血糖水平调整至一日 80~240mg,分 2~3 次服用,待血糖控制后,每日改服维持量。老年患者酌减。

2. 缓释制剂

起始量每次 30mg,一日 1 次,早餐时服用,以后根据血糖水平可逐渐增至每日 60mg、90mg、120mg,一般每次增量间隔至少 1 个月。最大剂量不得超过每日 120mg。

(五)不良反应

偶有轻度恶心、呕吐、上腹痛、便秘、腹泻、红斑、荨麻疹、血小板减少、粒细胞减少、贫血等,大多数于停药后消失。

（六）禁忌

1.对本品或磺脲类、磺胺类药物过敏者禁用。

2.1型糖尿病患者禁用。

3.糖尿病昏迷前期、糖尿病酮症酸中毒患者禁用。

4.严重肝肾功能不全患者禁用。

5.白细胞减少患者禁用。

6.伴有昏迷、严重烧伤、感染、外伤和重大手术等应激情况的患者禁用。

7.孕妇及哺乳期妇女禁用。

（七）注意事项

1.2型糖尿病患者在发生感染、外伤、手术等应激情况及酮症酸中毒和非酮症高渗性糖尿病昏迷时,应改用胰岛素治疗。

2.本品剂量过大、进食过少或剧烈运动时,应注意防止低血糖反应。

3.必须定期检查患者血糖、尿糖,并进行眼科检查。

4.与抗凝药合用时,应定期做凝血情况检查。

（八）药物相互作用

与非甾体抗感染药（特别是水杨酸盐）、磺胺类抗菌药、双香豆素类抗凝剂、单胺氧化酶抑制剂、β受体阻断剂、四环素、氯霉素、双环已乙哌啶.氯贝丁酯、乙醇等药合用时,用量应减少,以免发生低血糖反应。

五、格列喹酮

（一）其他名称

环甲苯脲、喹磺环己酮。

（二）药理作用

本品系第二代口服磺脲类降糖药,为高活性亲胰岛 β 细胞剂,与胰岛 β 细胞膜上的特异性受体结合,可诱导产生适量胰岛素,以降低血糖浓度。

（三）适应证

适用于 2 型糖尿病以及糖尿病合并轻至中度肾功能减退症。

（四）用法用量

口服,应在餐前半小时服用。一般日剂量为 15～120mg,根据个体情况可适当调节剂量。

通常日剂量为 30mg 以内者可于早餐前一次服用,更大剂量应分 3 次,分别于餐前服用。日最大剂量不得超过 180mg。

（五）不良反应

极少数人有皮肤过敏反应、胃肠道反应、轻度低血糖反应及血液系统方面改变的报道。

（六）禁忌

1.1型糖尿病患者禁用。

2.糖尿病昏迷或昏迷前期禁用。

3.糖尿病合并酸中毒或酮症患者禁用。

4.对本品或磺胺类、磺酰脲类药物过敏者禁用。

5.妊娠、哺乳期及晚期尿毒症患者禁用。

(七)注意事项

1.糖尿病患者合并肾脏疾病、肾功能轻度异常时,尚可使用。但是当有严重肾功能不全时,则应改用胰岛素治疗为宜。

2.治疗中若有不适,如低血糖、发热、皮疹、恶心等,应从速就医。

3.服用本品时如未按时进食或过量用药可以引起低血糖。

4.若发生低血糖,一般只需进食糖、糖果或含糖饮料即可纠正,如仍不见效,应立即就医。少数严重者可静脉给葡萄糖。

5.胃肠反应一般为暂时性的,随着治疗继续而消失,一旦有皮肤过敏反应,应停用本品,代之以其他降糖药或胰岛素。

(八)药物相互作用

1.与水杨酸类、磺胺类、保泰松类、抗结核病药、四环素类、单胺氧化酶抑制剂、β受体阻滞剂、氯霉素、双香豆素类和环磷酰胺等合用可增强本品作用。

2.氯丙嗪、拟交感神经药、皮质激素类、甲状腺激素、口服避孕药和烟酸制剂等可降低本品降血糖作用。

3.本品可以减弱患者对酒精的耐受力,而酒精亦可能加强药物的降血糖作用。

六、格列美脲

(一)药理作用

本品为磺胺类促胰岛素分泌剂,其降血糖作用的主要机理是刺激胰岛β细胞分泌胰岛素,部分提高周围组织对胰岛素的敏感性。本品与胰岛素受体结合及离解的速度较格列本脲为快,较少引起较重低血糖。

(二)适应证

2型糖尿病。

(三)用法用量

开始用量一日1mg,一次顿服,以后每隔1～2周按血糖测定调整剂量,每日用量一般1～4mg,最大剂量6mg。在达到满意疗效后,可试行减量,以采用最低有效量,避免低血糖于早餐前服或在进早餐时服,不必在餐前0.5h服用。

(四)不良反应

1.本品可引起低血糖症,尤其在老年体弱患者治疗初期、不规则进食、饮酒及肝肾功能损害患者。

2.消化系统症状常见恶心、呕吐,腹泻、腹痛少见。

3.有个别病例报道血清肝脏转氨酶升高。

4.皮肤过敏反应,瘙痒、红斑、荨麻疹少见。

5.其他头痛、乏力、头晕少见。罕见中度血小板、白细胞、红细胞和粒细胞减少,粒细胞缺乏,溶血性贫血和全血细胞减少。

(五)禁忌

1.对本品或磺胺类、磺酰脲类药物过敏者禁用。

2.1 型糖尿病、糖尿病昏迷、酮症酸中毒、严的肾脏或肝功能损害者禁用。

3.孕产妇和哺乳期禁用。

(六)注意事项

1.本药片剂应整片吞服,不应嚼碎。

2.治疗中应注意早期出现的低血糖症状,如头痛、兴奋、失眠、震颤和大量出汗,以便及时采取措施,严重者应静脉滴注葡萄糖液,对创伤,术后感染或发热患者应给予胰岛素维持正常血糖代谢。

3.必须定期进行血糖、尿糖、肝功能和血液学检查(尤其是白细胞和血小板),并进行眼科检查。

4.体质虚弱、肾上腺皮质功能或腺垂体功能减退、高热及恶心呕吐者慎用。

5.FDA 对本药的妊娠安全性分级为 C 级。

(七)药物相互作用

1.与水杨酸类磺胺类、保泰松类、抗结核病药、四环素类、单胺氧化酶抑制剂、β 受体阻滞剂、氯霉素、双香豆素类和环磷酰胺等合用可增强本品作用。

2.氯丙嗪、拟交感神经药、皮质激素类、甲状腺激素、口服避孕药和烟酸制剂等可降低本品降血糖作用。

3.本品可以减弱患者对酒精的耐受力,而酒精亦可能加强药物的降血糖作用。

七、苯乙双胍

(一)其他名称

苯乙福明。

(二)药理作用

本品为双胍类口服降血糖药,不刺激 β 细胞分泌胰岛素,用药后血中胰岛素浓度无明显变化。本品降血糖的作用机制是:①增加周围组织对胰岛素的敏感性,增加胰岛素介导的葡萄糖利用。②增加非胰岛素依赖的组织对葡萄糖的利用,如脑、血细胞、肾髓质、肠道、皮肤等。③抑制肝糖原异生,降低肝糖输出。④抑制肠壁细胞摄取葡萄糖。⑤抑制胆固醇的生物合成和贮存,降低血三酰甘油、总胆固醇水平。与胰岛素作用不同,本品无促进脂肪合成的作用,对正常人无明显降血糖作用,对 2 型糖尿病单独应用时一般不引起低血糖。

(三)适应证

1.用于单纯饮食控制不满意的 2 型糖尿患者,尤其是肥胖者和伴高胰岛素血症者,用本品不仅有降血糖作用,还有助于减轻体重和高胰岛素血症。

2.对某些经磺酰脲类治疗效果差的糖尿病患者,本品与磺酰脲类降血糖药合用,可产生协同作用,较分别单用的效果更好。

(四)用法用量

采用个性化给药原则。

1.单独治疗给药方法开始治疗时,一般口服每日 1 次,每次 25mg,餐前服用,数日后,可增加给药次数至 2~3 次,每次 25mg。

2.与磺酰脲类药物合用第一周每天 1 次,每次 25mg,餐前服用;第二周检测血糖后,可逐渐增加每天给药次数至每天 2 次,每次 25mg,直至血糖水平降至或接近正常值。本品每天最大口服剂量一般不超过 75mg,否则易发生高乳酸血症或乳酸性酸中毒为了减少胃肠道不良反应,本品应与食物同服。

(五)不良反应

1.常见的有恶心、呕吐腹泻、口有金属味。

2.可有乏力、疲倦、体重减轻、头晕、皮疹。

3.亦可发生乳酸酸中毒,临床表现为呕吐、腹痛、过度换气、神志障碍、血液中乳酸浓度增加而不能用尿毒症、酮症酸中毒或水杨酸中毒解释。

4.可减少肠道吸收维生素 B_{12},使血红蛋白减少,产生巨幼红细胞性贫血,也可引起吸收不良。

(六)禁忌

1.2 型糖尿病伴有酮症酸中毒、肝肾功能不全(血清肌酐超过 1.5mg/dl)、心力衰竭、急性心肌梗死严重感染和外伤、重大手术以及临床有低血压和缺氧情况禁用。

2.糖尿病合并严重的慢性并发症(如糖尿病肾病、糖尿病眼底病变)禁用。

3.静脉肾盂造影或动脉造影前禁用。

4.严重心、肺疾病患者禁用。

5.维生素 B_{12}、叶酸和铁缺乏的患者禁用。

6.全身情况较差的患者(如营养不良、脱水)及酗酒者禁用。

7.对本品及其他双胍类过敏者禁用。

(七)注意事项

1.伴有缺氧性疾病(如心力衰竭、呼衰、高血压、肝肾功能减损者)的糖尿病患者,以及服药期间饮酒,伴有严重厌食、呕吐和酮症等糖尿病患者,更易产生乳酸性酸中毒。

2.如果出现严重胃肠道不良反应,应减少本品用量或停用本品。

3.胰岛素依赖型糖尿病不应单独使用本品(可与胰岛素合用)。

4.对胰岛素依赖型及非胰岛素依赖型需要胰岛素治疗的患者,本品与胰岛素联用有协同作用,可减少胰岛素的用量,也可能有助于某些不稳定型糖尿患者病情的稳定。加用本品后,须及时减少胰岛素剂量(开始时减少 20%~30%),以防止出现低血糖反应。

5.单独使用本品时,很少产生低血糖反应。在调整本品剂量期间,特别是本品与胰岛素或磺酰脲类药物联合用药时,可能产生低血糖反应,应小心观察各种症状,避免低血糖反应发生。

6.用药期间要经常检查空腹血糖、尿糖及尿酮体,定期检查糖化血红蛋白,以指导医生调整用药剂量,尤其是在联合应用胰岛素以前,必须做血糖和尿糖检查。

(八)药物相互作用

1.与胰岛素合用,降血糖作用加强,应减少胰岛素剂量。

2.本品可加强抗凝药(如华法林等)的抗凝血作用,可致出血倾向。

八、二甲双胍

(一)其他名称

甲福明。

(二)药理作用

本品属双胍类降糖药,作用较苯乙双胍弱。不促进胰岛素的分泌,而是促进组织无氧糖酵解,使肌肉等组织利用葡萄糖的作用加强,同时抑制肝糖原的异生,减少肝糖的产生,使血糖降低。

(三)适应证

1.用于单纯饮食控制不满意的 2 型糖尿病患者,尤其是肥胖者。不但有降血糖作用,还可能有减轻体重的作用。

2.对某些磺酰脲类无效的病例有效。与磺酰脲类降血糖药合用有协同作用,较各自的效果更好。

3.亦可用于胰岛素治疗的患者,以减少胰岛素的用量。

(四)用法用量

1.普通片剂

口服,成人开始一次 0.25g,一日 2～3 次,以后根据血糖和尿糖情况调整剂量,每日最大剂量不超过 2g。餐中服药,可减轻胃肠反应。

2.缓释片

常用初始剂量为一次 0.5g,每日 1 次,晚饭时与食物同服。以后根据病情逐渐加量,以每周 0.5g 的方式增加,但每日不能超过 2g。

(五)不良反应

1.胃肠道反应,表现为食欲匮乏、恶心、呕吐、腹泻、胃痛、口中金属味。

2.有时有乏力、疲倦、体重减轻、头晕、皮疹。

3.乳酸性酸中毒虽然发生率很低,但应予注意。临床表现为呕吐、腹痛、过度换气、神志障碍、血液中乳酸浓度增加而不能用尿毒症、酮症酸中毒或水杨酸中毒解释。

4.可减少肠道吸收维生素 B_2,使血红蛋白减少,产生巨幼红细胞性贫血,也可引起吸收不良。

(六)禁忌

1.2 型糖尿病伴有酮症酸中毒、肝肾肾功能不全(血清肌酐超过 1.5mg/dl)、心力衰竭、呼吸衰竭、急性心肌梗死、严重感染、外伤、重大手术以及临床有低血压和缺氧情况者禁用。

2.酗酒、脱水、痢疾、营养不良者及对本品和双胍类药物过敏者禁用。

3.糖尿病合并严重的慢性并发症(如糖尿病肾病、糖尿病眼底病变)者禁用。

4.静脉肾盂造影或动脉造影前禁用。

5.严重心、肺疾病患者禁用。

6.维生素 B_{12}、叶酸和铁缺乏的患者禁用。

7.全身情况较差的患者(如营养不良、脱水)禁用。

(七)注意事项

1.1 型糖尿病不应单独使用。

2.用药期间定期检查血糖、尿糖、尿酮体,定期测血肌酐、血乳酸浓度。

3.既往有乳酸性酸中毒史者慎用。

4.进行肾脏造影者应于前 3d 停用本品。

5.本品可干扰维生素 B_{12} 吸收,建议监测血常规。

6.FDA 对本药的妊娠安全性分级为 B 级。

(八)药物相互作用

1.本药与胰岛素合用会加强降血糖作用,应减少胰岛素剂量。

2.可加强抗凝药(如华法林等)的抗凝血作用,导致出血倾向。

3.本品如与含醇饮料同服可发生腹痛、酸血症及体温过低。

4.本品与磺酰脲类并用时,可引起低血糖。

5.西咪替丁可增加本品的生物利用度,减少肾脏清除率,故应减少本品剂量。

九、瑞格列奈

(一)药理作用

本品为新型的短效口服促胰岛素分泌剂。本品与胰岛 β 细胞膜外依赖 ATP 的钾离子通道上的蛋白特异性结合,使钾通道关闭,β 细胞去极化,钙通道开放,钙离子内流,促进胰岛素分泌。其作用快于磺酰脲类,故餐后降血糖作用较快。

(二)适应证

用于饮食控制及运动锻炼不能有效控制高血糖的 2 型糖尿病患者。

(三)用法用量

餐前服用。剂量因人而异,以个人血糖而定。推荐起始剂量为 0.5mg,以后如需要可每周或每两周作调整。最大的推荐单次剂量为 4mg,最大日剂量不应超过 16mg。

(四)不良反应

可引起低血糖、视觉异常、腹痛、腹泻、恶心、呕吐、便秘以及瘙痒、发红、荨麻疹等皮肤过敏反应。

(五)禁忌

1.对本品过敏者禁用。

2.1 型糖尿病患者禁用。

3.伴随或不伴昏迷的糖尿病酮症酸中毒、严重肾功能或肝功能不全患者禁用。

4.8 岁以下儿童、妊娠或哺乳妇女禁用。

(六)注意事项

1.肝、肾功能不良患者慎用,营养不良患者应调整剂量。

2.与二甲双胍合用会增加发生低血糖的危险性。如果合并用药后仍发生持续高血糖,则不宜继续用口服降糖药控制血糖,而需改用胰岛素治疗。

3.在发生应激反应时,如发热、外伤、感染或手术,可能会出现显著高血糖。

4.患者不进餐不服药。驾驶或操纵机器时采取预防措施避免低血糖。

(七)药物相互作用

1.下列药物可增强瑞格列奈的降血糖作用单胺氧化酶抑制剂、非选择性 β 受体阻滞剂、ACE 抑制剂、非甾体抗感染药、水杨酸盐、奥曲肽、酒精以及促合成代谢的激素。

2.下列药物可减弱瑞格列奈的降血糖作用口服避孕药、噻嗪类药、皮质激素、达那唑、甲状腺激素和拟交感神经药。

3.体外研究结果显示瑞格列奈主要由 CYP3A4 诱导剂代谢,所以,CYP3A4 抑制剂如酮康唑、伊曲康唑、红霉素、氟康唑、米比法地尔可能升高瑞格列奈血药浓度。而能诱导 CYP3A4 的化合物如利福平或苯妥英可能降低瑞格列奈血药浓度。因不了解其诱导或抑止的程度,应禁忌上述药物与瑞格列奈合用。

十、那格列奈

(一)药理作用

本品为氨基酸衍生物,为口服抗糖尿病药。作用依赖于胰岛 β 细胞的功能。通过与 β 细胞膜上的 ATP 敏感性 K^+ 通道受体结合并将其关闭,使细胞去极化,钙通道开放,钙内流,刺激胰岛素的分泌,降低血糖。本品促胰岛素分泌作用依赖于葡萄糖水平,在葡萄糖水平较低时,促胰岛素分泌减弱。

(二)适应证

1.单独用于经饮食和运动不能有效控制高血糖的 2 型糖尿病患者。

2.用于使用二甲双胍不能有效控制高血糖的 2 型糖尿病患者,与二甲双胍联合应用,但不能替代二甲双胍。

(三)用法用量

常用剂量为餐前 120mg,剂量应根据定期的糖化血红蛋白(HbA1c)检测结果调整。

(四)不良反应

可有低血糖、胃部不适、氨基转移酶升高、皮疹、瘙痒和荨麻疹等过敏反应。

(五)禁忌

1.对本品过敏者禁用。

2.1 型糖尿病患者禁用。

3.糖尿病酮症酸中毒者禁用。

(六)注意事项

1.缺血性心脏病、重度感染、严重外伤和手术前后患者慎用。

2.当患者伴有发热、感染、创伤或手术时血糖可以暂时性升高。此时应使用胰岛素代替那格列奈。本品使用一段时期后,可以发生继发失效或药效减弱。

3.患者不进餐不服药。驾驶或操纵机器时采取预防措施避免低血糖。

4.本品具有快速促进胰岛素分泌的作用,该作用点与磺酰脲类制剂相同。但本品与磺酰脲类制剂的叠加的临床效果以及安全性尚未被证实,所以不能与磺酰脲类制剂并用。

(七)药物相互作用

1.与噻嗪类、甲状腺制剂、拟交感神经药和可的松合用,本品降血糖作用可能减弱。

2.与单胺氧化酶抑制剂、非选择性 β 受体阻滞剂、ACE 抑制剂、非甾体抗感染药、水杨酸盐、奥曲肽、酒精以及促合成代谢的激素合用,可增强降血糖作用。

十一、罗格列酮

(一)药理作用

本品属噻唑烷二酮类胰岛素增敏剂,为过氧化物酶体增生激活的 γ 受体的高选择性、强效激动剂。通过增加骨骼肌、肝脏、脂肪组织对胰岛素的敏感性,增加细胞对葡萄糖的利用而发挥降低血糖的疗效。可明显降低空腹血糖及胰岛素和 C 肽水平,也可使餐后血糖和胰岛素水平下降,糖化血红蛋白水平明显降低。但要求患者尚有一定的分泌胰岛素的能力。

(二)适应证

1.用于经饮食控制和锻炼治疗效果仍不满意的 2 型糖尿病患者。

2.与磺酰脲类或双胍类合用治疗单用时血糖控制不佳者。

(三)用法用量

1.单独用药

初始剂量为每日 4mg,单次或分 2 次口服,12 周后如空腹血糖下降不满意,剂量可加至每日 8mg,单次或分 2 次口服。

2.与二甲双胍合用

初始剂量为每日 4mg,单次或分 2 次口服,12 周后如空腹血糖下降不满意,剂量可加至每日 8mg,单次或分 2 次口服。

3.与磺酰脲类合用

每日单次或分 2 次口服,本品在空腹或进餐时服用。

(四)不良反应

1.本品可造成血浆容积增加和由前负荷增加引起得心脏肥大,诱发心力衰竭。

2.可发生中度水肿、心力衰竭加重、心肌梗死、头痛、乏力、高血糖、低血糖(本品单用时很少引起低血糖)、体重增加高胆红素血症、轻中度贫血、腹泻、食欲减退、腹痛、恶心、呕吐、肝毒性、背痛等。

(五)禁忌

1.对本药过敏者禁用。

2.既往曾有应用曲格列酮导致黄疸者禁用。

3.1 型糖尿病及糖尿病酮症酸中毒者禁用。

4.有心力衰竭病史或有心力衰竭危险因素,有心脏病病史,尤其是缺血性心脏病病史的患者禁用。

5.儿童、18 岁以下青少年、孕妇及哺乳期妇女禁用。

6.骨质疏松症或发生过非外伤性骨折病史的患者禁用。

7.严重血脂异常者禁用。

8.严重活动性肝病患者和氨基转移酶超过正常上限 2.5 倍者禁用。

(六)注意事项

1.水肿、心血管疾病(特别是高血压)患者应慎用。老年患者可能有轻至中度水肿及轻度贫血。

2.可使伴有胰岛素抵抗的绝经前期和无排卵妇女恢复排卵,随着胰岛素敏感性的改善,女性患者有妊娠的可能。

3.见肝功能异常,建议定期进行肝功能检查。

4.65 岁以上老年患者慎用。

5.本品由于其严重的不良反应,在欧洲已经撤市。

(七)药物相互作用

1.与胰岛素或其他口服降糖药合用,可发生低血糖,须降低同用药物剂量。

2.与乙醇合用,不增加急性低血糖的风险。

十二、吡格列酮

(一)药理作用

本品属噻唑烷二酮类口服抗糖尿病药,为高选择性过氧化物酶体增生因子激活的 γ 受体的激动剂,通过提高外周和肝脏的胰岛素敏感性而控制血糖水平。其主要作用机理为激活脂肪、骨骼肌和肝脏等胰岛素所作用组织的 PPAR 核受体,从而调节胰岛素应答基因的转录,控制血糖的生成、转运和利用。

(二)适应证

2 型糖尿病。单用或合用其他抗糖尿病药物。

(三)用法用量

1.单独用药

初始剂量为 15mg 或 30mg,一日 1 次,反应不佳时可加至 45mg,一日 1 次。

2.与二甲双胍合用

本品 15mg 或 30mg,一日 1 次。开始本品治疗时,二甲双胍剂量可维持不变,一般而言,二甲双胍无须降低剂量也不会引起低血糖。

3.与磺酰脲类合用

本品 15mg 或 30mg,一日 1 次。开始本品治疗时,磺酰脲类药物剂量可维持不变,发生低血糖后,应减少磺酰脲类药物用量。

4.与胰岛素合用

本品 15mg 或 30mg,一日 1 次。开始本品治疗时,胰岛素用量可维持不变,出现低血糖时,可降低胰岛素量。

本品最大推荐量不应超过 45mg,一日 1 次。

(四)不良反应

1.充血性心力衰竭

噻唑烷二酮类药物,包括吡格列酮,在某些患者中有导致或加重充血性心力衰竭的危险。开始使用本品和用药剂量增加时,应严密监测患者心力衰竭的症状和体征(包括体重异常快速增加、呼吸困难)。

2.黄斑水肿

国外上市后的报道,服用噻唑烷二酮类药物包括吡格列酮,发生或加重(糖尿病)黄斑水肿并伴有视力下降,但非常罕见。尚未明确黄斑水肿是否与服用吡格列酮有直接关系。如患者出现视力下降,医生应考虑黄斑水肿的可能性。无论糖尿病患者正在接受治疗或存在其他体格检查异常,只要出现任何一种视物障碍症状就应迅速接受眼科医生检查。

3.骨折

在国外的一项关于 2 型糖尿病患者(平均病程 9.5 年)的随机临床试验中,研究人员注意到服用吡格列酮的女性患者骨折的发生率增加。在平均为期 34.5 个月的随访过程中,吡格列酮组的女性患者骨折发生率为 5.1%,而安慰剂组仅为 2.5%。这个差异在治疗开始一年后就出现了,并在整个研究过程中持续存在。

女性患者所发生的骨折为非椎骨骨折,包括下肢和远端上肢。男性患者使用吡格列酮治疗的骨折发生率为 1.7%,与安慰剂组的 2.1% 没有明显增加。在照顾使用吡格列酮治疗的患者时,尤其是女性患者,要考虑到骨折的风险,并依据目前的护理标准注意评估和维持骨骼健康。

4.其他

可有心脏肥大、头痛、感觉异常、低血糖、贫血、腹部不适、上呼吸道感染、鼻窦炎、咽炎、肌痛、血管性水肿、肝功能异常(均为轻度转氨酶升高)、血脂增高。

(五)禁忌

1.对本药过敏者禁用。

2.1 型糖尿病及糖尿病酮症酸中毒者禁用。

3.心功能Ⅲ级或Ⅳ级、心力衰竭或有心力衰竭病史患者禁用。

4.儿童、孕妇及哺乳期妇女禁用。

5.严重活动性肝病者、肝酶超过正常上限 2.5 倍者、肾功能障碍者禁用。

(六)注意事项

1.在应激(如发热、外伤、感染、手术等)期间需调整治疗。

2.可使伴有胰岛素抵抗的绝经前期和无排卵妇女恢复排卵,随着胰岛素敏感性的改善,女性患者有妊娠的可能。

3.服药与进食无关。

4.定期进行肝功能测定,并定期测定 HbA1c 以监测血糖对本品的反应。

(七)药物相互作用

1.与葡萄甘露聚糖合用,降血糖作用增强。

2.与苦瓜、胍胶、车前草、圣约翰草合用,发生低血糖的风险增加。

3.与口服避孕药合用时,应谨慎。

十三、阿卡波糖

(一)药理作用

本品为一新型口服降血糖药。在肠道中竞争性抑制葡萄糖苷酶,导致肠道内多糖、寡糖或双糖降解,使来自糖类的葡萄糖的降解和吸收入血速度变缓,降低餐后血糖的升高,使平均血糖值下降。此外,阿卡波糖还能够降低糖化血红蛋白的水平。

(二)适应证

配合饮食控制,用于治疗 2 型糖尿病和降低糖耐量减低者的餐后血糖。

(三)用法用量

用餐前即刻整片吞服或与前几口食物一起咀嚼服用,剂量因人而异。一般推荐剂量为:起始剂量为每次 50mg,每日 3 次。以后逐渐增加至每次 0.1g,每日 3 次。个别情况下,可增至每次 0.2g,每日 3 次。

（四）不良反应

1.常有胃肠胀气和肠鸣音,偶有腹泻,极少见有腹痛。如果不控制饮食,则胃肠道不良反应可能加重。如果控制饮食后仍有严重不适的症状,应咨询医生以便暂时或长期减小剂量。

2.个别病例可能出现诸如红斑、皮疹和荨麻疹等皮肤过敏反应。

（五）禁忌

1.对本品过敏者禁用。

2.糖尿病昏迷及昏迷前期、酸中毒或酮症患者禁用。

3.有明显消化和吸收障碍的慢性胃肠功能紊乱患者禁用。

4.患有由于肠胀气而可能恶化的疾患的患者禁用。

5.严重肾功能损害的患者禁用。

6.儿童、18 岁以下青少年、妊娠期妇女及哺乳期妇女禁用。

（六）注意事项

1.患者应遵医嘱调整剂量。

2.如果患者在服药 4～8 周后疗效不明显,可以增加剂量。如果患者坚持严格的糖尿病饮食仍有不适时,就不能再增加剂量,有时还需要适当减少剂量,平均剂量为每次 0.1g,每日 3 次。

3.个别患者,尤其是在使用大剂量时会发生无症状的肝酶升高,故应考虑在用药的前 6～12 个月监测肝酶的变化。停药后肝酶值会恢复正常。

4.如出现低血糖,应使用葡萄糖纠正(单糖),而不宜使用蔗糖等双糖类进行治疗。

（七）药物相互作用

1.与磺酰脲类药物、二甲双胍或胰岛素一起使用时,血糖可能下降至低血糖的水平,需减少磺酰脲类药物、二甲双胍或胰岛素的剂量。

2.服用本品期间,避免同时服用抗酸剂、消胆胺、肠道吸附剂和消化酶类剂,以免影响本品的疗效。

十四、伏格列波糖

（一）药理作用

本品为口服降血糖药,选择性抑制小肠壁细胞双糖类水解酶 α－葡萄糖苷酶的活性,延缓摄入的糖类的降解,延迟双糖水解、糖分的消化和吸收,从而使餐后血糖水平降低。

（二）适应证

改善糖尿病餐后高血糖。适用于经饮食控制、体育锻炼未取得明显效果时,或者除饮食疗法、运动疗法外还用口服降血糖药物或胰岛素制剂仍不能满意控制血糖的患者。

（三）用法用量

通常每次 0.2mg,一日 3 次,餐前口服,服药后即刻进餐。若疗效不明显,可增至每次 0.3mg。

（四）不良反应

1.严重的不良反应

低血糖,有时出现腹部胀满、肠排气增加等,偶尔出现肠梗阻、急性重型肝炎、严重肝功能障碍或黄疸等。

2.其他不良反应

腹泻、软便、肠鸣、腹痛、便秘、食欲匮乏、恶心、呕吐、胃灼热、口腔炎、口渴、味觉异常、肠壁囊样积气症、皮疹、瘙痒、光敏感、头痛、眩晕、蹒跚、贫血、血小板减少、麻痹、颜面水肿、蒙眬眼、发热感、倦怠感、乏力感、高钾血症、血清淀粉酶上升、高密度脂蛋白降低、发汗、脱毛等。

(五)禁忌

1.严重酮症、糖尿病昏迷或昏迷前的患者禁用。

2.严重感染、于术前后或严重创伤的患者禁用。

3.对本品过敏者禁用。

(六)注意事项

1.有腹部手术史或肠梗阻史、伴有消化和吸收障碍的慢性肠道疾病、勒姆里尔德(Roem-held)综合征、重度疝、大肠狭窄和溃疡、严重肝肾功能障碍及正在服用其他降血糖药物的患者慎用。

2.服药期间应定期监测血糖。

3.如出现低血糖,应使用葡萄糖纠正,而不宜使用蔗糖。

(七)药物相互作用

1.合其他用降血糖药物(如磺酰胺类及磺酰脲类药物、双胍类药物、胰岛素制剂、胰岛素增敏剂)时,应考虑发生低血糖的可能性,慎重地从低剂量开始给药。

2.与β受体阻滞剂、水杨酸制剂、单胺氧化酶抑制剂、氯贝丁酯类血脂调节药、华法林等合用时,可增强本药的降血糖作用。

3.与肾上腺素、肾上腺皮质激素、甲状腺激素等合用时,本药的降血糖作用减弱。

十五、依帕司他

(一)药理作用

本品为醛糖还原酶的非竞争性抑制剂,可逆地抑制与糖尿病性并发症的发病机制相关的多元醇代谢中葡萄糖转化为山梨醇的醛糖还原酶而发挥作用,能显著改善患者的自觉症状和神经功能障碍,提高其运动神经传导速度和自主神经机能。

(二)适应证

用于预防改善和治疗糖尿病并发的末梢神经障碍(麻木感、疼痛)、振动感觉异常及心搏异常。

(三)用法用量

成人通常每次 50mg,一日 3 次,饭前口服。随年龄及症状适当增减。

(四)不良反应

1.过敏

偶见红斑、水泡、皮疹、瘙痒。

2.肝脏

偶见胆红素、GPT(ALT)、GOT(AST)、γ-GPT(GGT)升高。

3. 消化系统

偶见腹泻、恶心、呕吐、腹痛、食欲匮乏、腹部胀满感、胃部不适。

4. 肾脏

偶见肌酐升高。

5. 其他

极少见眩晕、头晕、颈痛、乏力、嗜睡、水肿、肿痛、四肢痛感、麻木、脱毛。

(五)禁忌

1. 对本药过敏者禁用。

2. 妊娠及哺乳期妇女禁用。

(六)注意事项

1. 服用本品后,尿液可能呈现褐红色,此为正常现象,因此有些检测项目中可能会受到影响。

2. 连续服用本品12周无效的患者应考虑改换其他疗法。

3. 偶见肌酐、胆红素及氨基转移酶升高等,应定期检查肝功能。肝肾功能不全者慎用。

(七)药物相互作用

尚不明确。

十六、硫辛酸

(一)药理作用

本品可降低神经组织的脂质氧化,阻止蛋白质的糖基化,且可抑制醛糖还原酶,因而可阻止葡萄糖或半乳糖转化为山梨醇,所以 α−硫辛酸可以防止糖尿病、控制血糖及防止因高血糖造成的神经病变。

(二)适应证

糖尿病周围神经病变引起的感觉异常。

(三)用法用量

每天250～600mg,加入生理盐水中静脉滴注。

(四)不良反应

1. 静脉滴注过快偶可出现头胀和呼吸困难,但可自行缓解。

2. 极个别患者使用本品后,出现抽搐、复视、紫癜以及由于血小板功能异常引起的出血倾向。

(五)禁忌

1. 对本药过敏者禁用。

2. 新生儿、孕妇及哺乳期妇女禁用。

(六)注意事项

1. 本品不能与葡萄糖溶液、格林氏溶液及所有可能与巯基或二硫键起反应的溶液配伍使用。

2. 在治疗糖尿病神经周围病变的同时,对糖尿病本身的控制也是必需的。

3. 由于本品活性成分对光敏感,因此应在使用前才将安瓿从盒内取出。

(七)药物相互作用

1.对顺铂有抑制作用,避免合用。

2.与抗糖尿病药合用,降血糖作用增强,发生低血糖症的危险增加。

十七、沙格列汀

(一)其他名称

安立泽、Onglyza。

(二)药理作用

本品可升高患者体内内源性胰高血糖素样肽－1(GLP－1)和葡萄糖依赖性促胰岛素释放多肽的水平,刺激胰腺产生葡萄糖依赖性胰岛素分泌,抑制胰高血糖素分泌,延迟胃排空,从而有效降低糖化血红蛋白和餐后血糖,且不影响体重,没有明显的低血糖风险。同时,沙格列汀还能减少胰岛 β 细胞的凋亡,有望从根本上遏制 2 型糖尿病的进程。因此,沙格列汀能有效降糖且低血糖发生风险低,并具有潜在心血管保护作用。

(三)适应证

用于成年 2 型糖尿病患者膳食和运动辅助治疗改善血糖控制。

(四)用法用量

口服,2.5mg 或 5mg,每天 1 次,不考虑进餐。对中度或严重肾功能损伤或末期肾病患者建议每天 1 次,每次 2.5mg。用强 CYP3A4/5 抑制剂如酮康唑患者每天 1 次,每次 2.5mg。

(五)不良反应

1.诱发头痛症状,发生率低,一般不足 5%,且持续时间短,随着用药的继续而逐渐耐受,可使头痛症状自行缓解。

2.本品可增加患者上呼吸道感染和尿路感染的危险,故患者在用药期间要注意御寒保暖,避免过度劳累和淋雨,并注意多喝水,少吃刺激性食物。

3.用本品前及用本品后定期评价肾功能。

(六)注意事项

胰岛素促分泌药(如磺脲类)会引起低血糖,所以当联用时,可能需要较低剂量胰岛素促分泌药,以减低发生低血糖的风险。

(七)药物相互作用

1.本品可与二甲双胍联合应用,二者之间具有互补作用。二甲双胍主要通过降低肝葡萄糖合成,改善胰岛素敏感性而调节血糖;而沙格列汀则是通过延缓肠促胰岛素失活,促进胰岛素释放,减少胰高血糖素释放和改善胰岛 β 细胞对葡萄糖的反应而调节血糖。二者联用可增强降糖疗效,改善胰岛 β 细胞功能,提高血糖达标率。

2.每日 1 次(5mg)的小剂量沙格列汀还可与磺脲类降糖药联合应用。与磺脲类药物合用具有两个方面的改善效应:一是沙格列汀通过升高内源性 GLP－1 水平,促进胰岛素合成和释放,达到改善胰岛 β 细胞功能的效应,从而增强磺脲类的最大促胰岛素释放作用;二是减少磺脲类降糖药相关的不良事件,如潜在胰岛 β 细胞毒性、体重增加和低血糖危险性升高等,有助于提高用药安全性,以改善磺脲类降糖药的临床应用之弊端。

第五节 甲状腺激素类药物

一、甲状腺粉

(一)其他名称

干甲状腺。

(二)药理作用

本品为甲状腺激素药,主要成分甲状腺激素包括甲状腺素(T_4)和三碘甲状腺原氨酸(T_3)两种。有促进分解代谢(产热作用)和合成代谢的作用,对人体正常代谢及生长发育有重要影响,对婴幼儿中枢神经的发育甚为重要。甲状腺激素的基本作用是诱导新生蛋白质包括特殊酶系的合成,调节蛋白质、糖类和脂肪三大物质,以及水、盐和维生素的代谢。由于甲状腺激素诱导细胞膜 Na^+-K^+ 泵的合成并增强其活力,使能量代谢增强。甲状腺激素(主要是 T_3)与核内特异性受体相结合,后者发生构型变化,形成二聚体,激活受体与 DNA 上特异的序列,从而调控基因(甲状腺激素的靶基因)的转录和表达,促进新的蛋白质(主要为酶)的合成。

(三)适应证

用于各种原因引起的甲状腺功能减退症。

(四)用法用量

1.成人常用量

口服,开始为每日 10～20mg,逐渐增加,维持量一般为每日 40～120mg,少数患者需每日 160mg。

2.婴儿及儿童完全替代量

1 岁以内 8～15mg;1～2 岁 20～45mg;2～7 岁 45～60mg;7 岁以上 60～120mg。开始剂量应为完全替代剂量的 1/3,逐渐加量。由于本品 T_3、T_4 的含量及两者比例不恒定,在治疗中应根据临床症状及 T_3、T_4、TSH 检查调整剂量。

(五)不良反应

如用量适当无任何不良反应。使用过量则引起心动过速、心悸、心绞痛、心律失常、头痛、神经质、兴奋、不安、失眠、骨骼肌痉挛、肌无力、震颤、出汗、潮红、怕热、腹泻、呕吐、体重减轻等类似甲状腺功能亢进症的症状。减量或停药可使所有症状消失。

(六)禁忌

1.对本药过敏者禁用。

2.心绞痛、冠心病和快速型心律失常者禁用。

(七)注意事项

1.动脉硬化、心功能不全、糖尿病、高血压患者慎用。

2.病程长、病情重的甲状腺功能减退症或黏液性水肿患者使用本类药应谨慎小心,开始用小剂量,以后缓慢增加直至生理替代剂量。

3.伴有垂体前叶功能减退症或肾上腺皮质功能不全患者应先服用糖皮质激素,肾上腺、皮质功能恢复正常后再用本类药。

4. FDA 对本药的妊娠安全性分级为 A 级。

(八)药物相互作用

1. 糖尿病患者服用甲状腺激素应视血糖水平适当增加胰岛素或降糖药剂量。

2. 甲状腺激素与抗凝剂如双香豆素合用时,后者的抗凝作用增强,可能引起出血。应根据凝血酶原时间调整抗凝药剂量。

3. 本类药与三环类抗抑郁药合用时,两类药的作用及毒副作用均有所增强,应注意调整剂量。

4. 服用雌激素或避孕药者,因血液中甲状腺素结合球蛋白水平增加,合用时甲状腺激素剂量应适当调整。

5. 考来烯胺或考来替泊可以减弱甲状腺激素的作用,两类药配伍用时,应间隔 4～5h 服用,并定期测定甲状腺功能。

6. β受体阻滞剂可减少外周组织 T_4 向 T_3 的转化,合用时应注意。

二、碘塞罗宁

(一)其他名称

三碘甲状腺原氨酸、甲碘安。

(二)药理作用

为人工合成的三碘甲状腺原氨酸钠,作用与甲状腺素相似,而效力为甲状腺素的 3～5 倍。

(三)适应证

用于黏液性水肿及其他严重甲状腺功能不足状态,还可用作甲状腺功能诊断药。

(四)用法用量

1. 成人

口服,开始为每日 10～20μg,分 2～3 次口服,每 1～2 周递增 15～20μg,直至甲状腺功能恢复正常,维持量一般为每日 25～50μg。

2. 婴儿及儿童完全替代量

体重在 7kg 以下者开始时一日 2.5μg,7kg 以上一日 5μg,以后每隔一周,用量增加,维持量为一日 15～20μg,分 2～3 次口服。

3. 三碘甲状腺原氨酸抑制试验

摄[131]碘高患者一日口服 80μg,分 3 次服用,共 6d,重复做摄[131]I 碘试验。

(五)不良反应

如用量适当无任何不良反应。使用过量则引起心动过速、心悸、心绞痛、心律失常、头痛、神经质、兴奋、不安、失眠、骨骼肌痉挛、肌无力、震颤、出汗、潮红、怕热、腹泻、呕吐、体重减轻等类似甲状腺功能亢进症的症状。减量或停药可使所有症状消失。

(六)禁忌

1. 对本药过敏者禁用。

2. 心绞痛、冠心病和快速型心律失常者禁用。

（七）注意事项

1.动脉硬化、心功能不全、糖尿病高血压患者慎用。

2.病程长、病情重的甲状腺功能减退症或黏液性水肿患者使用本类药应谨慎小心，开始用小剂量，以后缓慢增加，直至生理替代剂量。

3.伴有垂体前叶功能减退症或肾上腺皮质功能不全患者应先服用糖皮质激素，俟肾上腺皮质功能恢复正常后再用本类药。

（八）药物相互作用

1.糖尿病患者服用甲状腺激素应视血糖水平适当增加胰岛素或降糖药剂量。

2.甲状腺激素与抗凝剂如双香豆素合用时，后者的抗凝作用增强，可能引起出血。应根据凝血酶原时间调整抗凝药剂量。

3.本类药与三环类抗抑郁药合用时，两类药的作用及毒副作用均有所增强，应注意调整剂量。

4.服用雌激素或避孕药者，因血液中甲状腺素结合球蛋白水平增加，合用时甲状腺激素剂量应适当调整。

5.考来烯胺或考来替泊可以减弱甲状腺激素的作用，两类药配伍用时，应间隔 4～5h 服用，并定期测定甲状腺功能。

三、左甲状腺素

（一）药理作用

甲状腺激素类药。为人工合成的四碘甲状腺原氨酸钠，在体内转变成三碘甲状腺原氨酸（T_3）而活性增强，具有维持人体正常生长发育、促进代谢、增加产热和提高交感一肾上腺系统感受性等作用。

（二）适应证

1.各种原因的甲状腺功能低下的替代治疗。

2.预防甲状腺肿手术后甲状腺肿复发。

3.治疗甲状腺功能正常的良性甲状腺肿。

4.抗甲状腺药物治疗甲亢后，甲状腺功能正常时和抗甲状腺药物合用。

5.甲状腺癌手术后，防止甲状腺癌复发和补充体内缺乏的甲状腺激素。

6.甲状腺功能抑制试验。

（三）用法用量

1.口服治疗甲状腺功能减退症

（1）成人一般最初每日用 25～50μg，最大量不超过 100μg，可每隔 2～4 周增加 25μg，直至维持正常代谢为止。一般维持剂量为 75～125μg/d，高龄患者、心功能不全者及严重黏液性水肿患者开始剂量每日 12.5～25μg，可每 2～4 周递增 25μg，不必要求达到完全替代剂量，一般每日 75～100μg 即可。

（2）婴儿及儿童 6 个月以内 6～8μg/kg，6～12 个月 1～5 岁 5μg/kg，6～12 岁 4μg/kg。开始时应用完全替代量的 1/3～1/2，以后每 2 周逐渐增量。

2.静脉注射适用于黏液性水肿昏迷，首次剂量宜较大，200～400μg，以后每日 50～100μg，直到患者清醒改为口服。

3.防止甲状腺手术后甲状腺肿复发每天服 75～200μg。作为辅助治疗与抗甲状腺药物合用时,剂量为每天 50～100μg。

4.甲状腺癌手术后患者:剂量为每天 150～300pμg。

5.甲状腺功能抑制试验:每天口服 200μg,共服 14d,可容许个别患者的剂量略有增减。

(四)不良反应

如用量适当无任何不良反应。剂量过大的表现有心绞痛、心律失常、心悸、腹泻、呕吐、震颤、兴奋、头痛、不安、失眠、多汗、潮红、体重减轻、骨骼肌痉挛等,通常在减少用量或停药数日后,上述表现消失。

(五)禁忌

1.对本品过敏者禁用。

2.患有非甲状腺功能低下性心力衰竭、快速性心律失常和近期出现心肌梗死者禁用。

(六)注意事项

1.老年人、心血管疾病患者及有心肌缺血或糖尿病者慎用。

2.垂体功能减低或肾上腺皮质功能减退者,如需补充甲状腺制剂,在给左甲状腺素钠以前数日应先用肾上腺皮质激素。

3.本品服用几周后才达到最大疗效,停药后药物作用仍能存在几周。

4.FDA 对本药的妊娠安全性分级为 A 级。

(七)药物相互作用

1.左甲状腺素钠会增加抗凝剂作用。

2.左甲状腺素钠会升高血中苯妥英钠水平。

3.抗惊厥药如卡马西平和苯妥英钠加快左甲状腺素钠代谢,可将甲状腺素从血浆蛋白中置换出来。

4.本品与强心苷一起使用,需相应调整强心苷用量。

5.左甲状腺素钠会增加拟交感神经药物的作用。

6.左甲状腺素钠可增加儿茶酚胺受体敏感性,因此会增强三环抗抑郁药的作用。

7.消胆胺减少左甲状腺素钠吸收,同时用口服避孕药,需增加本品用量。

第六节　抗甲状腺药物

一、丙硫氧嘧啶

(一)其他名称

丙基硫氧嘧啶。

(二)药理作用

抗甲状腺药物。其作用机理是抑制甲状腺内过氧化物酶,从而阻止甲状腺内酪氨酸碘化及碘化酪氨酸的缩合,从而抑制甲状腺素的合成。同时,在外周组织中抑制 T_4 变为 T_3,使血

清中活性较强的 T_3 含量较快降低。

(三)适应证

1.用于各种类型的甲状腺功能亢进症,尤其适用于:①病情较轻、甲状腺轻至中度肿大患者。②青少年及儿童、老年患者。③甲状腺手术后复发,又不适于放射性31碘治疗者。

2.手术前准备。

3.甲状腺危象的治疗。

4.作为^{131}碘放疗的辅助治疗。

(四)用法用量

1.成人甲亢

口服常用量一次 50～100mg,一日 150～300mg;极量,一次 200mg,一日 600mg。待症状缓解后,改用维持量一日 25～80mg,视病情调整。小儿开始剂量每日按体重 4mg/kg,分次口服,维持量酌减。

2.甲状腺危象

一日 400～800mg,分 3～4 次服用,疗程不超过 1 周,作为综合治疗措施之一。

3.甲亢的术前准备

术前服用本品每次 100mg,一天 3～4 次,使甲状腺功能恢复到正常或接近正常。

(五)不良反应

大多发生在用药的头 2 个月。

1.常见有头痛、眩晕、关节痛、唾液腺和淋巴结肿大以及胃肠道反应;也有皮疹、药热等过敏反应,有的皮疹可发展为剥落性皮炎。个别患者可致黄疸和中毒性肝炎。

2.严重不良反应为血液系统异常,轻度的有白细胞减少,严重的有粒细胞缺乏症及再生障碍性贫血,故用药期间应定期检查血常规,白细胞数低于 $4×10^9/L$ 或中性粒细胞低于 $1.5×10^9/L$ 时,应按医嘱停用或调整用药。

(六)禁忌

1.对本药或其他硫脲类药物过敏者禁用。

2.严重肝功能损害、白细胞严重缺乏、结节性甲状腺肿伴甲状腺功能亢进及甲状腺癌者禁用。

3.哺乳期妇女禁用。

(七)注意事项

1.应定期检查血常规及肝功能。

2.对诊断的干扰可使凝血酶原时间延长,AST、ALT、ALP、胆红素升高。

3.外周血白细胞偏低、肝功能异常患者慎用。

4.本药与其他硫脲类抗甲状腺药之间存在交叉过敏现象。

5.FDA 对本药的妊娠安全性分级为 D 级。

(八)药物相互作用

1.本品与口服抗凝药合用可致后者疗效增加。

2.磺胺类、对氨基水杨酸、保泰松、巴比妥类、酚妥拉明、妥拉唑林维生素 B_{12}、磺酰脲类等都有抑制甲状腺功能和致甲状腺肿大的作用,故合用本品需注意。

3.高碘食物或药物的摄入可使甲亢病情加重,使抗甲状腺药需要量增加或用药时间延长,故在服用本品前应避免服用碘剂。

二、甲巯咪唑

(一)其他名称

他巴唑。

(二)药理作用

本品为硫脲类抗甲状腺药物。其作用机制是抑制甲状腺内过氧化物酶,从而阻碍甲状腺内碘化物的氧化及酪氨酸的偶联,阻碍甲状腺素(T_4)和三碘甲状腺原氨酸(T_3)的合成。动物实验观察到本品可抑制 B 淋巴细胞合成抗体,降低血液循环中甲状腺刺激性抗体的水平,使抑制性 T 细胞功能恢复正常。

(三)适应证

1.用于各种类型的甲状腺功能亢进症,尤其适用于:①病情较轻、甲状腺轻至中度肿大患者。②青少年及儿童、老年患者。③甲状腺手术后复发,又不适于放射性[131]碘治疗者。

2.手术前准备。

3.作为[131]碘放疗的辅助治疗。

(四)用法用量

1.成人

开始剂量一般为一日 30mg,可按病情轻重调节为 15～40mg,一日最大量 60mg,分次口服。病情控制后,逐渐减量,每日维持量 5～15mg,疗程一般 18～24 个月。

2.小儿

开始时剂量为每天 0.4mg/kg,分次口服。维持量约减半或根据病情决定。

(五)不良反应

较多见皮疹或皮肤瘙痒及白细胞减少;较少见严重的粒细胞缺乏症;可能出现再生障碍性贫血;还可能致味觉减退、恶心、呕吐、上腹部不适、关节痛、头晕头痛、脉管炎、红斑狼疮样综合征。罕致肝炎、间质性肺炎、肾炎和累及肾脏的血管炎,少见血小板减少、凝血酶原减少或凝血因子Ⅶ减少。

(六)禁忌

1.对本药或其他硫脲类药物过敏者禁用。

2.严重肝功能损害、白细胞严重缺乏、结节性甲状腺肿伴甲状腺功能亢进及甲状腺癌者禁用。

3.哺乳期妇女禁用。

(七)注意事项

1.服药期间宜定期检查血常规。

2.孕妇、肝功能异常、外周血白细胞数偏低者应慎用。FDA 对本药的妊娠安全性分级为 D 级。

3.对诊断的干扰:甲巯咪唑可使凝血酶原时间延长,并使血清碱性磷酸酶、门冬氨酸氨基转移酶和丙氨酸氨基转移酶增高。还可能引起血胆红素及血乳酸脱氢酶升高。

（八）药物相互作用

1. 与抗凝药合用,可增强抗凝作用。

2. 高碘食物或药物的摄入可使甲亢病情加重,使抗甲状腺药需要量增加或用药时间延长,故在服用本品前避免服用碘剂。

3. 磺胺类、对氨基水杨酸、保泰松、巴比妥类、酚妥拉明、妥拉唑林、维生素 B_{12}、磺酰脲类等都有抑制甲状腺功能和甲状腺肿大的作用,故合用本品需注意。

三、卡比马唑

（一）其他名称

甲亢平。

（二）药理作用

本品在体内逐渐水解,游离出甲巯咪唑而发挥作用,因此作用同甲巯咪唑。作用开始较快,维持时间较长。

（三）适应证

1. 用于各种类型的甲状腺功能亢进症,尤其适用于:①病情较轻、甲状腺轻至中度肿大患者。②青少年及儿童、老年患者。③甲状腺手术后复发,又不适于放射性[131]碘治疗者。

2. 手术前准备。

3. 作为[131]碘放疗的辅助治疗。

（四）用法用量

1. 成人

开始剂量为一日 30mg,可按病情轻重调节为每日 15～40mg,一日最大量 60mg,分次口服。病情控制后,逐渐减量,每日维持量 5～15mg,疗程一般 12～18 个月。

2. 小儿

开始时剂量为每天 0.4mg/kg,分次口服。维持量约减半或根据病情决定。

（五）不良反应

较多见皮疹或皮肤瘙痒及白细胞减少;较少见严重的粒细胞缺乏症;可能出现再生障碍性贫血;还可能致味觉减退、恶心、呕吐、上腹部不适、关节痛、头晕头痛、脉管炎、红斑狼疮样综合征。罕致肝炎、间质性肺炎、肾炎和累及肾脏的血管炎,少见血小板减少、凝血酶原减少或凝血因子Ⅶ减少。

（六）禁忌

1. 对本药或其他硫脲类药物过敏者禁用。

2. 严重肝功能损害、白细胞严重缺乏、结节性甲状腺肿伴甲状腺功能亢进及甲状腺癌者禁用。

3. 哺乳期妇女禁用。

（七）注意事项

同甲巯咪唑。

(八)药物相互作用

同甲巯咪唑。

四、碘和碘化物

(一)药理作用

补碘药。碘化物可因剂量不同而对甲状腺功能产生两方面的影响。

1. 防治地方性(单纯性)甲状腺肿时,给予小剂量碘制剂,作为供给碘原料以合成甲状腺素,纠正原来垂体促甲状腺素分泌过多,而使肿大的甲状腺缩小。

2. 大剂量碘剂作为抗甲状腺药暂时控制甲状腺功能亢进症。这可能通过抑制甲状腺球蛋白水解酶,阻止游离甲状腺激素释放入血,作用快而强,但不持久。短暂地抑制甲状腺激素合成,连续给药后抑制作用又可消失,导致甲亢症状更剧。故仅用于甲状腺危象,以迅速改善症状,且必须同时配合应用硫脲类药物。

大剂量碘剂亦可对抗垂体的促甲状腺素作用,使甲状腺组织缩小变硬及血管减少,以利于手术。此种作用在用药 2 周达到高峰,故甲亢患者宜于手术前先服一段时间的硫脲类药物,使症状和基础代谢率基本控制后,术前 2 周开始用药。用药后还可以改善突眼症状,减慢心率,降低代谢率。

(二)适应证

1. 地方性甲状腺肿的预防与治疗。

2. 甲状腺功能亢进症手术前准备及甲状腺危象的治疗。

(三)用法用量

1. 预防地方性甲状腺肿

剂量根据当地缺碘情况而定,一般每日 $100\mu g$ 即可。

2. 治疗地方性甲状腺肿

早期患者口服碘化钾每日 15mg,20d 为一疗程,隔 3 个月再服一疗程。或口服复方碘溶液,每日 $0.1\sim0.5mL$,2 周为一疗程。

3. 治疗甲状腺危象

首剂用复方碘口服溶液 3.6mL,以后每 6h 口服 $1.8\sim2.7mL$。

4. 甲状腺功能亢进症手术前准备

于术前 2 周服复方碘口服溶液,一日 3 次,每次从 5 滴逐日增至 15 滴。

(四)不良反应

1. 少数对碘过敏患者,在服药后立即或数小时后可出现血管性水肿,表现为上肢、下肢、颜面部、口唇、舌或喉部水肿,也可出现皮肤红斑或风团、发热,不适。

2. 长期服用可出现口腔及咽喉部烧灼感、流涎、口中金属味、齿龈疼痛、胃部不适、剧烈头痛等碘中毒症状;也可出现高钾血症,表现为神志模糊、心律失常、手足麻木刺痛、下肢沉重无力。罕见关节疼痛、嗜酸性粒细胞增多、淋巴结肿大、腹泻、恶心、呕吐、胃痛、动脉周围炎等。

(五)禁忌

1. 对碘过敏者禁用。

2. 孕妇、哺乳期妇女及婴幼儿禁用。

（六）注意事项

1. 浓碘液可致唾液腺肿胀、触痛，口腔、咽喉部烧灼感，口中金属味，齿和齿龈疼痛，唾液分泌增加，因此有口腔疾病患者慎用。

2. 急性支气管炎、肺结核、高钾血症、甲状腺功能亢进、肾功能受损者慎用。

3. 应用本品能影响甲状腺功能，或影响甲状腺吸碘率的测定与甲状腺核素扫描显像结果，这些检查均应安排在应用本品前进行。

（七）药物相互作用

1. 与抗甲状腺药物合用，可能致甲状腺功能低下和甲状腺肿大。

2. 与血管紧张素转化酶抑制剂或保钾利尿剂合用时，易致高钾血症，应监测血钾水平。

3. 与锂盐合用时，可能引起甲状腺功能减退和甲状腺肿大。

4. 与^{131}碘合用时，将减少甲状腺组织对^{131}碘的摄取。

第七节　抗骨质疏松药

一、阿仑磷酸钠

（一）其他名称

福善美。

（二）药理作用

本品为第三代氨基二磷酸盐类骨代谢调节剂，为氨基二磷酸盐，与骨内羟磷灰石有强亲和力。能进入骨基质羟磷灰石晶体中，当破骨细胞溶解晶体，药物被释放，能抑制破骨细胞活性，并通过成骨细胞间接起抑制骨吸收作用其特点是抗骨吸收活性强，无骨矿化抑制作用。

（三）适应证

用于治疗绝经后妇女的骨质疏松症，以预防髋部和脊柱骨折（椎骨压缩性骨折），也适用于男性骨质疏松症以增加骨量。

（四）用法用量

口服，每日一次 10mg，或每周一次 70mg，早餐前 30min 用至少 200mL，白开水送服，不要咀嚼或吮吸药片。

（五）不良反应

服药后耐受性良好，少数患者可见胃肠道反应，如恶心、腹胀、腹痛等，偶有头痛、骨骼肌疼痛等，罕见皮疹及红斑。

（六）禁忌

1. 食道动力障碍，如食道迟缓不能、食道狭窄者禁用。

2. 严重肾功能不全者禁用。

3. 骨软化症患者禁用。

4. 对本品和其他二磷酸盐类过敏、明显低钙血症者禁用。

4. 妊娠、哺乳期妇女及儿童禁用。

(七)注意事项

1.早餐前至少 30min 用 200mL 温开水送服,用药后至少 30min 方可进食。

2.与橘子汁和咖啡同时服用会显著影响本品的吸收。

3.在服用本品前后 30min 内不宜饮用牛奶、奶制品和含较多钙的饮料。服药后立即卧床有可能引起食道刺激或溃疡性食管炎。

4.胃肠道功能紊乱、胃炎、食道不适、十二指肠炎、溃疡病患者慎用。

5.轻、中度肾功能异常患者慎用。

6.开始使用本品治疗前,必须纠正钙代谢和矿物质代谢紊乱、维生素 D 缺乏和低钙血症。补钙剂、抗酸剂和一些口服药剂很可能妨碍本品的吸收,因此,服用本品后应至少推迟半小时再服用其他药物。

7.如食物中摄入不足,所有骨质疏松患者都应补充钙和维生素 D。

(八)药物相互作用

1.抗酸药和导泻剂因常含钙或其他金属离子如镁、铁等而会影响本药吸收。

2.与氨基糖苷类合用会诱发低钙血症。

二、降钙素

(一)其他名称 鲑鱼降钙素、鳗鱼降钙素、依降钙素。

(二)药理作用

本品为参与钙及骨质代谢的一种多肽类激素,具有 32 个氨基酸。具有以下作用:①直接抑制破骨细胞活性,从而抑制骨盐溶解,阻止钙由骨释出,而骨骼对钙的摄取仍在进行,因而可降低血钙。可对抗甲状旁腺素促进骨吸收的作用并使血磷降低。②抑制肾小管对钙和磷的重吸收,使尿中钙和磷的排泄增加,血钙也随之下降。③可抑制肠道转运钙。④有明显的镇痛作用,对肿瘤骨转移、骨质疏松所致骨痛有明显治疗效果。

(三)适应证

1.绝经后骨质疏松症以及老年性骨质疏松症。

2.乳腺癌、肺癌、肾癌、骨髓瘤和其他恶性肿瘤骨转移所致的高钙血症。

3.各种骨代谢疾病所致的骨痛。

4.甲状旁腺机能亢进症、缺乏活动或维生素 D 中毒(包括急性或慢性中毒)导致的变应性骨炎。

5.Paget 病。

6.高钙血症和高钙血症危象。

(四)用法用量

1.骨质疏松症

(1)皮下或肌内注射:每日 50～100U,或隔日 100U。

(2)鼻内用药:每次 100U,每日 1～2 次;或每次 50U,每日 2～4 次;或隔日 200U。12 周为一疗程。为防止骨质进行性丢失,治疗期间根据病情,每日服钙元素 0.5～1g,维生素 D 400单位。

2.高钙血症

(1)高钙血症危象的紧急处理:每日 5～10U/kg,溶于 500mL 生理盐水中,静脉滴注至少6h,或每日剂量分 2～4 次缓慢静脉注射,同时补充液体。

(2)慢性高钙血症:每日 5～10U/kg,1 次或分 2 次皮下或肌内注射。如果注射的剂量超过 2mL,取多个部位注射。也可每日 200～400U,分数次鼻内给药。

3.Paget 病

(1)皮下或肌内注射:每日 100U,临床和体征改善之后,可隔日或每日注射 50U,必要时每日剂量可增至 200U。

(2)鼻内给药:每次 100U,每日 2 次;或每次 50U,每日 4 次。少数病例可能需要每次200U,每日 2 次。

4.痛性神经营养不良症

(1)皮下或肌内注射,每日 100U,持续 2～4 周,然后每周 3 次,每次 100U,维持 6 周以上。

(2)鼻内给药:每日 200U,分 2～4 次给药,持续 2～4 周,然后每周 3 次,每次 200U,维持 6周以上。

(五)不良反应

1.可出现恶心、呕吐、头晕、轻度的面部潮红伴发热感,常常自发性消退。这些不良反应与剂量有关。静脉注射比肌内注射或皮下注射给药更常见。

2.在罕见的病例中,可导致过敏反应,包括注射部位的局部反应和全身性皮肤反应。个别过敏反应可导致心动过速,低血压和虚脱。

3.其他的不良反应有皮疹、腹痛、头痛、发冷、胸压迫感、虚弱、头昏、鼻塞、气短、眼痛、尿频、下肢水肿等。

4.长期用药亦可见药物失效,停止用药后,降钙素的治疗反应可恢复。

(六)禁忌

1.对降钙素过敏者禁用。

2.14 岁以下儿童、妊娠及哺乳期妇女禁用。

(七)注意事项

1.过敏体质者、有支气管哮喘或病史者、肝功能异常者慎用。

2.长期卧床治疗的患者,每日需检查血液生化指标和肾功能。

3.治疗过程中如出现耳鸣、眩晕、哮喘应停用。

4.变形性骨炎及有骨折史的慢性疾病患者,应根据血清碱性磷酸酶及尿羟脯氨酸排出量决定停药或继续治疗。

(八)药物相互作用

1.抗酸药和导泻剂因常含钙或其他金属离子如镁、铁而影响本药吸收。

2.与氨基糖苷类合用会诱发低钙血症。

三、雷奈酸锶

(一)其他名称

欧思美。

(二)药理作用

本品具有双重药理作用:一方面在成骨细胞富集的组织中,增加胶原蛋白与非胶原蛋白的合成,通过增强前成骨细胞的增生而促进成骨细胞介导的骨形成。另一方面,能剂量依赖地抑制前破骨细胞的分化,从而抑制破骨细胞介导的骨吸收。此外,本品还可增加骨小梁的质量、数量和厚度,从而改善骨强度。

(三)适应证

治疗绝经后骨质疏松症以降低椎体和髋部骨折的危险性。

(四)用法用量

每日口服 1 次,1 次 2g(1 袋),空腹或睡前服用。

(五)不良反应

1. 至要不良反应包括头痛、恶心、腹泻、稀便、皮炎、湿疹等。

2. 偶有严重的超敏反应综合征,特别是伴有嗜酸性粒细胞增多和全身症状的药物疹。发病时间一般为 3～6 周,大多数情况下停止使用本品和开始皮质激素治疗后结果良好,但恢复缓慢。

(六)禁忌

1. 对本品过敏者禁用。

2. 儿童、妇女及哺乳期妇女禁用。

(七)注意事项

1. 肾功能损害患者慎用。

2. 在Ⅲ期安慰剂对照研究中,雷奈酸锶的治疗与静脉血栓包括肺栓塞的年发生率升高有关,尚不清楚其中的原因。

3. 锶干扰对血和尿钙浓度的比色法测定,因此在医疗工作中应当使用诱导耦合等离子体原子发射光谱法或原子吸收光谱法,以确保精确地测定血和尿钙浓度。

4. 本品含有苯丙氨酸的原料,可能对高苯丙氨酸血症的人群有害。

(八)药物相互作用

1. 食物、牛奶和牛奶制品以及含有钙的药品降低雷奈酸锶生物利用度达 $60\%～70\%$,因此,服用本品和上述食品或药品时应当至少间隔 2h。

2. 由于二价阳离子能够与口服的四环素和喹诺酮类抗生素在胃肠道形成复合物,在服用四环素或喹诺酮类抗生素时,应当暂时停用雷奈酸锶。

四、氯屈磷酸二钠

(一)其他名称

氯甲双磷酸二钠。

(二)药理作用

本品为磷酸盐类骨代谢调节剂。主要作用于骨组织,抑制骨的吸收,其机制是防止羟磷灰石结晶溶解和直接抑制破骨细胞活性。另外,骨磷可以抑制各种不同介质的功能,从而间接降低破骨细胞的活性。骨磷对钙及骨骼矿物质具有强烈的吸附性,在一般的用药量范围内,骨磷不影响骨组织中矿物质的正常代谢过程。

(三)适应证

1.恶性肿瘤并发的高钙血症。

2.溶骨性癌转移引起的骨痛。

3.避免或延迟恶性肿瘤溶骨性骨转移。

4.各种类型骨质疏松。

(四)用法用量

1.恶性肿瘤患者

每日2.4g,分2～3次服用。对血清钙水平正常的患者,可减为每日1.6g;若伴有高钙血症,可增至每日3.2g。必须空腹服用,最好在进餐前1h。

2.早期或未发生骨痛的各类型骨质疏松症

每日0.4g,分2次服用,连用3个月为一个疗程,必要时可重复疗程。

3.严重或已发生骨痛的各类型骨质疏松症

每日1.6g,分2次服用。

4.高钙血症

每日0.3g,连用3～5d。或一次给予1.5g,静脉滴注,血钙正常后改口服。

5.变形性骨炎

每日0.3g,静脉滴注3h以上,共5d,以后改口服。

静脉滴注每天3～5mg/kg,用500ml生理盐水稀释,3～4h内输注完毕,可连续输注3～5d。

(五)不良反应

1.开始治疗时,可能会出现腹痛、腹胀和腹泻,少数情况下也会出现眩晕和疲劳,但往往随治疗的继续而消失。

2.有时可出现血清乳酸脱氢酶等肝酶水平升高、白细胞减少及肾功能异常等不良反应。

3.可使甲状旁腺素暂时性升高,血清碱性磷酸酶的水平也可能升高。

4.静脉给药剂量过高时可能引起严重的肾功能损害,尤其在输注速度过快时。

(六)禁忌

1.对本品过敏者禁用。

2.严重肾损害者、骨软化症患者禁用。

3.严重肾功能不全者和儿童禁用静脉滴注。

(七)注意事项

1.用于治疗骨质疏松症时,应根据病情决定是否需要补钙。如需要补钙,本品与钙剂应分开服用,如饭前1h服用本品,进餐时服钙剂,以免影响本品的吸收,降低疗效。

2.用药期间,对血细胞数、肝肾功能应进行监测。

3.静脉滴注给药时,一定要稀释后缓慢滴入。剂量不宜超过推荐量,在治疗前和治疗中必须有充分的水分供应。

(八)药物相互作用

1.本药可与二价金属阳离子物质如钙、镁等形成复合物,故本药与食物(如牛奶等)、抗酸剂和含二价阳离子药物合用时,会降低活性。

2.与非甾体类抗感染药同时使用,有引起肾功能不全的报道。

3.由于有增加低钙血症的危险,本品与氨基苷类同时使用时应谨慎。

五、帕米磷酸二钠

(一)其他名称

丙氨磷酸钠。

(二)药理作用

本品为双磷酸类药物,是第二代钙代谢调节药,对磷酸钙有很强的亲和性,能抑制人体异常钙化和过量吸收,减轻骨痛,降低血清碱性磷酸酶和尿羟脯氨酸的浓度,作用持久,且抑制新骨形成的作用极低。

(三)适应证

1.主要用于恶性肿瘤骨转移疼痛和高钙血症。

2.治疗和预防骨质疏松症及骨质愈合不良。

3.也用于中状旁腺功能亢进症。

(四)用法用量

1.治疗肿瘤骨转移性疼痛

临用前稀释于不含钙离子的 0.9% 生理盐水或 5% 葡萄糖注射液中,静脉缓慢滴注 4h 以上,浓度不得超过 15mg/125ml,滴速不得大于 15～30mg/2h。一次用药 30～60mg。

2.治疗高钙血症

应严格按照血钙浓度,在医生指导下酌情用药。

3.用于治疗骨质疏松症

每日 1 次,30mg 静脉滴注,连续 6 个月,改为预防量,每 3 个月静脉滴注一次 30mg,连续 2 年。

4.治疗变形性骨炎及骨质愈合不良

每日 30～60mg,连续 1～3d,或每日 30mg,连续 6 周。

5.预防癌症骨转移

每 4 周静脉滴注 30～60mg。

(五)不良反应

少数患者可出现轻度恶心、胸痛、胸闷、头晕乏力及轻微肝肾功能改变等,偶见发热反应,淋巴细胞、血小板减少及低钙血症。

(六)禁忌

1.对本品或其他双磷酸类药物过敏者禁用。

2.儿童、妊娠及哺乳期妇女禁用。

(七)注意事项

1.肾功能损伤或减退者慎用。

2.用于治疗高钙血症时,应注意同时补充液体,使每日尿量达 2L 以上。

3.使用本品过程中,应注意监测血清钙、磷等电解质及血小板数和肾功能。

4.过量或速度过快,可能引起低钙血症,出现抽搐、手指麻木症状,可适量补钙。

5.本品不得与其他种类双磷酸类药物合并使用。

6.因本品与骨结合,可干扰骨同位素扫描图像。

(八)药物相互作用

1.与降钙素联合使用,可产生协同作用,导致血清钙更为迅速降低。

2.本品不得与其他种类双磷酸类药物合并使用。

3.由于与二价阳离子可形成复合物,因此本品不得加入含钙静脉注射药物。

六、羟乙磷酸钠

(一)药理作用

本品是骨代谢调节剂,能进入骨基质羟磷灰石晶体中,当破骨细胞溶解晶体,药物被释放,能抑制破骨细胞活性,并通过成骨细胞间接起抑制骨吸收效应,防止骨质的丢失。

(二)适应证

用于原发性骨质疏松症和绝经后骨质疏松症。

(三)用法用量

口服:一次 200mg,一日 2 次,两餐间服用。

(四)不良反应

腹部不适、腹泻、呕吐、口炎、头痛、咽喉灼热感、瘙痒、皮疹等症状。

(五)禁忌

1.严重肾损害者、骨软化症患者禁用。

2.对本品过敏者禁用。

(六)注意事项

1.需间歇、周期性服药,服药 2 周后停药 11 周为一周期,然后开始第二周期,停药期间需补充钙剂及维生素 D_3。

2.在服用本品 2h 内,避免食用高钙食品(例如牛奶或奶制品)和含矿物质的维生素或抗酸药。

3.肾功能损害、消化性溃疡、肠炎等患者慎用。

4.若出现皮肤瘙痒、皮疹等过敏症状时应停止用药。

(七)药物相互作用

1.抗酸药和导泻剂因常含钙或其他金属离子如镁、铁等而会影响本药吸收。

2.与氨基糖苷类合用会诱发低钙血症。

七、雷洛昔芬

(一)其他名称

贝邦、易维特。

(二)药理作用

雷洛昔芬是一种选择性的雌激素受体调节剂,与雌激素受体结合后激活某些雌激素通路而阻断其他通路。雷洛昔芬减少骨的重吸收并可使骨转换生化指标降至绝经前范围。降低椎体骨折的发生率,保持骨量和增加骨密度。还可影响脂代谢,降低总胆固醇和 LDL 胆固醇水平,但不增加三酰甘油水平,对整个 HDL 水平也没有影响。

(三)适应证

主要用于预防绝经后妇女的骨质疏松症。

(四)用法用量

口服,每次 60mg,每日 1 次。

(五)不良反应

可见血小板数量轻度减少。偶见恶心、呕吐、腹痛和消化不良、皮疹、血压升高、头痛、氨基转移酶轻度增加。

(六)禁忌

1. 可能妊娠的妇女绝对禁用。

2. 正在或既往患有静脉血栓栓塞性疾病者,包括深静脉血栓、肺栓塞和视网膜静脉血栓者禁用。

3. 对本品过敏者禁用。

4. 肝功能减退(包括胆汁淤积)、严重肾功能减退者禁用。

5. 子宫内膜癌患者及难以解释的子宫出血者禁用。

(七)注意事项

1. 雷洛昔芬可增加静脉血栓栓塞事件的危险性。

2. 在治疗中,如发现血清总胆红素、谷氨酰转氨酶、碱性磷酸酶、ALT 和 AST 升高,应严密监测。

3. 有高三酰甘油血症病史的患者使用本品应监测血清三酰甘油水平。

4. 本品对减少血管扩张无作用,对其他与激素有关的绝经期症状也无效。

5. 只用于绝经后妇女,不适用于男性患者。

(八)药物相互作用

1. 与华法林合用可轻度缩短凝血酶原时间。

2. 对已经接受香豆素类抗凝药物的患者,本品可能改变凝血酶原时间。

八、伊班膦酸钠

(一)其他名称

艾本。

(二)药理作用

本品为第三代二膦酸盐类骨吸收抑制剂,主要通过与骨内羟磷灰石结合,抑制羟磷灰石的溶解和形成,从而产生抗骨吸收的作用。另外,本品的抗骨吸收作用可能还与直接改变骨细胞的形成,或直接抑制成骨细胞介导的细胞因子有关。

(三)适应证

伴有或不伴有骨转移的恶性肿瘤引起的高钙血症。

(四)用法用量

将本品 1～4mg 稀释于不含钙离子的 0.9% 生理盐水或 5% 葡萄糖注射液 500～750ml 中,静脉缓慢滴注,滴注时间不少于 2h。治疗前适当进行水化治疗。

（五）不良反应

1.少数患者可出现体温升高，有时也会出现类似流感的症状，如发热、寒战、类似骨骼和（或）肌肉疼痛的情况。多数情况不需专门治疗。个别病例还会出现胃肠道不适。

2.由于肾脏钙的排泄减少，常伴有血清磷酸盐水平降低（通常不需治疗）。血清钙的水平可能会降至正常以下。

（六）禁忌

1.对本品或其他二磷酸盐过敏者禁用。

2.儿童、孕妇及哺乳期妇女禁用。

3.严重肾功能不全者禁用。

（七）注意事项

1.本品不得与其他二磷酸类药物合并使用。

2.肝、肾功能损伤者慎用。

3.使用本品过程中，应注意监测血清钙、磷、镁等电解质水平及肝、肾功能。

4.有心功能衰竭危险的患者应避免过度水化治疗。

九、依普黄酮

（一）药理作用

本品为 T－异醛苷异黄酮，是合成的一种异黄酮衍生物，可增加生物激素的活性，具有雌激素的抗骨质疏松特性。其作用机制包括：直接抑制骨吸收；通过雌激素样作用增加降钙素的分泌，间接产生抗骨吸收作用；促进骨的形成。

（二）适应证

用于改善原发性骨质疏松症的症状，提高患者的骨密度。

（三）用法用量

口服，通常成人一次 200mg，一日 3 次，饭后口服。此剂量应根据年龄及患者的症状进行调整。

（四）不良反应

1.消化性溃疡、胃肠道出血

罕见出现消化性溃疡、胃肠道出血或恶化症状。当出现这种情况时，应立即停药，并给予适当的处理。故有消化道溃疡以及有消化道溃疡病史者应慎用。

2.黄疸

罕见出现黄疸，应密切观察。如有异常状况，立即停用该药，并进行适当处理。

3.过敏反应

出疹、瘙痒等症状偶见，此时应停止用药。

4.其他

可见恶心、呕吐、食欲匮乏、胃部不适、胃灼热、腹痛、腹部胀满、腹泻、便秘、口腔炎、口干、舌炎、味觉异常、眩晕、轻微头晕，罕见头痛等。

（五）禁忌

1.对本品过敏者禁用。

2.低钙血症患者禁用。

3.妊娠、哺乳期妇女儿童及青少年禁用。

（六）注意事项

1.本品的用药对象为确认为骨质疏松症的患者。

2.高龄患者宜慎用。

3.重度食道炎、胃炎、十二指肠炎、溃疡病和胃肠功能紊乱患者慎用。

4.中重度肝肾功能不全患者慎用。

5.服药期间需补钙。

6.对男性骨质疏松症无用药经验。

（七）药物相互作用

1.对摘除卵巢的动物,并用雌酮,可增强雌激素的作用,故在并用本药与雌激素制剂时应慎重用药。

2.并用茶碱时,可使茶碱的血药浓度上升,故在并用本药与茶碱时应减少茶碱用量并慎重用药。

3.并用香豆素类抗凝血剂,可增强香豆素类抗凝血剂的作用,故在并用时应减少香豆素类抗凝血剂的用量并慎重用药。

十、唑来磷酸

（一）药理作用

唑来磷酸的药理作用主要是抑制骨吸收,其作用机制尚不完全清楚,可能是多方面的。唑来磷酸在体外可抑制破骨细胞活动,诱导破骨细胞凋亡,还可通过与骨的结合阻断破骨细胞对矿化骨和软骨的吸收。唑来磷酸还可以抑制由肿瘤释放的多种刺激因子引起的破骨细胞活动增强和骨钙释放。

（二）适应证

由于恶性肿瘤溶骨性骨转移引起的骨痛。

（三）用法用量

静脉滴注。成人每次 4mg,用 100mL 0.9％氯化钠注射液或 5％葡萄糖注射液稀释后静脉滴注,滴注时间应不少于 15min。每 3～4 周给药一次。

（四）不良反应

本品最常见的不良反应是发热。其他不良反应主要包括:全身反应:乏力、胸痛、腿肿、结膜炎。消化系统:恶心呕吐、便秘、腹泻、腹痛、吞咽困难、厌食。心脑血管系统:低血压。血液和淋巴系统:贫血、低钾血症、低镁血症、低磷血症、低钙血症、粒细胞减少、血小板减少、全血细胞减少。肌肉与骨骼:骨痛、骨关节、肌肉痛。肾脏:血清肌酐值升高(与给药的时间有关)。神经系统:失眠焦虑、兴奋、头痛、嗜睡。呼吸系统:呼吸困难、咳嗽、胸腔积液。感染:泌尿系统感染、上呼吸道感染。代谢系统:厌食、体重下降,脱水。其他:流感样症状,注射部位红肿,皮疹,瘙痒等。唑来磷酸的不良反应多为轻度和一过性的,大多数情况下无须特殊处理,会在 24～48h 内自动消退。

(五)禁忌

1.对本品或其他二磷酸类药物过敏的患者禁用。

2.严重肾功能不全者禁用。

3.孕妇及哺乳期妇女禁用。

(六)注意事项

1.首次使用本品时应密切监测血清钙、磷、镁以及血清肌酐水平,如出现血清中钙、磷和镁的含量过低,应给予必要的补充治疗。

2.伴有恶性高钙血症患者给予本品前应充分补水,利尿剂与本品合用只能在充分补水后使用。本品与具有肾毒性的药物合用应慎重。

3.接受本品治疗时如出现肾功能恶化,应停药至肾功能恢复至基线水平。

4.对阿司匹林过敏的哮喘者应慎用本品。

(七)药物相互作用

1.本品与氨基糖苷类药物合用时应慎重,因氨基糖苷类药物具有降低血钙的作用。

2.与利尿剂合用可能会增大低血钙的危险性。

3.与沙利度胺合用会增加多发性骨髓瘤患者肾功能异常的危险性。

第七章 血液系统药物

第一节 止血药、抗凝血药及溶栓药

血液是机体的重要组成部分,存在着血液凝固系统和纤维蛋白溶解系统。只有保持这两者之间的动态平衡,才能维持血液正常的流动性。在病理状态下,这个平衡遭到破坏,导致出血性疾病或形成血栓。血液凝固是一个复杂的蛋白质水解活化过程,需要一系列凝血因子的参与,其中包括以罗马数字为编号的12个凝血因子和血小板磷脂、高分子量激原、前激肽释放酶激肽释放酶等。纤溶过程是纤维蛋白被分解和液化的过程,分为纤溶酶原的激活和纤维蛋白的降解两个阶段。血浆中大量无活性的纤溶酶原在各种激活物的作用下,转变为有活性的纤溶酶,使不溶性的纤维蛋白水解,生成可溶性的降解产物,产生抗凝作用。

一、止血药

(一)维生素 K

维生素 K 广泛存在于自然界中,包括 K_1、K_2、K_3、K_4。维生素 K_1 来源于植物性食物如苜蓿、菠菜、番茄中,维生素 K,来源于肠道细菌合成或由腐败鱼粉所得,生物活性约为维生素 K_1 的 25 倍,均为脂溶性物质,需借助胆汁的协助才能被吸收。K_3、K_4 是人工合成品,均为水溶性,不需胆汁协助吸收。

1. 作用

(1)参与肝脏合成凝血因子Ⅱ、Ⅶ、Ⅸ、Ⅹ、抗凝血蛋白 C 和抗凝血蛋白 S。维生素 K 作为 γ—羧化酶的辅酶,能使凝血因子Ⅱ、Ⅶ、Ⅸ、Ⅹ、前体蛋白质分子氨基末端谷氨酸残基羧化形成 9~12 个 γ-羧谷氨酸,增加这些因子与 $Ca2+$结合的能力,并进一步连接到磷脂表面,形成有活性的凝血因子,促使血液凝固。一旦维生素 K 缺乏,就会阻碍这些凝血因子的形成,导致凝血时间延长并引起出血。

(2)维生素 K_1、K_3 具有镇静、缓解平滑肌痉挛等作用。

2. 临床应用

(1)治疗维生素 K 缺乏引起的出血。有些吸收障碍如阻塞性黄疸、慢性腹泻、肝病或胆瘘患者,因胆汁不能进入肠道,使天然的维生素 K 吸收障碍所致的出血,需补充维生素 K;有些肠内合成不足如新生儿或早产儿体内往往缺乏合成维生素 K 的细菌,体内贮存的维生素 K 少,易产生出血倾向,故可在产前或出生时进行预防性用药;长期应用广谱抗生素如四环素使肠道细菌受抑制,合成的维生素 K 少,机体的凝血功能下降,故一般连续服肠内杀菌药两周以上者,应加服维生素 K。

(2)治疗香豆素类抗凝药和水杨酸过量引起的出血。维生素 K 与这些药物化学结构相似,可竞争性拮抗其抗凝作用。还可用于其他原因导致凝血酶原过低而引起的出血者。

(3)治疗胆石症、胆管蛔虫引起的胆绞痛,较阿托品可靠。维生素 K 具有一定松弛胆管平滑肌的作用。

3.不良反应和注意事项

维生素 K 的毒性较低。但静脉注射维生素 K_1 速度过快时,可出现面部潮红、出汗、胸闷,甚至血压急剧下降,严重危及生命,故静脉注射每分钟不宜超过 5mg,一般以肌内注射为主。口服维生素 K_3、K_4 易出现恶心、呕吐等胃肠道反应,一般多肌内注射。较大剂量对新生儿、早产儿可诱发溶血性贫血、高胆红素血症及黄疸,对红细胞缺乏葡萄糖－6－磷酸脱氢酶的特异质者,可诱发急性溶血性贫血。肝功能不良者慎用。

(二)凝血酶

药用凝血酶是从猪、牛血中提取的一种无菌制剂。它的作用和有活性的凝血因子 Ⅱa、Ⅶa、Ⅸa、Ⅹa、相似,都是直接作用于血液中的纤维蛋白原,促使其转变为纤维蛋白,加速血液凝固,用于止血困难的小血管、毛细血管、实质性脏器如肺、肝、脾等出血的止血,以及创面、口腔、泌尿道、消化道等部位的止血。还可缩短穿刺部位的出血时间。用灭菌生理盐水溶解成 $50\sim1000U/ml$ 溶液喷雾或敷于创面可用于局部止血。此外,它还能加速上皮细胞的有丝分裂,促进创面及伤口的愈合。

(三)氨甲苯酸

1.作用

氨甲苯酸能竞争性抑制纤溶酶原激活物,阻碍纤溶酶原转变为纤溶酶,从而使纤维蛋白的溶解减少,促进血液凝固而产生止血作用。高浓度时对已形成的纤溶酶有直接抑制作用。

2.临床应用

(1)主要用于纤溶酶活性亢进所致的出血,如产后出血,前列腺、肝、脾、肺、甲状腺、肾上腺等手术时的异常出血或损伤所致的出血,这是因为这些脏器中有较高含量的纤溶酶原激活物,当组织受到某种损伤或血管剧烈收缩或扩张,皆可促进激活物释放进入血液,导致纤溶酶活性亢进而出血。这种出血往往不易凝固,通常在创面形成的血凝块又容易被溶解,所以情况较严重,必需抑制纤溶酶活性才有效。对癌症出血、创伤出血及非纤维蛋白溶解引起的出血无止血效果。

(2)用于弥散性血管内凝血(DIC)后期。早期禁用。

3.不良反应和注意事项

可出现恶心或腹泻。静脉推注可引起直立性低血压、鼻塞、灼热感及多尿。用量过大可致血栓,并可能诱发心肌梗死,因此有血栓形成倾向或过去有栓塞性疾病患者禁用。肾功能不良者慎用。

同类药有氨甲环酸(AMCHA,止血环酸,凝血酸)口服吸收快,体内代谢时间长,可通过胎盘及血脑屏障,止血效果强于氨甲苯酸,适用于颅内纤溶性出血。不良反应多,可出现头痛、头晕、恶心呕吐、食欲匮乏、嗜睡等。过量可致血栓,诱发心肌梗死。

(四)酚磺乙胺(止血敏,止血定)

酚磺乙胺能促进血小板的生成,增加血小板的黏附性和聚集功能,促使凝血活性物质的释放,促进血管破损处的血液凝固。此外,还能降低毛细血管的通透性,减少血浆的渗出。作用迅速,维持时间长达 4～6 小时,毒性低。适用于防治手术后出血和消化道、肺、脑、眼底、鼻出血及血小板减少性紫癜或过敏性紫癜。静脉注射偶见变态反应。

(五)垂体后叶素

垂体后叶素是从猪、牛、羊的脑垂体后叶中提取的一种混合制品。属于多肽类物质,口服易被破坏,只能注射给药。其有效成分包括缩宫素(催产素)和血管加压素(抗利尿激素)。

垂体后叶素所含的加压素能直接作用于血管平滑肌,使小动脉、小静脉及毛细血管收缩,对内脏血管作用明显,尤其对肺血管及肠系膜血管作用更明显。临床主要用于肺咯血及门静脉高压引起的上消化道出血。加压素还能增加肾脏远曲小管和集合管对水的重吸收,使尿量减少,具有抗利尿作用,故可治疗尿崩症。

静脉注射过快可出现面色苍白、心悸、胸闷、恶心、腹痛及变态反应等,应缓慢静脉注射。加压素因有升高血压及收缩冠状动脉血管的作用,故冠心病、高血压、动脉硬化、心功能不全及肺源性心脏病患者禁用。

二、抗凝血药

(一)肝素

肝素最初从肝脏内发现而得名。药用肝素是从猪、牛肠黏膜或肺中提取的一种粘多糖硫酸酯,由 D-葡糖胺、L-艾杜糖醛酸及 D-葡糖醛酸交替组成,分子量为 5000～30000 不等,其中硫酸根约占 40%,故分子周围带有大量的负电荷,呈强酸性。本品口服不吸收,故口服无效,一般采取连续或间断静脉注射。肝素抗凝活性 $t_{1/2}$ 与给药剂量有关,静脉注射 100U/kg,400U/kg,800U/kg,抗凝活性 $t_{1/2}$ 分别为 1 小时,2.5 小时和 5 小时。肺栓塞、肝硬化患者 $t_{1/2}$ 延长。

1.作用

(1)肝素能产生迅速而强大的抗凝血作用,且体内、体外均有效。静脉注射后立即出现抗凝作用,10 分钟内,血液凝固时间、凝血酶时间及凝血酶原时间均明显延长。其抗凝机制比较复杂,几乎能抑制凝血过程的每一一个环节,主要是通过影响抗凝血酶Ⅲ(AT-Ⅲ)的作用来完成的,AT-Ⅲ是存在于血浆中的一种凝血酶抑制剂,能与凝血因子Ⅶa、ⅩⅠa、Ⅹa、Ⅸa 结合成复合物并使其活性丧失,阻止纤维蛋白原转变为纤维蛋白,血液不能凝固。还能加速 AT-Ⅲ抗凝血作用。但对已形成的血栓无溶解作用。

(2)抑制血小板的黏附和聚集。这可能是继发于抑制凝血酶的结果(凝血酶促进血小板聚集)。

(3)降血脂作用。肝素可促使脂蛋白酶从血管内皮细胞表面释放入血,并增加其活性,降低三酰甘油浓度和提高高密度脂蛋白水平。

(4)抑制炎症介质活性和炎症细胞活动,呈现抗感染作用。

(5)抑制血管平滑肌细胞增生,抗血管内膜增生等作用。

2.临床应用

(1)预防及治疗血栓栓塞性疾病,防止血栓的形成和扩大,如深静脉血栓、肺栓塞和周围动脉血栓栓塞等。

(2)用于弥散性血管内凝血(DIC),早期应用可防止凝血因子和纤维蛋白的消耗,以免发生继发性出血。对各种原因引起的 DIC,如脓毒血症、胎盘早期剥离、恶性肿瘤溶解所致的 DIC 均有效。肝素不适用于 DIC 低凝期,否则加重出血。

（3）防治心肌梗死、脑梗死、心血管手术及外周静脉术后血栓形成。心肌梗死后预防高危患者发生静脉血栓栓塞性疾病,并预防大块前臂心肌梗死患者发生动脉栓塞。

（4）用于心血管手术、体外循环、心脏导管检查、器官移植、血液透析等的抗凝。

3.不良反应和注意事项

毒性较低。偶见变态反应,如哮喘、发热、鼻炎和荨麻疹等。过量可引起自发性出血,表现为各种黏膜出血、关节腔积血和伤口出血,女性、老年人较易发生。轻者停药即可自行恢复,严重出毒性较低。偶见变态反应,如哮喘、发热、鼻炎和荨麻疹等。过量可引起自发性出血,表现为各种黏膜出血、关节腔积血和伤口出血,女性、老年人较易发生。轻者停药即可自行恢复,严重出血患者可缓慢静脉注射硫酸鱼精蛋白对抗,1mg 鱼精蛋白可中和 100U 肝素,但一次用量不能超过 50mg。故应用时,应仔细观察患者的监测凝血时间,作为调节剂量的指标,控制凝血时间维持在正常值(50～80 秒)的 1.5～2.5 倍左右,可减少危险。长期应用肝素可致脱发、骨质疏松及自发性骨折。孕妇应用可引起早产和死胎。少数人可发生短暂性的血小板减少症。

肝肾功能不全、有出血倾向、对肝素过敏、血友病、血小板功能不全、血小板减少症和消化性溃疡、细菌性心内膜炎、颅内出血、活动性肺结核、严重高血压患者、孕妇、先兆流产、产后、内脏肿瘤、外伤及术后等禁用。

（二）低分子量肝素(LMWH)

低分子量肝素是一种新型抗凝血药,是由肝素直接分离而得或由肝素降解后再分离而得。其分子量约为 3500～7000,能选择性抑制凝血因子 Ⅹa 活性而不影响凝血酶和其他的凝血因子。抗凝作用与肝素相当且出血危险较小。生物利用度高,血浆半衰期长,静脉注射活性可维持 12 小时,皮下注射每日一次即可。临床常用制剂有依诺肝素、替地肝素、弗希肝素、洛吉肝素及洛莫肝素等,用于预防骨外科手术后深静脉血栓形成、急性心肌梗死、不稳定型心绞痛、血液透析和体外循环等。

（三）水蛭素

水蛭素是水蛭唾液中的抗凝成分,含 65 个氨基酸,属于特异性高、作用强的凝血酶抑制剂。能以 1:1 分子比结合凝血酶并使其活性降低,阻碍纤维蛋白的形成和抑制血小板的聚集,从而抑制血栓形成。用于预防术后血栓形成和溶栓后的再梗死,也可用于血液透析、体外循环或急性 DIC。由大肠埃希菌、酵母菌表达的基因重组水蛭素,预防附壁血栓形成的效果更好。

（四）香豆素类

香豆素类是一类均具有 4-羟基香豆素基本结构的口服抗凝药。包括双香豆素、华法林(苄丙酮香豆素)和醋硝香豆素(新抗凝)。它们的作用和用途基本相似,仅使用剂量、起效快慢和维持时间长短不同。

双香豆素口服吸收慢且不规则,在血中几乎全部与血浆蛋白结合,主要分布在肺、肝、脾及肾中,经肝药酶代谢灭活后自尿排出。醋硝香豆素大部分以原形经肾脏排出。华法林是应用最广泛的香豆素类,口服吸收快而完全,与血浆蛋白结合率达 99%,主要在肝中代谢,最后以代谢产物形式经肾排出,t1/2 约为 10～60 小时,作用维持 3～5 天。

1.作用

香豆素类的化学结构与维生素 K 相似,在肝内可竞争性拮抗维生素 K 的作用,使凝血因子 Ⅱ、Ⅶ、Ⅸ、Ⅹ 等合成发生障碍,产生抗凝作用。但对已经形成的凝血因子无对抗作用,故起效慢,需待体内原有的凝血因子耗竭后才能显效。停药后各凝血因子的形成尚需一定时间,故作用时间较持久。体外无抗凝作用。

2.临床应用

主要用于防治血栓栓塞性疾病。如静脉栓塞、肺栓塞、心房纤颤伴有肺栓塞一般采用先用肝素再用香豆素类维持治疗的序贯疗法。如与抗血小板药合用,可防止外科大手术、风湿性心脏病、人工瓣膜置换后静脉血栓的形成。与肝素比较,本类药物可口服,起效慢,作用持久,不易控制剂量。

3.不良反应

口服过量易引起自发性出血,应立即停药并缓慢静脉注射大量维生素 K 对抗,大出血时,应立即输新鲜血浆或全血来补充凝血因子加以控制。用药期间应严密观察,剂量应根据凝血酶原时间控制在 18～24 秒(正常 12 秒)进行调节。长期用药后突然停药,可致心肌梗死和血栓栓塞性疾病的发作,因此宜逐渐停药。华法林能通过胎盘屏障,引起出血性疾病,此外,还能影响胎儿骨骼正常发育,应予以注意。禁忌证同肝素。

4.用药注意

(1)肝药酶诱导剂如巴比妥类、苯妥英钠等能使药酶活性增高,加速香豆素类的代谢,降低其抗凝血作用。肝药酶抑制剂如氯霉素、甲硝唑、西咪替丁等能减慢代谢,延长其药物作用。

(2)广谱抗生素如四环素等能抑制肠道细菌,使合成维生素 K 减少,从而增加其抗凝血作用。

(3)与血浆结合率高的药物如保泰松、甲苯磺丁脲、奎尼丁等能将其置换出来,使血中游离的香豆素类浓度升高,抗凝血作用增强。

(4)口服避孕药及抗血小板药如阿司匹林、消炎痛等可增加其凝血作用,使抗凝血作用减弱。

(五)枸橼酸钠(柠檬酸钠)

枸橼酸钠的枸橼酸根离子,能与血浆中的钙离子形成不易解离的可溶性络合物,使血钙浓度降低而发挥抗凝作用。临床一般用于体外抗凝,如化验采血时抗凝,也可用于输血抗凝(每 100ml 全血中加 2.5％枸橼酸钠 10ml)。若大量输血(超过 1000ml)或输血速度过快时,机体来不及氧化枸橼酸钠,引起血钙浓度下降,导致心功能不全,血压骤降。新生儿及幼儿因酶系统发育不完善,进入体内的枸橼酸钠不能及时氧化,更易出现此种现象,应立即静脉注射钙剂解救。

(六)阿司匹林(乙酰水杨酸)

小剂量(25～80mg)的阿司匹林能不可逆地抑制血小板环氧酶,减少血小板中血栓素 A_2(TXA$_2$)的生成,对胶原、ADP、抗原抗体复合物以及某些病毒和细菌引起的血小板聚集均有明显的抑制作用,防止血栓形成。临床用于防止血小板功能亢进引起的血栓,预防心、脑缺血后血栓形成。

(七)双嘧达莫(潘生丁)

双嘧达莫有较强的扩血管作用,此外,对胶原、ADP、肾上腺素及低浓度凝血酶诱导的血小板聚集有抑制作用,在体内外均有抗血栓作用。还可延长缩短了的血小板生存时间。主要用于血栓栓塞性疾病、人工心脏瓣膜置换后,防止血小板血栓形成。还可阻抑动脉粥样硬化早期的病变过程。

三、溶栓药

(一)链激酶(SK,溶栓酶)

链激酶是由丙组 β—溶血性链球菌培养液提得的一种蛋白质,目前已能用基因重组方法制得,称为重组链激酶(r—SK)。

链激酶能与纤溶酶原结合,形成链激酶—纤溶酶原复合物,激活纤溶酶原转化为纤溶酶,促进纤维蛋白溶解。对新形成的血栓溶栓效果好,对形成时间较长且已机化的血栓效果差。临床主要用于治疗急性血栓栓塞性疾病。静脉注射治疗动静脉内新鲜血栓形成和栓塞,如急性肺栓塞和深部静脉血栓,须早期用药,以不超过 6 小时应用为宜。冠脉注射可使阻塞冠脉再通,恢复血流灌注,用于心肌梗死的早期治疗,以症状出现 3～6 小时内应用效果最佳。由于人体内有链球菌抗体,可中和链激酶,故首次剂量要加大,一般用 250000U(2.5mg)。

链激酶有抗原性,可引起皮疹、药热等变态反应。静脉注射过快可致低血压。应用过量可致出血,表现为注射部位出现血肿,一般可不停药,必要时注射氨甲苯酸对抗。禁用于出血性疾病、新近创伤、消化道溃疡、糖尿病、分娩未满四周、伤口愈合中及严重高血压、癌症患者。避免与抗凝血药或抑制血小板聚集药合用。

(二)尿鳜酶(UK)

尿激酶是从尿中提取的一种活性糖蛋白。能直接激活纤溶酶原转化为纤溶酶,发挥溶栓作用。临床应用及禁忌证与链激酶相同。用于脑栓塞疗效明显。尿激酶无抗原性,不发生变态反应,主要用于对链激酶过敏或不能耐受者。不良反应为出血,较链激酶轻,偶有发热现象出现。

(三)组织型纤溶酶幌激活剂(t—PA)

组织型纤溶酶原激活剂是天然存在于全身各组织的一种酶,由血管内皮产生,现可用基因工程合成,属于较好的第二代溶栓药。能激活血栓中已与纤维蛋白结合的纤溶酶原转化为纤溶酶。而对循环中游离型纤溶酶激活作用较弱。因此不易产生应用链激酶、尿激酶时常见的出血并发症。临床用于治疗肺栓塞和急性心肌梗死。组织型纤溶酶原激活剂主要在肝中代谢,$t_{1/2}$ 约为 5 分钟,为使血栓完全溶解,宜静脉滴注给药。不良反应少,剂量过大可引起出血。

(四)单链尿激酶纤溶酶原鳜活剂(SCU—PA,尿激酶前体)

单链尿激酶纤溶酶原激活剂是尿激酶的前体单链形式,可从人尿中分离提纯,也可用基因工程生产,是第三代溶栓药。能选择性作用于纤维蛋白,对纤溶酶原的亲和力要比尿激酶强,可特异性地激活血栓局部的纤溶酶而启动纤溶系统,并于组织型纤溶酶原激活剂有协同作用,是一种有广泛前途的溶栓药。

第二节　抗贫血药

贫血是指血液中红细胞数及血红蛋白量低于正常值的一种病理现象。产生贫血的基本原因有:造血原料供应不足,急、慢性失血或红细胞过度破坏,造血功能障碍等。常见的贫血可分为小细胞低色素性贫血(缺铁性贫血)、巨幼红细胞性贫血和再生障碍性贫血。

血红蛋白是由亚铁血红素与珠蛋白结合而成,亚铁血红素由铁和原卟啉合成。当缺铁或铁的吸收、利用发生障碍时,亚铁血红素的合成减少,血红蛋白量降低,形成缺铁性贫血。这是最常见的一种贫血。

红细胞在成熟过程中不断分裂、增生,分裂增生首先需要合成 DNA。维生素 B_{12}、叶酸是 DNA 合成的主要辅酶,当这些辅酶缺乏时,幼稚红细胞成熟过程受阻,产生巨幼红细胞性贫血。此类贫血包括营养不良性、妊娠期、婴儿型巨幼红细胞性贫血和恶性贫血。

再生障碍性贫血,系骨髓造血功能衰竭所致的一一种贫血综合征,其主要临床表现为全血细胞减少。某些理化因素(如苯、氯霉素、放射线)和病理因素(如尿毒症、肿瘤)可部分或全部破坏骨髓的造血功能,引起多种类型血细胞减少称为再生障碍性贫血。再生障碍性贫血治疗比较困难,常采用中西结合的治疗方法。

应根据贫血产生的原因,选择不同的抗贫血药,如缺铁性贫血应补充铁剂,巨幼红细胞性贫血应用维生素 B_{12} 及叶酸,再生障碍性贫血应用雄激素、同化激素、氯化钴。重组人红细胞生成素的研究成功并用于临床,对治疗肾性贫血有十分重要的意义。

铁制剂中只有二价铁才能较好地被人体吸收利用,而三价铁不仅刺激性大,且吸收困难(形成络合物后可使其吸收增加)。注射用铁剂,刺激性大,且不良反应多,故只在不得已时,才谨慎地采用。

一、硫酸亚铁

(一)其他名称

硫酸低铁硫酸亚铁是由铁粉和硫酸作用而制得的无机二价铁盐,是治疗缺铁性贫血的基本药物。本品为七水合物,含铁量约为 20%。

(二)性状

本品为淡蓝色柱状结晶或颗粒;无臭、味咸、涩;在干燥空气中即风化,在湿空气中即迅速氧化变质,表面生成黄棕色的碱式硫酸铁。

(三)作用

我国人民饮食中含铁量丰富(约 $10\sim15mg/d$),一般不易发生缺铁。缺铁仅发生于下列情况:①需要量增加,如妊娠中后期、婴儿及儿童生长期等;②铁吸收不良,如胃炎及胃切除术后等;③慢性失血,如溃疡出血、钩虫病、痔疮出血、月经过多或子宫功能性出血等,疟疾或某些药物中毒时红细胞也大量被破坏,如每日失血 6ml,则失铁约 3mg。

铁是构成血红蛋白、肌红蛋白、细胞染色质及某些酶的主要成分之一。60%~70%为血红蛋白铁,20%~30%为铁蛋白和含铁血黄素,贮存于肝、脾、骨髓等组织中,5%存在于肌红蛋白和各种含铁酶中。

(四)体内过程

铁盐以 Fe^{2+} 形式在十二指肠和空肠上段吸收,进入血循环后,Fe^{2+} 被氧化为 Fe^{3+},再与转铁蛋白结合成血浆铁,转运到肝、脾、骨髓等贮铁组织中去,在这些组织中生成铁蛋白而贮存。缺铁时铁的吸收和转运增加,可从正常的 10% 增至 20%~30%。铁的排泄是以肠道、皮肤等含铁细胞的脱落为主要途径,少量经尿、胆汁、汗、乳汁排泄。

(五)应用

主要用于慢性失血(月经过多、痔疮出血、子宫肌瘤出血、钩虫病失血等)、营养不良、妊娠、儿童发育期等引起的缺铁性贫血。用药一周左右即见网织红细胞增多,血红蛋白每日可增加 0.1%~0.3%,约 4~8 周可恢复至正常。由于恢复体内正常贮铁量需较长时间,故对重度贫血者需连续用药数月。

成人:口服,每次 0.3~0.6g,1 日 3 次,饭后眼用。

小儿:口服,每次 0.1~0.3g,1 日 3 次。

(六)注意

1.下列情况患者禁用

血色素沉着症、含铁血黄素沉着症及不伴缺铁的其他贫血、肝、肾功能严重损害、对铁剂过敏者。

2.下列情况患者慎用

乙醇中毒、肝炎、急性感染、肠道炎症胰腺炎及消化性溃疡。

3.治疗期间需做下列检查

血红蛋白测定、网织红细胞计数、血清铁蛋白及血清铁测定。

(七)不良反应

可引起胃肠道反应,如恶心、呕吐,腹痛、腹泻及便秘等。饭后服可减轻反应。

(八)相互作用

①本品与制酸药,如碳酸氢钠、磷酸盐及含鞣质的药物或饮料同服,可产生沉淀,影响吸收。②四环素类药物可与本品生成络合物,互相妨碍吸收。③稀盐酸或维生素 C 可使本品易于吸收,胃酸缺乏者宜与稀盐酸合用。

(九)药物过量

大量口服引起急性中毒,出现胃肠坏死、出血、甚至昏迷、休克。一旦发生应立即救治,如催吐或用 1% 碳酸氢钠液洗胃及应用去铁胺等。

(十)干扰检验

血清结合转铁蛋白或铁蛋白增高,大便隐血试验假阳性。

二、叶酸

叶酸存在于肝、肾、酵母及绿叶蔬菜,如豆类、菠菜、番茄、胡萝卜等内,现已能人工合成。

(一)性状

本品为黄色或橙黄色结晶性粉末;无臭、无味。在水中不溶;在氢氧化碱或碳酸碱的稀溶液中易溶。

（二）作用

叶酸是由蝶啶、对氨基苯甲酸和谷氨酸残基组成的一种水溶性 B 族维生素，为机体细胞生长和繁殖所必需的物质。它在体内以四氢叶酸的形式起作用，能传递甲基、甲酰基等一碳单位，参与很多生化反应。叶酸缺乏时，脱氧胸甘酸、嘌呤核苷酸的形成及氨基酸的互变受阻，细胞内 DNA 合成减少，细胞的分裂成熟发生障碍，引起巨幼红细胞性贫血。

（三）体内过程

本品口服后主要在近端空肠经主动转运吸收，$5\sim20$min 即可出现于血中，约 1 小时血中浓度达高峰。肝内贮存量占全身总量的 $1/3\sim1/2$。$t_{1/2}$ 约为 40min。叶酸从尿、粪便中排泄极少，大剂量治疗时，尿中叶酸排量增加。

（四）应用

用于各种巨幼红细胞性贫血，尤其是营养性巨幼红细胞性贫血、妊娠期及婴儿型巨幼红细胞性贫血。

口服：成人，$5\sim10$mg/次，每日 3 次，用 2 周或直至见效。小儿，5mg/次，每日 3 次。

肌内注射：$15\sim30$mg/d，$20\sim30$ 日为 1 疗程。

（五）注意

本品可改善巨幼红细胞性贫血，但不能阻止由维生素 B_{12} 缺乏所致的贫血，如继续大量使用本品，可进一步降低血清维生素 B_{12} 的含量。因此，在明确排除维生素 B_{12} 缺乏所致恶性贫血前，不宜贸然使用本品。

（六）不良反应

偶见变态反应，长期服用可出现厌食、恶心、腹胀等。

（七）相互作用

①维生素 C 可抑制叶酸在胃肠中的吸收。②维生素 B_1、B_2、C 均能使本品破坏失效，故注射剂不能混合。③氨甲蝶呤、乙胺嘧啶等可抑制二氢叶酸还原酶，阻止叶酸转化为四氢叶酸，终止叶酸的治疗作用。反之大剂量的叶酸也会影响氨甲蝶呤的疗效。

三、亚叶酸钙

（一）其他名称

甲酰四氢叶酸钙，甲叶酸，Calcium Leucovorin。

（二）作用

本品是叶酸还原型的甲酰化衍生物，系叶酸在体内的活化形式。氨甲蝶呤等叶酸拮抗剂的作用是与二氢叶酸还原酶结合而阻断叶酸向四氢叶酸盐转化。本品可直接提供叶酸在体内的活化形式，具有"解救"过量的叶酸拮抗物在体内的毒性反应，有利于胸腺嘧啶核苷酸、DNA、RNA 以至蛋白质合成。本品可限制氨甲蝶呤对正常细胞的损害。

（三）应用

本品常用于预防甲氨蝶呤过量或大剂量治疗后所引起的严重毒性作用。也用于妊娠期或婴儿期引起的巨幼红细胞贫血和白细胞减少症。

肌内注射，巨幼红细胞性贫血，每次 1mg，每日 1 次。抗叶酸代谢药中度中毒，每次 $6\sim12$mg，每 6 小时 1 次，共 4 次。白细胞减少症，每次 $3\sim6$mg，每日 1 次。

静脉滴注:抗叶酸代谢药重度中毒,75mg 于 12 小时内滴注完毕,随后改肌内注射。

(四)注意

①当患者出现酸性尿(pH7)、腹腔积液、失水、胃肠道梗阻、胸腔渗液或肾功能障碍等情况时,应谨慎用于氨甲蝶呤的解毒治疗。接受大剂量氨甲蝶呤而用本品解毒治疗时应进行监察。②本品应避免光线直接照射或与热接触。

(五)不良反应

不良反应少见,偶见皮疹、荨麻疹或哮喘等变态反应。

四、维生素 B_{12}

本品除称氰钴胺外,维生素 B_{12} 尚有以下 2 种:羟钴胺,其除用来治疗贫血外,尚可救治氰化物中毒;辅酶 B_{12},是氰钴胺与辅酶的结合物,有吸收良好的优点。处方开写 $VitaminB_{12}$,系指氰钴胺。

(一)其他名称

氰钴胺,Cyanocobalamin。

(二)性状

本品为暗红色结晶或粉末,无水物有强引湿性,吸收水分达 12%。能溶于水。

(三)作用

本品为细胞合成核苷酸的重要辅酶,参与体内甲基转换及叶酸代谢,促进 5-甲基叶酸还原为四氢叶酸。本品也参与三羧酸循环,对神经髓鞘中脂蛋白的形成非常重要,还可使疏基酶处于活性状态,从而参与广泛的蛋白质及脂肪代谢。本品能促进红细胞的发育与成熟,为完整形成脊髓鞘纤维和保持消化系统上皮细胞功能所必需的因素。

(四)体内过程

正常人所需的本品主要由食物提供。口服后,本品与胃黏膜细胞分泌的"内因子"(一种糖蛋白)结合,形成复合物,保护本品不易被肠液破坏,该复合物在回肠经扩散吸收入血。当"内因子"缺乏时,本品吸收障碍,只能注射给药。本品肌内注射后吸收迅速而完全,1 小时后血浆浓度达峰值。血中本品经转运主要贮存于肝脏,成人总贮量为 4~5mg。主要从肾排泄,大部分在最初 8 小时排出,剂量越大排泄越多,故不必要大剂量注射。

(五)应用

用于恶性贫血,亦可与叶酸联合用于巨幼红细胞性贫血、抗叶酸药引起的贫血、脂肪痢。目前主要用于神经系统疾病,如多发性神经炎,以及牛皮癣、疱疹性皮炎。肌内注射,25~100mg/日,或隔日 50~200mg。治疗神经系统疾病时用量可酌增。

(六)注意

①恶性贫血患者口服无效。②治疗后期可能出现缺铁性贫血,应补充铁剂。③本品不可静脉给药。无论静脉滴注或静推都可引起意外,曾有死亡报道(静脉高营养液中含极少量的本品可例外)。

(七)不良反应

偶可引起变态反应。

(八)相互作用

①本品不宜与氯丙嗪、维生素 C、维生素 K,等混合于同一溶液中给药。②氯霉素抑制骨髓造血功能,减少其吸收。③考来烯胺可结合维生素 B_{12},减少其吸收。④本品与葡萄糖液有配伍禁忌,与对氨基水杨酸也不能并用。

五、甲钴胺

(一)作用

本品为辅酶型维生素 B_{12} 甲钴胺制剂,存在于血液和髓液中,对神经组织具有良好的传递性,为周围性神经障碍治疗剂。本品能促进核酸——蛋白——脂肪的代谢,可修复被损伤的神经组织。

(二)应用

末梢神经障碍,巨幼红细胞性贫血。

成人:口服,每次 1 片,每日 3 次。肌内注射或静脉注射,每次 $500\mu g$,1 周 3 次。用药 2 个月后,维持量为 1～3 个月给药 $500\mu g$。

治疗巨幼红细胞性贫血一般用注射剂。

(三)注意

①本品的用量视年龄、症状酌情增减。②从事汞及其化合物的人员,不宜长期大量服用本品。③要避免在同一部位反复注射,对婴幼儿尤应注意。④本品见光易分解,故应避光室温保存,注射剂开封后要立即使用,不能放置。⑤对本品有过敏者禁用。

(四)不良反应

有恶心,腹泻,肌内注射部位偶有疼痛、硬结,头痛,出汗及发烧等不良反应。

六、腺苷钴胺

(一)作用

本品为辅酶型维生素 B_{12} 是维生素 B_{12} 在体内的主要形式,其优点是可以直接被吸收利用,能促进叶酸的循环利用,促进嘧啶核苷酸和嘌呤核苷酸的合成,最终形成 DNA。本品参与脂肪代谢,能促进脂肪代谢中间产物丙二酸转变为琥珀酸,参与三羟酸循环。本品在肝脏分布较高,在血液、神经系统中亲和力强,利用率高,体内存留较久。

(二)应用

巨幼红细胞性贫血,营养不良性贫血,对妊娠贫血也有一定疗效。多发性神经炎、神经根炎、坐骨神经痛、三叉神经痛、神经麻痹、营养性神经疾患等。放射治疗或药物反应引起的白细胞减少症。

用法:口服,每次 2～6 片,每日 3 次或按医嘱。

七、阿法依泊汀

(一)其他名称

细胞生成素,怡发津,重组人类红细胞生成素 α,rhEPO。

(二)作用

正常人血浆中含红细胞生成素 0.01～0.03 单位/ml,其产生的量受组织氧化水平的影响,在缺氧或贫血时,合成量可增加 100～1000 倍,进而刺激红细胞的生成。正常人红细胞生成素 90％ 是由肾脏合成,但患有慢性肾衰竭患者,红细胞生成素的生成受到抑制,由于红细胞生成素的不足,不能刺激产生更多的红细胞,这就是肾性贫血的原发因素。

本品是用基因工程方法合成的重组 DNA,分子量约为 30400 道尔顿,属糖蛋白,含蛋白 60％,糖类 40％。本品 1000 单位相当于 8.4μg。每小瓶(2ml)除含有 1500 单位或 3000 单位外,另含有添加剂明胶加水分解物 20mg。它能与红系祖细胞表面受体结合,促进细胞的增生、分化与成熟,增加红细胞数量和提高血红蛋白水平。但对红细胞的寿命无影响。

(三)体内过程

单剂量静脉注射后,$t_{1/2}$ 为 4～13 小时,长期血液透析患者的 t1/2 为 8～10 小时。皮下注射后 5～8 小时血浓度达峰值。生物利用度为 20％。本品大部分在体内代谢,约 10％ 以原形经尿排出。

(四)应用

主要用于慢性肾衰患者的肾性贫血。对与多发性骨髓瘤有关的贫血,骨髓异常增生综合征(MDS)及慢性疾病引起的贫血等亦有一定疗效。

肾性贫血:静脉注射或皮下注射,初始剂量 3000 单位(每公斤体重 50～100 单位),每周 3 次,使红细胞压积(HCT)增加到 30％～33％ 或血红蛋白 100～120g/L,红细胞压积不宜超过 35％,在此基础上进行调整用药剂量,一般维持剂量为 1500 单位,每周 2～3 次。对非肾性贫血,剂量可适当增加。

(五)注意

1. 下列情况禁用:不能控制的高血压患者,对人清蛋白或哺乳动物细胞衍生物过敏者,孕妇及有感染患者等禁用。

2. 下列情况慎用:有心肌梗死、肺梗死、脑梗死及有血栓栓塞患者,有恶性肿瘤,癫痫症、肝衰竭和有过敏史体质者。

3. 治疗期间要重视监测血压、血栓情况,定期检查红细胞压积和血红蛋白指标。

4. 在血透过程中应用本品时,为防止人工肾凝血,需加大抗凝剂用量。

5. 因本品不能立即纠正严重贫血,故不能代替急救输血。

(六)不良反应

主要不良反应是血压升高、心悸、头痛等,随剂量增加而加重。偶见变态反应、癫痫发作、促进血栓形成、肝功升高,高血钾等。

八、倍他依泊汀

(一)其他名称

重组人类红细胞生成素 β,生血素,Recormon。

(二)作用

与阿法依泊汀类同,但化学结构略有差异。

(三)应用

同阿法依泊汀。

(四)注意

与阿法依泊汀类似。本品宜存于 2～8℃ 处,避光,25℃ 室温只能保存 5 日。

第三节　促白细胞增生药

由于各种因素而致使周围、血液中白细胞总数明显降低,在少于 400/mm3 时,称为白细胞减少症。若以中性粒细胞极度缺乏为主者,称为粒细胞缺乏症。

患者白细胞减少的主要原因有:①接受抗肿瘤药的化学治疗;②接受抗肿瘤的放射线治疗以及缺乏正常预防而较长时间接触放射性物质;③接触某些化学品,如苯等;④服用解热镇痛药,抗甲状腺药等;⑤患有某些感染或疾病。

嗜中性粒细胞可做变形运动,能进入炎症部位,吞噬体外入侵的细菌及体内各种坏死的细胞,具有防御功能,故白细胞尤其是粒细胞缺乏时,机体的防御能力降低,易受病菌感染。

构成白细胞的主要成分是核蛋白,而核蛋白又是在蛋白质、核酸以及各种酶与辅酶等参与下合成的。由于白细胞减少症的发病机制不同,治疗时应对症选用不同药物。目前用于治疗白细胞减少症的药物虽然不少,但其疗效均不够理想。本类药物在用于治疗白细胞减少症时往往与激素等合用。

由于白细胞缺乏原因是不同的,故要对症治疗,如果由于造血功能低下者,则应采用兴奋骨髓造血功能,促进白细胞增生的药物;因由于免疫抗体形成而破坏中性粒细胞者,则应采用糖皮质激素类药物以抑制抗体生成。来格司亭及沙格司亭等药物研究成功并用于临床,这对白细胞缺乏症治疗有十分重要的意义。

一、采格司亭

(一)其他名称

重组人粒细胞集落刺激因子,促白细胞生成素,格拉若赛特,Granocyte。

(二)作用

本品由 DNA 重组技术制成,系由 175 个氨基酸系列组成(基因重组),性对分子质量为 18800。本品与靶细胞膜受体结合而起作用,有选择性地刺激骨髓内中性粒细胞生长、增生、分化和成熟的作用,促使外周白粒细胞明显增多,并可产生持久的影响。在正常情况下,新产生的成熟粒细胞约需 5 日进入循环池,而用本品治疗后约 1 日即进入循环池。本品静脉或皮下注射,其峰值与剂量成正比,$t_{1/2}$ 随用量的增加而延长。皮下给药,最高血浓度出现在给药后 3.5~4.5 小时之后。但无论哪种给药方法和多大剂量,在给药后的 48 小时之内几乎完全消失。

(三)应用

用于骨髓移植时促进中性粒细胞增加。治疗因化疗、放疗抑制骨髓所引起的中性粒细胞减少症。治疗骨髓异常增生综合征患者的中性粒细胞低下症以及再生障碍性贫血、先天性、原发性或其他原因引起的中性粒细胞减少症等。

1. 用于骨髓移植

术后次日至第 5 日内,以每公斤体重 5μg,每日 1 次静脉滴注。

2. 用于肿瘤化疗、放疗

化放疗完成 24 小时后或中性粒细胞减少至 $1000/\mu l$(儿童 $500/\mu l$)以下时,以每公斤体重 $2\mu g$,每日 1 次皮下给药或每公斤体重 $5\mu g$,每日 1 次静脉滴注。

3. 用于骨髓增生综合征或再生障碍性贫血引起的中性粒细胞减少症

中性粒细胞低于 $1000/\mu l$ 时,以每公斤体重 $5\mu g$,每日 1 次静脉滴注。

4. 先天性或其他原因引起的中性粒细胞减少症

中性粒细胞低于 $1000/\mu l$ 时,以每公斤体重 $2\mu g$,每日 1 次皮下或静脉滴注给药。以上治疗,在中性粒细胞升至 $5000/\mu l$ 以上时,视症状减少用药量或终止给药。

(四)注意

1. 使用本品前要详细问清病情,对肝、肾、肺、心脏功能有较严重损害者和有过敏史者慎用,必要时可做皮下过敏试验。

2. 对本品或其他粒细胞刺激因子制剂有变态反应的患者禁用。

3. 对新生儿、婴儿和孕妇用药安全性尚未确立。

4. 禁止在化疗前或与癌症化疗同时使用本品,必须在化疗停止 1～3 日后应用。

5. 静脉滴注时可用 5％葡萄糖注射液或 5％葡萄糖生理盐水注射液稀释后使用,滴速要慢。

(五)不良反应

不良反应发生率为 8％～9％,主要有肝功能升高,有皮疹、头痛、骨痛、胸部痛、腰痛,食欲匮乏或发热等症状,但一般较轻,可不停药。偶有发生休克的,要严密观察病情。

(六)相互作用

本品不宜与其他注射液配伍注射。

二、非格司亭

(一)其他名称

吉赛欣,优保律,惠尔血,重组人粒细胞集落刺激因子,Gran,rhG－CSF。

(二)作用

本品刺激中性粒细胞祖细胞,使其分化、增生及促进成熟中性粒细胞白骨髓释放,并增强成熟中性粒细胞的功能。

(三)应用

骨髓移植后促进中性粒细胞的升高;治疗肿瘤、白血病化疗后的中性粒细胞减少症;骨髓增生异常综合征、再生障碍性贫血伴发的中性粒细胞减少症;先天性、特发性中性粒细胞减少症。成人或儿童一般在中性粒细胞降到 $1000/\mu l$(儿童癌症化疗降至 $500/mm^3$)以下时可给予本品,中性粒细胞计数超过 $5000/\mu l$,应停止给药,继续监视病情发展。

1. 治疗化疗引起的或因先天性、特发性中性粒细胞减少症

可用皮下注射,每次 $50\mu g/m^2$,每日 1 次;或静脉滴注,每次 $100\mu g/m^2$,每日 1 次。

2. 急性白血病

静脉滴注:每次 $200\mu g/m^2$,每日 1 次。

3.用于骨髓移植

静脉滴注:每次 $300\mu g/m^2$,每日 1 次。一般在骨髓移植后第 2~5 日内开始应用本品。

4.骨髓增生综合征

静脉滴注:每次 $300\mu g/m^2$,每日 1 次。

5.再生障碍性贫血

静脉滴注:每次 $400\mu g/m^2$,每日 1 次。

(四)注意

①对本品或其他粒细胞刺激因子制剂有变态反应的患者禁用。骨髓幼稚细胞未充分降低或外,周血存在未成熟细胞的骨髓性白血病患者禁用。②使用本品前要详细问清病情,对肝,肾、肺、心脏功能有较严重损害者和过敏史者慎用,必要时可做皮下过敏试验。③对新生儿、婴儿和孕妇用药安全性尚未确立。④禁止在化疗前或与癌症化疗同时使用本品,必须在化疗停止 1~3 日后应用。⑤静脉滴注时可用 5% 葡萄糖生理盐水注射液稀释后使用,滴速要慢。

(五)不良反应

不良反应发生率为 8%~9%,主要有肝功能升高,有皮疹、头痛、骨痛、胸部痛,食欲匮乏或发热等症状,但一般较轻,可不停药。偶有发生休克的。要严密观察病情。

(六)相互作用

本品不宜与其他注射液配伍注射。

三、沙格司亭

(一)其他名称

重组人粒细胞巨噬细胞集落刺激因子,生白能,Leucomax,GM-CSF,rhGM-CSF。

(二)作用

本品是用基因工程技术从大肠埃希菌内产生,经纯化制备而成,为水溶性非糖基化的蛋白质,由 127 个氨基酸系列组成,相对分子质量为 14477。本品能刺激粒细胞,单核细胞和 T 淋巴细胞的生长,使其成熟细胞数目增多,而对 B 细胞的生长没有影响。能诱导形成粒细胞集落形成单位(CFU-G)、巨噬细胞集落形成单位(CFU-M)和粒细胞/巨噬细胞集落形成单位(CFU-GM),集落的大小和数目都有增加。能促进早期的多能体细胞生长和分化为集落形成单位,并与高浓度红细胞生成因子有协同作用,促进红细胞的活力。能促进巨噬细胞和单核细胞对肿瘤细胞的裂解作用。能提高机体抗肿瘤和抗感染免疫力。其作用是通过与膜稳定的 GM-CSF 受体结合而介导的。

(三)体内过程

皮下注射本品每公斤体重 $3\mu g$、$10\mu g$ 和 $20\mu g$ 或静脉注射每公斤体重 $3~30\mu g$,可观察到血药浓度峰值和曲线下面积(AUC)随剂量的增大而增高,皮下注射后 3~4 小时血药浓度达峰值。静脉注射清除半衰期为 1~2 小时,皮下注射为 2~3 小时。

(四)应用

本品适用于各种原因引起的白细胞或粒细胞减少症。治疗和预防在用骨髓抑制疗法时所引起的白细胞减少症,用于治疗骨髓衰竭患者的白细胞低下,再生障碍性贫血,也可预防白细胞减少时可能潜在的感染并发症。本品还能使感染引起的中性粒细胞减少的恢复加快。本品皮下注射或静脉注射剂量视病情而定,应调节剂量使白细胞计数维持在所期望的水平。

1.骨髓增生异常综合征(MPS)、再生障碍性贫血

每日每公斤体重 3μg,皮下注射,每日 1 次,3～4 日显效后调节刑量,便白细胞维持在所希望的水平。

2.癌症化疗

每公斤体重 5～10μg,皮下注射,每日 1 次。于化疗停药 1 日后开始使用,持续使用 7～10 日。停药后至少间隔 48 小时后方可进行下 1 疗程的抗癌化疗。

3.骨髓移植

每公斤体重 5～10μg,静脉滴注 4～6 小时滴完,每日 1 次,持续用药至中性粒细胞绝对计数不低于 1000/μl 达 3 日以上。

4.艾滋病(AIDS)

每公斤体重 1μg,皮下注射,每日 1 次。如与齐多夫定或齐多夫定/α－干扰素合用,本品的用量为每公斤体重 1～3μg,皮下注射,每日 1 次。如与更昔洛韦合用时,每公斤体重用 3～5μg,皮下注射,每日 1 次。2～4 日见效应后,每隔 3～5 日调整 1 次剂量。

(五)注意

1.对本品或类似制品有过敏史者,自身免疫性血小板减少性紫癜的患者,孕妇、哺乳期妇女及 18 岁以下的儿童禁用。

2.有呼吸系统疾病者,首次使用本药 30～90min 后偶可有首次剂量反应,其静脉血管饱和度降低 2.67～4.00kPa,伴有面部潮红、出汗和低血压。此时应让患者仰卧或吸氧来缓解症状,再次用药时通常不再出现这类症状。

3.用本药有时可伴发多浆膜炎综合征,如胸膜炎、胸膜渗液、心包炎、心包渗液和体重增加,这往往与超剂量用药有关,一般可用非甾体抗感染药控制。

4.凡用本品治疗的患者,在治疗期间应定期作全血检查。

5.凡接受本品治疗的,应在有经验的专科医生指导下使用。

6.使用本品时要特别注意本品活性成分的丢失或被输液器吸附。故配制本品静脉输液时要按药液稀释规则认真仔细操作。

7.本品皮下注射药的制备:用 1ml 注射用水或注射用生理盐水注入粉针剂小瓶内,轻轻摇动使其充分溶解即可。静脉注射用本品的制备:先用 1ml 注射用水或无菌生理盐水使其溶解,然后再用 50～100ml 注射用生理盐水或 5% 葡萄糖注射液稀释,使稀释液的浓度为不低于 7μg/ml。

(六)不良反应

应用本品后出现的不良反应多属轻度或中度,常见的不良反应是发热、恶心、呕吐、腹泻、皮疹、疲乏、厌食、骨痛和注射部位局部发红等。偶见有头痛、头昏、出汗、口炎、皮肤瘙痒、非特异性胸痛等不良反应。严重但罕见的不良反应有:变态反应、支气管痉挛、心力衰竭、室上性心律不齐、毛细血管渗漏综合征、神经错乱、脑血管病、惊厥、血压下降、颅内压上升、呼吸困难、肺水肿、心包炎、胸膜渗液等。

接受本品治疗的患者,如发生过敏性休克、血管神经性水肿、支气管痉挛等急性变态反应

时应立即停药,并给予紧急处理。

（七）相互作用

本品不能与抗肿瘤药合用,以防发生药物相互作用。

四、腺嘌呤

（一）其他名称

维生素 B_4。

（二）性状

本品为白色结晶或结晶性粉末,溶于水,易溶于沸水。

（三）作用

本品是合成核酸的前体物,也是体内的一种辅酶,参与体内 DNA 和 RNA 的合成,有刺激白细胞增生的作用。

（四）应用

用于防治各种原因引起的白细胞减少症及急性粒细胞减少症。尤其是对因抗肿瘤化学治疗和放射治疗,以及苯中毒等所引起的白细胞减少症疗效较好。在抗肿瘤化疗、放疗前或同时应用本品,对防止白细胞减少症的发生有一定作用。

口服:成人每次 10～20mg,1 日 3 次。

肌内注射或静脉注射:每次 20～30mg,1 日 1～2 次,以所附的磷酸氢二钠缓冲液 2ml 溶解,注射速度要缓慢。

（五）注意

①本品不能与其他药物混合注射。②本品需连续使用约一个月左右才能呈显效。

五、茜草双酯

本品为中药茜草有效成分茜草酸的衍生物。

（一）性状

本品为白色或淡黄色结晶性粉末,无味,不溶于水,其乙醇溶液有蓝色荧光。

（二）作用

本品为升白细胞药物,具有升高周血白细胞作用,能促使贮存的粒细胞释放及造血干细胞增生和分化。以杆状核细胞增多为主。

（三）体内过程

正常人 1 次口服 800mg,结果证明吸收个体差异很大,5 小时后血药浓度达高峰,消除较慢,t1/2 为 16 小时。本品从尿、粪排泄。用 H 标记动物实验证明,本品主要分布于肝、脾、肾、血、肌肉、骨等器官组织中。

（四）应用

用于防治由于各种原因引起的白细胞减少症。

口服:成人每次 0.3～0.4g,1 日 2～3 次;小儿每次 15～20mg/kg,1 日 3 次。1 个月 1 个疗程,可重复 2～3 个疗程。可与其他升白细胞药联合应用。

（五）注意

本品遇光能逐渐分解变色,受潮或与碱接触会被破坏。

（六）不良反应

本品毒性小,少数患者用药后有口干、头痛、乏力、恶心等,但可不停药。

六、肌苷

（一）性状

本品为白色结晶性粉末,含 2 分子结晶水。溶于水,不溶于乙醇和氯仿。

（二）作用

本品为人体的正常成分,参与体内核酸代谢、能量代谢和蛋白质的合成,活化丙酮酸氧化酶系,提高辅酶Ⅰ的活性,使低能缺氧状态下的组织细胞继续顺利进行代谢,有助于肝细胞功能的恢复,可刺激体内产生抗体并促进铁的吸收。

（三）应用

用于治疗各种原因引起的白细胞或血小板减少症,以及急、慢性肝炎、胆囊炎和心肌炎、风湿性心脏病、肺源性心脏病、高血压心脏病等,对视神经萎缩、中心性视神经炎等眼科疾病也有一定疗效。

本品尚可用于治疗肝脏疾病。

口服:成人每次 0.2～0.4g,1 日 3 次,必要时,如肝脏疾病,用量可加倍;小儿每次 0.1～0.2g,1 日 3 次。静脉注射,每次 0.2～0.6g,1 日 1～2 次。静脉滴注,每次 0.2～0.6g,可用 5％葡萄糖液或生理盐水 200ml 混合滴入,1 日 1～2 次;小儿每次 0.1～0.2g,1 日 1 次。

（四）相互作用

本品不能与双嘧达莫、氯霉素、硫喷妥钠等注射液配伍。但可以与各种水溶性维生素、氨基酸等注射液混合注射或滴注。

七、茴香脑

（一）其他名称

茴香烯,升白宁。

（二）性状

本品系淡黄色油状液体,有八角茴香样香气,微溶于水。

（三）作用

本品能使骨髓细胞呈现活跃状态,促进白细胞成熟和释放入外周血液中,具有明显的升白作用,尤其是对中性粒细胞的升高作用更明显。

（四）应用

用于治疗各种原因引起的白细胞减少症,如抗肿瘤化疗或放疗引起的白细胞减少症等。

口服:成人每次 0.45g,1 日 2～3 次。

（五）不良反应

不良反应较少,少数患者有一过性食欲差、恶心、胃部不适等胃肠道反应。

八、小檗胺

本品系从小檗属植物根中分离得到的一种双苄基异喹啉类生物碱。

（一）其他名称

升白胺。

(二)性状

本品为白色结晶性粉末,味苦、无臭,不溶于冷水,微溶于沸水,易溶于稀盐酸、硫酸。

(三)作用

本品有刺激造血功能,增加末梢血中白细胞及血小板的作用。动物实验证明,本品对环磷酰胺引起的大鼠或犬的白细胞减少症有治疗作用,并且有降压、抗心律失常和抗心肌缺血的作用。

(四)应用

本品主要用于治疗因抗肿瘤化疗或放疗以及苯中毒、放射性物质和某些药物等引起的白细胞减少症,在肿瘤患者进行化疗或放疗同时服用本品可防止白细胞减少症的发生。

口服:成人每次 50mg,1 日 3 次。

(五)注意

本品对热和光不稳定。

(六)不良反应

偶有轻度腹胀、恶心等胃肠不适的反应。

九、千金藤碱

(一)作用

本品能刺激网状内皮系统,活化造血组织,促进骨髓细胞增生,使外周血白细胞增多。

(二)应用

用于各种原因引起的白细胞减少症。

口服:每次 20mg,每日 3 次,1～2 个月为 1 个疗程。

(三)注意

本品不宜与茶水或含鞣质成分较多的食物同服。

(四)不良反应

偶有恶心、腹泻、呕吐等轻度胃肠道不良反应。

十、鲨肝醇

(一)其他名称

Batylalcohol。

(二)作用

本品能升高因放射线照射降低的巨核细胞和粒细胞数,并能延长其生存期。

(三)应用

适用于各种原因引起的白细胞减少症。口服:成人每次 25～50mg,每日 3 次;儿童每公斤体重 1～2mg,每日 3 次。1 疗程为 30～45 日。成人预防剂量,每次 25mg,每日 2 次。

(四)注意

使用剂量要适当,低于或高于合适防治量均会影响疗效。在应用本品期间应经常检查白细胞总数及分类。

(五)不良反应

偶有口干、肠鸣等反应。

十一、氨肽素

(一)作用

本品能促进血白细胞成熟,增生、分化和释放,有升高白细胞和血小板的作用。并有营养组织脏器,改善组织新陈代谢,增强机体免疫功能。

(二)应用

用于治疗过敏性紫癜,原发性血小板减少性紫癜、白细胞减少症和再生障碍性贫血等。口服:成人每次 1g,每日 3 次;小儿酌减。用药至少 4 周。

十二、地菲林苷

(一)其他名称

葡萘呋酮,升白新,Cleistanthin-B。

(二)作用

本品能促进骨髓细胞的增生,具有升高白细胞和预防白细胞减少的作用,升白细胞作用比腺嘌呤(维生素 B_4)、鲨肝醇等强,且波动幅度小,其他药无效时,本品常仍然有效。口服吸收量约只有 1/2,但吸收较快,体内分布广,肝、肾、心脏组织含量最高,骨髓、骨组织及肾上腺中含量较低。本品可通过血脑屏障。

(三)体内过程

本品消除缓慢,口服 48 小时后在血液中仍维持一定浓度。本品主要经胆管由粪便排泄,其代谢产物主要从肾脏排泄。

(四)应用

适用于因放疗或化疗引起的白细胞减少症。口服:胶囊每次 200mg,微粒胶囊每次 50mg,都是每日 3 次。

(五)注意

长期服用时应定期检查肝肾功能。大剂量服用对肝肾功能可能会造成一定损害。

第四节 血容量扩充药

血容量扩充药是一类高分子化合物,能迅速提高血浆胶体渗透压而扩充血容量。临床主要用于大量失血或失血浆引起的血容量降低、休克等的抢救。临床常用药物为不同分子量的右旋糖酐、人血清蛋白等。

右旋糖酐系葡萄糖的聚合物,按相对分子量大小可分为中分子右旋糖酐(右旋糖酐 70,分子量约 70000)、低分子右旋糖酐(右旋糖酐 40,分子量约 40000)、小分子右旋糖酐(右旋糖酐 10,分子量约 10000)三种。

一、作用

(一)扩充血容量

右旋糖酐分子量较大,静脉滴注后不易渗出血管,提高血浆胶体渗透压,导致组织中水分大量进入血管内而产生扩充血容量作用。分子量越大扩容作用越强、维持时间越长。右旋糖酐 70 维持 12 小时,右旋糖酐 10 维持约 3 小时。

(二)阻止红细胞和血小板聚集

右旋糖酐还能抑制红细胞和血小板聚集,并使血浆稀释,从而产生抗凝血和改善微循环作用。分子量越小则该作用越强。

(三)渗透性利尿

右旋糖酐经肾排泄时提高肾小管内渗透压,水分重吸收减少,产生渗透性利尿作用。分子量越小作用越强。

二、临床应用

(一)防治低血容量性休克

临床主要应用右旋糖酐 70 和右旋糖酐 40 抢救急性失血、创伤和烧伤引起的低血容量休克。

(二)防治血栓性疾病

右旋糖酐 40 和右旋糖酐 10 可用于防治 DIC(弥散性血管内凝血)和血栓形成性疾病,如脑血栓形成、心肌梗死、血栓闭塞性脉管炎等。

(三)防治急性肾衰竭

应用其渗透性利尿作用,临床上用于防治急性肾衰竭。

三、不良反应和用药监护

(一)变态反应

少数患者用药后出现变态反应,严重者可导致过敏性休克。故首次用药应严密观察 5～10 分钟,发现症状,立即停药,及时抢救。

(二)凝血障碍

连续应用时,制剂中的少量大分子右旋糖酐可致凝血障碍和出血。

(三)其他

血小板减少症、出血性疾病和充血性心力衰竭患者禁用,肝、肾功能不良者慎用。

四、制剂和用法

(一)右旋糖酐 70

注射剂:6%溶液,100ml,250ml,50ml(有含 5%葡萄糖或含 0.9%氯化钠两种)。每次 500ml,静脉滴注,每分钟 20～40ml,1 日最大量 1000～1500ml。

(二)右旋糖酐 40

注射剂:6%溶液,100ml,250ml,500ml(有含 5%葡萄糖或含 0.9%氯化钠两种)。每次 250～500ml,静脉滴注,1 日不超过 1000ml。

(三)右旋糖酐 10

注射剂:30g/500ml,50g/50ml(有含 5%葡萄糖或含 0.9%氯化钠两种)。每次 100～1000ml,静脉滴注。

第五节　调节电解质和酸碱平衡药

一、氯化钠

(一)作用

1.钠离子是维持细胞外液渗透压和容量的重要成分,大部分以氯化钠形式存在于细胞外液中。由于细胞外液中的钠离子占阳离子的90％,那么在细胞外液中钠离子和它结合的阴离子一起产生的晶体渗透压也占晶体渗透压的90％,因此0.9％氯化钠与血浆渗透压相等,称为等渗氯化钠溶液或生理盐水。

2.正常浓度的钠离子是维持组织细胞兴奋性和神经肌肉应激性的必要条件。如果体内丢失大量的钠离子可发生低钠综合征,表现为虚弱、精神倦怠、表情淡漠、肌肉阵挛和循环障碍,严重者会出现谵妄、昏迷甚至死亡。

3.钠离子以碳酸氢钠的形式成为体液缓冲系统中的缓冲碱,调节体液的酸碱平衡。

(二)临床应用

1.用于大量出汗、严重吐泻、大面积烧伤、利尿过度所致的低钠综合征,可补充0.9％氯化钠注射液,严重者可静脉滴注高渗(3％～5％)氯化钠注射液。

2.在大量出血而又无法进行输血时,可直接输入0.9％氯化钠注射液以短暂维持血容量。

3.0.9％氯化钠注射液(生理盐水)可用于冲洗眼睛和伤口,也可用于溶解和稀释药物。

4.0.1％～1％的氯化钠饮用水可防治中暑。

(三)不良反应和注意事项

过量输入可致组织水肿和高血钠症,对酸中毒者可致高氯酸血症。脑、肾、心功能不全及血浆蛋白过低者慎用。肺水肿患者禁用。

二、氯化钾

(一)作用和临床应用

1.钾离子是维持细胞内渗透压的主要成分,大部分以氯化钾的形式存在于细胞液中。

2.钾离子是维持神经肌肉正常兴奋性和心肌正常功能所必需的物质。体内钾缺乏时,易出现低钾血症,表现为肠麻痹、心律失常、乏力、腱反射减退或消失,严重者可因呼吸麻痹或心功能不全死亡。适用于各种原因引起的低钾血症。

(二)用药注意及禁忌证

1.口服有刺激性,应先稀释或饭后服用。

2.静脉滴注速度过快可致心律失常甚至心脏停搏而死亡,故速度要慢,溶液浓度一般控制在0.2％～0.4％,在静脉滴注过程中应注意观察患者心律和血钾的变化。禁用于肾功能不良、尿少或尿闭未得到改善及血钾过高的患者。

三、碳酸氢钠(小苏打)

(一)作用和临床应用

1. 纠正代谢性酸中毒

碳酸氢钠解离的碳酸氢根离子与体液的氢离子结合成碳酸,再分解为水和二氧化碳,后者自肺排出,使得体液的氢离子浓度下降。常用于防治代谢性酸中毒,且作用迅速,疗效确切,故在临床上为首选。

2. 碱化尿液

经肾脏排泄时使尿液碱化,用于巴比妥类中毒时加速其排出、防止磺胺类药物在泌尿道析出结晶、增加氨基苷类抗生素治疗泌尿道感染的疗效。

3. 用于心脏复苏

纠正代谢性酸中毒时大量的钾离子外流所致的高钾血症,减轻心脏的进一步抑制,并使心肌收缩性及应激性增高。

4. 治疗胃酸过多症

口服能中和过多胃酸,起效快,但作用短暂,常用作抗酸药。

(二)不良反应和注意事项

碳酸氢钠溶液呈弱碱性,对局部组织有刺激性,注射时切勿漏出血管。应用过量可致代谢性碱中毒。碳酸氢钠可引起水钠潴留,加重水肿,缺钾等,对于充血性心力衰竭、急性或慢性肾衰竭、肺呼吸功能障碍及缺钾患者,补充碳酸氢钠要特别注意。

四、乳酸钠

乳酸钠解离的乳酸根在体内有氧条件下,经肝脏转化为碳酸氢根,可用于治疗代谢性酸中毒。因其作用不及碳酸氢钠迅速和稳定,近年来已较少采用。但对于高钾血症或普鲁卡因胺、奎尼丁等引起的心律失常伴有酸中毒者,仍以乳酸钠治疗为宜。

本药过量可致代谢性碱中毒。休克、缺氧、肝功能不全及乳酸性酸中毒者禁用。

五、氨丁三醇(三羟甲基氨基甲烷,缓血酸铵)

氨丁三醇为氨基缓冲碱,在体液中能摄取氢离子而纠正酸中毒。作用较强,并能透过细胞膜,可在细胞内外同时纠正酸中毒。既适用于代谢性酸中毒,又适用于呼吸性酸中毒,对代谢性酸中毒合并急性呼吸性酸中毒患者是较理想的药物,如与碳酸氢钠合用治疗心脏复苏时因心跳、呼吸停止出现的混合性酸中毒,效果更佳。

不良反应较多,临床应用受限制。易引起低血糖、低血压、恶心、呕吐。局部刺激性强,注射时切勿漏出血管,以免引起血管坏死。另外,还易引起静脉炎或血栓形成。滴注过快还可诱发室颤,低血钙而发生抽搐,必须严格控制滴注速度。可抑制呼吸,用于急性呼吸性酸中毒患者时,必须同时给氧,慢性呼吸性酸中毒患者禁用。应用过量或肾功能不全时可引起碱血症,慢性肾性酸中毒患者及肾功能不全者禁用。

六、氯化铵

氯化铵可酸化体液,解离出铵根离子和氯离子,铵根离子迅速经肝脏代谢形成尿素,最终由尿排出,而氯离子则留在体内置换血中的碳酸氢根离子,以中和体内过多的碱储备而纠正代谢性碱中毒;可酸化尿液,因氯离子从肾排出时使碳酸氢根离子重吸收增加,氢离子排出增加,尿液 pH 下降。主要用于治疗重度代谢性碱中毒和有机碱类药物中毒,可口服或静脉滴注,而对于大多数代谢性碱中毒患者,只需给予生理盐水治疗就能纠正。

本药过量应用可致高氯性酸血症,并能引起呼吸增强和血液二氧化碳张力下降。静脉滴注前应先稀释配成等渗溶液,滴注速度宜缓慢,否则易引起惊厥和呼吸停止。溃疡病患者慎用,右心衰竭、严重肝肾功能不全或肝硬化伴有代谢性碱中毒患者禁用。

第八章　免疫系统药物

第一节　免疫抑制药

免疫抑制药是最早用于临床的免疫调节药。1962年,硫唑嘌呤和肾上腺皮质激素联合应用防治器官移植的排异反应。随着对自身免疫性疾病发病机制认识的深化,免疫抑制药也试用于治疗自身免疫性疾病。近年来,他克莫司、西罗莫司等新药的研制成功,使免疫抑制药的研究步入了新的阶段。

一、常用的免疫抑制药

常用的免疫抑制药可分为如下六类。

(一)糖皮质激素类

如泼尼松、甲泼尼龙等。

(二)神经钙蛋白抑制剂

如环孢素、他克莫司、西罗莫司、霉酚酸酯等。

(三)抗增生与抗代谢类

如硫唑嘌呤、环磷酰胺、氨甲蝶呤等。

(四)抗体类

如抗淋巴细胞球蛋白等。

(五)抗生素类

如雷帕霉素等。

(六)中药类

如雷公藤总苷等。

二、免疫抑制药的临床应用

防治器官移植的排异反应:免疫抑制药可用于肾、肝、心、肺、角膜和骨髓等组织器官的移植手术,以防止排异反应,并需要长期用药。常用环孢素和雷公藤总苷,也可将硫唑嘌呤或环磷酰胺与糖皮质激素联合应用。当发生明显排异反应时,可在短期内大剂量使用,控制后即减量维持,以防用药过量产生毒性反应。

治疗自身免疫性疾病免疫抑制药:可用于自身免疫溶血性贫血、特发性血小板减少性紫癜、肾病性慢性肾炎、类风湿关节炎、系统性红斑狼疮、结节性动脉周围炎等,首选糖皮质激素类。对糖皮质激素类药物耐受的病例,可加用或改用其他免疫抑制药。免疫抑制药的联合应用可提高疗效,减轻毒性反应。

但该类药物只能缓解自身免疫性疾病的症状,而无根治作用,而且因毒性较大,长期应用易导致严重不良反应,包括诱发感染、恶性肿瘤等。

（一）糖皮质激素类

略。

（二）神经钙蛋白抑制剂

神经钙蛋白（钙调磷酸酶）抑制剂作用于 T 细胞活化过程中细胞信号转导通路，起到抑制神经钙蛋白作用，是目前临床最有效的免疫抑制药。

1. 环孢素

环孢素是从真菌的代谢产物中分离的中性多肽。1972 年发现其抗菌作用微弱，但有免疫抑制作用。1978 年始用于临床防治排异反应并获得满意效果。因其毒性较小，是目前较受重视的免疫抑制药之一。

（1）体内过程：本药溶于橄榄油中可以肌内注射。口服吸收慢且不完全，口服吸收率为 $20\%\sim50\%$，首关消除可达 27%。单次口服后 $3\sim4h$ 血药浓度达峰值。在血中约 50% 被红细胞摄取，$4\%\sim9\%$ 与淋巴细胞结合，约 30% 与血浆脂蛋白和其他蛋白质结合，血浆中游离药物仅占 5% 左右。$t_{1/2}$ 以为 $14\sim17h$。大部分经肝代谢自胆汁排出，0.1% 药物以原形经尿排出。

（2）药理作用与机制：选择性抑制细胞免疫和胸腺依赖性抗原的体液免疫。环孢素主要选择性抑制 T 细胞活化，使 TH 细胞明显减少并降低 T_H 与 T_s 的比例。对 B 细胞的抑制作用弱，对巨噬细胞的抑制作用不明显，对自然杀伤（NK）细胞活力无明显抑制作用，但可间接通过干扰素的产生而影响 NK 细胞的活力。其机制主要是抑制神经钙蛋白，阻止了细胞质 T 细胞激活核因子（NFAT）的去磷酸化，妨碍了信息传导，而抑制 T 细胞活化及 IL－2、IL－3、IL－4、TNFα、INFγ 等细胞因子的基因表达。此外，环孢素还可增加 T 细胞内转运生长因子（TGFβ）的表达，TGFβ 对 IL－2 诱导 T 细胞增生有强大的抑制作用，也能抑制抗原特异性的细胞毒 T 细胞产生。

（3）临床应用：环孢素主要用于器官移植排异反应和某些自身免疫性疾病。①器官移植主要用于同种异体器官移植或骨髓移植的排异反应或移植物抗宿主反应，常单独应用，新的治疗方案则主张环孢素与小剂量糖皮质激素联合应用。临床研究表明，环孢素可使器官移植后的排异反应与感染发生率降低，存活率增加。②自身免疫性疾病用于治疗大疱性天疱疮及类天疱疮，能改善皮肤损害，使自身抗体水平降低。还可局部用药，治疗接触性过敏性皮炎、银屑病。

（4）不良反应：环孢素的不良反应发生率较高，其严重程度与用药剂量、用药时间及血药浓度有关，多具可逆性。

肾毒性是该药最常见的不良反应，用药时应控制剂量，并密切监测肾脏功能，若血清肌酐水平超过用药前 30%，应减量或停用。避免与有肾毒性药物合用，用药期间应避免食用高钾食物、高钾药品及保钾利尿药。严重肾功能损害、未控制高血压者禁用或慎用。

肝损害多见于用药早期，表现为高胆红素血症，转氨酶、乳酸脱氢酶、碱性磷酸酶升高。大部分肝毒性病例在减少剂量后可缓解。应用时注意定期检查肝脏功能，严重肝功能损害者禁用或慎用。

神经系统毒性在器官移植或长期用药时发生，表现为震颤、惊厥、癫痫发作、神经痛、瘫痪精神错乱、共济失调、昏迷等，减量或停用后可缓解。

诱发肿瘤:有报道器官移植患者使用该药后,肿瘤发生率可高于一般人群 30 倍。用于治疗自身免疫性疾病时,肿瘤发生率也明显增高。

继发感染:长期用药可引起病毒感染、肺孢子虫属感染或真菌感染,病死率高。治疗中如出现上述感染应及时停药,并进行有效的抗感染治疗。感染未控制患者禁用。

其他如胃肠道反应、变态反应、多毛症、牙龈增生,嗜睡、乏力、高血压、闭经等。对本品过敏者、孕妇和哺乳期妇女禁用。

(5)药物相互作用:下列药物可影响本品血药浓度,应避免联合应用,若必须使用,应严密监

测环孢素血药浓度并调整其剂量。增加环孢素血药浓度的药物:大环内酯类抗生素多西环素、酮康唑、口服避孕药、钙拮抗剂、大剂量甲泼尼龙等。降低环孢素血药浓度的药物:苯巴比妥、苯妥英、安乃近、利福平、异烟肼、卡马西平、萘夫西林、甲氧苄啶及静脉给药的磺胺异二甲嘧啶等。

2.他克莫司

他克莫司是一种强效免疫抑制药,由日本学者于 1984 年从筑波山土壤链霉菌属分离而得。

(1)体内过程:FK506 口服吸收快,$t_{1/2}$ 为 5～8h,有效血药浓度可持续 12h。在体内经肝细胞色素 $P_{450}3A4$ 异构酶代谢后,由肠道排泄。

(2)药理作用与机制:①抑制淋巴细胞增生作用于细胞 G_0 期,抑制不同刺激所致的淋巴细胞增生,包括刀豆素 A、T 细胞受体的单克隆抗体、CD_3 复合体或其他细胞表面受体诱导的淋巴细,胞增生等,但对 IL-2 刺激引起的淋巴细胞增生无抑制作用。②抑制 Ca^{2+} 依赖性 T、B 淋巴细胞的活化。③抑制 T 细胞依赖的 B 细胞产生免疫球蛋白的能力。④预防和治疗器官移植时的免疫排异反应,能延长移植器官生存时间,具有良好的抗排异作用。

(3)临床应用:①肝脏移植 FK506 对肝脏有较强的亲和力,并可促进肝细胞的再生和修复,用于原发性肝脏移植及肝脏移植挽救性病例,疗效显著。使用本品的患者,急性排异反应的发生率和再次移植率降低,糖皮质激素的用量可减少。②其他器官移植本品在肾脏移植和骨髓移植方面有较好疗效。

(4)不良反应:静脉注射常发生神经毒性,轻者表现头痛、震颤、失眠、畏光、感觉迟钝等,重者可出现运动不能、缄默症、癫痫发作、脑病等,大多在减量或停用后消失。可直接或间接地影响肾小球滤过率,诱发急性或慢性肾毒性。对胰岛 B 细胞具有毒性作用,可导致高血糖。大剂量应用时可致生殖系统毒性。

(三)抗增生与抗代谢类

1.硫唑嘌呤

硫唑嘌呤为 6-硫基嘌呤的衍生物,属于嘌呤类抗代谢药。硫唑嘌呤通过干扰嘌呤代谢的各环节,抑制嘌呤核苷酸合成,进而抑制细胞 DNA、RNA 及蛋白质合成,发挥抑制 T、B 淋巴细胞及 NK 细胞的效应,故能同时抑制细胞免疫和体液免疫反应,但不抑制巨噬细胞的吞噬功能。主要用于肾移植排异反应和类风湿关节炎、系统性红斑狼疮等多种自身免疫性疾病的治疗。用药时应注意监测血常规和肝功能。

2. 环磷酰胺

环磷酰胺(CTX)不仅杀伤增生期淋巴细胞,而且影响静止期细胞,故能使循环中的淋巴细胞数目减少。B 细胞较 T 细胞对该药更为敏感。明显降低 NK 细胞活性,从而抑制初次和再次体液与细胞免疫反应。临床常用于防止排异反应与移植物抗宿主反应,以及长期应用糖皮质激素不能缓解的多种自身免疫性疾病。不良反应有骨髓抑制、胃肠道反应、出血性膀胱炎和脱发等。

3. 氨甲蝶呤

氨甲蝶呤(MTX)为抗叶酸类抗代谢药,主要用于治疗自身免疫性疾病。

(四)抗体

抗胸腺细胞球蛋白(ATG)在血清补体的参与下,对 T、B 细胞有破坏作用,但对 T 细胞的作用较强。可非特异性抑制细胞免疫反应(如迟发型超敏反应、移植排异反应等),也可抑制抗体形成(限于胸腺依赖性抗原),还可以结合到淋巴细胞表面,抑制淋巴细胞对抗原的识别能力。能有效抑制各种抗原引起的初次免疫应答,对再次免疫应答作用较弱。在抗原刺激前给药作用较强。

临床用于防治器官移植的排异反应,试用于治疗白血病、多发性硬化、重症肌无力、溃疡性结肠炎、类风湿关节炎、系统性红斑狼疮等疾病。

常见的不良反应有寒战、发热、血小板减少、关节疼痛和血栓性静脉炎等,静脉注射可引起血清病及过敏性休克,还可引起血尿、蛋白尿,停药后消失。

(五)抗生素类

雷帕霉素(西罗莫司)能治疗多种器官和皮肤移植物引起的排异反应,尤其对慢性排异反应疗效明显,与环孢素有协同作用,能延长移植物的存活时间,减轻环孢素的肾毒性,提高治疗指数。雷帕霉素和他克莫司均与胞质内他克莫司结合蛋白结合,两药低剂量联合应用即可产生有效的免疫抑制作用。可引起厌食、呕吐、腹泻,严重者可出现消化性溃疡、间质性肺炎和脉管炎。联合用药和监测血药浓度是减少不良反应并发挥最大免疫抑制作用的有效措施。

(六)中药类

雷公藤总苷具有较强的免疫抑制作用,可抑制小鼠脾淋巴细胞和人外周血淋巴细胞的增生反应、迟发型超敏反应、宿主抗移植物反应和移植物抗宿主反应,还可抑制细胞免疫和体液免疫,减少淋巴细胞数量,抑制 IL-2 生成,并有较强的抗感染作用。

临床主要用于治疗自身免疫性疾病,如类风湿关节炎、原发和继发肾病综合征、成人各型肾炎、狼疮性或紫癜性肾炎、麻风反应。对银屑病、皮肌炎、变应性血管炎、异位性皮炎、自身免疫性肝炎、自身免疫性白细胞及血小板减少等也有一定的疗效。

不良反应较多,但停药后多可恢复。约 20% 患者出现胃肠道反应,如食欲减退、恶心、呕吐、腹痛、腹泻、便秘。约 6% 患者出现白细胞减少。偶见血小板减少、皮肤黏膜反应(如口腔黏膜溃疡、眼干涩、皮肤毛囊角化、黑色素加深等)。也可导致月经紊乱、精子数目减少或活力降低等。

第二节　免疫增强药

免疫增强药能激活一种或多种免疫活性细胞,增强或提高机体免疫功能的药物。临床主要用其免疫增强作用,治疗免疫缺陷疾病、慢性感染及恶性肿瘤的辅助治疗。

一、重组人白细胞介素－2

重组人白细胞介素－2(白介素2)是重要的淋巴因子,由T辅助细胞(Th)产生,参与免疫反应。

(一)药理作用与应用

白介素2为抑制性T细胞(Th)和细胞毒T细胞(Tc)分化、增生所必需的调控因子;诱导或增强自然杀伤细胞(NK)活性;诱导激活细胞毒淋巴细胞(LAK)的分化增生;诱导或增强细胞毒T细胞、单核细胞及巨噬细胞的活性;促进B淋巴细胞的分化、增生和抗体分泌;具有广谱性免疫增强作用。临床用于慢性肝炎、免疫缺陷病及恶性肿瘤的辅助治疗。

(二)不良反应与用药护理

本品毒性反应多与血管的通透性有关,并随着剂量的增大而加剧,导致体液渗出而器官功能障碍,可出现尿少、体液潴留、恶心、呕吐、腹泻、呼吸困难、转氨酶升高、黄疸、低血压、心律失常、红细胞减少及凝血功能障碍。

二、干扰素

干扰素是有关细胞在病毒感染或其他诱因刺激下,产生的糖蛋白类物质。目前已能用DNA重组技术生产,分为人白细胞产生的α－干扰素、人成纤维细胞产生的β－干扰素、人T细胞产生的γ－干扰素三类。

(一)体内过程

口服不吸收,必须注射给药。α－干扰素肌内注射,β－干扰素静脉给药。干扰素在肝、肾、血清分布较多,脾、肺分布较少。主要经肝代谢,少量以原形经肾排泄。

(二)药理作用

1.广谱抗病毒作用

对所有RNA病毒及DNA病毒均有抑制作用。

2.抗肿瘤细胞增生作用

通过直接抑制肿瘤细胞的生长、抑制肿瘤的繁殖、抑制癌基因的表达及激活抗肿瘤免疫功能而达到抗肿瘤的目的。

3.调节人体免疫功能

主要表现为增强免疫效应细胞的作用。

(1)调节自然杀伤细胞的杀伤活性。

(2)激活B细胞,促进抗体生成。

(3)激活单核巨噬细胞的吞噬功能。

(4)诱导白细胞介素、肿瘤坏死因子等细胞因子的产生。

(三)临床应用

1.慢性乙型肝炎

可使转氨酶恢复正常,病理组织学有好转;对重型肝炎可使病情缓解,病死率下降。

2.恶性肿瘤

α-干扰素是治疗毛细胞白血病的首选药,对慢性白血病有较好疗效,对其他实质瘤也有一定疗效。

3.其他疾病

可用于治疗获得性免疫缺陷综合征,β-干扰素对多发性硬化有较好疗效,γ-干扰素可用于治疗类风湿性关节炎。

(四)不良反应与用药护理

应用早期出现发热、寒战、出汗、头痛、肌痛症状,有剂量依赖性,减量或停药后症状消失;白细胞减少、血小板减少、凝血障碍等;血压异常、心律失常、心肌梗死等。间质性肺炎,表现为干咳、劳累性呼吸困难。尿蛋白增加,严重时发生肾功能不全。过敏体质、肝肾功能不良及白细胞和血小板减少者慎用。

三、卡介苗

为减毒的结核分枝杆菌活菌苗,原用于预防结核病,属于特异性免疫制剂。后来证明卡介苗能增强细胞免疫功能,刺激 T 细胞增生,提高巨噬细胞杀伤肿瘤细胞及细菌的能力,促进白细胞介素-1 的产生,增强 T 辅助细胞(Th)和自然杀伤细胞(NK)的功能,为非特异性免疫增强剂。用于白血病、肺癌等肿瘤的辅助治疗。不良反应少,给药部位易发红斑、硬结或溃疡;亦可产生全身寒战、发热;偶见变态反应。不良反应的大小与给药剂量、给药途径及免疫治疗次数有关。

四、胸腺素

胸腺素是从小牛或猪胸腺中提取的小分子多肽,内含胸腺生成素、胸腺体液因子、血清胸腺因子等。能促进 T 细胞分化成熟,增强 T 细胞对抗原或其他刺激的反应,同时增强白细胞、红细胞的免疫功能,并调整机体的免疫平衡。临床上主要用于细胞免疫缺陷性疾病、自身免疫性疾病、感染性疾病和晚期肿瘤的治疗。不良反应有注射部位轻度红肿,皮肤变态反应,过大剂量可产生免疫抑制。

五、转移因子

转移因子是从人白细胞、猪脾、牛脾中提取的小分子肽类物质,牛脾含量最多。其免疫调节作用无明显种属特异性。转移因子的活性成分是 T 辅助细胞的产物,可选择性结合抑制性 T 细胞(Ts)和巨噬细胞,在免疫调节中发挥作用。

(一)增强淋巴细胞对肿瘤的细胞毒作用

转移因子是 T 细胞促成剂,具有活化效应细胞,加强效应细胞对肿瘤细胞的攻击反应,抑制或破坏肿瘤细胞的生长。

(二)传递免疫信息

在转移因子的作用下,非致敏的淋巴细胞可转化为致敏的 T 增强细胞,增强细胞的免疫功能,并促进干扰素释放,增强机体抗感染的能力。

临床用于免疫缺陷病、恶性肿瘤及急性病毒感染的辅助治疗。偶有皮疹、瘙痒、痤疮及一过性发热。

六、左旋咪唑

左旋咪唑能使受抑制的巨噬细胞和 T 细胞功能恢复正常,可能与激活环核苷酸磷酸二酯酶,降低巨噬细胞和淋巴细胞内 cAMP 含量有关。它还能诱导白细胞介素－2 的产生,增强免疫应答反应。一般用于免疫功能低下者,可作为肿瘤的辅助治疗,还可改善自身免疫性疾病的免疫功能。

第三节　抗毒血清和免疫球蛋白

将生物毒素(包括微生物、疫苗、类毒素、其他生物毒素)接种于动物体,使之免疫,产生抗体或特异的免疫球蛋白,分离而用于被动免疫,防治各种疾病。健康人血浆分离的丙种球蛋白也用于增强免疫目的,也在此一并介绍。

一、精制白喉抗毒素

本品系用白喉类毒素免疫马血浆所制得的抗毒素球蛋白制剂。用于治疗和预防白喉。

(一)应用

1.出现症状者,及早注射抗毒素治疗。未经类毒素免疫或免疫史不清者,如系密切接触,可注射抗毒素紧急预防。也应同时注射类毒素,以获得永久免疫。

2.皮下注射上臂三角肌处,同时注射类毒素时部位应分开。肌内注射应在三角肌中部或臀大肌外上。经皮下注射无异常者方可静脉注射。静脉注射应缓慢,开始每分钟不超过 1ml,以后每分钟不超过 4ml,1 次静脉注射不超过 40ml,儿童不超过 0.8ml/kg。亦可稀释后静脉滴注,静脉滴注前液体宜与体温相近。

3.用量:预防,皮下或肌内注射 1000～2000 单位/次。治疗:参考下表及早大量冲射。

(二)注意

1.本品有液体及冻干两种。

2.注射前必须详细记录。

3.注射用具及部位必须严密消毒。

4.注射前必须先做过敏试验(皮试液为 0.1ml 抗毒素加生理盐水 0.9ml),试验阳性者可做脱敏注射(将本品稀释 10 倍后,小量分数次皮下注射)。

二、精制破伤风抗毒素

本品系用破伤风类毒素免疫马血浆所制得的抗毒素球蛋白制剂。用于治疗及预防破伤风。

(一)应用

皮下注射在上臂三角肌处,同时注射类毒素时,注射部位需分开。肌内注射应在上臂三角肌或臀大肌外上。皮下、肌内注射无异常者方可静脉注射。静脉注射应缓慢,开始不超过 1ml/min。以后不超过 4ml/min,静脉注射 1 次不超过 40ml,儿童不超过 0.8ml/kg,亦可稀释后静脉滴注。

1.用量

预防:皮下或肌内注射 1500～3000 单位/次,儿童与成人相同。伤势重者加 1～2 倍。经 5～6 日还可重复。

2.治疗

第 1 次肌内或静脉注射 5 万～20 万单位,儿童与成人同,以后视病情而定,伤口周围可注射抗毒素。初生儿 24 小时内肌内或静脉注射 2 万～10 万单位。

(二)注意

均参见精制白喉抗毒素。

三、精制肉毒抗毒素

本品系用含 A、B、E 三型肉毒杆菌抗毒素的免疫马血浆所制得的球蛋白制剂,用于治疗及预防肉毒杆菌中毒。

(一)应用

凡已出现肉毒杆菌中毒症状者,应尽快使用本品治疗。对可疑中毒者亦应尽快用本品预防。本品分为 A、B、E 三型,中毒型未确定前可同时用 3 型。

1.用量

预防:皮下或肌内注射 1000～2000 单位(1 个型)/次,情况紧急可酌情静脉注射。

2.治疗

肌内注射或静脉滴注,第 1 次注射 1 万～2 万单位(1 个型),以后视病情可每 12 小时注射 1 次,病情好转后减量或延长间隔时间。其他参见精制白喉抗毒素。

(二)注意

参见精制白喉抗毒素。

四、精制气性坏疽抗毒素

本品系气性坏疽免疫马血浆并按一定的抗毒素单位比例混合而成的球蛋白制剂。用于预防及治疗气性坏疽。

(一)应用

严重外伤有发病危险时用本品预防,一旦病症出现,应及时用大量本品治疗。

1.用量

预防:皮下或肌内注射 1 万单位欲(混合品),紧急时可酌增,亦可静脉注射,感染危险未消除时,可每隔 5～6 天反复注射。

2.治疗

第 1 天静脉注射 3 万～5 万单位(混合品),同时注射适量于伤口周围健康组织,以后视病情间隔 4～6 小时、6～12 小时反复注射。好转后酌情减量或延长间隔时间。其他参见精制白喉抗毒素。

(二)注意

参见精制白喉抗毒素。

五、精制抗蛇毒血清

本品系用蛇毒免疫马血浆所制成的球蛋白制剂。供治疗蛇咬伤之用。其中蝮蛇抗血清对竹叶青和烙铁头咬伤亦有效。

(一)应用

1.常用静脉注射,也可肌内或皮下注射。

2.用量:一般抗蝮蛇血清用 6000 单位/次;抗五步蛇血清用 8000 单位/次;银环蛇用 1 万单位/次;眼镜蛇用 2000 单位/次,上述用量可中和一条蛇毒,视病情可酌增减。

3.儿童与成人同,不得减少。

4.注射前先做过敏试验,阴性者方可注全量。

过敏试验法:取 0.1ml 本品加 1.9ml 生理盐水(稀释 20 倍),前臂掌侧皮内注射 0.1ml,经 20~30min 判定。可疑阳性者,可预先注射氯苯那敏 10mg(儿童酌减),15min 再注本品。阳性者则采用脱敏注射法。

脱敏注射法:用生理盐水将抗血清稀释 20 倍,分次皮下注射,每次观察 20~30min,第 1 次注 0.4ml,如无反应,酌情增量,3 次以上无反应,即可静脉、肌内或皮下注射。注射前使制品接近体温,注射应慢,开始不超过 1ml/min,以后不超过 4ml/min。注射时反应异常,应立即停止。

(二)注意

1.遇有血清反应,立即肌内注射氯苯那敏。必要时,应用地塞米松 5mg(或氢化可的松 100mg 或氢化可的松琥珀酸钠 135mg)加入 25%~50%葡萄糖液 20~40ml 中静脉注射。亦可稀释后静脉滴注。

2.不管是否毒蛇咬伤,伤口有污染者,应同时注射破伤风抗毒素 1500~3000 单位。

六、精制抗炭疽血清

本品系由炭疽杆菌抗原免疫的马血浆制成的球蛋白制剂。用于炭疽病的治疗和预防。

(一)应用

1.使用对象为炭疽病或有炭疽感染危险者。

2.预防可皮下或肌内注射。治疗可根据病情肌内注射或静脉滴注。

3.用量:预防用 1 次 20ml。治疗应早期给予大剂量,第 1 天可注射 20~30ml,以后医生可根据病情给维持量。

(二)注意

1.每次注射均应有患者及药品的详细记录。

2.用药前应先做过敏试验(用生理盐水 0.9ml 加本品 0.1ml 稀释 10 倍做皮试液)。皮内注射 0.05ml,观察 30min。阳性者行脱敏注射法。将 10 倍稀释液,按 0.2ml、0.4ml、0.8ml 三次注入,每次间隔 30min,如无反应,再注射其余量。

七、精制抗狂犬病血清

本品系由狂犬病固定毒免疫的马血浆所制成。仅用于配合狂犬病疫苗对被疯动物严重咬伤如头、脸,颈部或多部位咬伤者进行预防注射。

(一)应用

1.使用对象为被疯动物咬伤者,应于 48 小时内及早注射,可减少发病率。已有狂犬病者注射本品无效。

2.先将伤口冲洗干净,在受伤部位浸润注射,余下血清可肌内注射(头部咬伤可肌内注射于颈背部)。

3.按 40 单位/kg 注入,严重者可按 80~100 单位/kg,在 1~2 日内分别注射,注完后(或同时)注射狂犬疫苗。

(二)注意

1.本品有液体及冻干两种。

2.其他参见精制抗炭疽血清项下。本品的脱敏注射法为:10 倍稀释液按 1ml,2ml,4ml 注射后观察 3 次,每次间隔 20~30min,无反应再注射其余全量。

八、人血丙种球蛋白

本品系由经健康人血浆中分离提取的免疫球蛋白制剂(主要为 IgG)。

(一)用法

本品只限肌内注射,不得用于静脉输注。冻干制剂可用灭菌注射用水溶解,一切操作均按消毒手续进行。预防麻疹:可在与麻疹患者接触 7 日内按每公斤体重注射 0.05~0.15ml,或 5 岁以内儿童注射 1.5~3ml,6 岁以上儿童最大量不得超过 6ml。1 次注射,预防效果通常为 2~4 周。预防传染性肝炎:按每公斤体重注射 0.05~0.1ml,或儿童每次注射 1.5~3ml,成人每次注射 3ml。1 次注射,预防效果通常为 1 个月左右。

(二)注意

1.本品应为证明或微带乳光液体,有时有微量沉淀,但可摇散。如有摇不散之沉淀或异物,或安瓿裂纹、过期均不可使用。

2.安瓿启开后,应 1 次注射完毕,不得分次使用。

3.人胎盘丙种球蛋白与本品相同。

九、乙型肝炎免疫球蛋白

本品系用经乙型肝炎疫苗免疫健康人后,采集的高效价血浆或血清分离提取制备的免疫球蛋白制剂。主要用于乙型肝炎的预防。

(一)应用

1.只限于肌内注射,不得用于静脉输注。

2.冻干制剂用灭菌注射用水溶解,根据标示单位数加入溶剂,使成 100 单位/ml 液。

3.乙型肝炎预防:1 次肌内注射 100 单位,儿童与成人同量,必要时可间隔 3~4 周再注射 1 次。

4.母婴阻断:婴儿出生 24 小时注射 100 单位,隔 1 个月、2 个月及 6 个月分别注射乙型肝炎疫苗 30μg 或按医嘱。

(二)注意

液体制剂久贮后可能有微量沉淀,但可摇散。如有摇不散的沉淀或异物则不可用。

十、破伤风免疫球蛋白

本品系由乙型肝炎疫苗免疫后再经破伤风类毒素免疫的健康献血员中采集效价高的血浆或血清制成。主要是预防和治疗破伤风,尤其适用于对 TAT 有变态反应者。

(一)应用

1.只限臀部肌内注射,不需皮试,不得做静脉注射。

2.冻干制剂用灭菌注射用水溶解。

3.预防:儿童、成人 1 次用量均为 250 单位。创面污染严重者可加倍。

4.治疗:3000～6000 单位。同时可使用破伤风类毒素进行自动免疫,但注射部位和用具应分开。

(二)注意

有摇不散的沉淀或异物时,不可用。

十一、冻干铜绿假单炮菌免疫人血浆

本品系由乙型肝炎疫苗免疫后再经多价铜绿假单胞菌免疫献血员采集的,用枸橼酸钠抗凝的、2～3 份不同血型血浆混合后冻干制成,含有高效价特异抗体。主要用于绿脓杆菌易感者的预防和绿脓杆菌感染的治疗,如烧伤、创伤、手术后以及呼吸道、尿路等绿脓杆菌感染的预防及治疗。亦可做冻干健康人血浆使用。

(一)应用

按瓶签规定的容量以 30～37℃的 0.1％枸橼酸溶液溶解,并以带滤网的无菌、无热原的输液器静脉输注,用量由医师酌定,一般成人每次 200ml;儿童减半,间隔 1～3 天,输注 6 次为 1 疗程。

(二)注意

1.有破损或异常时不可用。

2.溶解温度为 10～30℃,温度不可过低。

3.应在 3 小时内输注完毕,剩余者不得再用。

4.特殊情况下也可用注射用水或 5％葡萄糖液溶解,但其 pH 在 9 左右,故大量输注易引起碱中毒,必须慎重。

5.本品不得用含钙盐的溶液溶解。

第九章 泌尿系统药物

第一节 利尿药

利尿药是作用于肾脏,增加电解质和水的排泄,使尿量增多的药物。临床主要用于治疗各种原因引起的水肿,也用于非水肿性疾病如高血压、高血钙、尿崩症等的治疗。利尿药根据作用部位及利尿作用强度分为三类。①高效能利尿药:主要作用于髓袢升支粗段髓质部和皮质部,包括呋塞米、依他尼酸、布美他尼等。②中效能利尿药:主要作用于髓袢升支粗段皮质部和远曲小管近端,包括噻嗪类(如氢氯噻嗪)、氯噻酮等。③低效能利尿药:主要作用于远曲小管和集合管,如螺内酯、氨苯蝶啶、阿米洛利等。

一、利尿药作用的生理学基础

尿液的生成是通过肾小球滤过、肾小管和集合管的重吸收及分泌而实现的,利尿药通过作用于肾小管不同部位而产生利尿作用。

(一)肾小球滤过

正常成人每日经肾小球滤过产生的原尿达 180L,但每日排出的尿量只有 $1\sim2L$,这说明原尿中 99% 的水和钠在肾小管和集合管中被重吸收。故单纯增加肾小球滤过率的药物,利尿作用不理想。

(二)肾小管的重吸收

原尿经过近曲小管、髓袢、远曲小管及集合管的过程中,99% 的水、钠被重吸收。如果肾小管和集合管的上皮细胞对 Na^+ 和水的重吸收功能受到抑制,排出的钠和尿量就会明显增加。常用利尿药大多数都是通过抑制。肾小管水和电解质的重吸收而产生排钠利尿作用。

1.近曲小管

此段重吸收 Na^+ 量占原尿 Na^+ 量的 $60\%\sim65\%$,主要通过 H^+-Na^+ 交换机制,H^+ 由肾小管细胞分泌到管液中,并将管液中 Na^+ 交换到细胞内。H^+ 来自肾小管细胞内 CO_2 和 H_2O 在碳酸酐酶的催化下生成的 H_2CO_3,乙酰唑胺可通过抑制碳酸酐酶的活性,使 H^+ 生成减少,H^+-Na^+ 交换减少,使肾小管腔内 Na^+ 和 HCO_3^- 增多,Na^+ 带出水分而产生利尿作用,但由于利尿作用较弱,又可引起代谢性酸中毒,现已少用。

2.髓袢升支粗段

髓袢升支粗段髓质和皮质部该段功能与利尿药作用关系密切,原尿中 $20\%\sim30\%$ 的 Na^+ 在此段被重吸收,是高效利尿药作用的重要部位。髓袢升支粗段上皮细胞的管腔膜有 $Na^+-K^+-2Cl^-$ 共同转运载体将 NaCl 主动重吸收,但不伴有水的重吸收,是形成髓质高渗区、尿液浓缩机制的重要条件。当原尿流经该段时,由于此段对水不通透,随着 NaCl 的再吸收原尿渗透压逐渐减低,此为肾脏对尿液的稀释功能。而转运到髓质间液中的 NaCl 在逆流倍增机制作用下,与尿素一起共同形成髓质高渗区。当尿液流经集合管时,在抗利尿激素调节下,大量的水被重吸收,这是肾脏对尿液的浓缩功能。呋塞米等药抑制髓袢升支粗段髓质和皮质部 $Na^+-K^+-2Cl^-$ 共同转运系统的功能减少 NaCl 重吸收,一方面降低了肾脏的稀释功能,另一方面由于髓质高渗区不能形成而降低了肾脏的浓缩功能,排出大量的稀释尿,引起强大利尿作用,故为高效能利尿药。

3.远曲小管与集合管

远曲小管近端重吸收原尿中 10% 的 Na^+,由位于管腔膜的 $Na^+-K^+-2Cl^-$ 共同转运系统介导,噻嗪类利尿药抑制该段 $Na^+-K^+-2Cl^-$ 共同转运。系统,可产生中度利尿作用。远曲小管远端和集合管重吸收原尿 5% 的 Na^+,重吸收方式为 Na^+-H^+ 交换与 Na^+-K^+ 交换,Na^+-H^+ 交换受碳酸酐酶的调节,Na^+-K^+ 交换受醛固酮的调节。螺内酯、氨苯蝶啶等药作用于此部位,通过拮抗醛固酮或阻滞 Na^+ 通道,产生留 K^+ 排 Na^+ 作用而利尿,所以它们又称留钾利尿药。

二、常用的利尿药

(一)高效利尿药

高效能利尿药(袢利尿药)主要作用于髓袢升支粗段髓质部与皮质部,最大排钠能力为肾小球滤过 Na^+ 量的 20% 以上。

1.呋塞米

呋塞米利尿作用强大而迅速。

(1)体内过程:口服易吸收,20~30min 起效,2h 达高峰,维持 6~8h;静脉注射后 2~10min 起效,30min 血药浓度达高峰,维持 2~4h。主要原形从肾脏近曲小管分泌排泄。$t_{1/2}$ 为 30~70min,肾功能不全的患者 $t_{1/2}$ 为 10h。

(2)药理作用:本品能抑制髓袢升支粗段髓质部和皮质部的 $Na^+-K^+-2Cl^-$ 共同转运系统,从而抑制 NaCl 重吸收,同时影响肾脏对尿液的稀释和浓缩功能,利尿作用强而迅速。用药后尿量明显增加,Na^+、K^+、Cl^- 量排出增多,也增加 Mg^{2+} 和 Ca^{2+} 排出。由于 Na^+ 重吸收减少,使到达远曲小管尿液中的 Na^+ 浓度升高,促进 Na^+-K^+ 交换,K^+ 排出增加。由于排 Cl^- 量大于排 Na^+ 量,故可引起低氯性碱血症。此外,呋塞米还可抑制血管内 PG 分解酶,使 PGE_2 含量增加,能扩张小动脉,降低肾血管阻力,增加肾血流量,改善肾皮质内血流分布。

(3)临床用途:①严重水肿,可用于心、肝、肾性水肿的治疗,主要用于对其他利尿药无效的严重水肿。②肺水肿和脑水肿:对于肺水肿患者,可通过强大的利尿作用,迅速降低血容量,使回心血量减少,左心室充盈压降低,同时扩张小动脉,降低外周阻力,减轻左心室后负荷,迅速消除由左心衰竭所引起的肺水肿。对于脑水肿,由于排出大量低渗尿液,血液浓缩,血浆渗透压增高,也有助于消除脑水肿、降低颅内压。③肾衰竭:在急性肾衰竭的早期,本品产生强大的利尿作用,冲洗阻塞的肾小管,防止肾小管萎缩坏死;同时能扩张肾血管,增加肾血流量。大剂量用于治疗慢性肾功能不全,可使尿量增加,水肿减轻。④加速毒物排泄大量输液配合并使用呋塞米,产生强大利尿作用,加速毒物排泄,用于主要经肾排泄的药物、食物等中毒的抢救。⑤其他:高钙血症、高钾血症、心功能不全及高血压危象等的辅助治疗。

(4)不良反应与用药护理:①水与电解质紊乱,表现为低血容量、低血钠、低血钾、低氯性碱血症,长期使用还可发生低血镁。低血钾易诱发强心苷中毒,对肝硬化患者低血钾易诱发肝性脑病,所以应注意补充钾盐或与留钾利尿药合用以防低血钾。当低血钾、低血镁同时存在时,应注意纠正低血镁,否则单纯补钾不易纠正低血钾。②耳毒性:可引起与剂量有关的可逆性听力下降,表现为眩晕、耳鸣、听力下降或暂时性耳聋。肾功能不良及大剂量快速注射时更易发生。本品静脉注射要慢,并避免与氨基糖苷类抗生素合用。③胃肠道反应:表现为恶心、呕吐、腹痛、腹泻、胃肠道出血等,宜餐后服用。④高尿酸血症:由于可抑制尿酸的排泄,故长期应用可导致高尿酸血症而诱发痛风,痛风患者慎用。⑤变态反应:与磺胺类药物有交叉变态反应,可见皮疹、剥脱性皮炎、嗜酸性粒细胞增多等,偶可致间质性肾炎。长期应用可引起高血糖,高血脂。对磺胺类过敏者禁用,糖尿病、高脂血症、冠心病及孕妇慎用。

(5)药物相互作用:顺铂或氨基糖苷类抗生素与呋塞米合用,易引起耳聋;呋塞米与头孢菌素类(头孢噻啶、头孢噻吩、头孢乙腈)合用,降低头孢菌素的。肾清除率,血浓度升高,加重头孢菌素对肾脏的损害;与吲哚美辛合用,可减弱呋塞米的排钠利尿和舒张血管平滑肌的作用;阿司匹林、丙磺舒可减弱呋塞米的利尿作用。

2.布美他尼与依他尼酸

布美他尼又名丁苯氧酸,本品作用和应用与呋塞米相似,特点是起效快,作用强,不良反应少,耳毒性低,用于顽固性水肿和急性肺水肿,对急慢性肾衰竭尤为适宜,对用呋塞米无效的病例仍有效;依他尼酸又名利尿酸,化学结构与呋塞米不同,但利尿作用与机制与呋塞米相似,特点是利尿作用比呋塞米弱,不良反应较严重,耳毒性发生率高,临床应用受到限制。

(二)中效能利尿药

中效能利尿药主要作用于髓袢升支粗段皮质部和远曲小管近端,最大排钠能力为肾小球滤过 Na^+ 量的 $5\%\sim10\%$。

噻嗪类是临床广泛应用的一类口服利尿药和降压药,本类药物结构相似,在肾小管的作用部位及作用机制相同,主要区别是作用强度、起效快慢、及维持时间各不相同,包括氢氯噻嗪、氢氟噻嗪和环戊噻嗪等。氯噻酮为非噻嗪类结构药物,但药理作用与噻嗪类相似。氢氯噻嗪。

1.作用与用途

①利尿作用,作用部位在髓袢升支粗段皮质部和远曲小管近端。抑制该段 $Na^+-K^+-2Cl^-$ 共同转运系统,从而抑制氯化钠的重吸收,降低肾脏对尿液的稀释功能而不影响浓缩功能,故利尿效能较呋塞米弱。尿中除含有较多的 Cl^-、Na^+ 外,K^+ 的排出也增加。本品利尿作用温和,可用于消除各型水肿,其中对轻、中度心性水肿疗效较好。②抗利尿作用:氢氯噻嗪可明显减少尿崩症患者的口渴感和尿量。其作用机制尚未阐明,临床上主要用于肾性尿崩症及用加压素无效的垂体性尿崩症。③降血压:为治疗高血压病的基础药物之一,多与其他降压药物合用。

2.不良反应与用药护理

①电解质紊乱,长期应用可致低血钾、低血钠、低血镁、低氯性碱中毒等。其中低血钾症最常见,表现为恶心、呕吐、腹泻、肌无力等。为避免发生低钾血症应注意:给药宜从小剂量开始,视情况逐渐增加剂量,宜间歇给药,以减少电解质紊乱的发生;长期应用要适当补充钾盐或合用留钾利尿药,与强心苷类药物合用时要特别注意补钾,以免诱发强心苷的心脏毒性;用药期

间让患者多食含钾丰富的食物。低血钠多见于低钠饮食、大量饮水、心功能不全、肝硬化及肾病综合征伴有严重水肿者服用噻嗪类利尿药时易发生。②代谢障碍与剂量有关,长期应用可引起高尿酸血症、高血糖、高血脂,肾功能减退患者血尿素氮升高,痛风患者、糖尿病、高脂血症慎用,肾功能不全的患者禁用。③变态反应可见皮疹、血小板减少、溶血性贫血、急性胰腺炎、光敏性皮炎等。与磺胺类药有交叉变态反应。

(三)低效能利尿药

低效能利尿药主要作用于远曲小管和集合管,最大排钠能力为。肾小球滤过 Na^+ 量的5%以下。

本类药物抑制该段 Na^+ 的重吸收、减少 K^+ 的分泌,具有留钾排钠的作用。但利尿作用弱,单用效果差,常与排钾利尿合用,以增强疗效,减少 K^+、Mg^{2+} 的排出。

1. 螺内酯

螺内酯又名安体舒通,是人工合成的甾体化合物,化学结构与醛固酮相似。口服易吸收,服药1天起效,2～3天作用达高峰,停药2～3天后仍有利尿作用。

(1)作用与用途:螺内酯化学结构与醛固酮相似,在远曲小管末端和集合管与醛固酮竞争醛固酮受体,拮抗醛固酮而发挥排 Na^+ 留 K^+ 利尿作用。特点是利尿作用弱、起效慢,维持时间久。用于与醛固酮升高有关的顽固性水肿,如肝硬化腹腔积液或肾病综合征患者。由于利尿作用弱,常与噻嗪类或高效利尿药合用,以提高疗效,减少血钾紊乱。

(2)不良反应与用药护理:①高钾血症,久用可引起高血钾,尤其在肾衰竭时更易发生。严重肝肾功能不全及高血钾者禁用。②性激素样作用:久用可致男性乳房发育、女性多毛症、月经周期紊乱、性功能障碍等,停药后可自行消失。③中枢神经系统反应少数人出现头痛、嗜睡、步态不稳及精神错乱等。④胃肠道反应恶心、呕吐、腹痛,腹泻及胃溃疡出血等。口服给药,以餐后服用为宜。胃溃疡患者禁用。

2. 氨苯蝶啶和阿米洛利

氨苯蝶啶和阿米洛利二者化学结构不同,但作用机制相同,均为远曲小管和集合管 Na^+ 通道阻滞剂。

(1)作用与用途:二者作用于远曲小管和集合管,阻断 Na^+ 的再吸收和 K^+ 的分泌,使 Na^+-K^+ 交换减少,从而产生留 K^+ 排 Na^+ 的利尿作用。该作用与醛固酮无关。常与中效或强效利尿药合用于治疗各种顽固性水肿,如心力衰竭、肝硬化和肾炎等引起的水肿。

(2)不良反应与用药护理:不良反应较少,长期服用可致高钾血症,严重肝、肾功能不全及高钾血症倾向者禁用。此外,氨苯蝶啶还可抑制二氢叶酸还原酶,干扰叶酸代谢,肝硬化患者服用此药引起巨幼红细胞性贫血。偶可引起变态反应,应予注意。

第二节 脱水药

脱水药是指能迅速提高血浆渗透压而使组织脱水的药物,由于具有渗透性利尿作用,又称渗透性利尿药。多数脱水药的特点是:①在体内不被代谢或代谢较慢;②静脉注射后不易透过血管壁进入组织;③易经肾小球滤过;④不易被肾小管重吸收;⑤在血浆、肾小球滤过液和肾小管腔液中形成高渗透压,吸收组织水分,产生脱水和利尿作用。临床常用的药物有甘露醇、山梨醇、高渗葡萄糖。

一、甘露醇

甘露醇为己六醇,临床用其 20％的高渗水溶液。

(一)作用

1.脱水作用

静脉滴注 20％的高渗水溶液,甘露醇不易从毛细血管渗入组织,能迅速提高血浆渗透压,使组织间液水分向血浆转移,产生组织脱水作用;甘露醇不易进入脑或眼前房角等有屏障的特殊组织,故静脉滴注甘露醇高渗溶液,使这些组织特别容易脱水,有效降低颅内压和眼内压。

2.利尿作用

静脉滴注后,一方面因增加血容量,使肾血流量和肾小球滤过增加;另一方面,甘露醇从肾小球滤过后使肾小管腔内维持高渗透压,阻止水和电解质的重吸收,故能利尿。静脉滴注甘露醇高渗溶液后约 10 分钟起效,2～3 小时达高峰,持续 6～8 小时,其最大排 Na^+ 能力为滤过 Na^+ 量的 15％左右,明显增加尿量,同时也增加 K^+、Cl^-、HCO_3^-、Mg^{2+} 等电解质的排出。

3.导泻作用

口服不吸收,刺激肠壁,使肠蠕动加快,可清洁肠道,排除体内废物。

(二)临床应用

1.治疗脑水肿:临床应用甘露醇治疗多种原因如脑瘤治疗急性脑水肿的首选脱水药物。

2.青光眼:静脉滴注甘露醇可降低青光眼患者的眼内压。青光眼术前使用以降低眼内压,也可作为急性青光眼的应急治疗。

3.防治急性肾衰竭:甘露醇可增加肾血流量,提高肾小球的滤过率;同时,通过渗透性利尿可维持足够尿流量,使肾小管充盈,稀释肾小管内有害物质,有效防止肾小管萎缩坏死。用于休克、创伤、严重感染、溶血和药物中毒等各种原因引起的急性少尿,以防治急性肾衰竭。

4.用于肠道外科手术、纤维结肠镜检查、下消化道钡剂灌肠造影前的肠道清洁准备。

5.其他:治疗大面积烧伤引起的水肿及促进体内毒物的排泄等。

(三)不良反应和用药监护

1.静脉注射过快可引起头痛、头晕、视力模糊。静脉注射切勿漏出血管外,否则可引起局部组织肿胀,严重则可导致组织坏死。护士应注意观察,一旦发生,应及时更换输液部位,并进行热敷。

2.因血容量突然增加,加重心脏负荷,心功能减退或心力衰竭者禁用。

3.颅内有活动性出血者禁用,以免因颅内压迅速下降而加重出血。

4.气温较低时,易析出结晶,可用热水浴(80℃)加温,振摇溶解后使用。

二、山梨醇

山梨醇是甘露醇的同分异构体,其作用、临床应用、不良反应与甘露醇相似。山梨醇进入体内后,部分经肝脏转化为果糖而失去高渗作用,故作用弱于甘露醇。常用 25％水溶液,治疗脑水肿、青光眼以及心肾功能正常的水肿、少尿患者。局部刺激性较大,可能导致高乳酸血症。

三、高渗葡萄糖

临床常用其 50％的高渗溶液,静脉注射时也可产生高渗性利尿和脱水作用。但因葡萄糖在体内易被代谢,作用弱且持续时间较短。单独用于脑水肿时可有反跳现象,一般与甘露醇交替使用。

(一)呋塞米

片剂:20mg。口服,每次 20mg,1 日 1～2 次。从小剂量开始,可增加到 1 日 120mg。间歇给药,服药 1～3 天,停药 2～4 天。注射剂:20mg/2ml。每次 20mg,1 日 1 次或隔日 1 次,肌内注射或稀释后缓慢静脉滴注。

(二)布美他尼

片剂:1mg。口服,每次 1mg,1 日 1～3 次,可逐渐增加剂量到 1 日 10mg。注射剂:0.5mg,剂量同口服。

(三)依他尼酸

片剂:25mg。口服,每次 25mg,1 日 1～3 次。

(四)氢氯噻嗪

片剂:10mg,25mg。口服,成人每次 25～50mg,1 日 1～3 次,可增加到每日 100mg。小儿按 1 日 1～2mg/kg(体重),1 日 2 次。

(五)苄氟噻嗪

片剂:2.5mg,5mg,10mg。口服,每次 2.5～10mg,1 日 1～2 次,酌情调整剂量。

(六)环戊噻嗪

片剂:0.25mg,0.5mg。口服,每次 0.25mg～0.5mg,1 日 2 次。

(七)氯噻酮

片剂:25mg,50mg,100mg。口服,从小剂量开始,每次 25～100mg,1 日 1 次,酌情调整剂量。

(八)美托拉宗片剂

2.5mg,5mg,10mg。口服,每次 5～10mg,1 日 1 次,可酌情增加剂量。

(九)螺内酯片剂

20mg。口服,每次 20～40mg,1 日 2～3 次。

(十)氨苯蝶啶

片剂:50mg。口服,每次 25～50mg,1 日 2～3 次,最大剂量不超过每日 300mg,小儿不超过 1 日 6mg/kg(体重)。

(十一)阿米洛利

片剂:5mg。口服,从小剂量开始,每次 2.5～5.0mg,1 日 1 次。可增加到 1 日 20mg。

(十二)甘露醇

注射剂:10g/50ml,20g/100ml,50g/250ml。每次 1～2g/kg(体重),快速静脉滴注,必要时 4～6 小时重复使用。

(十三)山梨醇

注射剂:25g/100ml,62.5g/250ml。每次 1～2g/kg(体重),快速静脉滴注,必要时 6～12 小时重复注射。

(十四)葡萄糖

注射剂:10g/20ml,25g/50ml,50g/100ml。每次 40～60ml(20～30g),静脉注射。

第十章　作用于子宫的药物

第一节　子宫兴奋药

子宫兴奋药是一类能选择性地兴奋子宫平滑肌,引起子宫收缩的药物,故也称本类药物为子宫收缩药。由于子宫在某些生理病理情况不同及用药剂量的差异,用本类药物后可使子宫平滑肌产生节律收缩或强直性收缩。加强子宫平滑肌节律性收缩能促使子宫口开全和胎儿娩出,可用于催产或引产;引起子宫平滑肌强直性收缩可用于产后子宫止血或子宫复原不全。本类药物中曾用的天花粉蛋白和芫花萜,虽有疗效,但因毒性大而趋向少用。

一、垂体后叶素

本品是从牛、猪或羊等动物脑垂体后叶中提取制成的水溶性成分,其中含有缩宫素和加压素两种活性成分。

(一)其他名称

脑垂体后叶素,Posterior Pituitary,Hypophysine。

(二)性状

本品为近白色粉末,微有肉臭,能溶于水。

(三)作用

本品中因含缩宫素和加压素,故兼有二者的作用。缩宫素的主要作用是直接兴奋子宫平滑肌,小剂量时可加强子宫节律性收缩,大剂量能引起高频率和持续性强直收缩,这既妨碍胎儿血液循环,又对母体不利。而加压素小剂量应用时呈现抗利尿作用,能增强肾远曲小管和集合管对水分的重吸收,减少尿量,主治尿崩症;大剂量应用时能使小动脉和毛细血管收缩,升高血压,对胃肠道、肺小动脉和毛细血管的收缩更为明显,从而减少门静脉血流量,降低门脉压,可用于上消化道出血和肺咯血;加压素对子宫也有较弱的兴奋作用,但对子宫颈有较强的收缩作用。

(四)体内过程

本品口服后易被胰蛋白酶破坏而失效,故口服无效。肌内注射吸收良好,3～5min开始生效,维持时间约20～30min。静脉注射或静脉滴注起效更快,但维持时间很短。粉剂经鼻腔吸入可维持6～12小时。

本品大部分经肝和肾代谢,少量以结合形式从尿中排出。$t_{1/2}$约1～15min。

(五)应用

主要用于产后出血,消化道出血、肺咯血、尿崩症等。

1. 产后出血

在胎儿和胎盘均已娩出后才可应用。成人,肌内注射,10单位。

2.消化道出血、肺咯血

成人,静脉滴注:5～10 单位加生理盐水或 5％葡萄糖液 500ml 中,缓慢滴注。静脉注射:5～10 单位加生理盐水或 5％葡萄糖液 20ml 稀释后缓慢推注,必须严密观察患者反应。

3.尿崩症

成人,肌内注射,每次 5 单位,1 日 2 次。

本品常用剂量为肌内注射,每次 5～10 单位。极量为每次 20 单位。

(六)注意

1.本品剂量要严格控制,大剂量时,有血压升高、尿少、恶心、呕吐等不良反应,严重的可引起冠状动脉收缩,导致心肌缺血、心肌收缩无力及心绞痛。故对高血压、动脉硬化、冠心病、妊娠中毒症等患者禁用。

2.从动物脑垂体后叶中提取的垂体后叶素含有微量的异性蛋白,故有变态反应史的患者禁用。

3.因本品对子宫颈有较强的兴奋作用,故不宜用于引产或催产。

4.过去垂体后叶素普遍用作子宫兴奋药,但由于本品有升压作用,现产科已很少使用,而被对子宫平滑肌选择性更高的缩宫素所取代。目前本品主要由呼吸科用作止血药。

(七)不良反应

剂量掌握很好,不良反应不大。个别患者有变态反应,如偶见心悸、胸闷、出血症状、荨麻疹、支气管哮喘等,罕见过敏性休克,若发生休克时应立即停药抢救。

(八)相互作用

本品与麦角制剂、麦角新碱合用时,有增强子宫收缩作用;缩宫素与肾上腺素、硫喷妥钠、乙醚、氟烷、吗啡等同用时会减弱子宫收缩作用。

(九)评价

垂体后叶素由于含缩宫素和加压素,故对子宫平滑肌的选择性不高,在作为子宫兴奋药的应用上,已逐渐被缩宫素所代替。它所含的加压素能与肾脏集合管的受体相结合,增加集合管对水分的再吸收,使尿量明显减少;可用于治疗尿崩症。加压素对未孕子宫有兴奋作用,但对妊娠子宫反而作用不强。加压素还能收缩血管(特别是毛细管和小动脉),在肺出血时可用来收缩小动脉而止血。它也能收缩冠状血管,故冠心病者禁用。此外,加压素尚有升高血压和兴奋胃肠道平滑肌的作用。

二、缩宫素

(一)其他名称

催产素,Pitocin。

(二)性状

本品为白色无定形或结晶性粉末,能溶于水。水溶液呈酸性。

(三)作用

本品生理活性主要是对子宫和乳腺两个方面的作用。

1.对子宫的作用

缩宫素有选择性地直接兴奋子宫平滑肌,加强子宫收缩使用,但子宫对缩宫素的敏感性受剂量、子宫成熟程度、妊娠阶段和体内孕激素、雌激素水平的影响。小剂量能激发并加强子宫底部平滑肌间歇地、节律性收缩，使子宫收缩力增强，收缩频率加快，子宫颈平滑肌松弛，以促进胎儿娩出，其收缩性质与正常分娩类似；大剂量可引起子宫高频率强直性收缩，这时对胎儿和母体不利。

子宫成熟程度、妊娠阶段的差异对缩宫素的敏感性不同。缩宫素对未成熟的子宫基本上无作用，妊娠早期或中期子宫对缩宫素的反应性较低，随着妊娠期的增加，对缩宫素的敏感性也逐渐增高，至临产时达到高峰，此时只需小剂量缩宫素就可引起分娩性子宫收缩。这种作用的变化是与体内雌雄素和孕激素水平的变化有关，雌激素能提高子宫对缩宫素的敏感性，而孕激素则可降低子宫对缩宫素的敏感性。在妊娠早期体内孕激素水平高，雌激素水平则较低，子宫对缩宫素反应小，以确保胎儿的安全发育；随着妊娠期的延长，体内雌激素的水平逐渐提高，子宫对缩宫素的敏感性也逐渐加强，临产时达到高峰。

缩宫素对子宫的作用机制可能是通过受体实现的。实验证明，子宫平滑肌细胞膜上均存在缩宫素受体，且在妊娠后期阵痛开始前这种受体数量急剧增加，这种变化可能与体内雌激素和孕激素水平有关，雌激素可促进平滑肌中缩宫素受体的增加，孕激素则抑制其增加。实验还提示前列腺素释放与缩宫素对子宫的作用有关。

2. 促进排乳

缩宫素能刺激兴奋乳腺平滑肌，使乳腺导管收缩，促使乳汁从乳房排出，但不能增加乳腺乳汁的分泌量。

(四)体内过程

本品为多肽类激素，口服易被胰蛋白酶破坏而失效，故宜采用胃肠外给药途径。肌内注射吸收良好，3～5min 起效，可维持 20～30min。静脉注射生效快，但维持时间很短，必要时可采用静脉滴注给药。鼻腔或口腔黏膜也能很好吸收，但维持时间较长。吸收后主要经肝、肾破坏，$t_{1/2}$ 受各种因素影响，差异较大，一般为 3～10min。

(五)应用

主要应用于催产，引产和产后止血。

1. 催产和引产

对胎位正常和无产道障碍的产妇，在临产或分娩过程中出现宫缩无力时，可给予小剂量缩宫素以增强子宫的收缩力，促进分娩，起到催产作用。对死胎、过期妊娠，有较重妊娠中毒症或患有严重心脏病，肺结核等疾病要终止妊娠提前分娩时，可用缩宫素进行人工引产，使子宫引起节律性收缩导致分娩。

用于催产或引产：静脉滴注，一般每次用量为 2～5 单位，加至 5% 葡萄糖液 500ml 中，开始滴速以 8～10 滴/min 为宜，严密观察宫缩、血压和胎儿等情况，视其变化状况调整滴速。阵痛过度或胎心不好，应立即停缩宫素，而只用 5% 葡萄糖液静脉滴注；若宫缩很弱，可在监视下缓慢增加滴速，至出现正常节律性收缩为止，但最高滴速不得超过 40 滴/min。

2. 产后止血或促进子宫复原

产后子宫继续出血时，若胎盘已排出应立即皮下或肌内注射较大剂量缩宫素，其一般用量为 5～10 单位，使子宫迅速引起强直性收缩，压迫子宫肌层的血管而达到止血目的。但其作用持续时间短,宜于麦角制剂配伍应用,以延长作用时间。静脉滴注每次 5～10 单位,加入 5％ 葡萄糖液中,缓慢滴入。

3.催乳

在喂奶前 2～3min,用滴鼻液,每次 3 滴或少量喷于一侧或两侧鼻孔内。

(六)注意

1.用于催产或引产时,大剂量缩宫素可导致子宫强直性收缩,而压迫子宫肌层血管阻断胎盘的血流量,可使胎儿窒息而死和子宫破裂。所以在应用缩宫素时,一要严格掌握用量和静脉滴注速度,避免子宫强直性收缩的发生;二要严格掌握禁忌证,凡产道异常、头盆不称、骨盆狭窄、胎儿过大、前置胎盘、胎位异常、羊水过多或双胎子宫壁过度膨胀者、有剖腹产或子宫手术史者以及有 3 次以上妊娠经历的产妇等均禁用本品。

2.合成缩宫素无血管收缩作用,而且能增加冠状动脉血流量,故对心血管疾病,包括冠状动脉功能不全者,仍可应用。

(七)不良反应

1.人工合成的缩宫素不良反应较少,很少发生变态反应。

2.偶见恶心、呕吐、血压下降等。

(八)相互作用

本品与麦角制剂、麦角新碱合用时,有增强子宫收缩作用;缩宫素与肾上腺素、硫喷妥钠、乙醚、氟烷,吗啡等同用时会减弱子宫收缩作用。

(九)评价

缩宫素的主要作用是直接兴奋子宫平滑肌,加强其收缩,既可迫使胎盘迅速自子宫壁整体剥离及完整娩出,也同时压迫子宫肌层内血管,使子宫血窦及时闭合,从而达到缩短第三产程和止血目的,减少产后出血量。在应用过程中除部分人有一过性潮热外,未见其他不良反应。对血压的影响明显小于麦角注射。也未发现对胎儿有明显的毒副作用。其主要的用药途径是静脉注射和臀部肌内注射。

三、麦角新碱

本品系麦角中所含多种生物碱之一。麦角是寄生在黑麦或其他禾本科植物子房中的一种麦角苗的干燥菌核。因其形状像牛角,故称为麦角。麦角现在已可人工培植。麦角中含有许多生理作用很强的化学成分,其中以麦角生物碱为主。麦角的衍生物,在不同旋光性的异构体中只有左旋体具有药理作用。

麦角生物碱可分为两类:一为氨基酸麦角生物碱,其中主要有麦角胺和麦角毒,这类生物碱水解后析出氨基酸;另一类为氨基麦角生物碱,其中主要有麦角新碱和甲基麦角新碱这类生物碱因分子量较小,故易溶于水。

(一)其他名称

Ergonovine。

(二)性状

本品为白色或类白色晶状粉末,无臭,有吸潮性,遇光易分解变质,略溶于水。其水溶液呈淡蓝色荧光。

（三）作用

本品对子宫平滑肌有高选择性,作用快,有直接兴奋作用,促使子宫强直性收缩。其收缩作用:成熟子宫比未成熟子宫敏感,妊娠子宫比未妊娠子宫敏感,对临产前或新分娩后的子宫最为敏感。与缩宫素作用的不同点主要是麦角新碱不仅对于宫底、而且对于宫颈部也有很强的收缩作用,剂量稍大即产生强直性收缩,故不适用催产或引产。

（四）体内过程

本品口服、肌内注射或静脉滴注均易被吸收,且迅速生效。口服后约 10min 生效,60～90min 血药浓度达高峰,可维持 3～6 小时;静脉注射后立即生效,作用持续约 45min,节律性的收缩可持续达 3 小时。本品在肝内代谢,经肾脏从尿排出。

（五）应用

1. 产后子宫出血

包括刮宫出血,月经过多或其他原因引起的子宫出血。本品可引起子宫长时间强直性收缩,从而压迫肌纤维间的血管而止血,并能促进破裂血管内血栓的形成。

2. 产后子宫复原

产后子宫若复原缓慢易发生出血或感染,应用本品可使子宫加强收缩,加速复原。口服,每次 0.2～0.5mg,1 日 2～3 次;肌内注射,每次 0.2～0.5mg,必要时半小时后可重复 1 次;静脉滴注,每次 0.2mg,加至 5％葡萄糖液 500ml 中,缓慢滴入。极量:每次 0.5mg,1 日 1mg。

（六）注意

1. 本品剂量不易掌握,稍大时易引起子宫强直性收缩,且对子宫底和子宫颈部有很强作用,致使胎儿娩出困难,引起胎儿窒息或使子宫破裂,故严禁用于催产、引产和胎儿未娩出前。

2. 下列情况应慎用:①冠心病,血管痉挛时可造成心绞痛或心肌梗死;②肝功能损害;③严重的高血压,包括妊娠高血压综合征;④低血钙;⑤可能加重闭塞性周围血管病;⑥肾功能损害;⑦脓毒症。

3. 为防止交叉变态反应,对其他麦角制剂有变态反应者,不宜应用本品。

4. 本品应用后少量能经乳汁中排出,婴儿服乳汁后会出现麦角样毒性反应,且本品能抑制泌乳,故哺乳期不宜应用本品或必须应用时宜暂停喂奶。

5. 宫腔有感染存在时,宜与抗菌药物合用,因单用本品可使感染扩散。

6. 用药期间不得吸烟,因烟碱(尼可丁)可使本品的血管收缩加剧;若有感染存在用药应慎重,因感染可增强本品的敏感性。

7. 低血钙症可使麦角新碱的效应减弱,可谨慎静脉注射钙盐,以恢复宫缩。

（七）不良反应

1. 不良反应很少见,但也有可能突然发生严重高血压,在妊娠高血压综合征时或用过其他血管收缩药时均应注意;应用氯丙嗪,上述升压反应可有所改善甚至消失。

2. 下列反应虽少见,但应注意,如由于冠状动脉痉挛所致的胸痛,血压突然升高引起的严重头痛,皮肤瘙痒,四肢痛或腰痛,手足苍白发冷,两腿无力,呼吸短促(可能是变态反应)。

（八）药物过量

1. 用量不得过大和时间延长,超量或长期使用时可发生麦角样中毒及麦角性坏疽。

2.大剂量可产生急性中毒,引起呕吐、腹泻、甚至昏迷。

(九)相互作用

1.本品与缩宫素和其他麦角制剂有协同作用,故不宜联用。

2.本品不宜与升压药合用,否则会使血压升高,引起剧烈头痛,有出现严重高血压甚至脑血管破裂的危险。

3.本品与麻醉药乙醚、硫喷妥钠、氟烷以及吗啡等同用时可减弱子宫收缩作用。本品不得与血管收缩药(包括局麻药液中的肾上腺素)同用。

4.禁止吸烟过多,以致引起血管收缩或挛缩。

(十)评价

麦角新碱与缩宫素作用相似,对子宫平滑肌有选择性兴奋作用,可增强宫缩。但缩宫素有以下不同。

1.麦角新碱作用强而持久,可维持数小时。

2.可引起强直性收缩。

3.对宫颈和宫体均有兴奋作用,强度无明显差异。

4.口服有效,10min 即起作用,维持 3～6 小时,静脉注射则立即生效。

四、甲麦角新碱

(一)其他名称

Methylergonovine。

(二)性状

本品为晶体,几乎不溶于水。其马来酸盐为晶体,味苦,微溶于水。

(三)作用

本品对子宫平滑肌有高选择性,作用快,有直接兴奋作用,促使子宫强直性收缩。其收缩作用:成熟子宫比未成熟子宫敏感,妊娠子宫比未妊娠子宫敏感,对临产前或新分娩后是子宫最为敏感。与缩宫素作用的不同点主要是麦角新碱不仅对子宫底,而且对子宫颈部也有很强的收缩作用,剂量稍大即产生强直性收缩,故不适用催产或引产。

(四)体内过程

本品为催产药。主要作用于子宫;可从胃肠道不完全吸收。口服或肌内注射后吸收快而完全。口服后 6～15min 起效,作用持续约 3 小时;肌内注射后 2～5min 起效,持续约 3 小时;静脉注射几乎立即起效,持续 45min。节律性收缩可持续达 3 小时。$t_{1/2}$ 为 0.5～2 小时。本品经肝脏代谢失效,仅少量(低于 5%)经肾排出。

(五)应用

用于治疗产后或流产后由于子宫收缩无力或恢复不佳引起的子宫出血,产后恢复不全和产后康复。

口服:治疗产后出血:1 次 0.2～0.4mg,1 日 2～4 次,直到纠正宫缩无力和流血停止。一般 48 小时为 1 疗程。治疗复旧不全和产后康复口服每日 3～4 次,125～250μg/次,至少 7 天以上。肌内或静脉注射:治疗产后出血,1 次 0.2mg,每 2～4 小时可按需重复注射 5 次。静脉给药用于急症或子宫大出血时,静脉注射时需稀释后缓慢注入,至少超过 1min。

（六）注意

1.本品剂量不易掌握,稍大时易引起子宫强直性收缩,且对子宫底和子宫颈部有很强作用,致使胎儿娩出困难,引起胎儿窒息或使子宫破裂,故严禁用于催产、引产和胎儿未娩出前。

2.下列情况应慎用:①冠心病,血管痉挛时可造成心绞痛或心肌梗死;②肝功能损害;③严重的高血压,包括妊娠高血压综合征;④低血钙;⑤可能加重闭塞性周围血管病;⑥肾功能损害;⑦脓毒症。

3.为了防止交叉变态反应,对其他麦角制剂有变态反应者,不宜应用本品。

4.本品应用后少量能经乳汁中排出,婴儿服乳汁后会出现麦角样毒性反应,且本品能抑制泌乳,故哺乳期不宜应用本品或必须应用时宜暂停喂奶。

5.宫腔有感染存在时,宜与抗菌药物合用,因单用本品可使感染扩散。

6.用药期间不得吸烟,因烟碱(尼可丁)可使本品的血管收缩加剧;若有感染存在用药应慎重,因感染可增强本品的敏感性。

7.低血钙症可使麦角新碱的效应减弱,应谨慎静脉注射钙盐,以恢复宫缩。

（七）不良反应

1.不良反应很少见,但也有可能突然发生严重高血压,在妊娠高血压综合征时或用过其他血管收缩药时均应注意;应用氯丙嗪,上述升压反应可有所改善甚至消失。

2.下列反应虽少见,但应注意,如由于冠状动脉痉挛所致的胸痛,血压突然升高引起的严重头痛,皮肤瘙痒,四肢痛或腰痛,手足苍白发冷,两腿无力,呼吸短促(可能是变态反应)。

（八）药物过量

1.用量不得过大和时间延长;超量时可发生麦角样中毒及麦角性坏疽。

2.大剂量可产生急性中毒,引起呕吐、腹泻、甚至昏迷。

（九）相互作用

1.本品与缩宫素和其他麦角制剂有协同作用,故不宜联用。

2.本品不宜与升压药合用,否则会使血压升高,引起剧烈头痛,有出现严重高血压甚至脑血管破裂的危险。

3.本品与麻醉药乙醚、硫喷妥钠、氟烷以及吗啡等同用时可减弱子宫收缩作用。本品不得与血管收缩药(包括局麻药液中含有的肾上腺素)同用。

4.禁止吸烟过多,以致引起血管收缩或挛缩。

五、米非司酮

（一）作用

本品是一种抗孕激素药。与孕激素受体具有强的亲和力,但无雌激素、雄激素活性,为一单纯的孕激素受体拮抗剂,对子宫内膜孕酮的亲和力比天然黄体酮强 5 倍,因它取代了天然孕激素受体部位,竞争性拮抗黄体酮活性,故可产生强的抗孕酮作用。其单独给药完全流产率为76％,与前列腺素合并使用则可达 94％。与孕酮受体结合,超过孕酮本身,与雄激素、雌激素及盐皮质激素受体亲和力弱。本品有终止早孕、抗着床、诱导月经及促进宫颈成熟作用。还能增加子宫对前列腺素的敏感性,两者合用,既可减少二者剂量和不良反应。

（二）应用

该药适用于抗早孕、催经止孕、宫内死胎引产、扩宫颈。

1.抗早孕

口服主要用于停经＜7周者。每次25mg，每日2～4次，连用3日或4日。于最近1次服药后1小时，加服米索前列醇600μg或于阴道后穹隆内放置卡前列甲酯1mg。卧床休息2小时，门诊观察6小时，应见流产。

2.催经止孕

口服于月经周期第23～26日，每日1次100～200mg，连服4日。

3.宫内死胎引产

口服每次200mg，每日2次，或每日1次600mg，连用2日。

4.扩宫颈

口服，1次100～200mg。

（三）注意

1.心、肝、肾疾病患者及肾上腺皮质功能不全者，带宫内节育器妊娠和怀疑宫外孕者禁用。有使用前列，腺素类药物禁忌证者，如青光眼、哮喘、过敏体质者等，也应禁用。

2.确诊为早孕，停经天数不应超过49天，孕期越短，效果越好。

3.本品必须在具备急救、刮宫手术和输液输血条件下，才可使用。本品不得在药房自行出售。

4.服药前，必须向服药者详细说明治疗效果及可能出现的不良反应。治疗或随诊过程中，如出现大量出血或其他异常情况，应及时就医。

5.服药后，一般会较早出现少量阴道出血，部分妇女流产后出血时间较长。少数早孕妇女服用本品后，即可自然流产，约80％的孕妇在使用前列腺素类药物后，6小时内排出绒毛胎囊，约10％孕妇在服药后一周内排出妊娠物。

6.服药后8～15天，应去负责治疗单位复诊，以确定流产效果。必要时，做B超检查或测定血HCG。如确诊为流产不全或继续妊娠，应及时处理。

7.使用本品终止早孕失败者，必须做人工流产终止妊娠。

（四）不良反应

1.部分早孕妇女服药后，有轻度恶心、呕吐、眩晕、乏力和下腹痛。

2.个别妇女可出现皮疹。

3.使用前列腺素后，可有腹痛，部分孕妇可发生呕吐、腹泻，少数有潮红和发麻现象。

4.有时会致不全流产，子宫大出血。

（五）相互作用

并用前列腺素后，可见腹痛、腹泻、潮红和发麻现象。

六、米索前列醇

（一）其他名称

米索普特，喜克溃，Miso，Cytotec。

（二）性状

本品为 PGE, 类似物, 在室温中很不稳定, 对 pH 和温度极为敏感, 在酸性或碱性条件下能脱去 C−11 羟基变成 A 型前列腺素, 继而异构化为 B 型前列腺素。在热条件下发生差向异构化。本品在羟丙基甲基纤维素(为片剂辅料)分散体系中, 比纯品稳定得多, 可在常温下保存。

（三）作用

本品对消化道黏膜的保护作用。对妊娠子宫底具有明显收缩作用, 而对子宫颈却表现为松弛、软化作用, 与米非司酮合用, 抗早孕效果良好。

（四）应用

适用于抗早孕。

抗早孕:口服先口服米非司酮 1 次 600mg, 36～48 小时后, 给本品 1 次 400μg。

（五）注意

1. 对前列腺素类过敏者禁用。

2. 本品对妊娠子宫有收缩作用, 因此孕妇禁用。

3. 脑血管或冠状动脉病变的患者应慎用, 因 PGE 有使外周血管扩张产生低血压的可能。

（六）不良反应

可见恶心、呕吐、轻度腹痛、腹泻(5.9%)、头痛、头晕和消化不良。可引起流产、子宫出血。

（七）相互作用

与米非司酮合用治疗抗早孕效果更好。

七、地诺前列酮

（一）其他名称

前列腺素 E_2, Prostaglandine E_2, ProstinE_2, PGE_2。

（二）性状

本品为五色结晶, 熔点 60～68℃。

（三）作用

本品为天然前列腺素, 对不同时期妊娠均有终止作用。在临床上, 各期妊娠子宫对前列腺素 E_2 的敏感性不一致, 足月子宫最敏感。PGE_2 所致强烈子宫收缩, 影响胎盘血液供应和胎盘功能, 而发生流产。收缩子宫平滑肌的机制, 可能与前列腺素使子宫平滑肌细胞内游离钙释放增加有关。不同于催产素, 它对各期妊娠子宫均有兴奋作用, 且比较温和。其缩宫作用较 PGF_2。强 10～40 倍。本品对宫颈有软化及扩张作用, 可用于人流手术前扩张宫颈。这可能是由于 PG 刺激宫颈纤维细胞, 使胶原酶及弹性蛋白酶对宫颈胶原加速裂解。此外, 也可能是宫颈基质变异, 使胶原纤维排列改变所致。本品可使支气管平滑肌舒张, 对下丘脑体温调节中枢有升温作用, 用药后体温可升高 1～2℃。

（四）体内过程

本品被吸收后, 即迅速在肺、肝和其他组织中代谢, $t_{1/2}$ 仅几分钟。一次经过肺脏, 可使 90% 的 PGE。失活;一次通过肝、肾, 可被除去 80%。PG 在体内, 先被 15−羟基脱氢酶代谢失活, 再经一系列代谢过程最后主要经尿液排泄。

(五)应用

对各期妊娠子宫都有收缩作用,以妊娠晚期子宫最为敏感。给予足月或接近足月妊娠的孕妇静脉滴注所引起的子宫收缩,类似正常分娩时所见。静脉滴注应用尚能使早期或中期妊娠子宫产生足以导致流产的高频率和大幅度收缩。阴道内或羊膜腔内给药,也均能兴奋早、中期妊娠子宫并导致流产,可用于中期妊娠引产、足月妊娠引产和治疗性流产,对妊娠毒血症(先兆子痫、高血压)、妊娠合并肾疾患者、过期妊娠、死胎不下、水泡状胎块、羊膜早破、高龄初产妇等均可应用。将前列腺素 E_2 和碳酸钠溶液各 1 支加入 10ml 生理盐水中,摇匀使成稀释液,供宫腔给药或静脉滴注给药。静脉滴注:将上述含 2mg 前列腺素 E_2 的稀释液加入 5% 葡萄糖液 500ml 中滴注。一般滴速:中期妊娠引产 $4\sim8\mu g/min$($15\sim30$ 滴/min 左右);足月妊娠引产 $1\mu g/min$。

宫腔内羊膜腔外给药:每 2 次给药 $200\mu g$,2 小时给药 1 次,给药 3 小时后,亦可酌情加用适量催产素,以加速产程进展。

(六)注意

参见缩宫素。用药过程中必须严密观察宫缩情况,随时调整给药剂量,以防宫缩强而发生子宫破裂。既往有癫痫史者慎用。

(七)不良反应

少数病例可有寒战、呕吐、轻度腹泻,一般短时间内可自行缓解。静脉滴注时有类似静脉炎症状,停药后即消失。

八、地诺前列素

(一)其他名称

前列腺素 $F_{2\alpha}$,Prostaglandin $F_{2\alpha}$,$PGF_{2\alpha}$。

(二)性状

本品为晶体。易溶于甲醇、无水乙醇、乙酸乙酯、氯仿,微溶于水。

(三)作用

本品为人工合成前列腺素 $F_{2\alpha}$,可直接作用于子宫肌层,刺激妊娠子宫使子宫肌收缩,这种收缩足以导致流产。子宫对前列腺素的反应随着妊娠时间而逐渐增加,并可使子宫颈变软而易于扩张。本品对整个妊娠期子宫平滑肌均有兴奋作用,并且有缩血管和兴奋支气管平滑肌、膀胱平滑肌作用。在体内迅速代谢失活。

(四)体内过程

羊膜腔内给药后吸收缓慢进入体循环,出现流产平均需时 $20\sim24$ 小时,$t_{1/2}$ 在羊水中为 $3\sim6$ 小时,静脉注射时 $t_{1/2}$ 短于 1min。在肺与肝内通过酶降解而活性消失,代谢物主要从肾脏排泄,约 5% 随粪便排出。

(五)应用

中期妊娠引产、足月妊娠催产、宫颈扩张、葡萄胎、体内胎儿死亡、堕胎。静脉滴注:1 次 2mg,与 1mg 碳酸钠和 10ml 生理盐水混合后加入 5% 葡萄糖液 500ml 中,滴速,中期妊娠为每分钟 $4\sim8\mu g$,足月妊娠为每分钟 $1\mu g$。

宫腔内羊膜腔外注射:每次 0.2mg,每 2 小时给药 1 次。给药 3 小时后,可视子宫收缩情况加用缩宫素,以加速产程进展。

(六)注意

参见地诺前列酮。禁忌证同缩宫素。青光眼或眼压高者、哮喘史、癫痫及心血管病患者慎用。

(七)不良反应

常见有恶心、呕吐、腹泻、潮红、颤抖、头痛、头晕、低血压、注射部位红斑、一过性白细胞增高及诱发哮喘等。

(八)药物过量

过大剂量可引起子宫强直收缩、胎儿死亡或子宫破裂。

九、甲烯前列素

(一)作用

为人工合成的地诺前列酮衍生物,作用同地诺前列酮。

(二)体内过程

参见地诺前列酮。

(三)应用

抗早孕、扩宫颈。

1. 抗早孕

阴道给药于阴道后穹隆处放置栓剂 1 枚(60mg),6 小时后重复给药 1 次。效果于真空吸收法相近。

2. 抗宫颈

阴道给药于术前 3 小时在阴道后穹隆处放置栓剂 1 枚(30mg)。

(四)注意

参见地诺前列酮。

(五)不良反应

恶心、呕吐,腹痛、腹泻、出血时间延长等。

十、硫前列酮

(一)其他名称

磺前列酮。

(二)性状

本品微溶于水。

(三)作用

为地诺前列酮类似物,作用与地诺前列酮相似,效应强而持久。还有扩张和软化子宫颈管作用。

(四)体内过程

参见地诺前列酮。

(五)应用

抗早孕、扩宫颈、中期妊娠引产、堕死胎、产后出血。

1.抗早孕

肌内注射,每 8 小时 1 次 1mg 或每 4 小时 1 次 0.5mg,共 2 次。也可与米非司酮合用,效果更佳。先口服米非司酮每次 25mg,每日 2 次,连服 4 天;然后,肌内注射本品 1 次 0.25mg。

2.扩宫颈

肌内注射每次 0.25mg 或 0.5mg,于人流术前 3 小时给予。

3.中期引产或堕死胎

肌内注射每次 0.5mg 或 1mg,每 3～6 小时 1 次,共 3～4 次。静脉滴注,每次 0.5～1mg,溶于 250ml 生理盐水,缓滴(滴速<0.5mg/小时)。

4.产后出血

静脉滴注每次 0.5mg,溶于 250ml 生理盐水,缓滴。

肌内注射或子宫肌内注射每次 0.5mg。

(六)注意

青光眼、重度高血压、严重肝肾疾病、曾做过子宫手术者、支气管哮喘、痉挛性支气管炎及对本品过敏者禁用。

(七)不良反应

常见子宫痛、恶心、呕吐、腹泻等。偶见心动过缓。

(八)评价

临床用于抗早孕、扩宫颈及中期引产,还用于胎死宫内、异常妊娠的引产,单独使用时,抗早孕成功率约为 90% 以上,如与米非司酮合用,可提高早孕完全流产率。

十一、吉美前列素

(一)其他名称

前列甲酯。

(二)作用

为前列腺素 E_1 衍生物,比较稳定,选择性较高,不良反应少。能强烈收缩子宫平滑肌,对消化道平滑肌、血压等影响小。并有软化和扩张子宫颈管作用,其效力大于 $PGF_{2\alpha}$,阴道给药后,1 小时血药浓度达到峰值,水平为 $6\mu g/ml$,t/2 为 3 小时。经代谢后由尿液和粪便排泄。

(三)应用

抗早孕、扩宫颈、中期妊娠引产、堕死胎或子宫内容物。

1.抗早孕

阴道给药,每小时 1 次 1mg 放置于阴道后穹隆处,1 日最多可放 5mg。如与米非司酮合用,效果提高。先口服米非司酮每日 1 次 150mg,连服 4 日,然后,每 3 小时给本品 1 次 1mg,共 2 次。

2.扩宫颈

阴道给药,于人流术前 3 小时给 1mg。

3.中期引产或堕死胎

阴道给药于阴道后穹隆处放置栓剂 1 枚,每 3～6 小时 1 次,直至胎儿或子宫内容物排出。如 30 小时后仍无效,可重复上述疗程。注意,每个疗程放置栓剂枚数不应超过 5 枚。

(四)注意

前置胎盘、宫外孕、盆腔炎、过敏、子宫手术史者禁用。青光眼、宫颈炎、阴道炎、哮喘、心血管病者慎用。不能用于催产,也不能与缩宫素、非甾体抗感染药合用。

(五)不良反应

主要有恶心、呕吐、腹痛、腹泻、头痛、潮红和发热。

(六)评价

临床用于抗早孕、扩宫颈及中期引产等。如与米非司酮合用,可使抗早孕全流产率明显提高。

十二、卡前列素

(一)其他名称

$15-$甲基前列腺素 $F_{2\alpha}$,$15-$甲基 PGF_2。

(二)作用

本品为地诺前列腺素($PGF_{2\alpha}$)的 $15-$甲基衍生物,作用同 $PGF_{2\alpha}$,但由于带有甲基,延缓了脱氢酶的灭活作用,故其兴奋子宫平滑肌的作用比 $PGF_{2\alpha}$ 强 $20\sim100$ 倍,且作用较 $PGF_{2\alpha}$ 持久。

(三)体内过程

本品明胶海绵块放入阴道后穹隆能使药物缓慢扩散到分泌液中,并经阴道壁黏膜吸收而引起子宫收缩。释放药物高峰在 $1\sim3$ 小时内达到,一般可维持 $8\sim10$ 小时以上,平均引产时间为 13.5 小时。阴道内给药对有引产指征、但宫缩条件差或其他方法引产失败的过期妊娠者效果满意,经 $1\sim3$ 小时生效,持效 $8\sim10$ 小时。

(四)应用

适用于抗早孕,扩宫颈,中期妊娠或过期妊娠引产,分娩后出血等症状。

1. 中期妊娠或过期妊娠引产

肌内注射:每次 $2mg$,每 8 小时 1 次,平均每人约注射 6 次。对其他引产方法失败者加用本品是一种很好的补救办法,每 $2\sim4$ 小时肌内注射 $1mg$,平均用药量仅 $4\sim5.9mg$。阴道内给药:每次 1 块海绵块,置入阴道后穹隆,每 8 小时 1 次,平均每人约用 $4\sim5$ 次。

2. 抗早孕

该药与其他药物合并用来抗早孕是一种较好的非手术性药物流产方法,抗早孕成功率比单用时大为提高,且能节省前列腺素用药量。此法最好用于停经 7 周以内者。

(1)与丙酸睾酮合并应用:丙酸睾酮肌内注射,每次 $100mg$,每日 1 次,共 3 天。第 4 天于阴道后穹隆放含 $15-$甲基 $PGF_{2\alpha}3mg$ 的海绵块,4 小时后重复 1 次,再 4 小时后肌内注射 $15-$甲基 $PGF_{2\alpha}2mg$。前列腺素总量最多为 $8mg$,总疗程为 8 小时。

(2)与孕三烯酮合并应用:孕三烯酮(三烯高诺酮)口服,每次 $3mg$,每日 3 次,连用 4 天。停药 2 天后开始用前列腺素,于子宫颈或后穹隆处贴含 $15-$甲基前列腺素 $PGF_{2\alpha}2mg$ 的薄膜 1 张或放阴道栓剂 1 枚,每 2.5 小时 1 次,共 4 次。隔 2.5 小时后肌内注射 $15-$甲基前列腺素 $PGF_{2\alpha}2mg$,前列腺素总量最多为 $10mg$,总疗程为 12.5 小时。

(五)注意

哮喘,高血压,肝肾病患者慎用。其他参见地诺前列素。

(六)不良反应

常见有恶心、呕吐、头晕、腹泻等胃肠道不良反应。预防性口服复方苯乙哌啶、复方樟脑酊、奋乃静或肌内注射甲氧氯普胺可减少不良反应并减轻症状,一般在停用前列腺素后症状迅速消失。有时会发生宫缩过强,如子宫颈扩张不好,为防止子宫、子宫颈或阴道后穹隆裂伤,可肌内注射阿托品或哌替啶,如遇强直性子宫收缩,可静脉注射10%乙醇(用葡萄糖液稀释)。

(七)相互作用

参见应用部分。

(八)评价

如果与丙酸睾丸素或孕三烯酮合用,可提高抗早孕成功率。单独使用时成功率为42%～56%;合并使用时成功率可达96%以上。

十三、卡前列甲酯

(一)其他名称

15-甲基 $PGF_{2\alpha}$ 甲酯。

(二)作用

本品为卡前列素的甲酯化衍生物,作用与卡前列素相似,但更持久。

(三)体内过程

本品能通过阴道黏膜被迅速吸收,在早孕妇女阴道置入一释药速为 $100\mu g/$ 小时的缓释栓,1 小时后血药浓度可达峰值,峰值水平约为 2ng/ml。然后血药浓度持续下降。本品在体内迅速代谢为其游离酸形式。阴道给药,有明显子宫收缩作用。

(四)应用

抗早孕、扩宫颈、中期妊娠引产。

1. 抗早孕

阴道给药先肌内注射丙酸睾酮每日 1 次 100mg,共 3 天;或先口服孕三烯酮 1 次 3mg,每日 3 次,共 4 天。停药后 48 小时,于阴道后穹隆处放本品栓剂 5mg。若经 12 小时后无流产,再肌内注射卡前列素 2mg。另一方法为于 1 次口服米非司酮 600mg 后 3 天或 4 天在阴道后穹隆处放本品栓剂 1mg;或先口服 50mg 米非司酮,然后,每隔 12 小时 1 次 25mg,于第 3 天服米非司酮后 1 小时,于阴道后穹隆处放本品 1mg。

2. 扩宫颈

于人工流产术前在阴道后穹隆处放本品栓剂 5mg。

3. 中期妊娠引产

于阴道后穹隆内放置栓剂 5mg。

(五)注意

哮喘、高血压、肝肾病患者慎用。

(六)不良反应

常见不良反应主要有恶心、呕吐、腹泻等。

（七）评价

临床用于抗早孕、扩宫颈及中期引产。如与丙酸睾酮或孕三烯酮合用，可使抗早孕有效率提高。

十四、环氧司坦

（一）其他名称

爱波斯坦。

（二）性状

本品为结晶。

（三）作用

本品为 3β-羟甾脱氢酶抑制剂，能阻断孕烯醇酮转化为孕酮，抑制卵巢和胎盘孕酮的合成，降低体内孕酮水平，导致流产。单用流产率为 73％，若与前列腺素合用，则完全流产率为 100％。

（四）应用

本品适用于抗早孕。口服，单用：每次 200mg，每日 4 次，连服 7 日；或 1 次 400mg，每日 2 次，连服 4 日。与卡前列素合用：本品早 200mg，晚 400mg，连服 5 日。在第 4 日将卡前列素 8mg 栓剂放入阴道后穹隆处，每 2 小时 1 次，共 3 次。

（五）注意

无特殊。

（六）不良反应

多见恶心、呕吐。发生率 70％，腹痛及头痛发生率各 12％。

第二节　促进子宫颈成熟剂

一、其他名称

普拉睾酮，去氧异雄甾酮。

二、性状

本品为晶体。其硫酸钠盐为白色结晶性粉末，无臭，味苦，溶于温水，但水溶液不稳定，水溶液的 pH 为 5.5～8.0。

三、作用

本品直接作用于子宫颈管部，以促进妊娠晚期的子宫成熟，减少迁延分娩，缩短产期。注射本品后，其在体内逐步代谢为雌二醇等，促进子宫颈管组织细胞增生，细胞基质酸性黏多糖增加，子宫颈管组织血管扩张，通透性增强，间质水量增加。同时使组织胶原蛋白酶活性增强，促进胶原纤维分解，使纤维间隙扩大，组织纤维断裂。导致子宫颈管组织软化，宫颈张力下降，松弛，促进其宫颈管成熟，这些都有助于宫口开大，缩短产程，而有利于顺利分娩。

四、体内过程

妊娠晚期的产妇静脉注射本品后 5min，血药浓度可上升到体内正常值的 50 倍，60min 后降至 20 倍,$t_{1/2}$ 为 2 小时。本品主要从胎盘代谢,可转化为去氢表雄酮(DHA)、雌二醇、17-酮甾体等,24 小时内随尿排出。

五、应用

本品为内源性甾体激素,是促进子宫颈成熟剂,常用于晚期产妇子宫颈成熟不全的晚期妊娠引产。如颈管消退不全,颈管软化不全等子宫颈管成熟不全,有促分娩作用,可缩短分娩时间,减少过期产,减轻产妇分娩时的痛苦。

静脉注射:每日 1 次,每次用量为 100～200mg,溶于 10ml,注射用水或 5％葡萄糖液 20ml 中缓慢静脉注射,连用 2～3 天。

六、注意

1.胎儿发育迟缓、分娩体力不足,以及心、肝、肾功能不全者慎用。

2.本品宜在应用缩宫素、麦角新碱、前列腺素 E2 等子宫兴奋剂之前使用。

3.本品不能用生理盐水或 5％葡萄糖盐水溶液作溶媒,因可使溶液发生沉淀。

4.溶解本品时宜将溶媒加温至 30～40℃充分振荡,若低于 20℃时难溶。溶液不稳定,故宜在临用前配制,溶解后立即使用。

5.动物实验发现,本品对器官形成期的胎儿有致死情况,故临床上在妊娠初期不宜使用。

七、不良反应

本品主要不良反应有恶心、呕吐、腹泻、皮疹、眩晕、耳鸣、乏力、手及手指水肿或麻木和注射部位血管痛等,但一般反应都较轻,多为一过性。

八、相互作用

本品不宜与含有氯化钠的注射液联合应用,因易产生沉淀。

第三节　抗早产药

药物有镇静子宫,以有利于胎儿在宫内安全生长,防止早产的作用。

一、利托君

(一)其他名称

羟苄羟麻黄碱,利妥特灵,雷托君。

(二)性状

本品盐酸盐为白色结晶性粉末。

(三)作用

本品为 B2 肾上腺素受体激动剂,能兴奋子宫平滑肌中的 β_2 受体,起松弛子宫平滑肌,抑制其收缩,尤其是妊娠子宫平滑肌的不正常收缩,减弱宫缩强度和缩短宫缩时间,从而延长妊娠期。由于本品使腺苷酸环化酶(cAMP)活性增强,而产生保胎作用。

(四)应用

本品用于延长孕期,防止早产,胎儿宫内窘迫症。

静脉滴注:静脉滴注时应保持左侧姿势,以减少低血压危险。本品 15ml(150mg)加于 5％

葡萄糖液 500ml 中,开始时剂量为 0.05mg/min,逐渐增加剂量至有效剂量(通常为滴速 0.15～0.35mg/min),使宫缩停止,并维持滴速 12～18 小时。

口服:静脉滴注结束前 30min,可以开始维持治疗,一般口服本品 10mg(1 片)。头 24 小时内通常口服剂量为每 2 小时 10mg,此后每 4～6 小时 10～20mg,每日总剂量不超过 120mg。为了抗早产的需要此种维持治疗还可按此剂量继续口服。

(五)注意

1.本品禁用于妊娠不足 20 周和分娩进行期(子宫颈扩展大于 4cm 或开全 80％以上)的孕妇。

2.本品对 β_2 受体的激动作用选择性不强,它同时也作用于 β_1 受体,故可发生心悸、胸闷、胸痛和心律失常等反应,反应严重者应中断治疗。有严重心血管疾病的患者禁用。

3.本品可以升高血糖及降低血压,故糖尿病患者及使用排钾利尿剂的患者慎用。本品能通过胎盘屏障使新生儿心率改变和出现低血糖,应密切注意。

4.静脉注射时还可以有震颤、恶心、呕吐、头痛和红斑以及神经过敏、心烦意乱、焦虑不适等反应。口服还可有心率增加、心悸和震颤、恶心和颤抖、皮疹和心律失常等反应。

5.与糖皮质激素合用可出现肺水肿,极严重者可导致死亡。

6.本品静脉滴注时间较长,故静脉滴注液宜分 2～3 次配制,以防药液分解变色或产生沉淀。

(六)不良反应

1.本品也作用于 β_1 受体,故可发生心悸、心动过速、胸闷、胸痛、面红、发汗等反应。

2.有恶心、呕吐、头痛、皮疹等不良反应。

3.本品有升高血糖和降低血钾作用。

(七)相互作用

1.本品与皮质激素合用,可引起肺水肿等严重反应,故不宜联用。

2.本品不宜与排钾利尿剂合用,以防血钾降低过多。

二、特布他林

(一)性状

本品为白色或类白色的结晶性粉末,味苦,无臭或略带醋酸味,易溶于水(1:4),1％水溶液的 pH 约为 4。

(二)作用

与利托君相似,为选择性的 β_2 受体激动剂,其支气管扩张作用比沙丁胺醇稍弱;对心脏的兴奋作用仅为异丙肾上腺素的 1/100,但在临床实际应用中,特别是大量给药时,仍有明显的心血管系统不良反应。能减少宫缩频率和强度,缩短宫缩时间,利用妊娠。临床疗效静脉给药时与利托君相当,而口服给药时较优。

(三)体内过程

本品口服后在吸收过程中大部分与硫酸结合为硫酸酯而失效,生物利用度只有 10％左右。药物在体内不被 COMT 和 MAO 代谢失活,作用时间较久。口服后 30min 起效,2～4 小时血药浓度达峰值,持续时间 5～8 小时。$t_{1/2}$ 为 3～4 小时。V_d 为(1.4±0.4)L/kg。血浆蛋白结合率 20% 左右。吸收药量的 65% 以原形由肾排出。本品皮下注射后 5～15min 生效，0.5～1 小时作用达高峰，持续 1.5～4 小时。

(四)应用

中期早产、胎儿宫内窘迫症。

静脉滴注：开始时滴速为 $2.5\mu g/min$，以后每 20min 增加 $2.5\mu g/min$ 直至宫缩停止或达到滴速 $17.5\mu g/min$。以后，可每 20min 减 $2.5\mu g/min$ 直至最低有效滴速，维持 12 小时。若再出现宫缩，可再按上述方法增加滴速控制。

口服：用于静脉滴注后维持治疗，在停止静脉滴注前 30min 给予 5mg，以后每 4 小时 1 次，每日极量为 30mg。

(五)注意

1.本品禁用于妊娠不足 20 周和分娩进行期（子宫颈扩展大于 4cm 或开全 80% 以上）的孕妇。

2.本品对 β_2 受体的激动作用选择性不强，它同时也作用于 β 受体，故可发生心悸、胸闷、胸痛和心律失常等反应，反应严重者应中断治疗。有严重心血管疾病的患者禁用。

3.本品可以升高血糖及降低血压，故糖尿病患者及使用排钾利尿剂的患者慎用、本品能通过胎盘屏障使新生儿心率改变和出现低血糖，应密切注意。

4.静脉注射时还可以有震颤、恶心、呕吐、头痛和红斑以及神经过敏、心烦意乱，焦虑不适等反应。口服还可有心率增加、心悸和震颤、恶心和颤抖、皮疹和心律失常等反应。

5.与糖皮质激素合用可出现肺水肿，极严重者可导致死亡。本品静脉滴注时间较长，故静脉滴注液宜分 2～3 次配制，以防药液分解变色或产生沉淀。

(六)不良反应

少数患者可出现口干、鼻塞、轻度胸闷、嗜睡及手指震颤等，个别人可有心悸、头痛。

第十一章　组胺和抗组胺药物

第一节　组胺

组胺是组氨酸的脱羧产物,广泛存在于生物体内,哺乳动物以心肌、皮肤、胃肠道及肺脏中的浓度较高。正常情况下,组胺以无活性形式(结合型)存在于组织的肥大细胞和血液的嗜碱性粒细,胞颗粒中,在组织损伤、炎症、神经刺激、某些药物或变态反应条件下,这些细胞发生脱颗粒,组胺以活性形式(游离型)释放后,立即与靶细胞上的特异性组胺受体结合,并直接激动该受体,产生特定的生物效应。

一、作用

现已知组胺受体有 H_1、H_2 和 H_3 三种亚型,组胺对其均有激动作用。

(一)对心血管系统的作用

激动心脏 H_1 受体,可减慢房室传导,增强心房收缩力;激动心脏 H_2 受体,可加快心率,增强心室肌收缩力。激动血管平滑肌 H_1、H_2 受体,可使小动脉、小静脉扩张,收缩压、舒张压同时下降;激动 H_1 受体可扩张毛细血管,增加其通透性,引起局部组织水肿和全身血液浓缩。注射大剂量组胺,可引起强而持久的降压,甚至休克。皮内注射小剂量组胺,可出现"三重反应":毛细血管扩张出现红斑;毛细血管通透性增强,在红斑上形成丘疹;最后通过轴索反射导致小动脉扩张,丘疹周围形成红晕。麻风患者由于皮肤神经受损,"三重反应"常出现不完全,可作为麻风病的辅助诊断。

(二)对平滑肌的作用

激动平滑肌细胞 H_1 受体,可使支气管平滑肌、胃肠道平滑肌收缩,但对人子宫平滑肌不敏感。

(三)对腺体的作用

激动胃壁细胞 H_2 受体,经过一系列生化反应,最终激活 H^+-K^+-ATP 酶,泵出 H^+;具有强大的刺激胃酸分泌作用,还可使胃蛋白酶分泌增加;也能促进唾液腺、胰腺和支气管腺体分泌,但作用较弱。

(四)对神经系统的作用

激动中枢 H_1 受体,可产生兴奋作用。激动外周 H_1 受体,刺激感觉神经末梢,引起瘙痒和疼痛,这是荨麻疹和昆虫叮咬反应的主要原因。中枢及外周神经末梢尚存有 H_3 受体,主要分布于突触前膜,参与组胺合成和释放的负反馈调节。

二、临床应用

无临床治疗价值,主要用于诊断。多用于鉴别真假胃酸缺乏症。真性胃乏症常见于胃癌、萎缩性胃炎及恶性贫血。晨起空腹皮下注射磷酸组胺 0.25～0.5mg，如仍无胃酸分泌，即可确诊。由于五肽胃泌素的应用，组胺的应用日渐减少。也可麻风病辅助诊断。

三、不良反应和用药监护

用药后可出现颜面潮红、头痛、直立性低血压等。支气管哮喘禁用。

第二节　抗组胺药

组胺受体阻断药是一类能竞争性阻断组胺与其受体结合，从而产生抗组胺作用的药物，故又称抗组胺药。

一、H_1 受体阻断药

常用的 H_1 受体阻断药有氨基醚类（如苯海拉明）、丙胺类（如氯苯那敏）、三环类（如赛庚啶）等，这些药物大多数具有乙基胺的共同结构，乙基胺与组胺的侧链结构相似，对 H_1 受体有较强的亲和力，但无内在活性，故能与组胺竞争 H_1 受体，阻断组胺的 H_1 型效应而发挥抗过敏作用。人工合成的 H_1 受体阻断药很多，临床常用的有苯海拉明（苯那君）、异丙嗪（非那根）、氯苯那敏（扑尔敏）、赛庚啶等，这些通常被称为第一代 H_1 受体阻断药，大多都存在一定的中枢镇静的不良反应；而阿司咪唑（息斯敏）、特非那定（敏迪）等，则是第二代无嗜睡作用的 H_1 受体阻断药。但由于对心肌的不良反应，目前这类药的使用也受到一些质疑。

（一）体内过程

多数 H_1 受体阻断药口服和注射吸收较好，15～30min 起效，2～3h 达血浓高峰，一般持续 4～6h。阿司咪唑、特非那定因其代谢产物尚有活性，故作用时间可持续 12～24h。药物在体内分布广泛，第一代的 H_1 受体阻断药都易进入中枢神经系统，并且与脑内的 H_1 受体有高度的亲和力。阿司咪唑、特非那定不易透过血脑屏障，无明显中枢抑制作用。药物主要在肝内代谢后经肾排泄。

（二）药理作用

1. 外周抗组胺作用

H_1 受体阻断药能完全对抗组胺引起的支气管、胃肠及子宫平滑肌的收缩作用，并能部分对抗组胺引起的血管扩张和毛细血管通透性增加。可缓解或消除内源性组胺释放引起的过敏症状。其机制是通过竞争性地与 H_1 受体结合，占据受体但无内在活性，从而发挥对抗组胺及其类似物的作用。对组胺 H_2 受体过度兴奋时引起胃酸分泌增多无效。

2. 中枢作用

第一代 H_1 受体阻断药有镇静与嗜睡作用。作用强度因个体敏感性和药物品种而异，以苯海拉明最强，氯苯那敏较弱。其机制可能是阻断中枢 H_1 受体的醒觉反应所致；苯茚胺与以上药物不同，略有中枢兴奋作用。第二代 H_1 受体阻断药特非那定等因不易通过血脑屏障，几乎无中枢抑制作用。

3. 抗胆碱作用

第一代 H_1 受体阻断药大多有抗晕、镇吐作用，并能减少唾液腺和支气管腺体分泌，以苯海拉明、异丙嗪最为明显。这可能与中枢性抗胆碱作用有关,第二代 H_1 受体阻断药几无抗胆碱作用。

4.其他作用

较大剂量的苯海拉明、异丙嗪有局麻作用和对心脏表现为奎尼丁样作用;赛庚啶有较强的抗 5-HT 作用。

(三)临床用途

1.变态反应性疾病

H_1 受体阻断药对组胺释放所引起的荨麻疹、花粉症和过敏性鼻炎等皮肤黏膜变态反应效果良好;对昆虫咬伤引起的皮肤瘙痒和水肿也有良效;对药疹和接触性皮炎有止痒效果;本类药物能对抗豚鼠由组胺引起的支气管痉挛,但因人类引起哮喘的活性物质很复杂,H_1 受体阻断药不能对抗其他活性物质的作用,因此对支气管哮喘患者几乎无效;另外,H_1 受体阻断药对过敏性休克无效,但用于输血输液反应有一定的防治效果。

2.晕动病及呕吐

第一代 H_1 受体阻断药如苯海拉明、异丙嗪、布可立嗪、美克洛嗪,由于有中枢和外周抗胆碱作用及对中枢的抑制作用,对晕动病、妊娠呕吐以及放射病呕吐有镇吐作用;茶苯海明(乘晕宁)是由氨茶碱与苯海拉明形成的复盐,其抗晕动作用较好,防晕动病应在乘车、船前 15～30min 服用。

3.治疗失眠症

选用第一代 H_1 受体阻断药中对中枢抑制作用较强的如异丙嗪等可治疗失眠症,对于变态反应性疾病引起的焦虑失眠患者更为合适。

(四)不良反应

1.中枢神经系统反应

常见镇静、嗜睡、乏力等,服药期间需要高度集中精力工作者应慎用。少数患者则有烦躁、失眠。

2.消化系统反应

可见口干、恶心、呕吐、腹泻或便秘等,宜餐后服用以减轻症状。阿司咪唑宜餐前 1h 服用,以防食物影响药效发挥。

3.抗胆碱作用

第一代 H_1 受体阻断药具有抗胆碱作用,故青光眼、尿潴留、幽门梗阻者禁用。

4.其他反应

美克洛嗪可致动物畸胎,妊娠早期禁用。特非那定、阿司咪唑大剂量或长期应用,可能发生 Q-T 间期延长,产生尖端扭转型室性心动过速。

(五)主要药物介绍

1.盐酸苯海拉明(苯那君)

口服吸收迅速,大部分在肝内羟基化及与葡萄糖醛酸结合后从尿中排出。除阻断 H_1 受体外,对中枢神经系统有较强的抑制作用,从而产生镇静、催眠效果。此外还有轻度的阿托品样作用和局麻作用。临床上用于皮肤过敏性疾病,如荨麻疹、虫咬皮炎、药疹、接触性皮炎等,但对过敏性鼻炎、支气管哮喘的效果较差。

2.盐酸异丙嗪(非那根)

为氯丙嗪的衍生物,口服吸收迅速,主要在肝脏代谢。抗组胺作用与苯海拉明相似,同时有明显的中枢镇静作用。能增强麻醉药、催眠药、镇静药和局麻药的作用。降低体温、止吐作用较苯海拉明强。临床上除用于过敏性疾病以外,还常用于止吐以及与氯丙嗪合用于人工冬眠等。

3.氯苯那敏(扑尔敏)

口服吸收快,抗组胺作用中等,临床上用于各种过敏性疾病,也常与复方阿司匹林配伍而用于缓解流泪、打喷嚏、流涕等感冒症状。因可诱发癫痫,故癫痫患者禁用。

4.赛庚啶

有较强的 H_1 受体阻断作用,中度的抗 5-HT 作用和抗胆碱作用,还能抑制肥大细胞释放组胺等多种炎症介质,因此抗组胺作用比扑尔敏、异丙嗪强。用于过敏性皮肤病、过敏性鼻炎、混合性哮喘、过敏性支气管炎、原发性醛固酮增多症、神经性厌食、偏头痛、血管性头痛等。

5.苯茚胺(抗敏胺)

抗阻胺作用较异丙嗪弱,起效快,但对某些患者略有中枢兴奋作用,能加强麻醉药、催眠药、镇痛药的药效,能影响体温调节功能。用于荨麻疹、枯草热、过敏性鼻炎、过敏性胃肠道疾病及其他皮肤过敏性疾病。

6.美克洛嗪(敏可静)

H_1 受体阻断药,其抗组胺作用、中枢抑制作用和止吐作用均较苯海拉明强。临床上主要用于荨麻疹等过敏性皮肤病。

7.阿司咪唑(息斯敏)

为长效、强效 H_1 受体阻断药,不易通过血脑屏障,无中枢镇静和抗胆碱作用。代谢产物主要随胆汁和肠道排泄,有肝肠循环。临床上除用于过敏性皮肤病外,也用于过敏性鼻炎等。长期服用可促进食欲和增加体重,每天超过 10mg 可能引起心律失常。

8.特非那定(敏迪)

特异性外周 H_1 受体阻断药,口服吸收良好,达峰时间约 2h,半衰期约 12h。无抗 5-HT、抗胆碱作用,本品及其代谢产物不通过血脑屏障,故无中枢神经系统抑制作用。临床上主要用于各型荨麻疹、湿疹等过敏性皮肤病及过敏性鼻炎等。服用量过大可引起心律失常。

二、H_2 受体阻断药

H_2 受体阻断药是一类可拮抗组胺引起的胃酸分泌,主要用于治疗消化性溃疡的药物。临床常用的 H_2 受体阻断药有西咪替丁(甲氰咪胍)、雷尼替丁(呋喃硝胺)、法莫替丁等。

(一)西咪替丁(甲氰咪胍)

1.体内过程

H_2 受体阻断药口服给药吸收迅速,1~2h 血浆浓度达到高峰。半衰期 2h,持续作用时间约 4h。生物利用度为 60%~75%。可透过血脑屏障,血浆蛋白结合率 25%,30% 的药物在肝内代谢,40%～70%以原形经尿排泄,肾功能不全者应适当减少剂量。

2.药理作用

(1)抑制胃酸分泌的作用:西咪替丁竞争性拮抗胃壁细胞膜上 H2 受体,有显著抑制胃酸分泌作用,能显著抑制基础和夜间胃酸分泌,也能抑制由组胺、五肽胃泌素、胰岛素、食物及茶碱等所引起的胃酸分泌。同时还能轻度抑制胃蛋白酶的分泌。

(2)其他作用:西咪替丁能拮抗组胺对离体心脏的正性肌力作用和正性频率作用,也能部分拮抗组胺的血管舒张和降压作用。

3.临床用途

用于治疗胃和十二指肠溃疡,能减轻疼痛,促进愈合。尤以对十二指肠溃疡效果更佳,优于胃溃疡,一般 4～6 周为一疗程。也可用于胃食管反流症、急性上消化道出血、胃泌素瘤等。

4.不良反应

(1)中枢神经系统:常见头痛、头晕、乏力、嗜睡,剂量过大时,可出现躁动不安、精神错乱、幻觉、惊厥等中枢症状。

(2)消化系统:可出现口干、恶心、呕吐及便秘,一过性谷丙转氨酶增高,偶尔可致中毒性肝炎及急性胰腺炎。

(3)其他:长期服用较大剂量有对抗雄激素作用,男性患者可出现乳房发育、阳痿和性欲减退,女性患者可出现溢乳。少数患者可发生粒细胞减少、再生障碍性贫血等。

(二)雷尼替丁(呋喃硝胺)

选择性比西咪替丁高,抑制胃酸分泌作用和胃黏膜保护作用与西咪替丁相似,但抗酸作用较强,为西咪替丁的 4～10 倍。治疗量不改变血催乳素、雄激素浓度。口服易吸收,生物利用度终为 52%,达峰时间 1～2h,作用维持 8～12h,半衰期 2～3h。可缓解溃疡病症状,促进溃疡愈合,减少复发。常见的不良反应有头痛、头晕、幻觉、躁狂等,静脉注射可致心动过缓,偶见白细胞、血小板减少、血清转氨酶升高,男性乳房发育等,停药后恢复。

(三)法莫替丁

法莫替丁作用与西咪替丁相似,但抑制胃酸分泌作用较强,为西咪替丁的 40～50 倍,为雷尼替丁的 7～10 倍,无抗雄激素作用,也不影响血催乳素浓度。本药口服易吸收,生物利用度终 50%,达峰时间 2～3h,作用维持 12h 以上,血浆半衰期约 3h。口服用于消化性溃疡、反流性食管炎。不良反应发生率约 25%,偶见口干、恶心、食欲匮乏、腹泻及血清转氨酶升高;极少数患者可见头痛、心率加快、血压升高等。在减量或停药后恢复正常。

第十二章　抗微生物药物

第一节　抗菌药概述

一、概念及术语

(一)抗菌药与化学疗法

凡对病原体产生抑制或杀灭作用,用于防治细菌感染性疾病的药物为抗菌药,包括抗生素和人工合成的抗菌药。凡对病原微生物、寄生虫及癌细胞所致疾病的药物治疗统称为化学治疗,简称化疗。用于化学治疗的药物即化疗药物。一个理想的化疗药物对病原体、寄生虫和癌细胞应有高度选择性,对机体的毒性小。评价化疗药物安全性的指标为治疗指数,通常以动物 LD_{50} 和治疗感染动物 ED_{50} 的比值表示。治疗指数愈大愈安全,说明药物毒性低而疗效高。

在应用抗菌药物时应注意机体、病原微生物与抗菌药 3 者之间的相互关系。应重视机体防御功能,增强抗病能力;还必须注意,由于药物不合理应用导致耐药病原菌的增多和对机体的不良反应,造成对患者健康的损害和治疗的失败。

(二)抗菌谱

抗菌谱是指抗菌药作用的范围。仅对某一种或某一菌属致病菌产生抑制或杀灭作用的药为窄谱抗菌药,如异烟肼只对结核分枝杆菌有效;对多种致病菌有抑制或杀灭作用的药为广谱抗菌药,如四环素类、喹诺酮类等。

(三)抗菌活性

抗菌药抑制或杀灭病原微生物的能力称为抗菌活性。能抑制病原菌生长的最低药物浓度为最低抑菌浓度(MIC);能杀灭病原菌的最低药物浓度为最低杀菌浓度(MBC),二者均可供临床用药参考。

(四)抑菌药和杀菌药

抑菌药一般指抑制病原菌生长繁殖的药物,如大环内酯类等。杀菌药指对病原菌具有杀灭作用的药物,如青霉素类等。但这种分类是相对的,其与血浆药物浓度和用药时间有关,如抑菌药在高浓度与长时间使用时,也可获得杀菌作用,如氯霉素。

(五)抗生素

抗生素系某些微生物在其代谢过程中,产生一种对其他微生物具有抑制或杀灭作用的物质。抗生素有天然抗生素和半合成抗生素。天然抗生素是直接从微生物培养液中获得,如苄青霉素;半合成抗生素是保留天然抗生素的主要结构,在侧链进行人工改造后得到的一些半合成衍生物,如氨苄西林。

(六)抗生素后效应

抗生素后效应(PAE)系细菌与抗生素短暂接触,当抗生素低于最低抑菌浓度或被消除之后,细菌生长仍受到持续抑制的效应。通常以时间(h)表示,目前发现,几乎所有的抗生素都有后效应,氨基糖苷类抗生素及喹诺酮类药尤为显著,这对于合理应用抗生素具有重要意义。

二、抗菌作用机制

抗菌药主要通过干扰病原菌的生化代谢过程而达到抑菌或杀菌的作用,主要机制如下。

(一)阻碍细菌细胞壁合成

青霉素类及头孢菌素类抗生素作用于胞浆膜上的靶点细胞壁青霉素结合蛋白,抑制转肽酶的转肽作用,阻碍病原菌细胞壁基础成分—胞壁黏肽的合成,造成细胞壁缺损,水分由等渗环境不断向具有高渗透压的菌体内渗入,致使细胞膨胀、变形;又在自溶酶的影响下,细胞破裂,溶解,死亡。

(二)影响胞浆膜通透性

多肽类(多黏菌素 B、E)和多烯类(制霉菌素、两性霉素 B)抗生素能与病原菌胞浆膜中的磷脂或固醇类物质结合,使胞浆膜的通透性增加,菌体内蛋白质、氨基酸、核苷酸、磷脂等主要成分外漏,导致病原菌死亡。

(三)抑制蛋白质合成

氨基糖苷类、四环素类,大环内酯类、林可霉素类等抗生素,对病原菌的核蛋白体具有高度选择性作用,从而抑制菌体蛋白质合成的不同环节,产生抑菌或杀菌作用。

(四)抑制核酸合成

喹诺酮类、利福霉素等抗菌药抑制 DNA 及信使 RNA(mRNA)的合成,磺胺类与甲氧苄啶影响叶酸代谢,均可导致核酸合成受阻,妨碍细菌的生长、繁殖。

三、耐药性

耐药性又称抗药性,是敏感病原菌反复多次接触抗菌药后,对抗菌药的敏感性降低或消失的现象。其产生机制如下。

(一)产生灭活酶

产生的灭活酶一种为水解酶,如 β—内酰胺酶,能使青霉素类和头孢菌素类抗生素的 β—内酰胺环水解破裂而失活,其有青霉素型,主要水解青霉素类抗生素,对头孢菌素类抗生素作用很微弱;有头孢菌素型,主要水解头孢菌素类抗生素,但亦能水解青霉素类抗生素。另一种为合成酶,又称钝化酶,如乙酰转移酶、磷酸基转移酶及核苷转移酶,分别将乙酰基,磷酰基或核苷转移到氨基糖苷类抗生素的 $-NH_2$ 或 $-OH$ 基上,改变分子结构,此类抗生素被这类酶钝化后而失活。

(二)改变细菌胞浆膜通透性

如铜绿假单胞菌和某些革兰阴性杆菌能降低细菌胞浆膜通透性而阻止药物进入菌体,造成对氨苄西林、某些头孢菌素类抗生素的耐药;亦可通过改变细胞壁的孔道功能,使药物无法通过或不易渗至菌体内而耐药,如对四环素耐药的菌株。

(三)改变菌体内靶位结构

细菌改变靶位蛋白结构,使抗生素不能与之结合或结合能力降低而造成耐药,如对链霉素、利福霉素等耐药的菌株。

(四)改变细菌代谢途径

对磺胺类药耐药的菌株,一是由于产生较多的对药物具有拮抗作用的底物—对氨苯甲酸所致;二是细菌也可通过直接利用外源性叶酸,不再自身合成,改变对营养物质的获取途径而产生耐药。

第二节 大环内酯抗生素

大环内酯类是一类由链霉菌产生或经半合成制造的一类含有 14～16 元内酯环,主要抗革兰阳性菌的抗生素。大环内酯环是本类抗生素的主环,尚有 2 个或几个糖环与土环以苷键联结。

常用的大环内酯类抗生素分为 14 元或 16 元大环两类。14 元环大环内酯类抗生素主要有红霉素、竹桃霉素及半合成制品罗红霉素、克拉霉素等。16 元环大环内酯类抗生素主要有吉他霉素、麦迪霉素、螺旋霉素、交沙霉素、罗他霉素等。近年来又半合成制造了 15 元环的本类抗生素,如阿奇霉素。

大环内酯类作用于细菌细胞核糖体 50S 亚单位,阻碍细菌蛋白质的合成,主要起抑菌作用。本类药物的抗菌谱包括化脓性链球菌、溶血性链球菌、金黄色葡萄球菌(仅低度或中度敏感,易产生耐药菌株)、肺炎链球菌、支原体、流感嗜血杆菌、沙眼衣原体、梅毒螺旋体、白喉棒状杆菌、李斯特菌、淋球菌、百日咳杆菌、军团菌和溶组织阿米巴原虫。近年来,由于对本类药物的过度使用,造成了耐药菌株的增多。大环内酯类各品种间由于结构有一定的近似性,故存在着较密切的交叉耐药关系。

一、红霉素

本品系由链霉菌 Streptomyces erythreus 所产生的一种 14 元环大环内酯类抗生素。制品有红霉素(碱)、红霉素的乳糖酸盐、葡庚酸盐、硬脂酸酯、乙基琥珀酸酯(琥乙红霉素)、丙酸酯十二烷硫酸盐(即依托红霉素)等。

(一)性状

红霉素碱为白色或类白色结晶或粉末;无臭、味苦;微有引湿性;在水中极微溶解。红霉素乳糖酸盐为白色或微黄色结晶性粉末,无臭或有微臭,易溶于水、乙醇、5% 水溶液的 pH 为 6.5～7.5。红霉素在酸性溶液中不稳定,在中性或微弱碱性溶液中较稳定。

本品(所有以上品种)均以所含的红霉素碱计量。

(二)作用

本品的抗菌谱与青霉素近似,对革兰阳性菌,如葡萄球菌、化脓性链球菌、绿色链球菌、肺炎链球菌、粪链球菌、白喉杆菌、丙酸痤疮杆菌、李斯特菌、梭状芽孢杆菌等有强的抗菌作用;对革兰阴性菌,包括淋球菌、螺旋杆菌、百日咳杆菌、布氏杆菌、军团菌、流感嗜血杆菌、拟杆菌(口咽部菌株)等以及支原体、螺旋体、立克次体、衣原体、奴卡菌、少数分支杆菌和阿米巴原虫均有抑制作用。金黄色葡萄球菌对本品易产生耐药菌株。

（三）体内过程

口服吸收 18％～45％（因片剂质量和服用方法而异），食物或碱性药物可阻滞本品的吸收。口服的血药浓度较低，静脉滴注本品乳糖酸盐 500mg，历时 1h，滴注完毕时血药浓度为 10μg/mL，自开始滴注算起 2.5h 为 2.6μg/mL；6h 为 1μg/mL。本品在体内分布较广，在胆汁中浓度可为血浆浓度的 30 倍。难于透过正常脑膜，大部分在体内代谢，约有 5％原形药物由尿排泄。$t_{1/2}$ 约为 1.5h，肾功能不全者可延长至 6h。本品可透过胎盘和进入乳汁。

（四）应用

主要应用于链球菌引起的扁桃体炎、中耳炎、猩红热、白喉及带菌者、李斯特菌病、肺炎链球菌下呼吸道感染（以上适用于对青霉素不能耐受者）。对于军团菌肺炎、支原体肺炎，本品为首选药。尚可用于预防风湿热、链球菌性心内膜炎，以及治疗衣原体的泌尿生殖系感染、梅毒（不耐青霉素者）和肠道阿米巴病。

成人口服：每日 1～1.2g，分为 3～4 次（食前）。静脉滴注，每次 3.75～5mg/kg，必要时可增至 10mg/kg，每 6h 1 次（用红霉素乳糖酸盐）。儿童口服：每次 7.5～25mg/kg，每 6h 1 次。

（五）注意

1.红霉素片，为抗酸衣片应整片吞服，或为包有抗酸衣的颗粒压制的片则可掰开服用。

2.红霉素类为抑菌性药物，给药应有一定时间间隔，以保持体内药物浓度，利于作用发挥。

（六）不良反应

1.本品有潜在的肝毒性，正常剂量、短期服用无碍健康。大剂量及长时间服用可发生，表现为胆汁淤积和肝酶升高，尤其是酯化红霉素（如依托红霉素）较易引起。

2.本品可致耳鸣及听觉减退，注射给药较易引起，与其他耳毒性药物（如呋塞米、氨基糖苷类）联用，可加重耳毒性。

3.本品的注射剂有较强的局部刺激性，可致局部疼痛、静脉炎等，静脉滴注药液的浓度一般为 0.1％，药液渗出处应注射透明质酸酶或血管扩张药以助吸收。

（七）相互作用

1.本品可干扰茶碱的代谢，使茶碱血浓度升高，发生毒性反应，应慎用。

2.本品可抑制阿司咪唑、特非那定、西沙必利等药物的代谢，诱发尖端扭转型室性心律失常，应予注意。

3.本品抑制肠道菌群，干扰性激素类的肠肝循环，而降低口服避孕药的正常作用。

4.本品的乳糖酸盐，直接遇氯化钠溶液可结块而致不能溶解。应先溶于注射用水再加到氯化钠液中。本品加到 pH 低的葡萄糖液中可发生分解而致效价降低约 15％。可先将 5％碳酸氢钠液 0.5～1mL 或 10％维生素 C 注射液 10mL 加入 500mL 糖液中，使 pH 升高到约 6。再加用注射用水溶解好的红霉素乳糖酸盐液则可减少分解。

二、依托红霉素

本品为红霉素丙酸酯的十二烷基硫酸盐，为酯化红霉素的一种。以所含的红霉素计量。

（一）其他名称

无味红霉素。

（二）性状

本品为白色结晶性粉末，无臭，无味或几乎无味，在水中几乎不溶。

（三）作用

本品口服吸收良好，耐酸，不为胃酸所破坏，油脂餐有助于吸收。服用同量（以红霉素计）药物，本品的血浓度高于红霉素碱。

（四）应用

参见红霉素。

1.口服成人

一般每日1g，最高可用2g，分为3～4次服用。

2.儿童

每日20～30mg/kg，分次用（至多每日50mg/kg）。

（五）注意

本品对肝脏的干扰较红霉素强，可出现肝汁瘀滞性肝炎和肝酶升高。一般服用应限制在10～14d以下。不可长期应用。其他参见红霉素。肝功能不全者禁用，孕妇一般不用。

三、琥乙红霉素

本品为红霉素的琥珀酸乙酯，为酯化红霉素的一种，以所含的红霉素计量。

（一）性状

本品为白色结晶性粉末，无臭，无味，在水中几乎不溶。

（二）作用

本品在胃液中稳定，易吸收，在体内水解释放红霉素起作用。

（三）应用

参见红霉素。

1.口服成人

1次0.25～0.5g，每日3～4次。

2.小儿

每日30～50mg/kg。

分3～4次服。

（四）注意

肝功能不全者慎用，孕妇和哺乳妇女慎用，其他均参见依托红霉素。

四、克拉霉素

本品为半合成的14元环大环内酯类抗生素。

（一）其他名称

甲红霉素。

（二）性状

本品为白色或类白色的结晶性粉末；不溶于水中。

（三）作用

本品的抗菌谱与作用与红霉素相近，空腹给药，t_{max}约为2h，与红霉素硬脂酸酯比较，

AUC 高数倍，$t_{1/2}$ 约为 2 倍。主要由尿(38%)及粪(40%)排泄，尿中有原形药及羟化物。小儿的 $t_{1/2}$ 比成人短，AUC 大致相同。老龄者及肾功能不足者 C_{max}、AUC 增大，$t_{1/2}$ 延长。

(四)应用

适应证同红霉素。口服，成人每日 400mg，两次分服；儿童每日 10～15mg/kg，分 2～3 次服。可根据实际需要适当增减。

(五)注意

本品的不良反应类似红霉素。对孕妇，因安全性未定，故慎用。可使茶碱的代谢受阻，应注意。有关注意及相互作用等均参见红霉素。

五、罗红霉素

本品为半合成的 14 元环大环内酯类抗生素。

(一)性状

本品为白色结晶性粉末，无臭，味苦；几不溶于水中。

(二)作用

本品的抗菌谱与红霉素相近。对金葡菌(耐甲氧西林株除外)、链球菌(包括肺炎链球菌和 A、B、C 型链球菌，但 G 型和肠球菌除外)、蜡状菌、棒状杆菌、李斯特菌、卡他布兰汉菌、军团菌等高度或较敏感；对口腔拟杆菌、黑色素拟杆菌、消化球菌、消化链球菌、丙酸痤疮杆菌等厌氧菌以及衣原体、脑炎弓形体、梅毒螺旋体也有良好抑制作用；对螺旋杆菌、淋球菌、脑膜炎球菌、百日咳杆菌等抗菌作用较弱。

(三)体内过程

本品口服吸收良好。口服本品 150mg 与口服红霉素肠溶片 500mg 相比，血药峰浓度高 2 倍，曲线下面积大 8～10 倍。进食后 15min 服药则吸收减少。与牛奶同服则血峰浓度高，曲线下面积增大。由于本品脂溶性强，因此在体液和组织中分布较红霉素明显为高。乳汁中药物浓度甚低。

本品主要通过粪便和尿排泄。在尿和粪便中回收药物，其中原形药分别占 50% 和 55%，尚有脱糖代谢物分别为 25% 和 22%。本品的 $t_{1/2}$ 为 8.4～15.5h。老年人的药动学性质无特殊改变，一般不需调整剂量。肾功能不足者，曲线下面积增大，消除半衰期延长，但一般不需调整剂量。严重乙醇性肝硬化者的消除半衰期延长 2 倍。

(四)应用

应用于上述敏感菌所致的呼吸道、泌尿道、皮肤和软组织、五官科感染。口服：成人，每次 150mg，每日 2 次，餐前服。婴幼儿每次 2.5～5mg/kg，每日 2 次。老年人和肾功能减退者一般不调整剂量。严重肝硬化者用 150mg，每日 1 次。

(五)不良反应

不良反应主要为消化道反应，尚有头痛、头晕、瘙痒等。本品对肝微粒体酶的影响轻微，较少引起与红霉素相似的药物相互作用。

六、吉他霉素

本品为链霉菌 Streptomyces kitasatoensis 培养而得的一种 16 元大环内酯类抗生素，制品有吉他霉素碱(供口服用)和其酒石酸盐(供注射用)两种，均以吉他霉素计量。

（一）其他名称

柱晶白霉素，白霉素，Leucomycin。

（二）性状

吉他霉素碱为白色至淡黄白色粉末，味苦，无臭，微溶于水。本品遇酸性质稳定，其酒石酸盐为白色至淡黄白色结晶性粉末，无臭，味苦，溶于水。

（三）作用

本品的抗菌谱类似红霉素，对耐青霉素的金黄色葡萄球菌有抗菌作用，可分布于周围的体液与脏器中，难于透过血－脑屏障。

（四）应用

本品应用于葡萄球菌、化脓性链球菌、溶血性链球菌、肺炎链球菌、白喉杆菌、淋球菌、百日咳杆菌、军团菌、支原体等所致的下呼吸道、泌尿生殖系、胆管、中耳、咽、扁桃体等部位感染。

口服：成人，每日 $600\sim1600mg$，分为 $3\sim4$ 次服。儿童，每次 $7.5\sim25mg/kg$，每 6h 1 次。静脉注射或静脉滴注（用于较重感染，如肺炎、脓胸、心内膜炎、败血症等）：每次 $0.2\sim0.4g$，以 5% 葡萄糖液 $10\sim20mL$ 溶解后缓慢推注，每日 2 次。不得注射于静脉以外。

（五）注意

本品于餐前空腹时服用吸收较好。

（六）不良反应

1.无论口服或注射都可引起消化道反应，如恶心呕吐、食欲匮乏、软便、腹泻。发生变态反应立即停用。尚可致肝功能变化（肝酶升高等）。

2.静脉给药用量大或推注速度快可致心率加快。

七、麦迪霉素

本品为自链霉菌 Streptomyces macrofaciens 培养液中得到的一种大环内酯类抗生素，主要含麦迪霉素 A_1（90%以上），尚含少量吉他霉素 A_6 等，结构式见吉他霉素。

（一）其他名称

美地霉素。

（二）性状

本品为白色结晶性粉末，无臭或微有特异臭，味苦，水中极微溶解。

（三）作用

作用性质与红霉素近似，参见吉他霉素。

（四）应用

适用于敏感菌（见吉他霉素）所致皮肤和软组织、淋巴结、咽喉、扁桃体、支气管、尿路、肺、眼、耳、鼻、齿龈等部位的感染。

口服：成人，每日 $0.8\sim1.2g$，分为 $3\sim4$ 次服。儿童，每日 $30mg/kg$，分为 $3\sim4$ 次服。本品空腹服用较易吸收。

（五）注意

参见红霉素。

八、麦白霉素

本品系从国内发现的链霉菌培养液中制取的一种多组分大环内酯抗生素,含麦迪霉素 A_1、白霉素 A_6 及其他小组分。本品的效价以麦迪霉素活力单位计算,结构式见吉他霉素。

(一)性状

本品为白色结晶性粉末,几无臭,味苦,微溶于水。

(二)作用

本品的抗菌谱与红霉素近似,主要包括葡萄球菌、链球菌、百日咳杆菌、白喉杆菌、军团菌、流感嗜血杆菌及支原体等。

(三)应用

主要应用于敏感菌所致扁桃体炎、咽炎、中耳炎、轻症肺炎、皮肤及软组织感染、泌尿生殖系感染等。口服:成人,每日 $0.8\sim1.2g$,分为 $3\sim4$ 次服用。儿童,每日 $30mg/kg$,分 $3\sim4$ 次服。本品应空腹服用。

(四)注意

参见吉他霉素。

九、麦迪霉素二醋酸酯

(一)其他名称

二乙酰麦迪霉素,美欧卡霉素。

(二)性状

本品为白色至浅黄白色粉末,无臭,无味。水中几不溶。

(三)作用

本品吸收良好,生物利用度高于麦迪霉素,在体内经酯酶水解生成活性药物。作用及结构式参见吉他霉素。

(四)应用

参见麦迪霉素,适用于儿童。儿童口服,每日 $30mg/kg$,分 $3\sim4$ 次服。食前或食后均可。

(五)不良反应

参见吉他霉素。

十、交沙霉素

本品系由链霉菌 Streptorayces narbonesis var. josamycetzcus 所产生的一种 16 元大环内酯抗生素,药用品为交沙霉素碱,结构式见吉他霉素。

(一)性状

本品为白色至微黄白色结晶性粉末,味苦,难溶于水。

(二)应用

抗菌性能与红霉素近似。适用于敏感菌所致的口咽部、呼吸道、鼻窦、中耳、皮肤及软组织、肺和胆管等部位感染。

口服:成人,每日 $0.8\sim1.2g$,分 $3\sim4$ 次服。儿童,每日 $30mg/kg$,分 $3\sim4$ 次服。宜在餐前空腹服用。

(三)注意

参见红霉素。交沙霉素丙酸酯:为交沙霉素的 10－丙酸酯,也称丙酰交沙霉素。本品不苦宜于制备儿童剂型,在体内水解成活性物而发挥作用。剂量同交沙霉素。

十一、螺旋霉素

本品系由链霉菌 Streptomyces ambofaciens 培养而得的一种大环内酯抗生素。

(一)性状

本品为白色至淡黄色粉末,微溶于水。

(二)作用

本品的抗菌作用与红霉素近似,作用较弱,但有在内脏(尤其是肺脏)中浓度较高的优点。

(三)应用

主要应用于敏感菌所致的皮肤及软组织、咽喉、扁桃体、支气管、肺、淋巴结、中耳、鼻窦、牙龈、尿路等感染及猩红热。成人口服:每次 400mg,每日 4 次。

(四)注意

参见红霉素。肝、肾功能不全者慎用。

十二、乙酰螺旋霉素

(一)性状

本品为白色或微黄色粉末,微有苦味,微溶于水,易溶于乙醇等有机溶剂。

(二)作用

本品与红霉素的抗菌性能近似。

(三)应用

参见螺旋霉素,可用于肾盂肾炎,但不用于咽炎。成人口服:一日量 0.8~1.2g,分 3~4 次给予。

(四)注意

参见螺旋霉素。

十三、罗他霉素

本品为半合成的 16 元环大环内酯类抗生素,结构式见吉他霉素。

(一)性状

本品为白色或微黄白色结晶性粉末,几无臭,味苦;水中几不溶。

(二)作用

本品抗菌谱类似红霉素,包括葡萄球菌、链球菌(肠球菌除外)、消化链球菌、部分拟杆菌、支原体、衣原体等。

(三)体内过程

儿童口服 10mg/kg,30min 血药达峰,为 $0.55\mu g/mL$,以后逐渐降低,$t_{1/2}$ 约 2h,胃酸不足者吸收不良。体内分布,可进入痰液、扁桃体、牙龈组织、皮肤及软组织中。本品几不通过胎盘,但可进入乳汁。

(四)应用

应用于敏感菌所致的咽炎、急性支气管炎、扁桃体炎、肺炎(由细菌、支原体或衣原体所引起)、中耳炎、鼻窦炎、牙龈炎、皮肤及软组织感染等。

口服:成人,每次 200mg,每日 3 次。儿童,每日 15mg/kg,分 3 次服(必要时可用到每日 20～30mg/kg)。

(五)注意

1. 肝功能不全者药物的消除减慢,应减量慎用。

2. 孕妇、早产儿、新生儿,婴儿的用药安全性尚未肯定,不宜应用。

(六)不良反应

可见消化道症状如恶心、呕吐、食欲匮乏、胃部不适、腹胀、腹痛、软便、腹泻,也罕见便秘等;肝酶 SGOT、SGPT 升高;皮疹以及罕见视物朦胧感。

十四、阿奇霉素

本品为半合成的 15 元环大环内酯类抗生素,其游离碱供口服用;乳糖酸盐供注射用。

(一)性状

本品游离碱为白色或类白色结晶性粉末,对酸稳定。乳糖酸盐可溶于水。

(二)作用

抗菌谱与红霉素近似,包括化脓性链球菌、绿色链球菌、葡萄球菌、肺炎链球菌、肠球菌(中度敏感)、李斯特菌,对流感嗜血杆菌的作用 10 倍于红霉素。此外对卡他布兰汉菌、志贺菌、沙门菌、耶森菌、大肠埃希菌、奈瑟菌也有抗菌作用。本品对细胞内的军团菌、支原体可有效。

(三)体内过程

本品口服吸收迅速,生物利用度约 40%,首日口服负荷剂量 500mg,以后每日服 250mg,连服 5 日,血药达峰时间约为 3h,峰值为第 1d 0.41μg/mL,第 5d 为 0.24μg/mL,谷值为 0.05μg/mL,$AUC_{0\to24}$ 为 2.5μg·h/mL,本品蛋白结合率低,游离体浓度高。V_d 为 23～31L/kg,多数脏器(肺、扁桃体、宫颈、前列腺等)中浓度为血清浓度的几十倍;在骨、胃、肝、膀胱中也有很高浓度;但脑脊液浓度很低(0.01μg/mL)。本品主要以原形经胆汁排泄(达 80%),仅有约 6% 可自尿中回收。食物可减少本品吸收,食后用药降低峰浓度为 52%,减少 AUC 为 43%;$t_{1/2}$ 为 41～68h。

(四)应用

适用于流感嗜血杆菌,卡他摩拉球菌,肺炎链球菌所致急性支气管炎和中轻度肺炎;链球菌所致急性扁桃体炎或咽炎;金黄色葡萄球菌、化脓链球菌等所致皮肤及软组织感染;非淋球菌性尿道炎和衣原体盆腔炎;以及支原体肺炎,军团菌病等。

空腹口服(餐前 1h 或餐后 2h),首日 1 次服 500mg,以后每日 1 次服 250mg,服 5d,总量 1.5g。尿路感染:1 次空腹服用 1g。中度或重度感染,滴注给药,每次 500mg,每日 1 次,用药约 2 日感染基本控制时可改为口服。滴注给药,将药物溶于注射用水 5mL 中,加入 0.9% 氯化钠液或 5% 葡萄糖液 250～500ml 中,滴注 1～2h。

(五)注意

1. 本品口服只适用于中或轻症肺部感染者,必须住院的重症感染者,则需滴注给药。

2. 12 岁以下儿童用本药的安全性尚未肯定。

3. 对大环内酯类过敏者禁用。

4.肝功能不全者应慎用。肾功能不全者也应注意加强观察。

(六)相互作用

1.铝、镁盐可降低本品血药峰浓度(不降低 AUC 值),应避免同服。

2.于服用本药前 2h 服用西咪替丁,对本品吸收无影响。

3.本品是否可抑制茶碱代谢尚无确切数据,并用时应对茶碱进行监测。

4.与华法林同服应注意监测凝血酶原时间。

5.可使地高辛的血药浓度升高。

6.可使麦角胺或双氢麦角碱作用加强,表现周围血管痉挛毒性。

7.可减慢三唑仑、卡马西平环胞素、苯妥英等代谢,必要时进行监测。

十五、地红霉素

本品为红霉素制取的半合成大环内酯类化合物。

(一)性状

本品药用其有机碱,极微溶解于水,在酸性水溶液中经 2h 可完全水解为有活性的红霉赛胺。

(二)作用

本品经临床证实有效的抗菌谱包括金黄色葡萄球菌(甲氧西林敏感株)、肺炎链球菌、化脓链球菌、嗜肺军团菌、卡他莫拉菌和肺炎支原体。体外试验抗菌谱尚包括单核细胞增生李斯特菌,链球菌 C、F 和 G,无乳链球菌,绿色链球菌,百日咳包特拉菌,痤疮丙酸杆菌等。本品对肠球菌和多数的耐甲氧西林金葡菌耐药。

(三)应用

本品适用于慢性支气管炎急性加重,社会获得性肺炎、咽炎、扁桃体炎等(因血浓度低故不用于治疗菌血症)。口服,每日 1 次 500mg,在餐时服用,疗程为 7～14d。

(四)注意

本品为肠溶衣片,不可掰开服用。孕妇和哺乳妇慎用。轻度肝功能不全者不需调整剂量,但本品通过肝排泄,故仍需注意。

(五)不良反应

消化系统反应如腹痛、腹泻、恶心、呕吐、消化不良、稀便、便秘、口干、口腔溃疡、味觉改变等较多见。其他尚有头痛、头晕、咳嗽增剧、皮疹、瘙痒、荨麻疹等,也可见血小板增多、嗜酸细胞增多、嗜中性细胞增多或减少、肌磷酸激酶(CPK)上升、血钾上升、血碳酸氢盐下降,尚可见 AST、ALT、胆红素、肌酐等上升。

(六)相互作用

1.本品对特非那定和茶碱等药物的酶抑制作用不强,但合用仍须谨慎观察。

2.在服用抗酸药和 H_2 受体阻滞药后即用本品,可使本品的吸收略有增加。

3.对于一些可能与红霉素起相互作用的药物与本品联用也以谨慎为宜。

第三节　β－内酰胺类抗生素

一、青霉素类

本类药物包括如下。

1.天然青霉素,主要作用于革兰氏阳性菌、革兰氏阴性球菌和某些革兰氏阴性杆菌如嗜血杆菌属。

2.氨基青霉素类,如氨苄西林、阿莫西林等。此组青霉素主要作用于对青霉素敏感的革兰氏阳性菌以及部分革兰氏阴性杆菌如大肠埃希菌、奇异变形杆菌、沙门菌属、志贺菌属和流感嗜血杆菌等。

3.抗葡萄球菌青霉素类,包括氯唑西林、苯唑西林、氟氯西林。本组青霉素对产生 β－内酰胺酶的葡萄球菌属亦有良好作用。

4.抗假单胞菌青霉素类,如羧苄西林、哌拉西林、替卡西林等。本组药物对革兰氏阳性菌的作用较天然青霉素或氨基青霉素为差,但对某些革兰氏阴性杆菌包括铜绿假单胞菌有抗菌活性。青霉素类抗生素水溶性好,消除半衰期大多不超过 2h,主要经肾脏排出,多数品种均可经血液透析清除。使用青霉素类抗生素前均需做青霉素皮肤试验,阳性反应者禁用。

(一)青霉素

1.别名

苄青霉素。

2.作用与用途

青霉素对溶血性链球菌等链球菌属、肺炎链球菌和不产青霉素酶的葡萄球菌具有良好抗菌作用。对肠球菌有中等度抗菌作用,淋病奈瑟菌、脑膜炎奈瑟菌、白喉棒状杆菌、炭疽芽孢杆菌、牛型放线菌、念珠状链杆菌、李斯特菌、钩端螺旋体和梅毒螺旋体对本品敏感。青霉素通过抑制细菌细胞壁合成而发挥杀菌作用。肌内注射后,0.5h 达到血药峰浓度(C_{max}),与血浆蛋白结合率为 45%～65%。血液中的清除半衰期(血中半衰期,$t_{1/2}$)约为 30min,肾功能减退者可延长至 2.5～10h。本品约 19% 在肝脏内代谢,主要通过肾小管分泌排泄。临床用于敏感细菌所致各种感染,如脓肿、菌血症、肺炎和心内膜炎等。

3.注意事项

注射前必须做青霉素皮试。皮试液浓度为 $500\mu/mL$,皮内注射 0.1mL,阳性反应者禁用。青霉素类之间会有交叉变态反应,也可能对青霉胺或头孢菌素过敏。本品不用葡萄糖溶液稀释并应新鲜配制。干扰青霉素活性的药物有:氯霉素、红霉素、四环素、磺胺药。青霉素静脉输液加入头孢噻吩、林可霉素、四环素、万古霉素、琥乙红霉素、两性霉素,去甲肾上腺素、间羟胺、苯妥英钠、盐酸羟嗪、异丙嗪、缩宫素(催产素)、B 族维生素、维生素 C 等将出现混浊。与氨基糖苷类抗生素混合后,两者的抗菌活性明显减弱。

4.用法与用量

(1)成人:肌内注射,每日 80 万～200 万 U,分 3～4 次给药;静脉滴注,每日 200 万～2000

万 U,分 2～4 次。

(2)儿童:肌内注射,按体重 2.5 万 U/kg,每 12h 给药 1 次;静脉滴注,每日按体重 5 万～20 万 U/kg,分 2～4 次。新生儿:每次按体重 5 万 U/kg,肌内注射或静脉滴注给药。小于 50 万 U 加注射用水 1mL 使溶解,超过 50 万 U 加注射用水 2mL。不应以氯化钠注射液作溶剂。青霉素钾一般用于肌内注射。

5.制剂与规格

注射用粉针剂:80 万 U。密闭,凉暗干燥处保存。

(二)苄星青霉素

1.别名

长效青霉素,长效西林。

2.作用与用途

见青霉素。长效青霉素是一种青霉素 G 的长效制剂。本品肌内注射后,吸收极缓慢,在血液中药物浓度可维持 2～4 周。临床主要用于治疗对由青霉素 G 高度敏感的溶血性链球菌引起的咽炎和急性风湿热患者,用于预防小儿风湿热及其他链球菌感染等。

3.注意事项

本品肌内注射给药时,肌内注射区可发生周围神经炎。其他见青霉素。

4.用法与用量

先做青霉素 G 皮肤敏感试验,阳性者禁用本品。

(1)成人:肌内注射,每次 60 万～120 万 U,2～4 周 1 次。

(2)儿童:肌内注射,每次 30 万～60 万 U,2～4 周 1 次。

5.制剂与规格

注射用粉针剂:120 万 U。密闭,凉暗干燥处保存。

(三)苯唑西林

1.别名

苯唑青霉素,新青Ⅱ号。

2.作用与用途

抗菌作用机制与青霉素相似,本品可耐青霉素酶,对产酶金黄色葡萄球菌菌株有效;但对不产酶菌株的抗菌作用不如青霉素 G。肌内注射本品 0.5g,半小时血药浓度达峰值,为 16.7μg/mL。3h 内静脉滴注 250mg,滴注结束时的平均血浆浓度为 9.7μg/mL。本品难以透过正常血-脑屏障,蛋白结合率很高,约 93%。正常健康人血中半衰期为 0.5～0.7h;本品约 49% 由肝脏代谢,通过肾小球滤过和肾小管分泌,排出量分别为 40% 和 23%～30%。临床主要用于耐青霉素葡萄球菌所致的各种感染,如败血症,呼吸道感染、脑膜炎、软组织感染等。

3.注意事项

皮试见青霉素,其他见青霉素类药品。本品不适用对青霉素敏感菌感染的治疗,与氨基糖苷类抗生素配伍可使其效价降低,本品可用氯化钠及葡萄糖作溶剂滴注。

4.用法与用量

(1)成人:肌内注射,每次 0.5～1.0g,每 500mg 加灭菌注射用水 2.8mL,每 4～6h 1 次。

静脉滴注，每次 0.5～1.0g，每 4～6h 1 次，快速静脉滴注，溶液浓度一般为 20～40mg/mL；败血症和脑膜炎患者的每日剂量可增至 12g。

（2）儿童：肌内注射，体重在 40kg 以下者，每 6h 按体重 12.5～25mg/kg；静脉滴注，体重在 40kg 以下者，每 6h 按体重 12.5～25mg/kg。新生儿：体重＜2kg 者每日 50mg/kg，分 2 次肌内注射或静脉滴注。

5.制剂与规格

注射用苯唑西林钠：0.5g。密闭，凉暗干燥处保存。

（四）氯唑西林钠

1.别名

邻氯青霉素，邻氯青霉素钠，邻氯西林。

2.作用与用途

本品抗菌谱类似苯唑西林，肌内注射 0.5g，半小时血清浓度达峰值，约 181μg/mL。主要由肾脏排泄，血清蛋白结合率达 95%，不易透过血－脑屏障而能进入胸腔积液中。半衰期约为 0.6h。临床主要用于耐青霉素葡萄球菌所致的各种感染，如败血症.呼吸道感染、软组织感染等，也可用于化脓性链球菌或肺炎链球菌与耐青霉素葡萄球菌所致的混合感染。

3.注意事项

皮试见青霉素，或用本品配制成 500μg/mL 皮试液进行皮内敏感性试验，其他见苯唑西林。

4.用法与用量

（1）成人：肌内注射，1d 2g，分 4 次；静脉滴注，一日 4～6g，分 2～4 次；口服，1 次 0.5～1g，一日 4 次。

（2）儿童：肌内注射，每日按体重 50～100mg/kg，分 4 次；静脉滴注，每日按体重 50～100mg/kg，分 2～4 次；口服，每日按体重 50～100mg/kg，分 3～4 次。

5.制剂与规格

注射用氯唑西林钠：1g；胶囊：0.25g。密封，干燥处保存。

（五）氨苄西林钠

1.别名

氨苄青霉素。

2.作用与用途

氨苄西林钠为广谱半合成青霉素，对溶血性链球菌、肺炎链球菌和不产青霉素酶葡萄球菌具较强抗菌作用，对草绿色链球菌亦有良好抗菌作用。本品对白喉棒状杆菌、炭疽芽孢杆菌、放线菌属、流感嗜血杆菌、百日咳鲍特杆菌、奈瑟菌属等具抗菌活性，部分奇异变形杆菌、大肠埃希菌、沙门菌属和志贺菌属细菌对本品敏感。肌内注射本品 0.5g，0.5～1h 达血药峰浓度，血清蛋白结合率为 20%，血中半衰期为 1～1.5h。临床用于敏感菌所致的呼吸道感染、胃肠道感染、尿路感染、软组织感染、心内膜炎、脑膜炎、败血症等。

3.注意事项

氨苄西林与卡那霉素对大肠埃希菌、变形杆菌具有协同抗菌作用。其他见青霉素。

4.用法与用量

皮试见青霉素。

(1)成人:肌内注射,每日 2~4g,分 4 次;静脉给药,每日 4~8g,分 2~4 次;一日最高剂量为 14g。

(2)儿童:肌内注射,每日按体重 50~100mg/kg,分 4 次;静脉给药,每日按体重 100~200mg/kg,分 2~4 次;一日最高剂量为按体重 300mg/kg。足月新生儿:按体重一次 12.5~25mg/kg,出生第 1、2d 每 12h 1 次,第 3d~2 周每 8h 1 次,以后每 6h 1 次。

5.制剂与规格

注射用粉针剂:0.5g。密封,干燥处保存。

(六)阿莫西林

1.别名

羟氨苄青霉素,阿莫仙。

2.作用与用途

阿莫西林为青霉素类抗生素,抗菌谱见氨苄西林。肌内注射阿莫西林钠 0.5g 后血液(清)达峰时间为 1h,血药峰浓度为 14mg/L,与同剂量口服后的血药峰浓度相近。静脉注射本品 0.5g 后 5min 血药浓度为 42.6mg/L,5h 后为 1mg/L。本品在多数组织和体液中分布良好。蛋白结合率为 17%~20%。本品血中半衰期为 1.08h,60% 以上以原形药自尿中排出。临床用于敏感菌感染,如中耳炎、鼻窦炎、咽炎、扁桃体炎等上呼吸道感染,急性支气管炎、肺炎等下呼吸道感染,泌尿生殖道感染,皮肤软组织感染,伤寒及钩端螺旋体病。

3.注意事项

青霉素过敏及青霉素皮肤试验阳性患者禁用。其他见氨苄西林。

4.用法与用量

皮试见青霉素。

(1)肌内注射或稀释后静脉滴注:成人,一次 0.5~1g,每 6~8h 1 次;小儿,一日剂量按体重 50~100mg/kg,分 3~4 次。

(2)口服:成人每次 0.5g,每 6~8h 1 次,每日极量 4g;小儿每日按体重 20~40mg/kg,每 8h 1 次。

5.制剂与规格

注射用阿莫西林钠:2g。片剂及胶囊:阿莫西林 0.25g;0.5g。混悬剂:每包 0.125g。遮光,密封保存。

(七)羧苄西林钠

1.别名

羧苄青霉素。

2.作用与用途

本品为广谱青霉素类抗生素,通过抑制细菌细胞壁合成发挥杀菌作用。对大肠埃希菌、变形杆菌属、肠杆菌属、枸橼酸菌属、沙门菌属和志贺菌属等肠杆菌科细菌,以及铜绿假单胞菌、流感嗜血杆菌、奈瑟菌属等其他革兰氏阴性菌具有抗菌作用。对溶血性链球菌、肺炎链球菌以及不产青霉素酶的葡萄球菌亦具抗菌活性。脆弱拟杆菌,梭状芽孢杆菌等许多厌氧菌也对本品敏感。肌内注射本品 1g 后 1h 达血药峰浓度为 34.8mg/L,4h 后血药浓度为 10mg/L。静脉推注本品 5g 后 15min 和 2h 的血药浓度分别为 300mg/L 和 125mg/g。约 2% 在肝脏代谢,血中半衰期为 1~1.5h。大部分以原形通过肾小球滤过和肾小管分泌清除,小部分经胆管排泄。临床主要用于系统性铜绿假单胞菌感染,如败血症、尿路感染、呼吸道感染、腹腔感染、盆腔感染以及皮肤、软组织感染等,也可用于其他敏感肠杆菌科细菌引起的系统性感染。

3.注意事项

使用本品前需详细询问药物过敏史并进行青霉素皮肤试验,呈阳性反应者禁用。不良反应主要有:变态反应,包括荨麻疹等各类皮疹、白细胞减少、间质性肾炎、哮喘发作和血清病型反应。消化道反应有恶心、呕吐和肝大等。大剂量静脉注射时可出现抽搐等神经系统反应、高钠和低钾血症等。严重者偶可发生过敏性休克。本品与琥珀氯霉素、琥乙红霉素、盐酸土霉素、盐酸四环素、卡那霉素链霉素、庆大霉素、妥布霉素、两性霉素 B、B 族维生素、维生素 C、苯妥英钠、拟交感类药物、异丙嗪等有配伍禁忌。本品与氨基糖苷类抗生素合用具有协同抗菌作用。但不能同瓶滴注。

4.用法与用量

本品可供静脉滴注或静脉注射。

(1)中度感染:成人一日 8g,分 2~3 次;儿童每 6h 按体重 12.5~50mg/kg 注射。

(2)严重感染:成人一日 10~30g,分 2~4 次;儿童每日按体重 100~300mg/kg,分 4~6 次;严重肾功能不全者,每 8~12h 静脉滴注或注射 1g。

5.制剂与规格

粉针剂:1g;2g;5g。密闭,干燥处保存。

(八)哌拉西林钠

1.别名

氧哌嗪青霉素,氧哌嗪青霉素钠。

2.作用与用途

哌拉西林钠对大肠埃希菌变形杆菌属、肺炎克雷白杆菌、铜绿假单胞菌比较敏感,对肠球菌的抗菌活性与氨苄西林相仿。正常人肌内注射本品 1g,0.71h 后血药峰浓度为 52.2μg/mL。静脉滴注和静脉注射本品 1g 后血药浓度立即达 58.0μg/mL 和 142.1μg/mL,哌拉西林的血清蛋白结合率为 17%~22%,半衰期为 1h 左右。本品在肝脏不被代谢。注射给药 1g,12h 后给药量的 49%~68% 以原形随尿液排出。临床主要用于铜绿假单胞菌和其他敏感革兰氏阴性杆菌所致的感染及与氨基糖苷类抗生素联合应用于治疗有粒细胞减少症免疫缺陷患者的感染。

3.注意事项

皮试见青霉素,其他见青霉素类药品。哌拉西林与氨基糖苷类联用对铜绿假单胞菌、沙雷菌、克雷白菌、其他肠杆菌科细菌和葡萄球菌的敏感菌株有协同杀菌作用。但不能放在同一容器内输注。

4.用法与用量

(1)成人:肌内注射,单纯性尿路感染或院外感染的肺炎,每日剂量为 4～8g,分 4 次;静脉注射及滴注,单纯性尿路感染或院外感染的肺炎,每日剂量为 4～8g,分 4 次;败血症、院内感染的肺炎、腹腔感染、妇科感染,每 6h 3～4g;每日最大剂量不可超过 24g。

(2)儿童:静脉给药,婴幼儿和 12 岁以下儿童每日剂量为按体重 100～200mg/kg 给药。

5.制剂与规格

注射用哌拉西林钠:0.5g;2.0g。密闭,凉暗干燥处保存。

(九)氨氯青霉素钠

1.别 名

安洛欣。

2.作用与用途

氨氯青霉素钠是氨苄西林钠与氯唑西林钠复合制剂。临床用于敏感菌的各种感染,如耐药金黄色葡萄球菌、草绿色链球菌,粪链球菌、肺炎链球菌、肠球菌、淋球菌、脑膜炎奈瑟菌、流感杆菌等。

3.注意事项

皮试见青霉素,其他见青霉素类药品。

4.用法与用量

(1)肌内注射:成人,每日 2～4g,分 4 次;小儿每日按体重 50～100mg/kg,分 4 次。用适量注射用水溶解后注射于肌肉深部。

(2)静脉注射及滴注:成人每日 4～10g,分 2～4 次;小儿按每日体重 50～100mg/kg,分 2～4 次。

5.制剂与规格

注射剂:1g(含氨苄西林 0.5g,氯唑西林 0.5g)。密闭,干燥处保存。

(十)阿洛西林钠

1.别 名

阿乐欣。

2.作用与用途

本品是一广谱的半合成青霉素,血中半衰期为 1h,血清蛋白结合率为 40% 左右,尿排泄为 60%～65%,胆汁排泄为 5.3%。临床主要用于敏感的革兰氏阴性细菌及阳性细菌所致的各种感染,以及铜绿假单胞菌(绿脓杆菌)感染。包括败血症、脑膜炎、心内膜炎、化脓性胸膜炎、腹膜炎,以及下呼吸道.胃肠道、胆管、肾及输尿道、骨及软组织和生殖器官等感染,妇科、产科感染,恶性外耳炎、烧伤、皮肤和手术感染等。

3.注意事项

皮试见青霉素,其他见青霉素类药品。

4.用法与用量

(1)成人:静脉滴注,每日 6～10g,重症可增至 10～16g,一般分 2～4 次。

(2)儿童:按体重每日 75mg/kg,分 2～4 次。婴儿及新生儿按体重每日 100mg/kg,分 2～

4 次。

5.制剂与规格

注射用阿洛西林钠:1g。密闭,干燥处保存。

(十一)美洛西林钠

1.别名

天林,美洛林。

2.作用与用途

本品为半合成青霉素类抗生素,对铜绿假单胞菌、大肠埃希菌、肺炎杆菌、变形杆菌、肠杆菌属、枸橼酸杆菌、沙雷菌属.不动杆菌属等敏感。成人静脉注射本品 1g 后 15min 平均血药浓度为 53.4μg/mL,血中半衰期为 39min,6h 后给药量的 42.5% 由尿中排泄。本品在胆汁中浓度极高,血清蛋白结合率为 42%。临床用于敏感菌株所致的呼吸系统、泌尿系统、消化系统,妇科和生殖器官等感染,如败血症、化脓性脑膜炎、腹膜炎、骨髓炎、皮肤及软组织感染及眼耳鼻喉部感染。

3.注意事项

皮试见青霉素,其他见青霉素类药品。与阿米卡星、庆大霉素、奈替米星合用时可产生协同作用,但不能放在同一容器内输注。药液应现配现用,仅澄清液才能静脉滴注。

4.用法与用量

肌内注射、静脉注射或静脉滴注。成人一日 2~6g,严重感染者可增至 8~12g,最大可增至 15g;儿童按体重一日 0.1~0.2g/kg,严重感染者可增至 0.3g/kg。肌内注射一日 2~4 次;静脉滴注按需要每 6~8h 1 次,其剂量根据病情而定,严重者可每 4~6h 静脉注射 1 次。

5.制剂与规格

注射用美洛西林钠:1.0g。密闭,凉暗干燥处保存。

(十二)呋苄西林钠

1.别名

呋苄青霉素钠,呋脲苄青霉素钠,呋布西林钠。

2.作用与用途

呋苄西林是氨基青霉素的脲基衍生物,是一种广谱半合成青霉素,作用类似氨苄西林。对大肠埃希菌、奇异变形菌、产碱杆菌、肺炎双球杆菌、绿色链球菌,粪链球菌的抗菌活性比氨苄西林和羧苄西林强;对铜绿假单胞菌的作用比羧苄青霉素强 4~16 倍。本品静脉注射 1g,即刻血药浓度可达 293μg/mL,但下降迅速。2h 和 4h 后,血药浓度分别为 8.7μg/mL 和 0.68μg/mL。药物在胆汁及尿中含量较高。血浆蛋白结合率为 90%,12h 内从尿中排出给药量的 39.2%。临床主要用于治疗敏感菌致的败血症、尿路感染、肺部感染、软组织感染、肝胆系统感染等。

3.注意事项

皮试见青霉素,其他见青霉素类药品。本品局部刺激反应较强,且溶解度较小,故不宜用于肌内注射;静脉注射液浓度不宜过高或滴注速度不宜太快,以免引起局部疼痛。

4.用法与用量

(1)成人:静脉注射或滴注,每日 4～8g,分 4 次给予,每次 1～2g;极重感染时可加大剂量至每日 12g。

(2)儿童:每日量为 100～150mg/kg,用法同成人。

5.制剂与规格

注射用呋布西林钠:0.5g。密闭,凉暗干燥处保存。

(十三)氟氯西林

1.别名

氟氯苯唑青霉素,奥佛林。

2.作用与用途

抗菌谱与青霉素相似,但对产酶金黄色葡萄球菌菌株有效,本品的口服生物利用度大约为 50%,给药 1h 后达到血药峰浓度;血清蛋白结合率为 92%～94%,血中半衰期为 0.75～1.5h。大部分(40%～70%)药物以原形经肾脏随尿排泄。临床主要用于葡萄球菌所致的各种周围感染。

3.注意事项

见青霉素类抗生素。

4.用法与用量

口服。

(1)成人:每次 250mg,每日 3 次;重症用量为每次 500mg,每日 4 次。

(2)儿童:2 岁以下按成人量的 1/4 给药;2～10 岁按成人量的 1/2 给药。也可按每日 25～50mg/kg,分次给予。

5.制剂与规格

胶囊:250mg。室温下密闭,避光保存。

二、头孢菌素类

头孢菌素类抗生素是一类广谱半合成抗生素。头孢菌素类具有抗菌谱广、抗菌作用强、耐青霉素酶、临床疗效高、毒性低、变态反应较青霉素少见等优点。根据药物抗菌谱和抗菌作用以及对β—内酰胺酶的稳定性的不同,目前将头孢菌素分为 4 代。第 1 代头孢菌素主要作用于需氧革兰氏阳性球菌,包括甲氧西林敏感葡萄球菌、化脓性链球菌、酿脓(草绿色)链球菌、D 组链球菌,但葡萄球菌耐药甲氧西林、肺炎链球菌和肠球菌属对青霉素耐药;对大肠埃希菌、肺炎克雷白菌、奇异变形菌(吲哚阴性)等革兰氏阴性杆菌亦有一定抗菌活性;对口腔厌氧菌亦具抗菌活性;对青霉素酶稳定,但可为许多革兰氏阴性菌产生的β—内酰胺酶所破坏;常用品种有头孢氨苄、头孢唑啉和头孢拉定。第 2 代头孢菌素对革兰氏阳性球菌的活性与第 1 代相仿或略差,但对大肠埃希菌、肺炎克雷白菌、奇异变形菌等革兰氏阴性杆菌作用增强,对产β—内酰胺酶的流感嗜血杆菌、卡他莫拉菌、脑膜炎奈瑟菌、淋病奈瑟菌亦具活性。对革兰氏阴性杆菌所产β—内酰胺酶的稳定性较第 1 代头孢菌素强,无肾毒性或有轻度肾毒性。常用品种有头孢克洛、头孢呋辛。第 3 代头孢菌素中的注射用品种如头孢噻肟、头孢曲松对革兰氏阳性菌的作用不及第 1 代和第 2 代头孢菌素,但对肺炎链球菌(包括青霉素耐药菌株)、化脓性链球菌及其他链球菌属有良好作用;对大肠埃希菌、肺炎克雷白菌、奇异变形菌等革兰氏阴性杆菌具有强大抗菌作用;对流感嗜血杆菌、脑膜炎奈瑟菌、淋病奈瑟菌及卡他莫拉菌作用强,对沙雷菌属、肠杆菌属、不动杆菌属及假单胞菌属的作用则不同品种间差异较大。具有抗假单胞菌属作用的品种如头孢他啶、头孢哌酮、头孢匹胺对革兰氏阳性球菌作用较差,对革兰氏阴性杆菌的作用则与其他第3代头孢菌素相仿,对铜绿假单胞菌具高度抗菌活性。多数第3代头孢菌素对革兰氏阴性杆菌产生的广谱β-内酰胺酶高度稳定,但可被革兰氏阴性杆菌产生的超广谱β-内酰胺酶的头孢菌素酶(AmpC酶)水解。第4代头孢菌素对金黄色葡萄球菌等革兰氏阳性球菌的作用较第3代头孢菌素为强;对AmpC酶的稳定性优于第3代头孢菌素,因产AmpC酶而对第3代头孢菌素耐药的肠杆菌属、柠檬酸菌属、普罗菲登菌属、摩根菌属及沙雷菌属仍对第4代头孢菌素敏感;对铜绿假单胞菌的活性与头孢他啶相仿或略差。临床应用品种有头孢吡肟。

(一)头孢噻吩钠

1.别名

先锋1号。

2.作用与用途

本品为第1代头孢菌素,抗菌谱广,对革兰氏阳性菌的活性较强。静脉注射1g后15分钟血药浓度为30~60mg/L,本品血清蛋白结合率50%~65%,血中半衰期为0.5~0.8h。60%~70%的给药量于给药后6h内自尿中排出,其中70%为原形,30%为其代谢产物。临床适用于耐青霉素金黄色葡萄球菌(甲氧西林耐药者除外)和敏感革兰氏阴性杆菌所致的呼吸道感染、软组织感染、尿路感染、败血症等。

3.注意事项

肌内注射局部疼痛较为多见,可有硬块、压痛和体温升高。大剂量或长时间静脉滴注头孢噻吩后血栓性静脉炎的发生率可高达20%。较常见的不良反应为变态反应、粒细胞减少和溶血性贫血,偶可发生与其他头孢菌素类似的一些反应。有头孢菌素和青霉素过敏性休克史者禁用。与氨基糖苷类合用有协同作用但不可同瓶滴注。

4.用法与用量

肌内注射或静脉注射。

(1)成人次0.5~1g,每6h1次;严重感染一日剂量可加大至6~8g;一日最高剂量不超过12g。

(2)儿童:每日按体重50~100mg/kg,分4次给药。新生儿:1周内的新生儿每12h按体重20mg/kg;1周以上者每8h按体重20mg/kg。

5.制剂与规格

注射用头孢噻吩钠:1g。密闭,凉暗干燥处保存。

(二)头孢唑啉钠

1.别名

头孢菌素Ⅴ,先锋Ⅴ号。

2.作用与用途

头孢唑啉为第1代头孢菌素,抗菌谱广。除肠球菌属、耐甲氧西林葡萄球菌属外,本品对其他革兰氏阳性球菌均有良好抗菌活性,肺炎链球菌和溶血性链球菌对本品高度敏感。白喉杆菌、炭疽杆菌、李斯特菌和梭状芽孢杆菌对本品也甚敏感。本品对部分大肠埃希菌、奇异变形杆菌和肺炎克雷白菌具有良好抗菌活性。肌内注射本品 500mg 后,血药峰浓度经 1～2h 达 38mg/L。20min 内静脉滴注本品 0.5g,血药峰浓度为 118mg/L,有效浓度维持 8h。本品难以透过血－脑脊液屏障。头孢唑林在胸腔积液、腹腔积液、心包液和滑囊液中可达较高浓度。胎儿血药浓度为母体血药浓度的 70%～90%,乳汁中含量低。本品血清蛋白结合率为 74%～86%。正常成人的血中半衰期为 1.5～2h。本品在体内不代谢;原形药通过肾小球滤过,部分通过肾小管分泌自尿中排出。24h 内可排出给药量的 80%～90%。临床用于治疗敏感细菌所致的支气管炎、肺炎、尿路感染、皮肤软组织感染、骨和关节感染、败血症、感染性心内膜炎、肝胆系统感染及眼、耳、鼻、喉科等感染。本品也可作为外科手术前的预防用药。

3.注意事项

对头孢菌素过敏者及有青霉素过敏性休克或即刻反应史者禁用本品。药疹发生率为 1.1%,嗜酸性粒细胞增高的发生率为 1.7%,偶有药物热。本品与下列药物有配伍禁忌,不可同瓶滴注:硫酸阿米卡星、硫酸卡那霉素盐酸金霉素、盐酸土霉素、盐酸四环素、葡萄糖酸红霉素、硫酸多粘菌素 B、粘菌素甲磺酸钠、戊巴比妥、葡萄糖酸钙。

4.用法与用量

静脉缓慢推注、静脉滴注或肌内注射常用剂量为:成人一次 0.5～1g,一日 2～4 次,严重感染可增加至一日 6g,分 2～4 次静脉给予;儿童一日 50～100mg/kg,分 2～3 次。肾功能减退者剂量及用药次数酌减。本品用于预防外科手术后感染时,一般为术前 0.5～1h 肌内注射或静脉给药 1g,手术时间超过 6h 者术中加用 0.5～1g,术后每 6～8h 0.5～1g,至手术后 24h 止。

5.制剂与规格

粉针剂:0.5g;1.0g。密闭,凉暗干燥处保存。

(三)头孢拉定

1.别名

头孢菌素 VI 号,泛捷复。

2.作用与用途

本品为第1代头孢菌素,抗菌谱见头孢噻吩钠。静脉滴注本品 0.5g5min 后血药浓度为 46mg/L,肌内注射 0.5g 后平均 6mg/L 的血药峰浓度于给药后 1～2h 到达。空腹口服 250mg 或 500mg 血药峰浓度于 1～2h 到达,分别为 9mg/L 或 16.5mg/L,平均血清蛋白结合率为 6%～10%。90%药物在 6h 内以原形由尿中排出。临床用于敏感菌所致的急性咽炎、扁桃体炎、支气管炎和肺炎等呼吸道感染及泌尿生殖系统感染、皮肤软组织感染等。

3.注意事项

本品不良反应较轻,发生率也较低,约 6%。常见恶心、呕吐、腹泻、上腹部不适等胃肠道反应及其他头孢菌素类似的一些反应。药疹发生率 1%～3%。有头孢菌素过敏和青霉素过敏性休克史者禁用。本品中含有碳酸钠,与含钙溶液如复方氯化钠注射液有配伍禁忌。

4.用法与用量

(1)成人:口服,每日 1~2g,分 3~4 次服用;肌内注射或静脉注射,每次 0.5~1g,每 6h 1 次;一日最高剂量为 8g。

(2)儿童:口服,每日 25~50mg/kg,分 3~4 次服用;肌内注射或静脉给药。儿童(1 周岁以上)按体重一次 12.5~25mg/kg,每 6h 1 次。

5.制剂与规格

注射用剂:0.5g;1g。胶囊:0.25g。干混悬剂:0.125g。密闭,凉暗处保存。

(四)头孢硫脒

1.别名

仙力素。

2.作用与用途

作用类似于头孢噻吩钠,对肠球菌有抗菌作用。静脉注射 0.5g,高峰血浓度即刻到达,血药浓度可达 38.8mg/L,血中半衰期为 0.5h。主要从尿中排出,12h 尿排出给药量的 90% 以上。临床用于敏感菌所引起的呼吸系统、肝胆系统感染,眼及耳鼻喉部感染,尿路感染和心内膜炎、败血症。

3.注意事项

偶有变态反应,如荨麻疹、哮喘、皮肤瘙痒、寒战高热、血管神经性水肿,非蛋白氮和谷丙转氨酶(GPT)升高。有头孢菌素过敏和青霉素过敏性休克史者禁用。

4.用法与用量

(1)成人:肌内注射 0.5~1g,每日 4 次;静脉滴注每日 4~8g,分 2~4 次给药。

(2)儿童:每日 50~100mg/kg,分 2~4 次给药。

5.制剂与规格

注射用头孢硫脒:0.5g。密闭,干燥处保存。

(五)头孢呋辛

1.别名

头孢呋肟,西力欣。

2.作用与用途

本品为第 2 代头孢菌素类抗生素。对革兰氏阳性球菌的抗菌活性与第 1 代头孢菌素相似或略差,但对葡萄球菌和革兰氏阴性杆菌产生的 β—内酰胺酶相当稳定。对流感嗜血杆菌、大肠埃希菌、奇异变形杆菌等敏感;沙雷菌属大多耐药,铜绿假单胞菌、弯曲杆菌属和脆弱拟杆菌对本品耐药。静脉注射本品 1g 后的血药峰浓度为 144mg/L;肌内注射 0.75g 后的血药峰浓度为 27mg/L,于给药后 45min 达到;血清蛋白结合率为 31%~41%。本品大部分于给药后 24h 内经肾小球滤过和肾小管分泌排泄,尿药浓度甚高。本品血中半衰期为 1.2h。空腹和餐后口服的生物利用度分别为 36% 和 52%,2~3h 血药浓度达峰。临床用于敏感菌所致的呼吸道感染、泌尿系统感染、皮肤和软组织感染、骨和关节感染、产科和妇科感染,注射液也用于败血症和脑膜炎等。

3.注意事项

过敏体质和青霉素过敏者慎用。不良反应有变态反应、胃肠道反应、血红蛋白降低、血胆红素升高、肾功能改变。肌内注射可致局部疼痛。不可与氨基糖苷类药物同瓶滴注。注射液不能用碳酸氢钠溶液溶解。与强利尿药合用可引起肾毒性。

4.用法与用量

(1)肌内注射及静脉给药:成人,头孢呋辛钠每次 0.75g,一日 3 次,重症剂量加倍;婴儿和儿童按体重一日 30～100mg/kg,分 3～4 次。

(2)口服:成人头孢呋辛酯每次 0.25g,每日 2 次,重症剂量加倍;儿童每次 0.125g,每日 2 次。

5.制剂与规格

注射用头孢呋辛钠:0.75g;1.5g。头孢呋辛酯片:0.125g;0.25g。密闭,凉暗干燥处保存。

(六)头孢孟多酯钠

1.别名

锋多欣,猛多力。

2.作用与用途

本品为第 2 代头孢菌素类抗生素。其抗菌活性仅为头孢孟多的 1/10～1/5,对大肠埃希菌、奇异变形杆菌、肺炎克雷白菌和流感嗜血杆菌的活性较头孢噻吩和头孢唑林为强。本品经肌肉或静脉给药在体内迅速水解为头孢孟多。肌内注射头孢孟多 1g,1h 达血药峰浓度,为 21.2mg/L,静脉注射和静脉滴注 1g 后即刻血药浓度分别为 104.7mg/L 和 53.9mg/L,血清蛋白结合率为 78%,血中半衰期为 0.5～1.2h。本品在体内不代谢,经肾小球滤过和肾小管分泌,自尿中以原形排出。静脉给药后 24h 的尿排泄量为给药量的 70%～90%。临床用于敏感细菌所致的肺部感染、尿路感染、胆管感染、皮肤软组织感染、骨和关节感染以及败血症、腹腔感染等。

3.注意事项

不良反应发生率约为 7.8%,可有肌内注射区疼痛和血栓性静脉炎,变态反应;少数患者应用大剂量时,可出现凝血功能障碍所致的出血倾向。对头孢菌素类药或青霉素类药过敏者避免使用。应用本品期间饮酒可出现双硫仑样反应,故在应用本品期间和以后数天内,应避免饮酒和含酒精饮料。本品制剂中含有碳酸钠,与含有钙或镁的溶液有配伍禁忌。

4.用法与用量

肌内注射或静脉给药。

(1)成人:每日 2.0～8.0g,分 3～4 次,一日最高剂量不超过 12g;皮肤感染、无并发症的肺炎和尿路感染,每 6h0.5～1g 即可。

(2)1 个月以上的婴儿和儿童:一日剂量按体重 50～100mg/kg,分 3～4 次。

5.制剂与规格

注射用头孢孟多酯钠:0.5g。密闭,凉暗干燥处保存。

(七)头孢克洛

1.别名

头孢克罗,希刻劳。

2.作用与用途

对金黄色葡萄球菌产生的β—内酰胺酶较稳定,因而对革兰氏阳性菌具有较强的抗菌作用;对革兰氏阴性菌作用较弱,对铜绿假单胞菌和厌氧菌无效。口服 0.5g 胶囊的血药峰浓度为 16mg/L,达峰时间约 0.5h,血中半衰期为 0.6~0.9h。服药后,8h 内 77% 左右的原药由尿排出。临床主要用于由敏感菌所致呼吸系统、泌尿系统、耳鼻喉部及皮肤、软组织感染等。

3.注意事项

见其他头孢菌素类药物。

4.用法与用量

口服。

(1)成人:常用量一次 0.25g,一日 3 次;严重感染患者剂量可加倍,但每日总量不超过 4.0g。

(2)儿童每日剂量按体重 20mg/kg,分 3 次;重症感染可按每日 40mg/kg,但每日量不宜超过 1g。

5.制剂与规格胶囊

0.25g;颗粒(干糖浆):125mg。密闭,凉暗干燥处保存。

(八)头孢噻肟钠

1.别名

头孢氨噻肟,凯福隆。

2.作用与用途

头孢噻肟钠为杀菌剂。对阴性杆菌产生的β—内酰胺酶稳定,有强大的抗阴性杆菌作用,且明显超过第 1 代与第 2 代头孢菌素。对革兰氏阳性球菌作用不如第 1 代与第 2 代头孢菌素,但对肺炎链球菌、产青霉素酶或不产酶金黄色葡萄球菌仍有较好抗菌作用。肠球菌、支原体、衣原体、军团菌、难辨梭状芽孢杆菌对本品耐药。30min 内静脉滴注 1g 的即刻血药浓度为 41mg/L,4h 的血药浓度为 1.5mg/L。本品血清蛋白结合率为 30%~50%。静脉注射后的血中半衰期为 0.84~1.25h。约 80% 的给药量可经肾脏排泄,其中 50%~60% 为原形药。临床用于敏感菌所致下列感染:呼吸系统感染;泌尿、生殖系统感染;腹腔感染,如腹膜炎、胆管炎等;骨、关节、皮肤及软组织感染;严重感染,如脑膜炎(尤其是婴幼儿脑膜炎)、细菌性心内膜炎、败血症等。

3.注意事项

对本品或其他头孢菌素类药物过敏的患者禁用。对青霉素类抗生素过敏的患者慎用,使用时须进行皮试。本品不良反应发生率低,仅 3%~5%。一般为变态反应、消化道反应,偶有肝肾损害。本品与氨基糖苷类合用(不能置于同一容器内)有协同抗菌作用,但会增加肾毒性。

4.用法与用量

(1)成人:肌内注射,每次 1g,每日 2 次;静脉注射:2~6g,分 2~3 次注射;严重感染者,每

6～8h 2～3g;每日最高剂量为12g。

(2)儿童:静脉给药,每日按体重 50～100mg/kg,必要时按体重 200mg/kg,分 2～3 次。

5.制剂与规格注射用头孢噻肟钠

1g;2g。密闭,凉暗干燥处保存。

(九)头孢曲松钠

1.别名

头孢三嗪,罗氏芬,菌必治。

2.作用与用途

本品为第 3 代头孢菌素类抗生素。对大肠埃希菌、肺炎克雷白菌、产气肠杆菌作用强;铜绿假单胞菌对本品的敏感性差;对流感嗜血杆菌、淋病奈瑟菌和脑膜炎奈瑟菌有较强抗菌作用;对溶血性链球菌和肺炎链球菌亦有良好作用。肌内注射本品 0.5g 和 1g,血药峰浓度约于 2h 后达到,分别为 43mg/L 和 80mg/L。血中半衰期为 7.1h。1min 内静脉注射 0.5g,即刻血药峰浓度为 150.9mg/L,血中半衰期为 7.87h。本品血清蛋白结合率为 95%。约 40% 的药物以原形自胆管和肠道排出,60% 自尿中排出。临床用于敏感致病菌所致的下呼吸道感染,尿路、胆管感染,腹腔感染,盆腔感染,皮肤软组织感染,骨和关节感染,败血症,脑膜炎等及手术期感染预防。本品单剂可治疗单纯性淋病。

3.注意事项

不良反应有静脉炎、变态反应、消化道反应等。对头孢菌素类抗生素过敏者禁用。有青霉素过敏性休克或即刻反应者,不宜再选用头孢菌素类。头孢菌素类静脉输液中加入红霉素、四环素、两性霉素 B、间羟胺、去甲肾上腺素、苯妥英钠、氯丙嗪、异丙醇、B 族维生素、维生素 C 等时将出现混浊。

4.用法与用量

肌内注射或静脉给药。

(1)成人:常用量为每 24h 1～2g 或每 12h 0.5～1g;最高剂量一日 4g;疗程 7～14d。

(2)儿童:常用量,按体重一日 20～80mg/kg;12 岁以上小儿用成人剂量。治疗淋病的推荐剂量为单剂肌内注射量 0.25g。

5.制剂与规格

注射用头孢曲松钠:0.25g;1g,2g。密闭,凉暗干燥处保存。

(十)头孢哌酮钠

1.别名

先锋必。

2.作用与用途

头孢哌酮为第 3 代头孢菌素,对大肠埃希菌、克雷白菌属、变形杆菌属、伤寒沙门菌、志贺菌属、铜绿假单胞菌有良好抗菌作用。本品肌内注射 1g 后,1～2h 达血药峰浓度,为 52.9mg/L;静脉注射和静脉滴注本品 1g 后,即刻血药峰浓度分别为 178.2mg/L 和 106.0mg/L。本品能透过血—胎盘屏障,在胆汁中浓度为血药浓度的 12 倍,在前列腺、骨组织、腹腔渗出液、子宫内膜、输卵管等组织和体液中浓度较高,痰液、耳溢液、扁桃体和上颌窦黏膜亦有良好分布。本品的血清蛋白结合率高,为70%～93.5%。不同途径给药后的血中半衰期约2h,40%以上经胆汁排泄。临床用于敏感菌所致的各种感染,如肺炎及其他下呼吸道感染、尿路感染、胆管感染、皮肤软组织感染、败血症、腹膜炎、盆腔感染等,后两者宜与抗厌氧菌药联合应用。

3.注意事项

本品皮疹较为多见,达2.3%或以上。对青霉素过敏休克和过敏体质者以及肝功能不全及胆管阻塞者禁用。应用本品期间饮酒或接受含乙醇药物或饮料者可出现双硫仑样反应。本品还可干扰体内维生素K的代谢,造成出血倾向。

4.用法与用量

肌内注射、静脉注射或静脉滴注。

(1)成人:一般感染,一次1～2g,每12h1次;严重感染,一次2～3g,每8h1次。

(2)儿童常用量,每日按体重50～200mg/kg,分2～3次静脉滴注。

5.制剂与规格

注射用头孢哌酮钠:2.0g。密闭,冷处保存。

(十一)头孢他啶

1.别名

复达欣。

2.作用与用途

头孢他啶与第1、2代头孢菌素相比,其抗菌谱进一步扩大,对β-内酰胺酶高度稳定。本品对革兰氏阳性菌的作用与第1代头孢菌素近似或较弱;本品对革兰氏阴性菌的作用较强,对大肠埃希菌、肠杆菌属、克雷白杆菌、枸橼酸杆菌、变形杆菌、流感嗜血杆菌、脑膜炎奈瑟菌等有良好的抗菌作用。本品对假单胞菌的作用超过其他β-内酰胺类和氨基糖苷类抗生素。本品的血药浓度与剂量有关,血清蛋白结合率为10%～17%。血中半衰期为2h。健康成人肌内注射本品0.5或1.0g后,1～1.2h达血药峰浓度,分别为22.6mg/L和38.3mg/L。静脉注射和静脉滴注本品1.0g后的血药峰浓度分别为120.5mg/L和105.7mg/L。本品主要以原形药物随尿排泄。给药24h内近80%～90%的剂量随尿排泄。临床用于敏感菌所致的感染,如呼吸道感染,泌尿、生殖系统感染,腹腔感染,皮肤及软组织感染,严重耳鼻喉感染,骨、关节感染及其他严重感染。

3.注意事项

对青霉素过敏休克和过敏体质者慎用本品。本品遇碳酸氢钠不稳定,不可配伍。

4.用法与用量

(1)成人:肌内注射,轻至中度感染:0.5～1g,每12h1次,溶于0.5%～1%利多卡因溶剂2～4mL中作深部肌内注射;重度感染并伴有免疫功能缺陷者:每次剂量可酌情递增至2g,每8～12h1次。静脉给药,轻至中度感染:每次0.5～1g,每12h1次;重度感染并伴有免疫功能缺陷者:每次2g,每8～12h1次。

(2)儿童:静脉给药,每日剂量50～150mg/kg;分3次用药,每日极量为6g。

5. 制剂与规格

注射用头孢他啶;0.5g;1g;2g。密闭,凉暗干燥处保存。

(十二)头孢唑肟钠

1. 别名

益保世灵。

2. 作用与用途

本品属第3代头孢菌素,对大肠埃希菌、肺炎克雷白菌、奇异变形杆菌等肠杆菌科细菌有强大抗菌作用,对铜绿假单胞菌作用差。各种链球菌对本品均高度敏感。

消化球菌、消化链球菌和部分拟杆菌属等厌氧菌对本品多呈敏感,艰难梭菌对本品耐药。肌内注射本品0.5g或1g后血药峰浓度分别为13.7mg/L和39mg/L,于给药后1h达到。静脉注射本品2g或3g,5分钟后血药峰浓度分别为131.8mg/L和221.1mg/L。血清蛋白结合率30%。

本品血中半衰期为1.7h。24h内给药量的80%以上以原形经肾脏排泄。临床用于敏感菌所致的下呼吸道感染、尿路感染、腹腔感染、盆腔感染、败血症、皮肤软组织感染、骨和关节感染等。

3. 注意事项

对青霉素过敏休克和过敏体质者慎用本品。偶有变态反应,严重肾功能障碍者应减少用量,不可与氨基糖苷类抗生素混合注射。

4. 用法与用量

肌内注射、静脉注射及静脉滴注。

(1)成人:一次1～2g,每8～12h 1次;严重感染者的剂量可增至一次3～4g,每8h 1次。

(2)儿童:常用量按体重一次50mg/kg,每6～8h 1次。

5. 制剂与规格

注射用头孢唑肟钠:0.5g。密闭,凉暗干燥处保存。

(十三)头孢地嗪钠

1. 别名

高德,莫敌。

2. 作用与用途

本品为第3代注射用头孢菌素类抗生素。对金黄色葡萄球菌、链球菌属、淋病奈瑟菌和脑膜炎奈瑟菌、大肠埃希菌、志贺菌属、沙门菌属等敏感。本品尚有免疫功能调节作用。用于敏感菌引起的感染,如上、下泌尿道感染,下呼吸道感染,淋病等。

3. 注意事项

本品溶解后应立即应用,不宜存放。不良反应偶有变态反应,胃肠道反应,血清肝酶及胆红素升高。本品能加重氨基糖苷类、两性霉素B、环孢素、顺铂、万古霉素、多粘菌素B等有潜在肾毒性药物的毒性作用。

4. 用法与用量

成人静脉注射及滴注。每次1g,每日2次;重症用量加倍。淋病治疗只注射一次0.5g。

5.制剂与规格

注射头孢地嗪钠:1g。密闭,凉暗干燥处保存。

(十四)头孢泊肟匹酯

1.别名

头孢泊肟酯,施博。

2.作用与用途

本品为第3代头孢菌素的口服制剂。对多种革兰氏阳性和革兰氏阴性细菌有强大的抗菌活性。

对多种β—内酰胺酶稳定,对头孢菌素酶和青霉素酶均极稳定,对头孢呋肟酶也较稳定。饭前单次口服100mg或200mg后,血药峰浓度分别为1.7mg/L和3.1mg/L,血中半衰期为2.1h。血清蛋白结合率为40.9%。临床用于革兰氏阳性和革兰氏阴性敏感细菌引起的呼吸系统感染、泌尿道感染、乳腺炎、皮肤软组织感染、中耳炎、鼻窦炎等。

3.注意事项

不良反应发生率为2.43%~19%。包括:偶可引起休克,变态反应,血液系统、肝肾功能异常,消化道不良反应等。其他见头孢菌素类抗生素。

4.用法与用量

口服。成人每次100mg,每日2次,饭后服用。

5.制剂与规格

片剂:100mg。避光,密封,凉暗干燥处保存。

(十五)头孢他美酯

1.别名

头孢他美匹酯。

2.作用与用途

本品为口服的第3代广谱头孢菌素类抗生素。本品对链球菌属、肺炎链球菌等革兰氏阳性菌;对大肠埃希菌、流感嗜血杆菌、克雷白菌属沙门菌属、志贺菌属、淋病奈瑟菌等革兰氏阴性菌都有很强的抗菌活性。口服本品500mg后3~4h,血药浓度达峰值4.1 ± 0.7mg/L,约22%头孢他美与血清蛋白结合。本品90%以头孢他美形式随尿液排出,血中半期为2~3h。临床用于敏感菌引起的耳鼻喉部感染,下呼吸道感染,泌尿系统感染等。

3.注意事项

见其他头孢菌素类药物。

4.用法与用量

口服。饭前或饭后1h内口服。成人和12岁以上的儿童,一次500mg,一日2次;12岁以下的儿童,每次按体重10mg/kg给药,一日2次。复杂性尿路感染的成年人,每日全部剂量在晚饭前后1h内一次服用;男性淋球菌性尿道炎和女性非复杂性膀胱炎的患者,在就餐前后1h内一次服用单一剂量1500~2000mg(膀胱炎患者在傍晚)可充分根除病原体。

5.制剂与规格

片剂:250mg。避光,密封,凉暗干燥处保存。

(十六)头孢特仑匹酯

1.别名

富山龙,头孢特仑。

2.作用与用途

头孢特仑匹酯口服吸收后经水解成为有抗菌活性的头孢特仑。头孢特仑匹酯对革兰氏阳性菌中的链球菌属、肺炎链球菌,革兰氏阴性菌中的大肠埃希菌、克雷白菌属、淋病奈瑟菌、流感杆菌等有强大的抗菌作用。空腹服用头孢特仑匹酯100mg,其血药浓度峰值为 1.11 ± 0.8 mg/L,达峰时间为1.49h,血中半衰期为0.83h。临床用于对青霉素及第1、2代头孢菌素产生耐药性或用氨基糖苷类抗生素达不到治疗效果的革兰氏阴性菌引起的呼吸道感染,泌尿、生殖器感染,耳鼻喉部感染(特别是中耳炎)。

3.注意事项

见其他头孢菌素类药物。

4.用法与用量

成人口服给药。每日150～300mg,分3次饭后服用。对慢性支气管炎、弥散性细支气管炎、支气管扩张症感染、慢性呼吸器官继发感染、肺炎、中耳炎、鼻窦炎、淋球菌性尿道炎等患者,每日300～600mg,分3次饭后服用。

5.制剂与规格

片剂:100mg。避光,密闭,室温下保存。

(十七)头孢吡肟

1.别名

马斯平。

2.作用与用途

头孢吡肟是一种新型第4代头孢菌素,抗菌谱和对 β－内酰胺酶的稳定性明显优于第3代头孢菌素。其抗菌谱包括:金黄色葡萄球菌、表面葡萄球菌、链球菌、假单胞菌、大肠埃希杆菌、克雷白菌属、肠杆菌、变异杆菌、枸橼酸菌、空肠弯曲菌流感嗜血杆菌、淋病奈瑟菌、脑膜炎奈瑟菌、沙门菌属、沙雷菌属、志贺菌属等及部分厌氧菌。单剂或多次肌内注射或静脉注射250～2000mg的剂量后,其平均血中半衰期为2.0h。本品绝对生物利用度为100%,与血清蛋白结合率低于19%。总体清除率为120～130mL/min,肾清除率约占其中85%。给药量的85%以原形经肾随尿液排出。临床用于敏感菌引起的下列感染:下呼吸道感染,泌尿系统感染,皮肤、软组织感染,腹腔感染,妇产科感染,败血症等。

3.注意事项

本品偶有变态反应,可致菌群失调发生二重感染及其他头孢菌素类似的一些反应。对头孢菌素类药或青霉素类药过敏者避免使用。头孢吡肟与中硝唑、万古霉素、庆大霉素、硫酸妥布霉素、硫酸奈替米星属配伍禁忌。

4.用法与用量

肌内注射或静脉注射。

(1)成人:每次1g,每日2次,疗程为7～10d;泌尿感染每日1g,严重感染每次2g,每日2～

3次。

(2)儿童:按体重每 12h 50mg/kg。

5.制剂与规格

注射用粉针剂:1g。遮光,密闭,干燥凉暗处保存。

三、其他 β—内酰胺类

β—内酰胺类抗生素除青霉素类和头孢菌素类外,尚有头孢霉素类、碳青霉烯类、单酰胺菌素类、氧头孢烯类和 β—内酰胺酶抑制剂及其复合制剂。头孢霉素为获自链霉素的 β—内酰胺类抗生素,有 A、B 和 C3 型,以头孢霉素 C 的抗菌作用最强。头孢霉素 C 在化学结构上与头孢菌素 C 相仿,但其头孢烯母核的 7 位碳原子,上有甲氧基,使头孢霉素对多种 β—内酰胺酶稳定,并增强了对脆弱拟杆菌等厌氧菌的抗菌作用。碳青霉烯类药物抗菌谱广,抗菌活性强,并对 β—内酰胺酶(包括产超广谱 β—内酰胺酶和 AmpC 酶)高度稳定。因此近年来该类药物在重症医院感染的治疗中占有重要地位。青霉素类或头孢菌素类与 β—内酰胺酶抑制剂的复合制剂与 β—内酰胺类单药相比加强了对细菌的抗菌活性,扩大了抗菌谱,并且对多数厌氧菌也有良好作用。单酰胺菌素类对革兰氏阴性杆菌和铜绿假单胞菌具有良好抗菌活性,但对革兰氏阳性菌的作用差。目前用于临床的头孢霉素类有头孢西丁等,单酰胺菌素类有氨曲南,碳青霉烯类有亚胺培南、美罗培南、帕尼培南等。β—内酰胺酶抑制剂及其复合制剂有阿莫西林—克拉维酸、氨苄西林—舒巴坦、替卡西林—克拉维酸、头孢哌酮—舒巴坦和哌拉西林一三唑巴坦等。

(一)头孢西丁

1.别名

甲氧噻吩头孢菌素,甲氧头霉噻吩,美福仙。

2.作用与用途

头孢西丁是头孢霉素类抗生素。习惯上被列入第 2 代头孢菌素类中。本药抗菌作用特点是:对革兰氏阴性杆菌产生的 β—内酰胺酶稳定;对大多数革兰氏阳性球菌和革兰氏阴性杆菌具有抗菌活性。抗菌谱较广,对甲氧西林敏感葡萄球菌.溶血性链球菌、肺炎链球菌及其他链球菌等革兰氏阳性球菌,大肠埃希菌、肺炎克雷白杆菌、流感嗜血杆菌、淋病奈瑟菌(包括产酶株)、奇异变形杆菌、莫根菌属、普通变形杆菌等革兰氏阴性杆菌,消化球菌、消化链球菌、梭菌属、脆弱拟杆菌等厌氧菌均有良好抗菌活性。

本药口服不吸收,静脉或肌内注射后吸收迅速。健康成人肌内注射 1g,30min 后达血药峰浓度,约为 $24\mu g/mL$。静脉注射 1g,5min 后血药浓度约为 $110\mu g/mL$,4h 后血药浓度降至 $1\mu g/mL$。药物吸收后可广泛分布于内脏组织、皮肤、肌肉、骨、关节、痰液.腹腔积液、胸腔积液、羊水及脐带血中。内脏器官中以肾、肺含量较高。药物在胸腔液、关节液和胆汁中均可达有效抗菌浓度。不易透过脑膜,但可透过胎盘屏障进入胎儿血循环。本药血清蛋白结合率约为 70%。药物在体内几乎不进行生物代谢。肌内注射,血中半衰期为 $41\sim59$min,静脉注射约为 64.8min。给药 24h 后,80%~90% 药物以原形随尿排泄。临床用于治疗敏感菌所致的下呼吸道、泌尿生殖系统、骨、关节、皮肤软组织、心内膜感染以及败血症。尤适用于需氧菌和厌氧菌混合感染导致的吸入性肺炎、糖尿病患者下肢感染及腹腔或盆腔感染。适用于预防腹腔或盆腔手术后感染。

3. 注意事项

对一种头孢菌素类药过敏者对其他头孢菌素类药也可能过敏;对青霉素类、青霉素衍生物或青霉胺过敏者也可能对头孢菌素类药过敏。对本药或其他头孢菌素类药过敏者,有青霉素过敏性休克史者不宜使用。不良反应可见皮疹、瘙痒、红斑、药物热等变态反应症状;罕见过敏性休克。可见恶心、呕吐、食欲减退、腹痛、腹泻、便秘等胃肠道症状。本药可影响乙醇代谢,使血中乙酰醛浓度上升,导致双硫仑样反应。对利多卡因或酰胺类局部麻醉药过敏者及 6 岁以下小儿,不宜采用肌内注射。本药与阿米卡星、氨曲南、红霉素、非格司亭、庆大霉素、氢化可的松、卡那霉素、甲硝唑、新霉素、奈替米星、去甲肾上腺素等药物呈配伍禁忌,联用时不能混置于一个容器内。

4. 用法与用量

静脉滴注或注射。

(1)成人:常用量为一次 1～2g,每 6～8h 1 次;中、重度感染用量加倍;轻度感染也可用肌内注射,每 6～8h 1g,一日总量 3～4g;肾功能不全者剂量及用药次数酌减。

(2)儿童:3 个月以上儿童,按体重一次 13.3～26.7mg/kg,每 6h 1 次(或一次 20～40mg/kg,每 8h 1 次)。新生儿:推荐剂量为一日 90～100mg/kg,分 3 次给药。

(3)预防术后感染:外科手术,术前 1～1.5h 2g,以后每 6h 1g,直至用药后 24h。

5. 制剂与规格

注射用头孢西丁钠:1g;2g。密闭,阴凉干燥处保存。

(二)头孢米诺钠

1. 别名

美士灵,头孢米诺。

2. 作用与用途

头孢米诺为头孢霉素类抗生素,其对 β－内酰胺酶高度稳定。对大肠埃希菌、克雷白菌、变形杆菌、流感杆菌、拟杆菌及链球菌具较强抗菌活性,对肠球菌无抗菌活性。成人静脉注射本品 0.5g 和 1g 后,血药浓度分别为 $50\mu g/mL$ 和 $100\mu g/mL$。主要经肾脏以原形随尿排出,血中半衰期约为 2.5h。临床用于敏感菌所致的感染如呼吸道感染,泌尿道感染,腹腔感染,泌尿、生殖系统感染,败血症。

3. 注意事项

对青霉素过敏休克和过敏体质者慎用本品。用药后可见食欲匮乏、恶心、呕吐、腹泻等消化道症状。偶见肾损害、血液系统毒性、肝功能异常及皮疹、发热、瘙痒等变态反应,罕见过敏性休克。可能出现黄疸等。

4. 用法与用量

静脉注射或静脉滴注。

(1)成人:一般感染,每次 1g,一日 2 次;败血症和重症感染,一日 6g,分 3～4 次。

(2)儿童:每次按体重 20mg/kg,一日 3～4 次。

5.制剂与规格

注射用粉针剂:1g。密闭,避光保存。

(三)氟氧头孢钠

1.别名

氟吗宁。

2.作用与用途

氟氧头孢是一种与拉氧头孢相似的氧头孢烯类抗生素。对β-内酰胺酶十分稳定。其抗菌谱和其他第3代头孢菌素相似,抗菌性能与第4代头孢菌素相近。对金黄色葡萄球菌肺炎链球菌、卡他球菌、淋病奈瑟菌、大肠埃希菌、克雷白杆菌、变形杆菌、流感嗜血杆菌及部分厌氧菌等敏感。氟氧头孢钠静脉滴注 1g,1h 血药峰浓度为 $45\mu g/mL$,血中半衰期为 49.2min。本品 85% 以原形经肾脏随尿排泄。临床用于敏感菌所致的呼吸系统感染,腹腔感染,泌尿、生殖系统感染,皮肤、软组织感染及其他严重感染,如心内膜炎、败血症等。

3.注意事项

本品与头孢菌素类药有交叉过敏,与青霉素类药有部分交叉过敏。不良反应见其他头孢菌素类。

4.用法与用量

静脉给药。

(1)成人:一日 1～2g,分 2 次;重症,一日 4g,分 2～4 次。

(2)儿童:按体重一日 60～80mg/kg,分 2 次;重症,一日 150mg/kg,分 3～4 次。

5.制剂与规格

注射用氟氧头孢钠:1g。密封,凉暗、干燥处保存。

(四)氨曲南

1.别名

君刻单。

2.作用与用途

氨曲南对大多数需氧革兰氏阴性菌具有高度的抗菌活性,包括大肠埃希菌、克雷白菌属的肺炎杆菌和奥克西托菌、产气杆菌、阴沟杆菌、变形杆菌属、沙雷菌属、枸橼酸菌属.志贺菌属等肠杆菌科细菌,以及流感杆菌、淋病奈瑟菌、脑膜炎奈瑟菌等。肌内注射 1g,血药峰浓度可达 45mg/L,达峰时间 1h 左右。静脉滴注 1g(30min)血药峰浓度可达 90mg/L。给药后 60%～70% 以原形随尿排泄,12% 随粪便排出。本品血清蛋白结合率为 40%～65%,血中半衰期为 1.5～2h。临床用于治疗敏感需氧革兰氏阴性菌所致的各种感染,如:尿路感染、下呼吸道感染、败血症、腹腔感染、妇科感染、术后伤口及烧伤、溃疡等皮肤软组织感染等。

3.注意事项

不良反应较少见,全身性不良反应发生率 1%～1.3% 或略低,包括消化道反应,常见恶心、呕吐、腹泻及皮肤变态反应。对氨曲南有过敏史者禁用。过敏体质及对其他β-内酰胺类抗生素有变态反应者慎用。与萘夫西林、头孢拉定、甲硝唑有配伍禁忌。

4. 用法与用量

肌内注射及静脉给药。成人,一日 3～4g,分 2～3 次;重症,1 次 2g,一日 3～4 次。

5. 制剂与规格

注射用氨曲南:0.5g。密闭,避光保存。

(五)亚胺培南－西司他丁钠

1. 别名

泰能,伊米配能－西司他丁钠。

2. 作用与用途

本品为亚胺培南和西司他丁钠两种成分的等量混合物,是一种广谱抗生素。对绝大多数革兰氏阳性、革兰氏阴性的需氧和厌氧菌具有抗菌作用。其敏感菌包括肺炎链球菌、金黄色葡萄球菌、表皮葡萄球菌、流感嗜血杆菌、沙雷杆菌、假单胞菌、大肠埃希菌、沙门菌属、伤寒沙门菌、副流感嗜血杆菌、肺炎杆菌. 军团菌属、志贺菌属及厌氧菌等。缓慢静脉注射亚胺培南 250mg、500mg 及 1g 20min 以上后的血药峰浓度分别为 14～24mg/L、21～58mg/L 及 41～83mg/L。亚胺培南血清蛋白结合率为 20%,西司他丁为 40%,血中半衰期均为 1h。亚胺培南与西司他丁复合制剂给药后 10h 内,70%～76% 经肾小球过滤及肾小管分泌后排出。亚胺培南对 β－内酰胺酶稳定,在体内可被肾脏脱氢肽酶代谢失活。亚胺培南单独应用,受肾肽酶的影响而分解,在尿中只能回收少量的原形药物。西司他丁是肾肽酶抑制剂,可阻碍脱氢肽酶对抗生素的水解,阻断亚胺培南在体内的代谢,保护亚胺培南在肾脏中不受破坏,因此增加尿液中亚胺培南浓度。西司他丁还可阻抑亚胺培南进入肾小管上皮组织,因而减少亚胺培南的排泄并减轻药物的肾毒性。临床用于敏感菌所致的下列感染:下呼吸道感染、腹腔感染、妇科感染、泌尿系统感染、皮肤和软组织感染、骨和关节感染及其他严重感染,如败血症、心内膜炎等。

3. 注意事项

不良反应主要有变态反应、消化系统反应,偶见肝肾损害、中枢神经系统反应以及胃肠道出血、鼻出血和腹腔积血等出血症状;另外注射部位发生疼痛或血栓性静脉炎等。长期用药时可致菌群失调,发生二重感染。

4. 用法与用量

(1)成人:肌内注射,用量以亚胺培南计每次 0.25～1g,一日 2～4 次;对中度感染一般可按每次 1g,一日 2 次给予;每日最高剂量不超过 4g。静脉滴注,以亚胺培南计,轻度感染患者,每 6h 250mg;中度感染者,每 6～8h 500mg;严重感染者,每 8h 1g;每日最高剂量不超过 4g。

(2)儿童:肌内注射及静脉滴注,用量以亚胺培南计,按体重 15mg/kg,每 6h 1 次给药;每日总剂量不超过 2g。

5. 制剂与规格

注射用亚胺培南－西司他丁钠:0.5g:0.5g。密闭,避光,室温下保存。

(六)美罗培南

1. 别名

倍能,美平。

2.作用与用途

抗菌谱与亚胺培南近似。30min 内静脉注射 0.5g,血药峰浓度为 21～30mg/L。美罗培南主要从肾脏排泄,经 30min 静脉滴注后,8h 以内的尿中排泄率均为 60%～65%,血中半衰期约为 1h。临床用于敏感菌引起的呼吸系统感染,腹腔感染,泌尿、生殖系统感染,骨、关节及皮肤、软组织感染,眼耳鼻喉部感染及其他严重感染,如脑膜炎、败血症等。

3.注意事项

不良反应主要有变态反应、消化系统反应,偶见肝肾损害、中枢神经系统反应,也可能出现胃肠道出血、鼻出血和腹腔积血等出血症状、注射部位疼痛或血栓性静脉炎等。长期用药时可致菌群失调,发生二重感染。

4.用法与用量

静脉给药。

(1)成人:每日 0.5～1g,分 2～3 次给药;重症,每日剂量加至 2g;连续应用不应超过 2 周。

(2)儿童:按体重一次 10～20mg/kg,一日 3 次。

5.制剂与规格

注射用美罗培南:0.5g。密闭,凉暗干燥处保存。

(七)帕尼培南－倍他米隆

1.别名

克倍宁。

2.作用与用途

抗菌谱与亚胺培南近似。静脉滴注 0.5g,帕尼培南血药峰浓度约为 27.5mg/L,培他米隆为 15.6mg/L。血中半衰期分别为 70、40min。24h 尿液中排出帕尼培南 28.5%、培他米隆 9.7%。临床用于敏感菌引起的呼吸系统感染,腹腔感染,泌尿、生殖系统感染,骨关节及皮肤、软组织感染,眼耳鼻喉部感染及其他严重感染,如脑膜炎.败血症、感染心内膜炎等。

3.注意事项

用药前宜进行皮肤过敏试验,皮试结果阳性者不能使用本药。不良反应主要有变态反应、消化系统反应,偶见肝肾损害、血液系统反应、中枢神经系统反应等。本品不宜做轻症治疗。

4.用法与用量

静脉滴注。

(1)成人:每日 1g,分 2 次给药;重症,每日剂量加至 2g。

(2)儿童:按体重一次 30～60mg/kg,分 3 次给药。

5.制剂与规格

注射用帕尼培南一培他米隆:0.5g(以帕尼培南计,其中含等量的培他米隆)。密闭,干燥,室温下避光保存。

(八)厄他培南

1.别名

怡万之。

2.作用与用途

厄他培南的杀菌活性是能抑制细菌细胞壁的合成。在 30min 内单次静脉输注厄他:培南1g 以及单次肌内注射厄他培南 1g 后的平均血浆浓度:静脉输注 0.5、1、2、4h 的平均血浆浓度分别为 155.115、83、48μg/mL。肌内注射约 2h 达峰浓度 67μg/mL。平均生物利用度约为90%。与人的血浆蛋白高度结合。厄他培南主要通过肾脏清除。平均血中半衰期约为 4h,其血浆清除率约为 1.81/h。临床用于治疗成人由下述细菌的敏感菌株引起的下列中度至重度感染。继发性腹腔感染:由大肠埃希菌、梭状芽孢杆菌、迟缓真杆菌、消化链球菌属、脆弱拟杆菌引起者。复杂性皮肤感染:由金黄色葡萄球菌(对甲氧西林敏感菌株)、化脓性链球菌.大肠埃希菌或消化链球菌属引起者。社区获得性肺炎:由肺炎链球菌、流感嗜血杆菌或卡他莫拉菌引起者。复杂性尿道感染,包括肾盂肾炎:由大肠埃希菌或肺炎克雷白杆菌引起者。由敏感菌引起的急性盆腔感染。本品对革兰氏阳性球菌、铜绿假单胞菌和不动杆菌属、肠球菌活性弱。

3.注意事项

最常见不良反应为腹泻(4.3%),输药静脉并发症(3.9%),恶心(2.9%),呼吸困难、咳嗽.咽炎(<3%)和头痛(6%)。约 3% 的患者出现水肿,2% 出现胸痛,3% 出现高血压或低血压、心动过速。还有肝脏(约 8%)氨基转移酶升高,血液系统以及皮肤的不良反应。禁用于本品过敏者。因使用盐酸利多卡因作为稀释剂,所以对酰胺类局麻药过敏的患者、伴有严重休克或心脏传导阻滞的患者禁止肌内注射本品。不推荐年龄小于 18 岁的患者使用本品。

4.用法与用量

成人的常用剂量为 1g,每日 1 次。静脉输注给药,最长可使用 14d;或肌内注射给药,最长可使用 7d。继发性腹腔内感染:总疗程 5～14d。复杂性皮肤及附属器感染:总疗程 7～14d。社区获得性肺炎:总疗程 10～14d。复杂性尿路感染,包括肾盂肾炎:总疗程 10～14d。急性盆腔感染,包括产后子宫内膜炎、流产感染和妇产科术后感染:总疗程 3～10d。肾功能不全的患者:本品可用于治疗伴有肾功能不全的成年患者的感染。对于肌酐清除率每分钟 >30mL/1.73m^2 的患者无须调整剂量。不得使用含有葡萄糖(α－D－葡萄糖)的稀释液。

5.制剂与规格

注射剂:1g(以厄他培南计),密封保存。

(九)氨苄西林－舒巴坦

1.别名

舒氨新,舒氨西林。

2.作用与用途

本品是氨苄西林和 β－内酰胺酶抑制剂舒巴坦组成的一种抗生素,舒巴坦能保护氨苄西林免受酶的水解破坏。本品对葡萄球菌、链球菌属、肺炎链球菌、肠球菌属、流感杆菌、卡他莫拉菌、大肠埃希菌、克雷白菌属、奇异变形杆菌、普通变形杆菌、淋病奈瑟菌、梭杆菌属、消化球菌属、消化链球菌属及包括脆弱拟杆菌在内的拟杆菌属均具抗菌活性。静脉注射予以 2g 氨苄西林、1g 舒巴坦后,血药峰浓度分别为 109～150μg/mL 和 44～88μg/mL。肌内注射氨苄西林 1g、舒巴坦 0.5g 后的血药峰浓度分别为 8～37μg/mL 和 6～24μg/mL。两药的血中半衰期均为 1h 左右。给药后 8h 两者的 75%～85% 以原形经尿排出。氨苄西林的血清蛋白结合率为 28%,舒巴坦为 38%。两者在组织体液中分布良好,均可通过有炎症的脑脊髓膜。临床用于治疗由敏感菌引起的下列感染:上呼吸道感染,下呼吸道感染,如细菌性肺炎、支气管炎等。腹腔感染,如腹膜炎、胆囊炎等。泌尿、生殖系统感染,尿路感染、肾盂肾炎、盆腔感染、皮肤和软组织感染等。

3. 注意事项

见氨苄西林钠。

4. 用法与用量

皮试见青霉素。

(1)成人:肌内注射(以氨苄西林和舒巴坦计)每次 0.75～1.5g,每日 2～4 次,每日最大剂量不超过 6g;静脉给药每次 1.5～3g,每日 2～4 次,每日最大剂量不超过 12g。

(2)儿童:静脉给药按体重每日 100～200mg/kg,分次给药。

5. 制剂与规格

注射用氨苄西林钠－舒巴坦钠:3g(氨苄西林 2g,舒巴坦 1g)。密闭,凉暗干燥处保存。

(十)阿莫西林克拉维酸钾

1. 别名

奥格门汀,安灭菌,比奇尔,强力阿莫仙。

2. 作用与用途

克拉维酸具有强效广谱 β－内酰胺酶抑酶作用。与阿莫西林联合,保护阿莫西林不被 β－内酰胺酶灭活,从而提高后者的抗产酶耐药菌的作用,提高临床疗效。其他见阿莫西林。

3. 注意事项

见阿莫西林。

4. 用法与用量

皮试见青霉素。

(1)成人:①口服:每次 375mg,每 8h 1 次,疗程 7～10d;严重感染每次 625mg,每 8h 1 次,疗程 7～10d。②静脉给药:每次 1.2g,每日 3 次,严重感染者可增加至每日 4 次;静脉注射时每 0.6g 用 10mL 注射用水溶解,在 3～4min 内注入;静脉滴注时每 1.2g 溶于 100mL 生理盐水,在 30～40min 内滴入。

(2)儿童:口服。新生儿与 3 月以内婴儿,按体重每 12h 15mg/kg(按阿莫西林计算);儿童一般感染(按阿莫西林计算),每 12h 25mg/kg,或每 8h 20mg/kg;严重感染,每 12h 45mg/kg,或每 8h 40mg/kg,疗程 7～10d。

5. 制剂与规格、

阿莫西林克拉维酸钾片:457mg(阿莫西林 400mg,克拉维酸 57mg);156mg。阿莫西林克拉维酸钾粉针:600mg;1.2g。密封,凉暗干燥处保存。

(十一)阿莫西林钠－舒巴坦钠

1. 别名

威奇达,来切利。

2.作用与用途

见阿莫西林-克拉维酸钾。

4.用法与用量

见阿莫西林-克拉维酸钾。

5.制剂与规格

注射用粉针:0.75g;溶媒结晶1.5g。避光,密闭,凉暗处保存。

(十二)替卡西林克拉维酸钾

1.别名

特美汀,Timentin。

2.作用与用途

本品是替卡西林与β-内酰胺酶抑制剂克拉维酸组成的复方制剂。对葡萄球菌、流感嗜血杆菌、卡他球菌、大肠埃希菌、克雷白杆菌、奇异变形杆菌、普通变形杆菌、淋病奈瑟菌、军团菌、脆弱拟杆菌等有效。静脉给药3.2g后,替卡西林和克拉维酸立即达血药峰浓度,平均血中半衰期分别为68min和64min。给药6h后,60%~70%的替卡西林和35%~45%的克拉维酸以原形经肾脏随尿排泄,两者血清蛋白结合率分别为45%和9%。临床用于敏感菌所致的下列感染:呼吸道感染,腹腔感染如胆管感染、腹膜炎、泌尿、生殖器感染,骨、关节感染,皮肤、软组织感染,严重感染如败血症等。

3.注意事项

皮试见青霉素,其他见青霉素类药品。

4.用法与用量

(1)成人:静脉滴注。一次1.6~3.2g,每6~8h 1次;最大剂量,一次3.2g,每4h 1次。

(2)儿童:静脉滴注。按体重每次80mg/kg,每6~8h 1次;早产儿及新生儿,每次80mg/kg,每12h 1次。

5.制剂与规格

替卡西林克拉维酸钾注射液:每支3.2g,其比例为3g;0.2g。5℃保存,配制好的溶液不可冷冻。

(十三)哌拉西林钠他唑巴坦钠

1.别名

特治星。

2.作用与用途

见哌拉西林-舒巴坦。哌拉西林为半合成青霉素类抗生素,他唑巴坦为β-酰胺酶抑制药。本品静脉滴注后,血浆中哌拉西林和他唑巴坦浓度很快达到峰值,在滴注30min后,血浆哌拉西林浓度与给予同剂量哌拉西林的血浆浓度相等,静脉滴注2.25g及4.5g哌拉西林钠他唑巴坦钠30min时,血浆哌拉西林峰浓度分别为134mg/L和298mg/L,他唑巴坦分别为15mg/L和24mg/L。哌拉西林和他唑巴坦的血中半衰期范围为0.7~1.2h,均由肾脏排泄,68%哌拉西林以原形迅速自尿中排出;他唑巴坦及其代谢物主要经肾脏排泄,其中80%为原形。

3.注意事项

皮试见青霉素,其他见青霉素类药品及哌拉西林－舒巴坦。

4.用法与用量

成人及 12 岁以上儿童,一次 3.375g(含哌拉西林 3g 和他唑巴坦 0.375g)静脉滴注,每 6h 1 次。治疗院内肺炎时,起始剂量为一次 3.375g,每 4h 1 次,同时合并使用氨基糖苷类药物。

5.制剂与规格

注射用哌拉西林钠他唑巴坦钠:2.25g(2:0.25);4.5g(4:0.5)。遮光,密封,干燥阴凉处保存。

(十四)哌拉西林－舒巴坦

1.别名

特灭菌。

2.作用与用途

哌拉西林为半合成青霉素类抗生素,舒巴坦为 β－内酰胺酶抑制剂。本品对哌拉西林敏感的细菌和产 β－内酰胺酶耐哌拉西林的下列细菌有抗菌作用:大肠埃希菌、克雷白菌属、变形杆菌属沙门菌属、志贺菌属、淋病奈瑟菌、脑膜炎奈瑟菌、嗜血杆菌属(流感和副流感嗜血杆菌)、枸橼酸杆菌、沙雷菌属、铜绿假单胞菌、不动杆菌属、链球菌属、脆弱拟杆菌属等。本品肌内注射 1.5g,1h 后血药浓度达峰值,血药峰浓度约为 52.2μg/mL 或 13μg/mL;静脉滴注 1.5g 后血药浓度为 58.0μg/mL 或 30μg/mL。哌拉西林的血清蛋白结合率为 17%～22%,血中半衰期为 1h 左右。本品在肝脏不被代谢,在注射给药 12h 后给药量的 49%～68%以原形随尿排出,另有部分随胆汁排泄。临床用于铜绿假单胞菌、肠球菌、类杆菌和各种敏感革兰氏阴性菌所致的下列感染:败血症,呼吸道感染、泌尿道感染、胆管感染、腹腔感染、妇科感染、皮肤软组织感染、心内膜炎等。

3.注意事项

皮试见青霉素,其他见青霉素类药品。哌拉西林与氨基糖苷类联用对铜绿假单胞菌、沙雷菌、克雷白菌、其他肠杆菌科细菌和葡萄球菌的敏感菌株有协同杀菌作用。但不能放在同一容器内输注。

4.用法与用量

肌内或静脉注射。

(1)成人:轻中度感染,哌拉西林－舒巴坦(1:0.5)每日 3～6g,分 4 次给药;重度感染,哌拉西林－舒巴坦(1:0.5)1.5～6g,每 6h 1 次。

(2)婴幼儿和 12 岁以下儿童:按体重每日给予哌拉西林 100～200mg/kg、舒巴坦 25～80mg/kg,分 2～3 次给药。

5.制剂与规格

注射用哌拉西林－舒巴坦:1.5g(1:0.5)。密闭,阴凉干燥处保存。

(十五)头孢哌酮－舒巴坦

1.别名

舒普深。

2.作用与用途

本药为头孢哌酮与β－内酰胺酶抑制剂舒巴坦复合制剂。其他见头孢哌酮。

3.注意事项

见头孢哌酮。

4.用法与用量

静脉注射或肌内注射。

(1)成人:每日 2～4g,每 12h 1 次;严重或难治性感染剂量可每日增至 8g,每 12h 1 次,静脉注射。

(2)儿童:按体重每日 40～80mg/kg,分 2～4 次;严重或难治性感染,可增至每日 160mg/kg,分 2～4 次;新生儿:出生第 1 周内,每 12h 1 次;儿科最大剂量每日不得超过 160mg/kg。

5.制剂与规格

注射用头孢哌酮－舒巴坦(1:1):1g;1.5g;4g。密闭,凉暗干燥处保存。

(十六)头孢曲松钠－舒巴坦

1.别名

可赛舒,新菌必治。

2.作用与用途

头孢曲松为杀菌剂。其抗菌作用机制为影响细菌细胞壁的生物合成,导致细菌细胞溶菌死亡,从而起抗菌作用。舒巴坦为不可逆的竞争性β－内酰胺酶抑制剂,两者合用呈现协同作用。其他见头孢曲松钠。

3.注意事项

见头孢曲松钠。

4.用法与用量

肌内注射或静脉注射。

(1)成人:一般感染,每次 1.25g,一日 1 次;严重感染,每次 1.25g,一日 2 次;脑膜炎可加至每日 5g,分 2 次给药。

(2)儿童:按成人剂量减半。

5.制剂与规格

注射剂:1.25g(1.0g 头孢曲松钠,0.25g 舒巴坦钠)。

(十七)头孢噻肟钠－舒巴坦

1.别名

新治菌。

2.作用与用途

头孢噻肟钠为杀菌剂。舒巴坦为不可逆的竞争性β－内酰胺酶抑制剂,两者合用呈现协同作用。其他见头孢噻肟钠。

3.注意事项

见头孢噻肟钠。

4. 用法与用量

肌内注射和静脉注射。

(1)成年:每日头孢噻肟 2g、舒巴坦 1g 至头孢噻肟 6g、舒巴坦 3g,分 2～3 次注射;严重感染者,每 6～8h 头孢噻肟 2～3g、舒巴坦 1～1.5g;舒巴坦钠最大推荐剂量为每日 4g。

(2)儿童:每日按体重,头孢噻肟 50～100mg/kg、舒巴坦为 25～50mg/kg;必要时按体重 200mg/kg 头孢噻肟和 80mg/kg 舒巴坦,分 2～3 次给药。

5. 制剂与规格

注射剂:1.5g(1.0g 头孢噻肟钠,0.5g 舒巴坦钠)。

第四节　四环素类和氯霉素

四环素类和氯霉素的抗菌谱很广,对革兰阳性菌、革兰阴性菌.立克次体、支原体、衣原体、螺旋体和阿米巴原虫等都有抑制作用,故常称为广谱抗生素。

一、四环素类

(一)四环素与土霉素

四环素和土霉素性质稳定,在室温放置数月至 2 年亦不会失效。

1. 作用

抗菌谱广,对革兰阳性菌的作用较革兰阴性菌作用强,对肺炎支原体、立克次体,衣原体、螺旋体、放线菌、阿米巴原虫等也有抑制作用;但对病毒、真菌、铜绿假单胞菌无作用。其抗菌机制是抑制细菌蛋白质的合成,属快效抑菌剂。

2. 用途

目前临床应用已明显减少。

(1)主要作为立克次体感染引起的斑疹伤寒,恙虫病及支原体肺炎的首选药。

(2)也可用于耐青霉素的金葡菌感染,或对青霉素过敏患者的葡萄球菌感染。

(3)肠内阿米巴病的治疗,土霉素疗效最佳。

3. 不良反应和用药注意事项

(1)胃肠道反应:可引起恶心呕吐、上腹不适、腹胀、腹泻等反应,饭后服或与食物同服可减轻。

(2)二重感染:长期大量应用四环素类药物后,敏感菌被抑制,而使一些不敏感菌乘机繁殖,造成二重感染,又称菌群交替症。以白色念珠菌引起的口腔炎多见,严重者可致假膜性肠炎,特别常见于婴儿、老人、抵抗力弱的患者;一旦发生,立即停药,用万古霉素或甲硝唑及抗真菌药治疗。对老年、体弱、免疫功能低下、合用糖皮质激素者慎用。

(3)影响骨、牙生长:可致牙齿黄染及釉质发育不全形成龋齿,并可抑制婴幼儿骨骼生长。因此,对妊娠 5 个月以上妇女.哺乳期妇女及 8 岁以下儿童禁用。

(4)其他:大剂量长期应用可引起肝、肾毒性;偶见皮疹、药热、血管神经性水肿等变态反应;本类药物刺激性较大,不宜做肌内注射,可稀释后静脉给药。

(5)本类药物不宜与牛奶、豆制品等同服,也不宜与某些药物如铁剂、抗酸药等同服,以免妨碍其吸收,如果治疗需要必须同服,至少应间隔1~2h为宜;此外,不宜与青霉素类或头孢菌素类合用,以免发生拮抗作用。

(二)多西环素

多西环素又名强力霉素。是半合成的长效四环素类抗生素。其抗菌特点如下。

1.抗菌谱与四环素相似,但作用比四环素强。

2.口服吸收快而完全,体内分布广,脑脊液中浓度高。

3.血浆半衰期长,一般感染每日1次即可。

4.主要用于呼吸道感染、泌尿道感染及胆管感染。

5.变态反应及二重感染少见。

二、氯霉素

氯霉素又名左霉素。

(一)作用

氯霉素是广谱抗生素,低浓度抑菌,高浓度杀菌,对革兰阴性菌的作用较对革兰阳性菌的作用强,尤其对伤寒沙门菌、痢疾志贺菌和铜绿假单胞菌有特效,对阿米巴原虫无效。氯霉素是通过抑制细菌蛋白质的合成而发挥抗菌作用的。耐药性产生较慢,与其他抗菌药之间无交叉耐药性。

(二)用途

由于氯霉素可产生致死性的再生障碍性贫血,使其临床应用受到极大的限制。主要用于以下几个方面。

1.伤寒、副伤寒的首选药。

2.对立克次体感染有相当疗效。

3.易透过血-脑脊液屏障,脑脊液中浓度高,故对细菌性脑膜炎有较好的疗效,但不作为首选,仅用于对磺胺药和青霉素耐药或过敏的脑膜炎患者。

4.外用滴眼治疗沙眼和结膜炎。

(三)不良反应和用药注意事项

1.抑制骨髓造血功能

抑制骨髓造血功能是氯霉素最严重的毒性反应。一是可逆性血细胞减少,白细胞或粒细胞首先下降,这与剂量和疗程有关,如发生,应立即停药,可以恢复。二是不可逆性的再生障碍性贫血,虽少见,但病死率很高,这与剂量和疗程无直接关系,为防止此反应,应避免滥用并勤查血常规;不可与具有骨髓抑制作用的药物合用;除特殊感染者,疗程不宜超过2周。

2.灰婴综合征

新生儿及早产儿应用较大剂量时可发生腹胀、呕吐、进行性苍白、发绀、循环衰竭而死亡。故早产儿、出生后两周内的新生儿及妊娠后期和哺乳期妇女禁用,成人应用过量亦可出现同样症状,应及早停药,积极治疗。

3.其他

可有胃肠道反应、二重感染、中毒性精神病、皮疹、药热等。有精神病史者禁用;肝、肾功能减退者慎用。

4.用药注意

(1)氯霉素宜单独静脉滴注,与红霉素、土霉素、氢化可的松配伍可使疗效降低。

(2)苯妥英钠、双香豆素与氯霉素合用时,应适当减少剂量。

第五节 其他类抗生素

一、氯霉素类

氯霉素是 1947 年从委内瑞拉链霉菌 Streptomyces venezuelae 培养滤液中得到,确立分子结构后次年即用化学方法合成,而且是第一个全合成并在临床使用的抗生素。

化学名为 D-苏式-(-)-N-[α-(羟基甲基)-β-羟基对硝基苯乙基]-2,2-二氯乙酰胺。

氯霉素分子中含有两个手性碳原子,有四个旋光异构体。但仅(1R,2R)(-)体有抗菌活性,在临床上使用。DL-(±)苏阿糖型的外消旋体被称为合霉素,曾经在临床使用,但活性仅为氯霉素的一半,现已不用。

本品在无水乙醇中呈右旋性;在醋酸乙酯中呈左旋性。

氯霉素性质较稳定,特别是对热稳定。在干燥状态下可保持抗菌活性 5 年以上,其水溶液可冷藏几个月,即使煮沸 5h 对抗菌活性亦无影响。在中性,弱酸性条件下(pH 4.5~7.5)较稳定,但在强碱性(pH 9 以上)或强酸性(pH 2 以下)溶液中,分子中的酰胺键和二氯键都可发生水解,水解生成 4-硝基苯基-2-氨基-1,3-丙二醇和 N-(2,2-二羟基乙酰基)-4-硝基苯基-2-氨基-1,3-丙二醇。

氯霉素对革兰阴性及阳性细菌都有抑制作用,但对前者的效力强于后者。临床上主要用以治疗伤寒、副伤寒、斑疹伤寒等。其他如对百日咳、沙眼、细菌性痢疾及尿道感染等也有疗效。但若长期和多次应用可损害骨髓的造血功能,引起再生障碍性贫血。本品的作用机制是主要作用于细胞核糖体 50S 亚基,能特异性地阻止 mRNA 与核糖体结合。因氯霉素的结构与5′-磷酸尿嘧啶核苷相似,可与 mRNA 分子中的 5′-磷酸尿嘧啶核苷竞争核糖体上的作用部位,使 mRNA 与核糖体的结合受到抑制,从而阻止蛋白质的合成。氯霉素还可抑制转肽酶,使肽链不能增长,因为转肽酶可催化键合作用。大环内酯抗生素的作用机制与此相似。

将氯霉素中的硝基用强吸电子基甲砜基取代可得甲砜霉素,抗菌活性有所增强。其抗菌谱与氯霉素基本相似,临床用于呼吸道感染、尿路感染、败血症、脑炎和伤寒等,不良反应较少。作用机制与氯霉素相同,主要是抑制细菌蛋白质的合成。混旋体与左旋体的抗菌作用基本一致。

二、林可酰胺类

林可酰胺类抗生素有林可霉素和克林霉素,为弱碱性,可以形成临床可用的盐酸盐。林可霉素(洁霉素)是由链霉菌 Streptomyces lincolnensis 发酵产生的抗生素,有 A、B 两种组分。A 组分在吡咯烷酸上的取代基为正丙基,B 组分则为乙基,其抗菌活性仅为 A 组分的 1/4。克林霉素（氯洁霉素）为林可霉素的 7 位羟基（R）被 7 氯（S）取代的半合成衍生物。

林可霉素和克林霉素对革兰氏阳性菌效果好，对组织渗透力强，因此适用于骨髓炎。克林霉素的抗菌作用比林可霉素强 4～8 倍，并可口服。主要用于治疗葡萄球菌、溶血性链球菌肺炎球菌引起的皮肤软组织感染、上下呼吸道感染等。两者的作用机制都为作用于细菌核糖体 50S 亚基，抑制细菌蛋白质合成，毒性都比较小。

盐酸克林霉素，本品为白色结晶，在水中极易溶解。pKa＝7。

盐酸克林霉素的化学稳定性较好，对光稳定，在水溶液中的稳定件与 pH 有关，pH 3.0～5.0 时最稳定。

本品主要抑制蛋白质的合成，对大多数革兰氏阳性菌和某些厌氧的革兰阴性菌有抗菌作用。克林霉素是由林可霉素结构改造得到，为林可霉素 7 位氯取代物，其抗菌作用比林可霉素强 4～8 倍。临床上用于厌氧菌引起的腹腔和妇科感染。也可用于敏感的革兰氏阳性菌引起的呼吸道、关节和软组织、骨组织、胆管等的感染及败血症、心内膜炎等。克林霉素是金黄色葡萄球菌骨髓炎的首选治疗药物。

三、磷霉素

磷霉素为链霉菌 Streptomyces fradiace 产生的抗生素，为广谱抗生素。其作用机制为抑制细菌细胞壁的早期合成，临床上主要用于肺炎、脑膜炎、败血症、痢疾、尿路和皮肤软组织感染。

第十三章　抗恶性肿瘤药物

第一节　抗恶性肿瘤药分类

一、根据细胞增生周期分类

肿瘤细胞包括增生期细胞群、非增生期细胞群和无增生能力细胞三类。增生细胞按细胞分裂能力,可分为 4 期:DNA 合成前期(G_1 期)、DNA 合成期(S 期)、DNA 合成后期(G_2 期)、有丝分裂期(M 期)。增生期细胞呈指数方式生长,代谢活跃,增生迅速,是肿瘤组织不断增大的根源。此类肿瘤细胞对药物敏感。

非增生期细胞主要是静止期(G_0)细胞,有增生能力但暂不增生,当增生周期中对药物敏感的细胞被杀灭后,G_0 期细胞即可进入增生期,以补充其损失,是肿瘤复发的根源。G_0 期细胞对药物不敏感。

肿瘤组织中尚有一部分无增生能力的细胞群,不能进行分裂增生,通过老化而死亡,在肿瘤化疗中无意义。

根据对细胞周期不同阶段的选择性作用,抗恶性肿瘤化疗药物可分为拟下两类。

(一)细胞周期非特异性药

对增生周期各阶段细胞均有杀灭作用。而烷化剂和抗肿瘤抗生素等。

(二)细胞周期特异药

仅对增生周期中某一阶段细胞有杀灭作用。

1. 主要作用于 S 期的药物

如抗代谢类药氨甲蝶呤、氟尿嘧啶等。

2. 主要作用于 M 期的药物

如长春新碱。

二、根据药物作用机制分类

(一)干扰核酸合成的药物

这类药物的化学结构与核酸合成代谢所必需的物质如叶酸、嘌呤、嘧啶相似,起到干扰酸代谢而阻碍肿瘤细胞分裂的作用,故又称为抗代谢药。根据作用靶位的不同分为。

1. 二氢叶酸还原酶抑制剂(叶酸括抗药)

如氨甲蝶呤等。

2. 胸苷酸合成酶抑制剂(抗嘧啶药)

如氟尿嘧啶等。

3. 嘌呤核苷酸互变抑制剂(抗嘌呤药)

如巯嘌呤等。

4.核苷酸还原酶抑制剂

如羟基脲。

5.DNA 聚合酶抑制剂

如阿糖胞苷。

(二)干扰蛋白质合成的药物

1.微管蛋白抑制剂

如长春碱类、紫杉类和鬼臼毒素。

2.干扰核糖体功能

如高三尖杉酯碱。

3.影响氨基酸供应

如 L-门冬酰胺酶。

(三)直接破坏 DNA 结构与功能的药物

如烷化剂、丝裂霉素;柔红霉素等。

(四)影响激素平衡的药物

如肾上腺皮质激素、性激素及其拮抗药。

第二节 常用的抗恶性肿瘤药

一、烷化剂

(一)药物作用及机制

此类药物对细胞增生周期各时相均有细胞毒作用,而且对静止细胞 G_0 期亦有明显的杀伤作用。

1.氮芥

最早应用于临床的烷化剂,是注射液,其盐酸盐易溶于水,水溶液极不稳定。此药是一高度、活泼的化合物,可与多种有机亲核基团结合,其重要的反应是与鸟嘌呤第 7 位氮呈共价键结合,产生 DNA 的双链内的交叉联结或链内不同碱基的交叉联结,从而阻碍 DNA 的复制或引起 DNA 链断裂。对 G_1 期及 M 期细胞作用最强,对其他各期以及非增生细胞均有杀灭作用。

2.环磷酰胺

较其他烷化剂的选择性高,体外无细胞毒作用,在体内活化后才能产生抗肿瘤作用,口服及注射均有效。抗肿瘤作用机制为无活性的 CPA,在体内经肝药酶作用转化为 4-羟环磷酰胺,进一步在肿瘤组织中分解成环磷酰胺氮芥,其分子中的 β-氯乙基与 DNA 双螺旋链起交叉连结作用,破坏 DNA 结构,抑制肿瘤细胞分裂。

3.塞替哌

有三个乙烯亚胺基,能与细胞内 DNA 的碱基结合,从而改变 DNA 功能。对多种移植性肿瘤有抑制作用。虽属周期非特异性药物,但选择性高,除可抑制人体细胞及肿瘤细胞的核分裂、使卵巢滤泡萎缩外,还可影响睾丸功能。

4.白消安

属磺酸酯类化合物,在体内解离而起烷化作用。

(二)药动学特点

1.氮芥

注射给药后,在体内停留时间极短(0.5～1min),起效迅速,作用剧烈且无选择性。有90%以上很快从血中消除,迅速分布于肺、小肠、脾脏、肾脏、肝脏及肌肉等组织中,脑中含量最少。给药后6h与24h血中及组织中含量很低,20%的药物以二氧化碳形式经呼吸道排出,有多种代谢产物从尿中排除。

2.环磷酰胺

口服吸收良好,生物利用度为75%～90%,经肝转化成磷酰胺氮芥,产生细胞毒作用。静脉注射后,血中药物浓度呈双指数曲线下降,为二房室开放模型,$t_{1/2\alpha}$ 为 0.97h,$t_{1/2\beta}$ 为 6.5h,V_d 为 21.6L/kg,清除率为(10.7±3.3)ml/min。主要经肾排泄,48h内尿中排出用药量的70%左右,其中 2/3 为其代谢产物。肾功能不良时,清除率下降,$t_{1/2\beta}$ 可延长到 10h 以上。

3.塞替哌

口服易被胃酸破坏,胃肠道吸收差,静脉注射后1～4h血中药物浓度下降90%,t1/2 约为2h,能透过血脑屏障。主要以代谢物形式经尿中排泄,排泄量达 60%～85%。

4.白消安

口服易吸收,口服后 1～2h 可达血药高峰,$t_{1/2}$ 以约为 2.5h。易通过血－脑屏障,脑脊液中浓度可达血浓度的 95%。绝大部分以甲基磺酸形式从尿中排出。

(三)临床应用和疗效评价

1.适应证及疗效评价

(1)氮芥:是第一个用于恶性肿瘤治疗的药物,在临床上主要用于恶性淋巴瘤,如霍奇金淋巴瘤及非霍奇金淋巴瘤等。尤其适用于纵隔压迫症状明显的恶性淋巴瘤患者。亦可用于肺癌,对未分化肺癌的疗效较好。

(2)环磷酰胺:具有广谱的抗肿瘤作用,可用以治疗多种恶性肿瘤。①恶性淋巴瘤:单独应用对霍奇金病的有效率达 60%左右,与长春新碱、甲基苄肼及强的松合用对晚期霍奇金病的完全缓解率达 65%。②急性白血病和慢性淋巴细胞白血病:有一定疗效,且与其他抗代谢药物无交叉抗药性,联合用药可增加疗效。③其他肿瘤:对多发性骨髓瘤、乳腺癌、肺癌、卵巢癌、尤文神经母细胞瘤、软组织肉瘤、精原细胞瘤、胸腺瘤等均有一定疗效。④自身免疫性疾病:类风湿关节炎、肾病综合征、系统性红斑狼疮、特发性血小板减少性紫癜及自身免疫性溶血性贫血等。

(3)塞替哌:对卵巢癌的有效率 40%;对乳腺癌的有效率达 20%～30%,和睾丸酮合用可提高疗效;对膀胱癌可采用膀胱内灌注法进行治疗,每次 50～100mg 溶于 50～100ml 生理盐水中灌入,保留 2h,每周给药 1 次,10 次为 1 个疗程;对癌性腹腔积液、胃癌、食管癌、宫颈癌、恶性黑色素瘤、淋巴瘤等亦有一定疗效。

(4)白消安:低剂量即对粒细胞的生成有明显选择性抑制作用,仅在大剂量下才对红细胞和淋巴细胞有抑制作用,由于它对粒细胞的选择性作用,对慢性粒细胞白血病有明显疗效,缓解率可达 80%～90%,但对慢性粒细胞白血病急性病变和急性白血病无效,对其他肿瘤的疗效也不明显。

(5)福莫司汀:主要用于治疗已扩散的恶性黑色素瘤(包括脑内部位)和原发性脑内肿瘤,也用于淋巴瘤、非小细胞肺癌、肾癌等。

2.治疗方案

(1)氮芥:静脉注射,每次 4～6mg/m²(或 0.1mg/kg),每周 1 次,连用 2 次,休息 1～2 周重复。腔内给药:每次 5～10mg,加生理盐水 20～40ml 稀释,在抽液后即时注入,每周 1 次,可根据需要重复。局部皮肤涂抹:新配制每次 5mg,加生理盐水 50ml,每日 1～2 次,主要用于皮肤蕈样霉菌病。

(2)环磷酰胺:口服,每次 50～100mg,每天 3 次。注射剂用其粉针剂,每瓶 100～200mg,于冰箱保存,临用前溶解,于 3h 内用完。静脉注射每次 200mg,每天或隔天注射 1 次,一疗程为 8～10g。冲击疗法可用每次 800mg,每周 1 次,以生理盐水溶解后缓慢静脉注射,一疗程为 8g。儿童用量为每次 3～4mg/kg,每天或隔天静脉注射 1 次。

(3)塞替哌:常静脉给药,亦可行肌内及皮下注射,常用剂量为 0.2mg/kg,成人每次 10mg,每日 1 次,连用 5d,以后改为每周 2～3 次,200～300mg 为 1 个疗程。腔内注射为 1 次 20～40mg,5～7d1 次,3～5 次为 1 个疗程。瘤体注射为 1 次 5～15mg,加用 2%普鲁卡因,以减轻疼痛。

(4)白消安:常用量为口服 6～8mg/d,儿童 0.05mg/kg,当白细胞下降至 1～2 万后停药或改为 1～3mg/d,或每周用 2 次的维持量。

(四)不良反应及注意事项

1.不良反应

(1)胃肠道反应:均有不同程度的胃肠道反应,预先应用氯丙嗪类药物可防止胃肠道反应,其中塞替派的胃肠道反应较轻。福莫司汀可有肝氨基转移酶、碱性磷酸酶和血胆红素中度、暂时性增高。

(2)骨髓抑制:均有不同程度的骨髓抑制。抑制骨髓功能的程度与剂量有关,停药后多可恢复。

(3)皮肤及毛发损害:以氮芥、环磷酰胺等多见。

(4)特殊不良反应:①环磷酰胺可致化学性膀胱炎,出现血尿,血尿出现之前,可产生尿频和排尿困难,发生率及严重程度与剂量有关,主要是因为环磷酰胺代谢产物经肾排泄,可在膀胱中浓集引起膀胱炎,故用药期间应多饮水和碱化尿液以减轻症状;大剂量可引起心肌病变,可致心内膜、心肌损伤,起病急骤,可因急性心力衰竭而死亡,与放射治疗或阿霉素类抗生素并用时,也能促进心脏毒性的发生;②白消安久用可致闭经或睾丸萎缩,偶见出血、再障及肺纤维化等严重反应。

(5)其他:①环磷酰胺有时可引起肝损害,出现黄疸,肝功能不良者慎用。少数患者有头昏、不安、幻视、脱发、皮疹、色素沉着、月经失调及精子减少等。②氮芥有时可引起轻度休克、血栓性静脉炎、月经失调及男性不育。③福莫司汀少见发热、注射部位静脉炎、腹泻、腹痛、尿素暂时性增加、瘙痒、暂时性神经功能障碍(意识障碍、感觉异常、失味症)。

2. 禁忌证

烷化剂类抗恶性肿瘤药毒性较大,因此,凡有骨髓抑制、感染、肝肾功能损害者禁用或慎用。过敏者禁用。妊娠及哺乳期妇女禁用。

3. 药物相互作用

(1)氮芥:与长春新碱、甲基苄肼、泼尼松合用(MOPP 疗法)可提高对霍奇金淋巴瘤的疗效。

(2)环磷酰胺:可使血清中假胆碱酯酶减少,使血清尿酸水平增高,因此,与抗痛风药如别嘌呤醇、秋水仙碱、丙磺舒等同用时,应调整抗痛风药物的剂量。此外也加强了琥珀胆碱的神经肌肉阻滞作用,可使呼吸暂停延长。环磷酰胺可抑制胆碱酯酶活性,因而延长可卡因的作用并增加毒性。大剂量巴比妥类、皮质激素类药物可影响环磷酰胺的代谢,同时应用可增加环磷酰胺的急性毒性。

(3)塞替派:可增加血尿酸水平,为了控制高尿酸血症可给予别嘌呤醇;与放疗同时应用时,应适当调整剂量;与琥珀胆碱同时应用可使呼吸暂停延长,在接受塞替派治疗的患者,应用琥珀胆碱前必须测定血中假胆碱酯酶水平;与尿激酶同时应用可增加塞替派治疗膀胱癌的疗效,尿激酶为纤维蛋白溶酶原的活化剂,可增加药物在肿瘤组织中的浓度。

(4)白消安:可增加血及尿中尿酸水平,故对有痛风病史的患者或服用本品后尿酸增高的患者可用抗痛风药物。

4. 注意事项

(1)氮芥:本品剂量限制性毒性为骨髓抑制,故应密切观察血常规变化,每周查血常规 1~2 次。氮芥对局部组织刺激性强,若漏出血管外,可导致局部组织坏死,故严禁口服、皮下及肌内注射,药物一旦溢出,应立即用硫代硫酸钠注射液或 1% 普鲁卡因注射液局部注射,用冰袋冷敷局部 6~12h。氮芥水溶液极易分解,故药物开封后应在 10min 内注入体内。

(2)环磷酰胺:其代谢产物对尿路有刺激性,应用时应多饮水,大剂量应用时应水化、利尿,同时给予尿路保护剂美司钠。当大剂量用药时,除应密切观察骨髓功能外,尤其要注意非血液学毒性如心肌炎、中毒性肝炎及肺纤维化等。当肝肾功能损害、骨髓转移或既往曾接受多程化放疗时,环磷酰胺的剂量应减少至治疗量的 1/2~1/3。腔内给药无直接作用。环磷酰胺水溶液不稳定,最好现配现用。

(3)塞替哌:用药期间每周都要定期检查外周血常规,白细胞与血小板及肝、肾功能。停药后 3 周内应继续进行相应检查,已防止出现持续的严重骨髓抑制;尽量减少与其他烷化剂联合使用,或同时接受放射治疗。

(4)白消安:治疗前及治疗中应严密观察血常规及肝肾功能的变化,及时调整剂量,特别注意检查血尿素氮、内生肌酐清除率、胆红素、丙氨酸转移酶(ALT)及血清尿酸。用药期间应多饮水并碱化尿液或服用别嘌呤醇以防止高尿酸血症及尿酸性肾病的产生。发现粒细胞或血小板迅速大幅度下降时应立即停药或减量以防止出现严重骨髓抑制。

二、抗代谢药

抗代谢药是一类化学结构与机体中核酸、蛋白质代谢物极其相似的化合物,所以在体内与内源性代谢物产生特异性、竞争性拮抗：①二者在同一生化反应体系中竞争同一酶系统，影响其正常反应速度，降低或取消代谢产物的生成，影响大分子的生物合成，并抑制核分裂；②以伪代谢物的身份参与生化反应，经酶的作用所生成的产物是无生理功能的，从而阻断某一生化反应而抑制细胞的分裂。此类药物属细胞周期特异性药物，临床上常用的有氨甲蝶呤、巯嘌呤、氟尿嘧啶、阿糖胞苷、盐酸吉西他滨等。

(一)药物作用及机制

1. 药理作用

(1)氨甲蝶呤：为叶酸类抗代谢药，其化学结构与叶酸相似，对二氢叶酸还原酶有强大的抑制作用，可与二氢叶酸还原酶形成假性不可逆的、强大而持久的结合，从而使四氢叶酸的生成碍，干扰体内一碳基团的代谢，致使核苷酸的合成受阻，最终抑制 DNA 的合成。该药选择性地作用于细胞增生周期中的 S 期，故对增生比率较高的肿瘤作用较强。但由于其可抑制 DNA 及蛋白质合成，故可延缓 G_1－S 转换期。

(2)巯嘌呤：为嘌呤类抗代谢药，能阻止嘌呤核苷酸类的生物合成，从而抑制 DNA 的合成，属作用于 S 期的药物，亦可抑制 RNA 的合成。还具有免疫抑制作用。

(3)氟尿嘧啶：为嘧啶类抗代谢药。在体内外均有较强的细胞毒作用，且抗瘤谱广。进入体内经转化后形成氟尿嘧啶脱氧核苷，5－FUdRP 可抑制胸腺嘧啶核肾酸合成酶活力，阻断尿嘧啶脱氧核苷酸甲基化形成胸腺嘧啶脱氧核苷酸，从而阻止 DNA 合成，抑制肿瘤细胞分裂繁殖。另外，在体内可转化为氟尿嘧啶核苷掺入 RNA，从而干扰蛋白质合成。该药对 S 期敏感。

(4)阿糖胞苷：属于脱氧核糖核苷酸多聚酶抑制剂，抗肿瘤作用强大，另外还具有促分化、免疫抑制及抗病毒作用。Ara－C 抗肿瘤作用的机制是经主动转运进入细胞后，转化为阿糖胞苷三磷酸(Ara－CTP)而产生如下作用：①Am－CTP 可抑制 DNA 聚合酶而抑制 DNA 合成；②Ara－CTP 也可掺入 DNA，干扰 DNA 的生理功能；③Ara－CTP 可抑制核苷酸还原酶活性，影响 DNA 合成；④Ara－C 还可抑制膜糖脂及膜糖蛋白的合成，影响膜功能；⑤Am－CTP 亦可掺入 RNA，于扰其功能。

2. 抗药性作用

(1)癌细胞与 6－MP 长期接触，可产生抗药性，主要是由于癌细胞内缺乏 6－MP 转化为 6－巯基嘌呤核苷酸的转换酶，另外也与膜结合型碱性磷酸酶活力升高导致癌细胞中硫代嘌呤核苷酸减少有关。

(2)肿瘤细胞与 5－Fu 长期接触可出现抗药性，其抗药机制为：①肿瘤细胞合成大量的 TS；②细胞内缺乏足够的 5－FU 转化酶；③胸苷激酶量增加，可促进肿瘤细胞直接利用胸苷。

(3)肿瘤细胞与 Ara－C 长期接触可产生抗药性，可能与下列原因有关：细胞膜转运 Ara－C 能力下降；瘤细胞中活化 Ara－C 的酶活性提高，使之代谢失活；脱氧三磷酸腺苷(dCTP)增高，阻断其他脱氧核苷酸合成；细胞内 Ara－CTP 与 DNA 聚合酶的亲和力下降；Ara－CTP 从 DNA 解离。

(二)药动学特点

1. 氨甲蝶呤

口服小剂量(0.1mg/kg)吸收较好，大剂量(10mg/kg)吸收较不完全，食物可影响其吸收。

进入体内后全身分布,肝、肾等组织中含量最高,不易透过血脑屏障,但可进入胸腔积液及腹腔积液中。血药浓度呈三房室模型衰减:$t_{1/2\alpha}$ 为 $2\sim 8min$;$t_{1/2\beta}$ 为 $0.9\sim 2h$;$t_{1/2\gamma}$ 为 $0.4h$,清除率每分钟大于 $9ml/m^2$。在体内基本不代谢,主要以原形通过肾小球滤过及肾小管主动分泌,经尿中排出,排除速度与尿 pH 有关,碱化尿液可加速排出。MTX 血药浓度与其骨髓毒性密切相关,可根据血药浓度监测毒性。

2. 巯嘌呤

口服吸收不完全,生物利用度个体差异较大,为 $5\%\sim 37\%$,可能与首关效应有关。静脉注射后,半衰期较短,$t_{1/2}$ 约为 $50min$,脑脊液中分布较少。体内代谢有两种途径:①巯基甲基化后再被氧化失活,甲基化由硫嘌呤甲基转移酶(TPMP)催化;当 TPMP 活性低时,6-MP 代谢减慢,作用增强,易引起毒性反应。该酶活性在白种人为多态分布(约 15% 的人酶活性较低),而在中国人为均态分布;②被黄嘌呤氧化酶(XO)催化氧化为 6-硫代鸟酸。该药主要经肾排泄。

3. 氟尿嘧啶

口服吸收不规则且不完全,生物利用度可随剂量而增加,临床一般采用静脉注射给药。血中药物清除为一房室模型,$t_{1/2}$ 为 $10\sim 20min$。吸收后分布于肿瘤组织、肝和肠黏膜细胞内的浓度高,可透过血-脑屏障及胸、腹腔癌性积液中。80% 在肝内代谢。在 $8\sim 12h$ 内由呼吸道排出其代谢产物 CO_2,15% 左右以原形经尿排出。

4. 阿糖胞苷

口服无效,需静脉滴注。易透过血脑屏障,在体内经胞嘧啶核苷脱氨酶作用,形成无活性的阿拉伯糖苷。该酶在肝、脾、肠、肾、血细胞及血浆中含量较高。药物的消除为二房室模型,$t_{1/2\alpha}$ 为 $10\sim 15min$,$t_{1/2\beta}$ 为 $2\sim 3h$,24h 内约有 80% 的药物以阿糖尿苷的形式排泄。

(三)临床应用和疗效评价

1. 适应证及疗效评价

(1)氨甲蝶呤:①急性白血病,对于急性淋巴性白血病和急性粒细胞性白血病均有良好疗效,对儿童急性淋巴性白血病的疗效尤佳,对于成人白血病疗效有限,但可用于白血病脑膜炎的预防。②绒毛膜上皮癌、恶性葡萄胎:疗效较为突出,大部分患者可得到缓解,对于早期诊断的患者疗效可达 90%。③骨肉瘤、软组织肉瘤、肺癌、乳腺癌、卵巢癌:使用大剂量有一定疗效。④头颈部肿瘤:以口腔、口咽癌疗效最好,其次是喉癌,鼻咽癌疗效较差,常以动脉插管滴注给药。⑤其他:鞘内注射给药对于缓解症状较好,亦可用于预防给药和防止肿瘤转移。对肢体、盆腔、肝、头颈部肿瘤可于肿瘤区域动脉注射或输注,加用醛氢叶酸(CF),疗效较好。对自身免疫系统疾病如全身系统性红斑狼疮、类风湿关节炎等有一定疗效。另外,对牛皮癣有较好的疗效。

(2)巯嘌呤:①急性白血病,常用于急性淋巴性白血病,对儿童患者的疗效较成人好;对急性粒细胞、慢性粒细胞或单核细胞白血病亦有效。②绒毛膜上皮癌和恶性葡萄胎:我国使用大剂量 6-MP 治疗绒毛膜上皮癌收到一定疗效,但不如 MTX。③对恶性淋巴瘤、多发性骨髓瘤也有一定疗效。④近年已利用其免疫抑制作用,用于原发性血小板减少性紫癜、自身免疫性溶血性贫血、红斑狼疮、器官移植、肾病综合征的治疗。

(3)氟尿嘧啶：①消化道癌，为胃癌、结肠癌、直肠癌的最常用药物,常与丝裂霉素、阿糖胞苷、阿霉素、卡莫司汀、长春新碱、甲氮咪胺等合用;亦可作晚期消化道癌手术后的辅助化疗;亦可采用动脉插管注药或持久输注法治疗原发性肝癌;②绒毛膜上皮癌:我国采用大剂量5－FU与放线菌素D合用,治愈率较高;③头颈部肿瘤:以全身用药或动脉插管注射、滴注,用于包括鼻咽癌等的头颈部肿瘤治疗;④皮肤癌:局部用药对多发性基膜细胞癌、浅表鳞状上皮癌等有效,对广泛的皮肤光化性角化症及角化棘皮瘤等亦有效;⑤对乳腺癌、卵巢癌,以及肺癌、甲状腺癌、肾癌、膀胱癌、胰腺癌有效,对宫颈癌除联合化疗外,还可并用局部注射。

(4)阿糖胞苷:①急性白血病,对急性粒细胞白血病疗效最好,对急性单核细胞白血病及急性淋巴细胞白血病也有效。但单独使用缓解率差,常与6－MP、长春新碱、环磷酰胺等合用;②对恶性淋巴肉瘤、消化道癌也有一定疗效,对多数实体瘤无效;③还可用于病毒感染性疾病,如单纯疱疹病毒所致疱疹;牛痘病毒、单纯疱疹及带状疱疹病毒所致眼部感染。

2.治疗方案

(1)氨甲蝶呤:①急性白血病,口服每日0.1mg/kg,也可肌内注射或静脉注射给药。一般有效疗程的安全剂量为50～100mg,此总剂量视骨髓情况和血常规而定。脑膜白血病或中枢神经系统肿瘤:鞘内注射5～10mg/d,每周1～2次;②绒毛膜上皮癌及恶性葡萄胎:成人一般10～30mg/a,每日1次,口服或肌内给药,5日为一疗程,视患者反应可重复上述疗程,亦可以10～20mg/d静脉滴注(加于5％葡萄糖溶液500ml中于4h滴完),5～10日为一个疗程;③骨肉瘤、恶性淋巴瘤、头颈部肿瘤等:常采用大剂量($3\sim15g/m^2$)静脉注射,并加用亚叶酸(6～12mg)肌内注射或口服,每6h一次,共3日,这称为救援疗法。因为大剂量的MTX可提高饱和血药浓度,由此可升高肿瘤细胞内的药物浓度并便于扩散至血流较差的实体瘤中,但因血药浓度的提高,其毒性也相应增加,故加用CF,后者转化四氢叶酸不受MTX所阻断的代谢途径的限制,故起解救作用,提高化疗指数。为了充分发挥解救作用,应补充电解质、水分及碳酸氢钠以保持尿液为碱性,尿量维持在每日3000ml以上,并对肝、肾功能、血常规以及血浆MTX的浓度逐日检查,以保证用药的安全有效。对有远处转移的高危患者,则需和放线菌素D等联合应用,缓解率达70％以上。

(2)巯嘌呤:①白血病,2.5～3.0mg/(kg·d),分2～3次口服,根据血常规调整剂量,由于其作用比较缓慢,用药后3～4周才发生疗效,2～4月为一疗程。②绒毛膜上皮癌:6mg/(kg·d),1个疗程为10日,间隔3～4周后重复疗程。③用于免疫抑制:1.2～2mg/(kg·d)。

(3)氟尿嘧啶:①静脉注射,10～12mg/(kg·d),每日给药量约为500mg,隔日1次;国外常用"饱和"剂量法,即12～15mg/(kg·d),连用4～5d后,改为隔日1次,出现毒性反应后剂量减半;亦有以500～600mg·m^{-2},每周给药1次;成人的疗程总量为5.0～8.0g。②静脉滴注:毒性较静脉注射低,一般为10～20mg/(kg·d),把药物溶于生理盐水或5％葡萄糖注射液中,2～8h滴完,每日1次,连续5日,以后减半剂量,隔日1次,直至出现毒性反应。治疗绒毛膜上皮癌时,可加大剂量至25～30mg/(kg·d),药物溶于5％葡萄糖液500～1000ml中点滴6～8h,10日为一疗程,但此量不宜用作静脉注射,否则,将产生严重毒性反应。③动脉插管滴注:以5～20mg/kg溶于5％葡萄糖液中(500～1000ml)滴注6～8h,每日1次,总量为5～8g。④胸腹腔内注射:一般每次1.0g,5～7d1次,共3～5次。⑤瘤内注射:如宫颈癌250～500mg/

次。⑥局部应用:治疗皮肤基底癌及癌性溃疡,可用 5%～10% 的软膏或 20% 霜剂外敷,每日 1～2 次。⑦口服:一般 5mg/(kg·d),总量为 10～15g 或连续服用至出现毒性反应,即停药。

(4)阿糖胞苷:①静脉注射,1～3mg/(kg·d),连续 8～15d。②静脉滴注:1～3mg/(kg·d),溶于葡萄糖液中缓慢滴注,14～20d 为一疗程。③皮下注射:作维持治疗,每次 1～3mg/kg,每周 1～2 次。④鞘内注射:25～75mg/次,每日或隔日注射一次,连用 3 次。

(四)不良反应及注意事项

1.不良反应

(1)胃肠道反应:均有不同程度的胃肠道反应,为常见的早期毒性症状。MTX 较严重,可引起广泛性溃疡及出血,有生命危险。巯嘌呤大剂量可致口腔炎、胃肠黏膜损害、胆汁郁积及黄疸,停药后可消退。5-FU 可致假膜性肠炎,此时需停药,并给予乳酶生等药治疗。

(2)骨髓抑制均有不同程度的骨髓抑制。MTX 严重者引起全血抑制,当白细胞低于 3×10^9/L、血小板低于 0.5×10^9/L～0.7×10^9/L 或有消化道黏膜溃疡时,应停用或用亚叶酸钙救援及对症治疗。6-MP 严重者也可发生全血抑制,高度分叶核中性白细胞的出现,常是毒性的早期征兆。

(3)皮肤及毛发损害常见于阿糖胞苷和盐酸吉西他滨。

(4)特殊不良反应:①MTX 有肝、肾功能损害,长期应用可能引起药物性肝炎、肝硬化和门脉高压;大剂量 MTX 应用,其原形及代谢产物从肾排泄,易形成结晶尿及尿路阻塞,形成肾损害,要多饮水及碱化尿液。②6-MP 可致部分患者出现高尿酸血症、尿酸结晶及肾功能障碍。③5-FU 毒性较大,治疗量与中毒量相近,可致神经系统损害:颈动脉插管注药时,部分患者可发生小脑变性、共济失调和瘫痪;还可引起心脏毒性:出现胸痛、心率加快、心电图表现为 S-T 段抬高,T 波升高或倒置,同时可见血中乳酸脱氢酶升高。④阿糖胞苷可致肝损害,可见转氨酶升高、轻度黄疸,停药后可恢复。大剂量可致阻塞性黄疸。⑤盐酸吉西他滨可致泌尿生殖系统毒性:轻度蛋白尿及血尿常见,偶尔见类似溶血尿毒症综合性的临床表现,若有微血管病性溶血性贫血的表现,如血红蛋白及血小板迅速下降,血清胆红素、肌酐、尿素氮、乳酸脱氢酶上升,应立即停药。有时停药后,肾功能仍不能好转,则应给予透析治疗;呼吸系统:气喘常见,静脉滴注过程中可见支气管痉挛;心血管系统:可有水肿,少数有低血压。

(5)其他:①MTX 鞘内注射,可引起蛛网膜炎,出现脑膜刺激症状;长期大量用药可产生坏死性脱髓性白质炎。可引起间质性肺炎,出现咳嗽、发热、气急等症,部分患者可致肺纤维化;少数患者有生殖功能减退、月经不调,妊娠前 3 个月可致畸胎、流产或死胎。②5-FU 有时引起注射部位动脉炎,动脉滴注可引起局部皮肤红斑、水肿、破溃、色素沉着,一般于停药后可恢复。③阿糖胞苷有时可致小脑或大脑功能失调及异常抗利尿激素分泌综合征。

2.禁忌证

过敏者、感染患者、孕妇、哺乳妇女禁用,肝、肾功能障碍患者慎用。

3.药物相互作用

(1)MTX 蛋白结合率高,与磺胺类、水杨酸盐、巴比妥类、苯妥英钠合用,可竞争与血浆蛋白结合,使其浓度增高。糖皮质激素、先锋霉素、青霉素、卡那霉素可抑制细胞摄取 MTX,减弱其作用。苯胺蝶呤可增加白血病细胞中的二氢叶酸还原酶浓度,减弱 MTX 的作用。该药与氟尿嘧啶序贯应用,可使 MTX 作用增加,反之可产生阻断作用。长春新碱于 MTX 用前 30min 给予,可加速细胞对 MTX 的摄取,并阻止其逸出,加强 MTX 的抗肿瘤作用。天门冬酰胺酶可减轻 MTX 的毒性反应。在给 MTX 24h 后加用天门冬酰胺酶,可提高 MTX 对急性淋巴细胞白血病的疗效。

(2)与别嘌呤醇合用,可使 6－MP 抗肿瘤作用加强,还可减少 6－硫代尿酸的生成。

(3)甲酰四氢叶酸、胸腺嘧啶核苷、氨甲蝶呤、顺铂、尿嘧啶、双嘧达莫、磷乙天门冬氨酸可增强 5－FU 的抗肿瘤作用。别嘌呤醇可降低 5－FU 的毒性,但不影响抗肿瘤作用。

(4)阿糖胞苷与硫鸟嘌呤合用可提高对急性粒细胞性白血病的疗效;与四氢尿嘧啶核苷合用,使其 $t_{1/2}$ 延长,增强骨髓抑制。大剂量胸腺嘧啶核苷酸、羟基尿可增强其抗肿瘤作用,阿糖胞苷亦可增强其他抗肿瘤药物的作用。

4.注意事项

应对患者的血小板、白细胞、中性粒细胞数进行监测,应根据骨髓毒性的程度相应调整剂量;静脉滴注药物时间延长和增加用药频率可增加药物的毒性;静脉滴注时,如发生严重呼吸困难(如出现肺水肿、间质性肺炎或成人呼吸窘迫症),应停止药物治疗。早期给予支持疗法,有助于纠正不良反应;应定期检查肝、肾功能;盐酸吉西他滨可引起轻度困倦,患者在用药期间应禁止驾驶和操纵机器。

三、抗肿瘤抗生素

抗肿瘤抗生素是由微生物产生的具有抗肿瘤活性的化学物质,至今报道具有抗肿瘤活性的微生物产物已超过 1500 种,但应用于临床的抗肿瘤抗生素只有 20 多种,此类药物属细胞周期非特异性药物,他们通过各种方式干扰转录,阻止 mRNA 合成,抑制 DNA 复制,阻止肿瘤细胞的分裂、繁殖而起到抗肿瘤作用。此类药物对肿瘤选择性差,不良反应较多,毒性较大。常用的有多柔米星及柔红霉素、丝裂霉素、博来霉素、放线菌素 D 等。

(一)药物作用及机制

1.药理作用

(1)多柔米星及柔红霉素:属于醌环类抗生素,体外具有明显的细胞毒作用,体内具有广谱抗肿瘤作用,还具有免疫调节作用。柔红霉素的细胞毒作用比多柔米星小。两药的抗肿瘤作用相似,经主动转运机制进入细胞内,其分子可插入 DNA 分子中,影响 DNA 功能。ADM 在细胞内的浓度较血浓度高出数倍,进入细胞后,很快与细胞核结合,与 DNA 形成稳定的复合物,使 DNA 链易于折断,导致 DNA、RNA 及蛋白质合成受到抑制。ADM 对 S 期细胞的杀伤作用最大。

(2)丝裂霉素:本品具有烷化作用,主要影响 DNA 功能,可抑制 DNA 的合成,高浓度时使 DNA 崩解,细胞核溶解。还可抑制 RNA 合成。MMC 在体内经转化后,可与 DNA 产生交叉联结破坏 DNA,使 DNA 发生烷化,其中对 G_1 期细胞尤其是 G_1 晚期及 S 期最为敏感。对多种移植性肿瘤有强大抗肿瘤作用,抗瘤谱广。此外,还具有较强的抗菌作用,其抗菌谱广,对革兰阳性及阴性菌作用强,对立克次体及病毒亦有作用。同时具有免疫抑制作用。

(3)博来霉素:与铁离子络合产生游离氧破坏 DNA,使 DNA 单链断裂,阻止 DNA 的复制,其抗瘤谱广。另外,还具有抗菌和抗病毒作用,可阻止 DNA 病毒的复制,对葡萄球菌、炭疽杆菌、枯草杆菌、大肠埃希菌、痢疾杆菌、伤寒杆菌及分枝杆菌均有抑制作用。

（4）放线菌素 D：抗瘤谱广，具有免疫抑制作用。其抗肿瘤机制主要为：低浓度抑制 DNA 指导下的 RNA 合成；高浓度时抑制 DNA 合成，还可使某些肿瘤细胞发生凋亡。

2.抗药性作用

（1）癌细胞与 ADM 及 DNR 长期接触会产生抗药性。ADM 与 DNR 之间亦可产生交叉抗药性，并对长春新碱、长春碱及放线菌素 D 等产生抗药性。出现多药抗药性的机制复杂，可能是由于抗药性细胞抗药基因（mdr）的扩增，其基因产物 P170 糖蛋白具有能量依赖性药物外排泵性质，使大量药物被泵出细胞外。抗药性的产生还与某些肿瘤细胞内产生大量的谷胱苷肽过氧化物酶有关，可消除 ADM 及 DNR 所产生的自由基。此外，有些肿瘤细胞与 ADM 及 DNR 长期接触后，细胞内蛋白激酶 C 含量升高，肿瘤坏死因子（TNF）增加，膜流动性提高，由此也可产生抗药性。

（2）长期与 MMC 接触，瘤细胞可产生抗药性。抗药性与药物还原型活化能力下降及 DNA 修复能力增加有关。该药与蒽环类及长春碱类可呈交叉抗药性。

（3）瘤细胞与 BLM 长期接触可产生抗药性，机制未明，可能与细胞内 BLM 灭活酶 B 含量增高、谷胱苷肽、谷胱苷肽过氧化物酶（GSH－PX）含量增高，细胞对 BLM 摄取减少，BLM 从细胞内溢出增高有关，也可能与 BLM 所诱导的 DNA 损伤易于修补有关。

（4）癌细胞与 DACT 长期接触可产生抗药性：与蒽环类抗生素及长春碱类之间有交叉抗药性，出现多药抗药性。抗药性主要是由于 mdr 基因过度表达，癌细胞上产生大量 P170 糖蛋白，致使 DACT 泵出细胞。抗药性产生还与瘤细胞内拓扑异构酶－Ⅱ活性降低有关。

（二）药动学特点

1.多柔米星及柔红霉素

ADM 口服无效，DNR 口服吸收欠佳。ADM 静脉给药后很快分布于肝、心、肾、肺等组织中，在肿瘤组织中浓度亦较高，不易透过血脑屏障。ADM 及 DNR 在血中皆呈二房室模型衰减，ADM 的 $t_{1/2\alpha}$ 为 10min，$t_{1/2\beta}$ 为 30h；DNR 的 $t_{1/2\alpha}$ 为 30～40min，$t_{1/2\beta}$ 为 24～55h。两药均在体内代谢转化，原形及代谢产物主要通过胆汁排泄，肝功能严重受损时，可使 ADM 的血药浓度升高，半衰期延长，DNR 部分自肾排泄。

2.丝裂霉素

口服吸收不规则，口服同等剂量的 MMC，血中浓度仅达静脉注射的 1/20，分布广泛，以肾、舌、肌肉、心、肺等组织中浓度较高，脑组织中含量很低，腹腔积液中浓度亦较高。常静脉注射给药，吸收后分布于全身各组织器官，$t_{1/2}$ 为 50min，体内许多组织如肝、脾、肾、脑及心脏可灭活 MMC。主要经肾小球滤过排泄，但尿中排泄量仅为用药量的 15%。

3.博来霉素

局部刺激性小，除可用静脉注射外，还可作肌内、腔内注射。体内分布广，尤以皮肤、肺、腹膜及淋巴组织中积聚较多，癌组织中浓度高于邻近组织。一次静脉注射消除呈二房室模型，$t_{1/2\beta}$ 为 2～4h，肌内注射于 1～2h 达峰浓度，$t_{1/2\beta}$ 为 2.5h，V_d 为 0.39L/kg，主要经肾排泄，24h 内排出给药量的 1/2～2/3，肾功能障碍者排出减少，$t_{1/2}$ 延长。

4.放线菌素D

口服吸收差。静脉注射后,迅速分布于机体各组织中,血药浓度迅速降低,主要分布于肝、肾、脾及颌下腺中,不易透过血脑屏障。骨髓及肿瘤组织中浓度明显高于血浆。体内很少被代谢,主要从胆汁和尿中原型排出,末端相半衰期为36h。

(三)临床应用和疗效评价

1.适应证及疗效评价

(1)多柔米星及柔红霉素:ADM临床可用于恶性淋巴瘤、肺癌、消化道恶性肿瘤、乳腺癌、膀胱癌、骨及软组织肉瘤、卵巢癌、前列腺癌、甲状腺癌等。DNR主要用于白血病的治疗。

(2)丝裂霉素:①消化道恶性肿瘤,如胃、肠、肝、胰腺癌等疗效较好;②对肺、乳腺、宫颈、膀胱、绒毛膜上皮癌也有效;③对恶性淋巴瘤有效。

(3)博来霉素:主要用于治疗鳞状上皮癌,包括皮肤、鼻咽、食管、阴茎、肺、外阴部和宫颈癌等,常可取得较好效果,另对淋巴瘤类,如霍奇金病、非霍奇金淋巴瘤、蕈样肉芽肿以及睾丸癌、黑色素瘤也有一定疗效。

(4)放线菌素D:对霍奇金病和神经母细胞瘤有突出疗效,对绒毛膜_上皮癌疗效也较好,但对睾丸绒毛膜上皮癌疗效差,与放疗合用可提高瘤组织对放疗的敏感性。另外,对小儿肾母细胞瘤、横纹肌肉瘤、纤维肉瘤、原发性及转移性睾丸肿瘤、Kaplsi肉瘤也有一定疗效。

2.治疗方案

(1)多柔米星及柔红霉素:ADM一般采用静脉注射,1次50～60mg/m²,每3周1次,或每天20～25mg/m²,连用3d,3周为1个疗程,总剂量不超过550mg/m²。对浅表性扩散型膀胱癌以ADM 60mg溶于30ml生理盐水中作膀胱内灌注,保留2h,每周2次,每3周重复1次。DNR每天静脉注射30～60mg/m²,连续3天,每3～6周为一个疗程。

(2)丝裂霉素:常用静脉注射给药,1次4～6mg,1周1～2次,40～60mg为1个疗程。作腔内注射,剂量为4～10mg,每5～7d 1次,4～6次为1个疗程。口服每次2～6mg,每天1次,80～120mg为1个疗程。

(3)博来霉素:肌肉和静脉注射15～30mg/次,每日1次或每周2～3次,300～600mg为一疗程。还可用软膏外涂来治疗溃疡面。

(4)放线菌素D:成人每次静脉注射或静脉滴注200μg,每天或隔天1次,连用5次,每4周为一个疗程。儿童每天15μg/kg,连用5天,每4周为一个疗程。

(四)不良反应及注意事项

1.不良反应

(1)胃肠道反应:均有不同程度的胃肠道反应。

(2)骨髓抑制均有不同程度的骨髓抑制,多柔米星和柔红霉素发生率高达60%～80%。

(3)皮肤及毛发损害均有不同程度的皮肤损害及脱发。

(4)特殊不良反应:①多柔米星及柔红霉素有较严重的心脏毒性,也是最严重的毒性反应,成人及儿童均可产生,一种为心脏急性毒性,主要为各型心律失常,常发生于用药后数小时或数天内;另一种为与剂量有关的心肌病变,常表现为充血性心力衰竭。②丝裂霉素可引起肺毒性,且与剂量有关,主要表现为间质性肺炎,出现呼吸困难、干咳,肺部X线可见肺部浸润阴影,此时应立即停药,并服用糖皮质激素类;可引起心脏毒性,也与剂量有关,表现为少数患者于停药后突发心力衰竭而死亡,心脏病患者应慎用;可致肾毒性,也与剂量有关,表现为血肌酐升高、血尿、尿蛋白及贫血,常伴有微血管病变性溶血性贫血;还可引起肝性静脉阻塞性疾病综合征,表现为进行性肝功能损害、腹腔积液、胸腔积液。

(5)其他:①多柔米星及柔红霉素还可致药热;ADM 偶致肝功能障碍及蛋白尿,还可引起变态反应;局部刺激性强,静脉注射可引起静脉炎,药液外漏时可引起局部组织坏死,该药的代谢产物可使尿液变红,一次给药可持续 1～2 天;②丝裂霉素可引起发热、头痛、四肢乏力、视力模糊、肌肉酸痛、和注射部位蜂窝组织发炎及致畸、致癌作用;③放线菌素 D 可使放疗效过加强,使既往放疗部位皮肤出现发红及脱皮;静脉注射可引起静脉炎,漏出血管外可致局部炎症、疼痛及组织坏死。还可致药热,少数患者可见肝大及肝功能异常,还可致突变和致畸作用。

2.禁忌证

孕妇禁用,抗生素过敏者、肝、肾功能障碍患者慎用。

3.药物相互作用

(1)多柔米星等蒽环类抗生素在体外可与硫酸黏多糖类(如肝素及硫酸软骨素等)结合产生沉淀,避免与肝素及硫酸软骨素同时合用。苯巴比妥钠可加强 ADM 的心脏毒性,维生素 E及乙酰半胱氨酸可减轻 ADM 所致心肌病变,丙亚胺及其右旋体(ICRF－187)可对抗 ADM 的心脏毒性。ICRF 的同系化合物乙双吗啉及氯丙嗪等亦有相似作用,两性霉素 B 可部分降低癌细胞对 ADM 的抗药性。

(2)鸟嘌呤及黄嘌呤可使 MMC 的抗大肠埃希菌作用减弱;维拉帕米可逆转其抗药性,可加强 6－MP 的免疫抑制作用。

(3)半胱氨酸及谷胱甘肽等含巯基化合物的药物可减弱 BLM 的作用,与 CPA、VCR、ADM 及 Pred 合用(COAP 方案)可使肺部毒性增加。

(4)维拉帕米可逆转瘤细胞对 DACT 的抗药性,氯丙嗪可减轻 DACT 的胃肠道反应。

第三节　抗恶性肿瘤药不良反应和用药监护

一、常见不良反应

绝大多数抗恶性肿瘤药在抑制或杀伤肿瘤细胞的同时,对体内增生旺盛的正常组织细胞也有不同程度的毒性作用,如骨髓、消化道黏膜、淋巴组织、毛发等。药物毒性可分为共有毒性和特有毒性。共有毒性是大多数化疗药所共有的毒性反应,不同药物只是程度上的差别;特有毒性是某些药物特有的毒性反应;一般与化疗药物的治疗作用无关。

二、不良反应和用药监护

保持患者良好的精神状态和营养状态、、及时、准确、安全给药,密切观察,预防和减轻各种不良反应,确保化疗顺利完成,是肿瘤化疗用药监护的主要任务。

(一)局部刺激

大多数化疗药有较强的刺激性,如不慎误入血管外,可致难愈性组织坏死和局部硬结;同一处血管反复给药常引起静脉炎,导致血管变硬,血流不畅,甚至闭塞。护理人员在用药时首先要作好解释工作以消除患者恐惧心理,要求患者在注射时感到疼痛或有异常感觉应立即告知,防止患者因勉强忍受而造成不良后果。多次用药时,应制订合理的静脉使用计划,由远端小静脉开始,左、右臂交替使用,因下肢静脉易于栓塞,除特殊情况外,避免使用下肢静脉给药。如不慎药液溢出,应立即采取措施:①24小时内冷敷,以防扩散;24小时后热敷,增加吸收;②用生理盐水及普鲁卡因局部封闭;③局部应用醋酸可的松软膏,以防局部溃烂;④疼痛严重者要用氯乙烷表面麻醉。

(二)消化道反应

由于消化道上皮细胞增生旺盛,对抗肿瘤药较敏感,化疗时对消化道黏膜细胞产生不同程度的损伤,出现食欲减退、恶心、呕吐、腹泻、腹痛等消化道症状,严重时发生;肠黏膜坏死、出血甚至穿孔。给药时间宜安排在饭后或睡前,以易消化、少油腻的清淡食物为主,以免影响患者的食欲和进食。同时给予镇静止吐药减轻消化道反应。反应严重者可采取少量多餐或随意餐的形式,必要时禁食、补液。

(三)骨髓造血抑制

应密切观察接受抗肿瘤药物治疗患者的征象,用药期间要定期检查血常规。当白细胞计数降至 $2.0 \times 10^9/L$ 和血小板减少至 $100 \times 10^6/L$ 时,应停用药物,采取必要的措施预防感染和出血。

(四)口腔、皮肤损害和脱发

化疗药可引起严重的口腔黏膜损害,表现为充血、水肿、炎症和溃疡形式。化疗前应及时治疗口腔感染,治疗期间除餐后正常刷牙外,采用消毒液含漱的方法保持口腔清洁。合并真菌感染时可用制霉菌素 10 万 U/ml 或 3% 苏打水含漱,溃疡疼痛者餐前可用 2% 利多卡因喷雾或外涂。

皮肤损伤的护理以预防和控制感染为主。对脱发患者应做好思想疏导工作,说明脱发的可逆性,解除其精神压力。化疗时用止血带捆扎于发际或戴冰帽,对脱发有显著的预防效果。

(五)泌尿系统损害

肾脏是化疗药物的主要排泄场所,由于肾脏对尿液的浓缩效应,造成化疗药在泌尿系统的浓度明显增高,局部的毒性加重,加之化疗时肿瘤组织崩解产生的高尿酸血症在肾小管内形成尿酸盐结晶堵塞肾小管,如果监护不当,很可能发生出血性膀胱炎和导致肾衰竭。因此,化疗期间应鼓励患者大量饮水,每日摄入量保持在 3000ml 以上,并给予别嘌醇抑制尿酸生成。每日准确记录水出入量,对摄入量足够、尿量少者,按医嘱给予利尿剂,以便及时排出药物。

第二篇　中药学

第十四章　中药基础与理论

第一节　绪论

我国疆域辽阔、物产富饶,拥有着种类繁多的天然药材资源。近代以前本草典籍记载药物品种超过 3000 种,20 世纪 90 年代中药资源普查显示,种类已达 12800 余种。在漫长的历史岁月中,这些宝贵资源得以有效利用,对维护我国人民健康、促进中华民族的繁衍昌盛做出了不可磨灭的贡献。而今我国宪法规定"发展现代医药和我国传统医药",这里的传统医药主要包括中医药、民族医药和民间医药三个部分。中药作为我国传统医药的主流用药,在健康领域有着不可替代的优势。随着不断地研究与发展,中药将会对全人类的健康做出更大的贡献。

一、中药与中药学的概念

(一)中药及其相关概念

1. 中药

中药是指在中医理论指导下,用于预防、治疗、诊断疾病并具有康复与保健作用的药用物质及其制剂,主要有中药材、饮片和中成药三种形态。其来源包括植物、动物和矿物等,其中植物性药材居多,使用也最普遍,所以自古沿袭把药学称为"本草"。改称为"中药",是约 19 世纪后期西方医药全面、系统传入我国后,为了区别于西药,对我国传统药物的称呼。

2. 传统药物

传统药物是指各国历史上流传下来的药物,主要是动物药、植物药和矿物药。我国传统药物主要是中药,也包括民族药(如藏药、蒙药等)、民间药物(蕴藏在民间的单方验方、草药等)。

3. 民族药

民族药应当是我国各民族独特理论指导下使用的药物及其药学类学科。但是目前一般认为民族药是指除汉族以外各兄弟民族使用的、以本民族传统医药理论和实践为指导的药物。民族药发源于少数民族地区,具鲜明地域性和民族传统文化如藏药、维吾尔药、蒙药、壮药、苗药、羌药等。中药则主要指汉族的传统药物。

4. 草药

草药之名始于宋代,当时是指主流本草尚未记载,官方中医机构和人员少用,为民间医生所习用,且加工炮制尚欠规范的部分药物。非专指草本类药物,也包括动物药和矿物药。在医疗实践中,草药逐渐由经验用药向理论指导用药过渡,最终形成中药。两者无本质区别,合称中草药。

5.中药材

中药材是指经过采收,可以作为中药饮片使用,但未经必要加工炮制,而且尚未按照有关质量标准检测的植物、动物和矿物的天然产物。

6.中药饮片

中药饮片是经过挑拣净选将中药材按照有关炮制规范制成的片状、块状、段节及粉末等形状的加工炮制品;饮片除干燥的固体外,还可以是鲜药、液汁、半流体或提取物;除常见的单味药饮片外,也有建曲、芜荑之类"复方"饮片。因其质量符合国家标准、部颁标准或地方标准,可直接用于调配和制剂。因中医临床治疗多以"汤剂"饮服为主,故名"饮片",古代又称"咀片"。

7.中成药

中成药是指在中医药理论指导下,以中药饮片为原料,按照处方标准并依据药材的理化特点制成一定剂型的现成制剂,可直接用于防治疾病,是中药的重要组成部分。中成药虽便于贮存、运输和使用,但也存在不能灵活因证加减、载药量有限及质量可控性较差等问题。

8.天然药

天然药是指动物、植物和矿物等自然界中存在的有药理活性的天然产物,可直接入药或从中提取有效成分入药,主要相对于化学药而言。天然药与中药都使用动物、植物和矿物,但用作中药的物质必须以中医药理论为指导原则。

9.现代药

现代药是指19世纪以来发展起来的,用现代医学观点表述其特性,能被现代医学使用的药品。是用现代科学方法得到,并用现代医学理论和方法筛选确定其药效的。

(二)中药学

中药学是研究中药基本理论和各种中药的品种来源、鉴定、种植(或养殖)采集、储存、炮制、制剂、性能、功效、应用、药理、化学成分及其营销和管理等知识的一门学科,是祖国医药学的一个重要组成部分。在"中药"一词出现之前,也把古代记载中药的典籍中药学称为本草学。中药学包括了一切与中药有关的知识,在其分支学科的发展演变中,又称为广义的中药学。

二、中药学的学科分化

中药学作为一个学科体系,随着自身发展及其他学科渗透,研究领域更加扩大,分支学科日趋成熟。南北朝时期炮制学专著——《雷公炮炙论》的出现,堪称古代该学科分化较完全的标志。近代以来,随着西方医药知识大量传入我国,中药的现代研究日渐受到重视,对中药化学和药理进行了系统研究,同时也涉及中药药性、鉴别、栽培、资源调查、制剂及炮制等方面。这些研究发展促进了中药学的学科分化。目前,该学科已经逐步分化为临床中药学、中药资源学、中药栽培学、中药炮制学、中药化学、中药制剂学、中药药理学、中成药等分支学科,均融入了大量现代研究方法及其他学科知识,并进一步向各自领域纵深发展。其中,临床中药学在该学科分支群中处于核心地位,具有统率作用。

三、临床中药学的概念及与相关学科的关系

临床中药学是在中医药理论指导下,以临床安全、有效、合理用药为目的,研究中药基本理论和各药临床应用规律的一门学科。

在我国现有的学科目录中,中药学是与中医学并列的,都属于一级学科。临床中药学既是中医学的二级学科,也是中药学的二级学科,具有其独特、完整的理论体系。具体研究内容有性能理论、功效理论、应用理论、配伍理论以及各种中药的性能、功效、应用知识以及本草发展史,同时也涉及其他影响中药临床效应的相关知识。

在中医学学科群中,临床中药学是一门专业基础学科,和方剂学一起,在中医基础学科与中医临床学科之间起承上启下的作用,使理、法、方、药成为一个有机整体。在中药学学科群中,临床中药学是龙头学科,为其他二级学科的现代研究提供依据的同时,又将各二级学科新的研究成果加以综合提升,纳入临床中药学的理论体系,最终促进中药学现代化发展。

第二节　中药的作用

一、中药作用的基本原理

中药的作用是指中药对机体的影响,或机体对药物的反应。可分为防治作用与不良作用。

在古代本草文献中,除记载了药物对人体的医疗作用外,还包括一些非医疗作用。医疗作用中有一部分是针对其他生物的,其效应因物种差异与人体也不一定相同。非医疗作用,如《神农本草经》载丹砂"能化为汞",石胆"能化铁为铜",是指矿物药在冶金或化工等学科的应用。因而中药的非人体的或非医疗作用均不属于中药学研究的范围。

中医学认为,人体的脏腑经络、气血阴阳,以及人体与外界环境之间,均处于动态平衡状态时,属于"阴平阳秘"的健康状态。也即《素问·平人气象论》云:"平人者,不病也。"而人体产生疾病是由致病因素引发机体阴阳偏盛偏衰,脏腑经络功能失调所致。中药防治疾病的原理,就是中药针对患者不同病机,或祛邪去因,或扶正固本,或协调脏腑经络功能,以纠正机体的阴阳偏盛偏衰,使之最大程度上恢复到"阴平阳秘"的正常状态。前人将中药的这种纠正作用概括为药物的偏性,也即以药物的偏性纠正疾病所表现的阴阳偏盛或偏衰。如清代医家徐灵胎总结说:"凡药之用,或取其气,或取其味……各以其所偏胜而即资之疗疾,故能补偏救弊,调和脏腑,深求其理,可自得之。

二、中药的功效

中药的功效,是在中医理论指导下,对于药物诊断、治疗、保健作用和相应效果的高度概括。即指中药防治、诊断疾病及强身健体的作用,是药物对于人体医疗作用在中医学范畴内的特殊表述形式。

中药功效的认识与概括,是在中医药理论指导下,根据机体的用药反应及用药前后症状、体征的变化,通过辨证求因、辨证论治及归纳分析的方法反推而得。在中药学中,中药的"作用"与中药的"功效"经常互用,但两者既紧密联系,又有所差异。当以"功效"代替"作用"时,仅指药物对机体疾病的防治作用而已。

中药的主治是指药物治疗功效所适应的疾病、证候或症状,又称"应用"或"适应范围",简称主治。从认识的角度,主治是确定功效的依据;从临床运用的角度看,功效可提示中药的适应范围。如依据鱼腥草能治疗肺痈咳吐脓血、肺热咳嗽、热毒疮疡及热淋小便不利等病证,可确定其具有清热解毒、排脓、利尿的功效。反之,鱼腥草的清热解毒、排脓、利尿等功效,提示其可以治疗热性或湿热性的疮痈和淋证。

明代以前,本草著作在记述药物时,对功效与主治的含义缺乏明确界定,常常将两者混用,如黄连"治五劳七伤,益气,止心腹痛、惊悸、烦躁、润心肺"。明末以后,随着医药学家对于中药功效概念明确,功效与主治区别的廓清,功效专项开始分列,中药编写体例发生了变化,促进了中药按功效分类的发展,加强了中药性能、主治、证候禁忌等内容与功效的有机联系;鉴于中药功效的纽带作用,使得中医学理法方药成为统一整体。

中药功效分类复杂,就整个系统而言,主要可分为治疗类功效与保健类功效两类,且大多数属于前者。

中药治疗类功效的总结,既基于药物的临床实践,又依赖于中医理论的概括。可分为:①针对证候的治疗功效,如平肝潜阳是针对肝阳上亢证,活血化瘀是在针对瘀血证,发散风热是针对风热表证。②针对疾病的治疗功效,如截疟治疗疟疾病、驱蛔虫治疗蛔虫病。③针对症状的治疗功效,如杏仁之止咳,麻黄之平喘,生姜之止呕,延胡索之止痛,三七之止血,均属"对症"之功效。

保健类功效是在中医药理论指导下,将中药对人体预防和养生、康复作用进行总结而形成的。可分为:①预防功效,如苍术烟熏"辟一切恶气""弭灾渗",佩兰煎汤沐浴"辟疫气",大蒜"辟瘟疫"。②养生功效,古文献所载关于药物增强人体适应能力,强身健体,调理情志,养护脏腑,延缓衰老等作用,如灵芝久食,轻身不老,延年;首乌能黑髭鬓,悦颜色等,多属于中药的养身功效,也即现代的保健功效。然而,"保健"功效与"治疗"功效并无本质上的区别。

此外,与中医辨证学理论相对应,还有不同的功效描述系统,如结合八纲辨证,有发表、温里、补虚、泻实、滋阴、补阳等;结合脏腑辨证,有清肺、补脾、和胃、利胆等;结合气血津液辨证,有益气、养血、生津、利水等;结合经络或六经辨证,有和解少阳、散太阳经风寒等;结合卫气营血辨证,有清气分热、清营凉血、透营转气等。中药的功效表述是相对的,不同体系与层次的功效交叉互补,构建了较为完善的中药功效体系。

中药主治的表述与分类,常见的有:①证名类主治,如热淋、血淋、湿热黄疸等。②病名类主治,如疟疾、肺痈、水火烫伤、蛇虫咬伤等。③症状类主治,如呕吐、疼痛、耳鸣、口臭等。还有个别药物的主治病证描述,借用现代病名,如胃下垂、高血压病、高脂血症等。

在中药学中,中药功效是联系中药主治与性能的枢纽,同时也是本草文献学研究、临床中药应用、现代中药实验研究的出发点和分科研究后综合提高的归宿,也是中药学未来发展的生长点。在学习过程中抓住这一核心,可以执简驭繁,事半功倍。

三、中药的不良作用

中药的不良作用,是指中药在正常及非正常用法用量下,对机体造成的损害性作用。其中,在正常用法用量下,药物对机体的损害作用,称为中药的不良反应;而在非正常用法用量下,药物对机体的损害作用,则属于不良医学事件的范畴。中药的不良反应也是药品不良反应的一部分,我国《药品不良反应报告和监测管理办法》规定:"药品不良反应是指合格药品在正常用法用量下出现的与用药目的无关的或意外的有害反应。"药品不良反应大致包括:不良反应、毒性反应、过度作用、特异质反应、耐受性、变态反应、依赖性以及致癌、致畸、致突变作用等。

不良反应是指在常用剂量下,患者用药后出现的与治疗所需无关的不适反应,一般对机体损害较轻微,多为一过性可逆性功能变化,伴随治疗作用同时出现,停药后能自愈。其产生原因主要是由于一味中药具有多种作用,治病时发挥治疗作用的只是某一种或几种,其他作用便造成了机体的不适。中药的不良反应与治疗作用是相对的,如大黄能清热泻火、泻下攻积,适宜于热结便秘,其两项功效均为治疗作用;但若治冷积便秘,其清热泻火作用则成为不良反应。又如吴茱萸能温中、止呕,适宜于胃寒呕吐,其两项功效均为治疗作用;若用治胃热呕吐,其温中作用则成为不良反应。

毒性反应指药物引起的人体组织与器官在生理生化功能方面的异常和结构方面的改变。毒性反应和不良反应较难区别,但其发生与剂量有关,是药理作用的加强,也是可以预知的。毒性反应造成的功能障碍或器质性病变,有的停药后可逐渐恢复,但也常造成一些不可逆的损害,终身不愈。因服用剂量过大,立即发生的毒性,称为急性毒性,多损害循环、呼吸及神经系统功能;因长期用药蓄积而逐渐发生的毒性,称为慢性毒性,多损害肝、肾、骨髓、内分泌等功能。三致反应(致癌、致畸、致突变)多属于慢性毒性范畴。

中药的不良反应是客观存在的,早在《神农本草经》中就提到,有的药物有毒,用时要“斟酌其宜”;有的“多毒,不可久服”。再如“是药三分毒”“人参杀人无过,大黄救人无功”等认识,均说明古人对药物的治疗作用与毒副作用已相当了解。现代研究发现,有的药物甚至在正常用量范围内使用,有时也会引起不良反应。如麻黄在正常使用情况下,因其所含主要有效成分——麻黄碱,可兴奋大脑皮质和皮质下中枢,有时会引起失眠、神经过敏、不安和震颤等。

中药的不良反应不同于不良医学事件,清代名医徐灵胎言:“误用致害,虽甘草、人参亦毒药之类也。”“药品不良反应”的概念在内容上排除了因药物滥用、超量误用、不按规定方法使用药品及质量问题等情况所引起的反应。若将此类反应不加分析研究而等同于中药不良反应的做法是不科学的。

因此,通过增加药物剂量或延长疗程等方法实现治疗目的的方法是有限度、有风险的。理性对待中药的不良反应,充分利用其治疗作用,是临床安全合理用药的有力保障。

第三节　中药的性能

中药的性能是对中药作用的基本性质和特征的高度概括,又称药性。是基于机体用药后的效应变化,从多个角度概括中药的多个特性,是中药基础理论的核心。主要包括四气、五味、归经、升降浮沉、有毒无毒等。

中药的性能不同于药物的性状。药物的性状:是以药物为观察对象,通过人的感官直接感知而得到的认识,如药物的形状、颜色、气臭、滋味、质地(软硬、轻重、疏密、润燥及坚脆)等。中药的性能:是以人体为观察对象,以药物作用于机体的反应为基础,运用中医基础理论归纳概括出来的抽象概念。

一、四气

四气,又称四性,是寒、热、温、凉四种药性。它反映了药物影响人体阴阳盛衰、寒热病理变化的作用倾向,是说明药物作用性质的重要概念之一。《神农本草经》序例云:"药有酸咸甘苦辛五味,又有寒热温凉四气。"这是对四气五味内涵的最早概括。四气之中寒凉与温热是相对立的,寒凉属阴,温热属阳。而"凉次于寒""温次于热",仅是程度上的差异。有些药物还标以"大热""大寒""微温""微凉"等,是对中药四气程度不同的进一步区分。从四性本质而言,只有寒热两性的区分。平性是指药物对机体寒热变化影响不明显,介于寒热两性之间,故也有"寒热平"三性之说,在常用药中,平性药也占有一定比例。

药性之寒、热、温、凉,是依据患者服药后,药物对机体寒热病证的改善总结出来的,是与疾病性质相对而言的,即"所谓寒热温凉,反从其病也"。如石膏、知母、栀子能改善高热烦渴、面红目赤、咽喉肿痛、脉洪数等气分热证,药性寒凉;附子、肉桂、干姜能改善脘腹冷痛、四肢厥逆、脉沉无力等里寒证,药性温热。总之,能减轻或治疗热证的药物,性属寒凉;能减轻或治疗寒证的药物,性属温热。另外,部分药物的寒热性质是基于药物对机体直接产生的寒热效应加以概括的。如薄荷入口有凉爽感,其性"凉";生姜入胃有温热感,其性"温"。

一般来讲,寒凉药分别具有疏散风热、清热泻火、凉血解毒、清化热痰、凉血止血等作用;温热药分别具有发散风寒、温里散寒、补火助阳、温化寒痰、温经通络等作用。

《素问·至真要大论》"寒者热之,热者寒之",《神农本草经》序例"疗寒以热药,疗热以寒药"指出了药性寒热与治则的关系。寒凉药用治阳热证,温热药用治阴寒证,是临床应该遵循的用药原则。如里热证者,一般用石膏、黄芩、知母、寒水石、栀子等属寒凉的药物治疗;里寒证者,则可选用附子、吴茱萸、干姜、丁香、肉桂等属温热的药物治疗。"阳虚则外寒,阴虚则内热",可选用偏温热的补阳药散内生之阴寒;选用偏寒凉的补阴药退内生之虚热。反之,就可能导致病情进一步恶化,甚至引起死亡。亦如王叔和云:"桂枝下咽,阳盛则毙;承气入胃,阴盛以亡。"李中梓《医宗必读》谓:"寒热温凉,一比之谬,覆水难收。"若为寒热错杂之证,因其发生、发展和变化极为复杂,应当寒性药与热性药同用,方能全面切中证情,兼收寒热并除之效。若为真寒假热证或真热假寒证,亦当遵循上述用药原则,分别以热性药或寒性药治疗,但有些患者服药后会引起呕吐等不适的"格拒"现象,为此,尚需在热性药中"反佐"少量寒凉药,或于寒性药中"反佐"少量温热药,以期避免或减轻"格拒"的发生。如叶天士言:"若热极用寒药逆治,则格拒而反甚,故少加热药为引导,使无格拒,直入病所;用热药治寒病,少加寒药,以顺病气而无格拒,使之同气相求。"

二、五味

五味,是指酸、苦、甘、辛、咸五种药味,用以反映药物补、泻、散、敛等作用性质,是中药性能的重要组成部分。

药物的真实滋味实际不止五种,有些还具有淡味或涩味,前人受五行学说影响,将淡附于甘,涩附于酸,习称五味。在阴阳属性方面,辛、甘、淡属阳,酸、苦、咸属阴。

"五味"最早是在春秋战国时期,作为饮食调养理论内容出现的,如四时五味的宣忌,过食五味所产生的不良后果等。而作为药性理论的五味始见于《黄帝内经》《神农本草经》。前者对五味的作用、阴阳五行属性及应用做了系统论述;后者则明确指出"药有酸、咸、甘、苦、辛五味"

的内涵。后经历代医家的不断补充发展,形成了较为完善的五味理论。

味的确定,最初是依据药物的滋味或气味,是药物性状的真实反映。后来随着实践中用药知识的积累,发现了滋味与作用间的关联性,如辛味与发散、甘味与补虚、苦味与泄燥、酸味与收涩等,遂以药物滋味表达其作用特点,形成了药性的五味。由此,五味有可能是表示药物性状的真实滋味或气味,但更主要是用以反映药物功效在补、泻、散、敛等方面的作用特征,是对药物作用规律的高度概括。如枸杞子之甘,既标示其真实滋味,也标示其具有补肝肾、益精血的补益特性;而葛根之辛,则仅标示其具有解表散邪的发散特性,本身并无辛的真实滋味。

(一)辛

能散、能行,有发散、行气、行血的作用。一般治疗表证的解表药,如麻黄、桂枝;治疗气滞和血瘀的行气药,如陈皮、枳实;活血化瘀药,如川芎、郁金等,均标以辛味。此外,部分气味芳香辛辣的药物,如化湿药、开窍药、温里药等,也具有"散""行""开"的特性,而标以辛味。

(二)甘

能补、能和、能缓,有补虚、和中、缓急止痛、调和药性或调和药味的作用。补虚药及具有缓急止痛、缓和毒烈药性、调和药味的药物,如人参、甘草、大枣等,均标以甘味。

(三)酸

能收、能涩,即具有收敛、固涩等作用。能收敛固涩,治疗滑脱证(如体虚多汗、肺虚久咳、久泻肠滑、遗精滑精、遗尿尿频、崩带不止等)的药物,如乌梅、五味子等,多标以酸味。

(四)涩

能收、能涩,与酸味药的作用相似,历来将滋味不酸,但具有收涩作用的药物,多标以涩味,如龙骨、牡蛎、乌贼骨等。

(五)苦

能泄、能燥。

泄指:①降泄,降泄肺气以治肺气上逆之咳喘,如杏仁、葶苈子等;或降泄胃气以治胃气上逆之呕吐呃逆,如赭石、柿蒂等。②清泄,清除火热邪气以治火热上炎之神躁心烦,目赤口苦等证,如栀子、夏枯草等。③通泄,通泄肠道以泻下通便,如大黄、芦荟等。

燥即燥湿,用于湿证。湿证有湿热与寒湿之分,治疗湿热的苦味药,称苦寒燥湿,如黄连、黄芩等;治疗寒湿的苦味药,称苦温燥湿,如苍术、厚朴等。因此,止咳平喘药、攻下药、清热药、燥湿药,一般标以苦味。

(六)咸

能下、能软,有软坚散结、泻下通便的作用。能消散痰核、瘿瘤、癥瘕等病证的药物,多标以咸味,如海藻、昆布、鳖甲等。能软坚泻下以治大便秘结的芒硝虽也标以咸味,但作用特点比较局限。

(七)淡

能渗、能利,有渗湿、利水的作用。具有此类作用以治水肿、小便不利的药物很多,但历来标以淡味的很少,如茯苓、薏苡仁、通草等。

中药性能之五味,凸显了药物功效的作用特点,是临床选药处方的重要依据。如治疗咳逆上气的药物颇多,若属外邪郁闭所致者,可选辛散之品;属肺虚所致者,可选甘补之品;属肺气不敛所致者,可选酸收之品……如此在很大程度上避免了用药的盲目性。而中药性状之五味,则是中药性状鉴定的重要内容,有助于辨别药材的真伪优劣,同时也有助于医生调整处方之口感,便于患者服用。

性和味只是分别从不同角度反映药物的作用性质,两者合参并结合其他性能特点,才能较全面地认识药物的特性。但性和味又都属于性能的范畴,只反映药物作用的共性与基本特点,因此,还须与药物的具体功效结合起来,以准确指导药物临床应用。

《黄帝内经》与《医便·饮食论》已有五味过伤的论述,如"多食咸则脉凝涩而变色,多食苦则皮槁毛拔,多食辛则筋急而爪枯,多食酸则肉胝皲而唇揭,多食甘则骨肉痛而发落";"五味入口,不欲偏多,多则随其脏腑各有所损,故咸多伤心,甘多伤肾,辛多伤肝,苦多伤肺,酸多伤脾"。临床实践证明,辛味药过用,易耗气、伤津,不宜于气虚津亏者;甘味药过用,易腻膈碍胃,令人中满,不宜于脾虚湿盛中满者;酸涩味药过用,易收敛邪气,不宜于湿热未尽,表邪未解者;苦味药过用,易伤津、败胃,不宜于脾胃虚寒或受寒者;咸味药过用,易致血液凝滞,不宜于气滞血瘀者。

三、归经

归经,是指药物对机体某一或某些部位(脏腑或经络)的选择性作用,用以表示药物对机体作用部位、作用范围,也即药效所在,有"定位"的特点,是药物性能的重要组成部分,也是阐明药物作用机理,指导临床用药的药性理论基本内容之一。

前人对中药归经理论的初步认识,始于先秦和秦汉,发展于唐宋,成熟于金元,完善于明清,经历时间较长。直至清代沈金鳌在《要药分剂》中,总结了历代本草书中有关归经的论述,首次将"引经""向导""行经""人""走""归"等统称为药性名词"归经",迄今依然相沿习用。

中药归经理论的形成,是在中医基本理论指导下,以脏腑经络理论为基础,以药物所治具体病证的疗效为依据加以概括的。即基于中医辨证用药的效应变化,将疾病的病位与药物作用的部位或范围密切结合,用以表达某些药物对某一或某些脏腑、经络病变所发挥的治疗作用。如当患者出现昏迷、失眠、健忘、呆痴及癫狂等精神、思维、意识异常的症候时,依据"心主神志"的藏象理论,可断定病位在心。而能缓解或消除上述与"心"有关病变的药物,如能开窍醒神,治疗闭证神昏的麝香、冰片,能宁心安神,治疗失眠的酸枣仁、琥珀,能益智安神,治疗健忘的人参、远志等,则均归心经。同理,苍术能治湿阻中焦,山楂能治饮食积滞,黄芪能治中气下陷,炮姜能治虚寒性吐血便血,益智能治脾肾虚寒之多涎等,虽各药主治不同,但依据脾主运化,主升清,主统血,在液为涎等藏象理论,其主治又皆与"脾"相关,故各药都归脾经。

经络与脏腑既有联系,又有区别,分别形成了各自的辨证体系,而且经络辨证体系的形,成还要早于脏腑辨证体系。因此,经络系统也是确定药物归经的重要依据。早期药物的归经,大多以经络名称来归纳,如白芷归胃经,羌活、防风归膀胱经等,就是依据"十二经"的经络辨证体系总结而得。随着临床实践的发展,新的辨证体系不断涌现,历来医家在诊治疾病,确定药物归经时,因侧重的辨证方法不同,导致有些药物的归经含义有所差异。如羌活、泽泻均归膀胱经,但羌活能发散风寒、祛风湿止痛,主治外感风寒湿邪病证,其归经依据是六经辨证,盖足太阳膀胱经主一身之表,为一身之藩篱。而泽泻利水渗湿,其所归膀胱经,是指膀胱之腑。同样,卫气营血、三焦证候等也与脏腑经络关系密切,其相应辨证体系也是某些药物归经的主要依据。至于有的药物只归一经,有的归数经,说明不同药物的作用范围有广、狭之分。

掌握药物归经,有助于提高临床用药的准确性。正如徐灵胎所言:"不知经络而用药,其失也泛,必无捷效。"对那些性味与主要功效相同,而主治部位不尽一致的药物,尤其如此。如用寒凉药物治疗肺热之咳喘,当选用归肺经药物桑白皮、地骨皮等;胃火牙痛,当选用归胃经药物石膏、黄连等;若心火亢盛所致之心悸失眠,当选用归心经药物朱砂、丹参等;若肝热目赤,当选用归肝经药物夏枯草、龙胆草等。

运用归经理论,必须考虑脏腑经络在生理病理上的相互关系。有的病证虽表现在某一脏或某一经,但并不一定只用归该经的药物。应当重视"虚则补其母,实则泻其子"及滋水涵木、益火补土、培土生金、金水相生、抑木扶土、培土制水、佐金平木等治法,必要时应该两经或多经同时用药。如肺病见脾虚者,每兼用补脾之品,使肺有所养而逐渐痊愈;肝阳上亢证,除选用平肝潜阳药外,还配以滋补肾经的药物。也即徐灵胎所言:"执经络而用药,其失也泥,反能致害。"

四、升降浮沉

升降浮沉是表示药物作用趋向的一种性能,是与所治疾病的病势趋向相对立而言的,表明了药物作用的定向概念,也是说明药物作用性质的概念之一。

升降浮沉理论,从萌芽到形成,经历了较为漫长的时期,虽早在秦汉时期《黄帝内经·素问》就有很多篇幅论述其相关内容。但直至金代医家张元素,在其所撰的《医学启源》《珍珠囊》中,对药物升降浮沉理论进行了很大发挥,最终形成了以升降浮沉为主型的"药类法象"思想。明代李时珍、陈嘉谟、张景岳等医家进一步丰富充实了升降浮沉理论,这一时期的本草著作,大多都将之作为辨证用药的说理工具,使升降浮沉理论得以普及和推广。升与降,浮与沉是向对的。升,即上升提举,趋向于上;降,即下达降逆,趋向于下;浮,即向外发散,趋向于外;沉,向内收敛,趋向于内。按阴阳属性区分,升浮属阳,沉降属阴。

"升降出入,无器不有。"气机升降出入同样也是人体生命活动的基础。人体"非出入,则无以生长壮老已;非升降,则无以生长化收藏"。因此,气机升降出入失常,机体必然处于不同的病证状态,产生不同的病势趋向,如泻利、崩漏的病势趋下;呕吐、咳喘的病势趋上;风邪外束,麻疹疹出不畅的病势趋内;自汗、盗汗的病势趋外。而能改善或消除这些病证的药物,分别具有升、降、浮、沉的作用趋向。

一般具有升阳发表、祛风散寒、涌吐、开窍等功效的药物,都能上行向外,药性都是升浮的;而具有清热、泻下、安神、利水渗湿、潜阳息风、降逆止呕、收敛固涩及止咳平喘等功效的药物,则能下行向内,药性都是沉降的。由于药物的作用具有多效应、多层次特点,故有些药物具有二向性,如麻黄既能发汗(向外),又可平喘、利尿(向下);胖大海即可宣肺利咽(升浮),又可清泻通便(沉降)。有些药物的升降浮沉特性不明显,如消食药、外用药等。

历代本草在概括总结中药升降浮沉理论的过程中,考量了药材的质地、植物药的不同入药部位、气味薄厚、四气、五味、归经、配伍、炮制等诸多影响因素。而后世的升降浮沉理论主要是用以反映中药作用趋向特性的,属于药物"性能"范畴,与药材的自然属性没有必然的一致性。故影响中药药性升降浮沉的主要因素为:①炮制:大多药物,酒制则升、姜炒则散、醋炒则收敛、盐炒则下行,如黄连、大黄酒灸,苦寒沉降之性减弱,更宜于、上焦热证。但有些药物例外,如酒炙常山是为减弱涌吐之烈性;姜炙草果、竹茹是为和胃止呕。②配伍:药物之升降浮沉可通过配伍发生改变。在复方中,升浮药在大队沉降药中能随之下降;反之,沉降药在大队升浮药中能随之上升,如牛膝引血下行为沉降药,与桃仁、红花及桔梗、柴胡、枳壳等升达清阳、开胸行气药同用,也随之上升,主治胸中瘀血证。当两类药物的作用相互拮抗时,升降浮沉之性改变尤其明显,如麻黄与石膏配伍,麻黄升散之性受到石膏沉降之性制约后,可用治肺热咳喘。正如李时珍所说:"升降在物,亦在人也。"

通过升降浮沉理论,掌握各药的作用趋向特性,可更好地指导临床用药。①逆病势选药:应用药物的升降浮沉性能,调节或纠正人体气机升降出入,使之恢复正常。如以柴胡、升麻、黄芪等升浮之品治疗中气下陷之泄泻、脱肛、阴挺等证;用麝香、冰片等芳香开窍启闭之品抢救神昏窍闭证等均属此类。②顺应病势而选药:因势利导,祛邪外出,避免进一步损伤正气。如食积腹胀作呕者,选用涌吐之药,祛除积滞;治湿热泻痢,配以槟榔、大黄祛除湿热积滞,以"通因通用"。③利用药物的二向性,调整脏腑功能:如麻黄不仅能宣发肺气以解表,还可苦降肺气以平喘,其对肺气宣降功能的调整,又达到了通调水道,开发水之上源的利水目的。

药物的多个具体性能之间是既有联系,又有区别的。一般而言,凡味属辛、甘,气属温、热的药物,大都是升浮药,如麻黄、升麻、黄芪等药;凡味属苦、酸、咸、性属寒、凉的药物,大都是沉降药,如大黄、芒硝、山楂等。正如李时珍言:"酸咸无升,辛甘无降,寒无浮,热无沉。"而此处之"无"应当是大多数。可见,药物的各个性能只代表概括药物作用特性的一个视角,要全面认识与掌握药物的应用规律,尚需对药物的多个性能综合参考。

五、有毒无毒

有毒无毒是指药物对人体能否造成损害的一种性能,用以反映中药的安全性。是中药药性理论不可缺少的组成部分。

古代劳动人民在觅食过程中,发现和认识药物治疗作用的同时,逐步了解到药物的毒性。正式文字记载可追溯到西周时代《尚书·说命篇》云:"若药弗瞑眩,厥疾弗瘳。"《神农本草经》序例首先提出:"药……及有毒无毒。"并谓"若用毒药疗病,先起如黍粟,病去即止,不去倍之,不去十之,取去为度。"前人对药物有毒无毒的认识是一个漫长过程,先后经历了药食不分、有毒、无毒、毒性大小,以及有毒药物标注毒性等阶段。正是历代医药学家在继承前人经验和理论基础上的不断探索,推动了中药毒性理论逐步丰富与发展。

历代本草文献中药物有毒无毒有广义与狭义之分,所谓广义的"有毒",具有二:①药物的总称。如《周礼天官》所云:"医师掌医政令,聚毒药以供医事。"《素问·脏气法时论》云:"毒药攻邪,五谷为养,无果为助。"正如《药治通义》言:"毒药二字,古多连称,见《素问》及《周官》,即总括药饵之词。"反映出当时对药物的治疗作用和毒性作用还不能很好把握,故统称为"毒药"。②药物的偏性。如《类经》云:"药以治病,因毒为能,所谓毒药,以气味之有偏也。"中药之偏性除能以偏纠偏,发挥治疗作用外,也可因偏致偏,对机体造成不良作用。《儒门事亲》:"凡药有毒也,非止大毒小毒谓之毒,甘草、苦参不可不谓之毒,久服必有偏胜。"《神农本草经疏》云:"药石禀天地偏至之气者……然所禀既偏,所至必独,脱也用违其性之宜,则偏重之害,势所必至。"也即现代《普遍毒理学导论》所言:"药物的任何作用,对健康人和非适应证的人都是具有毒作用的;在这种情况下,药物具有毒物的性质。"可见,偏性也是药物"毒性"的内在依据。

　　所谓狭义的"有毒",单指药物对人体的损伤,属于中药不良反应的范畴。正如隋代《诸病源候论·卷二十六》云:"凡药物云有毒及大毒者,皆能变乱,于人为害,亦能杀人。"依据药物致机体损伤程度,《素问·五常政大论》将药物分为大毒、常毒、小毒和无毒四类;五代时期《日华子本草》针对有毒中药分类增加了"微毒"一级,使三级划分变为四级划分;李时珍的《本草纲目》也沿袭使用大毒、有毒、有小毒、微毒分类法;现代《有毒中药大辞典》按极毒、大毒、有毒和小毒四级标准划分;《中药大辞典》按剧毒、大毒、有毒、小毒和微毒五级标准划分;目前《中国药典》和高等院校《中药学》教材均以"大毒""有毒""小毒"三级标准划分。

　　也有学者认为,"毒"又有暴烈、猛烈之本意,如唐代柳宗元《贞符》:"爨以毒燎,煽以虐焰。""毒燎"即猛烈之火。药物的毒性也可表示治疗作用的强弱。正如《灵素节注类编》谓:"毒者,峻猛之谓,非鸩毒也。"《类经·卷四》云:"毒药,为药之峻利者。"《本草蒙筌》亦云:"有无毒治病之缓方者,盖药无毒,则攻自缓也。""有药有毒之急方者,盖药有毒,攻击自速,服后,上涌下泻,夺其病之大势者是也。"可见,此处药物之毒性,实指药性刚烈,作用峻利,取效迅捷之意,并非伤正夺命之谓。

　　有毒与无毒是相对而言的。所谓无毒,即指单用某药在不超过常用量时不会对人体造成伤害。无毒药物一般性质平和、偏性较小、安全性高,治疗剂量幅度通常较大,但在超量、超时应用时,也可能会对机体造成一定损伤。现代药学认为有毒药物,其治疗剂量幅度小,安全性低,稍超量应用,就可能对机体产生损害性作用,甚至发生死亡事件。

　　对中药毒性的认识,前人主要是基于中医理论指导,在长期临床应用观察和经验积累的医疗实践基础上进行归纳总结。现代则大多偏重于以化学及动物实验为基础,与生理、生化、病理等现代医学相结合的综合研究。但两者均强调药物对机体造成的损害。

　　药物能否产生中毒反应与药物的品种、质量、贮存、加工炮制、配伍、剂型、给药途径、用量、用药时间长短及患者的体质、年龄、性别、种属、证候性质等都有密切关系。其中,主要依据为:

　　(1)药物是否含有毒性成分:一般有毒药物主含毒性成分,如砒石、马钱子等;无毒药不含毒性成分或含毒性成分甚微。

　　(2)药物整体是否有毒:中药大多为天然药,一药中常含许多成分,这些成分相互制约,有毒成分也不例外,致使有些含毒性成分的中药在整体上不显示毒性。

　　(3)使用剂量是否适当:是确定药物有毒无毒的关键依据。一般来说,剂量适当,不会对机体造成损害,即无毒。若超出人体对药物的最大承受剂量,对机体造成损害,出现中毒反应,即为"有毒"。故机体能够承受药物最大剂量是药物有毒无毒的界线。历代本草文献中对药物毒性的记载大多是正确的,但由于受历史条件的限制,其中也有一些错误之处,尚需结合现代的研究认识加以纠正,如《神农本草经》载丹砂无毒;《本草纲目》载马钱子无毒等等。同时,也应该认识到古人对药物毒性的总结,主要来源于急性毒性反应,而对慢性中毒和蓄积中毒未能系统、深入观察和总结,是当前应该重视的研究领域。对于中药中毒的诊断与解救,古文献中有不少记载。但在当今条件下,应结合现代的认识水平、诊断技术以及解救措施和方法,使之不断完善。临床应用中药时,既不能因"无毒",而盲目加大剂量,致使出现中毒反应,也不能因"有毒",而"畏毒如虎",不敢使用。使用有毒药物,必须采用多种有效措施,从多个环节降低或消除其毒性,力求取得临床最佳疗效。另外,我国也制订了《药品不良反应监察报告制度》,医疗人员应当依法执行，以加强对有毒药物的认识与监管。

第四节　中药的剂量与用法

一、中药的剂量

中药剂量即临床用药量，一般是指一味中药的成人一日用量，也有是指在方剂中药物间的相对用量。本书中每味药物标明的用量，为临床用药时的参考用量，除特别注明以外，都是指干燥饮片在汤剂中成人一日的内服用量；鲜品入药和药物入丸、散剂及外用，或小儿的用量则另加注明。

中药计量单位在古代曾有重量（斤、两、钱、分、厘等）、度量（尺、寸等）、容量（斗、升、合、勺等）、数量（如生姜三片、蜈蚣两条、大枣七枚、芦根一支、荷叶一角、葱白两只等）。据考证，宋代以前方书中的剂量，除特别标明大斤两者外，一般可按 1 两＝14g 计。宋代以后至民国初年，法定衡制基本未变，一般可按 1 两＝37g 计。民国年间至中华人民共和国成立初期，我国普遍采用"市制"计量方法，即 1 市斤（16 进位制）＝16 两＝160 钱＝500g，即 1 两＝31.25g；1 钱＝3.125g。目前，我国对中药生产计量采用公制，即 1 公斤＝1000g。为处方和调剂换算方便，按国家计量局规定以如下的近似值进行换算：1 市斤＝500g；1 两＝30g；1 钱＝3g；1 分＝0.3g；1 厘＝0.03g。

中药剂量是确保临床疗效和用药安全的重要因素之一。剂量过小，起不到治疗作用而贻误病情；剂量过大，可能损伤正气，引起不良反应，或造成药材不必要的浪费。同时，中药多以复方用药，其中药物剂量的变化，可以导致整个处方的功效和主治病证的改变。因此，对待中药剂量应采取科学、谨慎的态度。除了剧毒药、作用峻猛药、精制药及某些贵重药外，一般中药常用内服剂量为 5～10g；部分常用量较大的剂量为 15～30g；新鲜药物常用量 30～60g。临床上应根据所用药物性质、用药方法、患者情况以及所处环境等多方面因素来确定中药的具体用量。

(一)药物性质和性能

花、叶、皮、枝等质轻者，用量宜小；矿物、贝壳等质重者，用量宜大。干品药材用量宜小；鲜品药材含水分较多用量宜大。气味浓厚或作用峻猛者，用量宜小；气味淡薄或作用温和者，用量宜大。药材质优力强者，用量可小些；质次力弱者，用量可大些。无毒药物，剂量变化幅度较大，可适当增大用量；有毒或作用峻烈的药物，应严格控制剂量，开始时用量宜轻，逐渐加量，一旦病情好转后，应当立即减量或停服，中病即止，防止过量或蓄积中毒。贵重药材如麝香、牛黄、猴枣、羚羊角、鹿茸、珍珠等，在保证药效的前提下应尽量减少用量，避免浪费。

(二)用药方法和目的

单味药使用时用量宜大，复方中应用时剂量宜小；在方中作主药时用量宜大，作辅药时用量宜小；入汤剂用量宜大，入丸、散剂的用量宜小；某些中药用量不同表现出不同的作用，故根据使用目的不同，其用量也可能不同，如槟榔用于行气消积，用量 3～10g 即可，用于驱绦虫则须用 30～60g。

(三)患者情况

确定药物的具体用量,还应考虑患者的年龄、性别、体质、病程、病势、职业和生活习惯等差异。一般来说,小儿发育尚未健全,老人气血渐衰,对药物的耐受力均较弱,用量宜轻。五岁以下小儿通常用成人量的四分之一,五六岁以上通常用成人量的一半。对于一般的药物,男女用量差别不大,但妇女在月经期、妊娠期,用活血化瘀通经药一般不宜过大。体质强壮者,对药物的耐受力较强,用量可稍大;体质虚弱者,对药物(尤其是攻邪药)的耐受力较弱,用量宜轻,即使是补虚药,也应从小剂量开始,以免虚不受补。一般来说,新病对患者正气损伤较小,患者对药物的耐受力较强,用量可稍大;久病多伤元气,患者多体虚,对药物的耐受力较弱,用量宜轻。病急病重者,用量可稍大,有利于控制病势;病缓病轻者,用量宜轻,以免损伤正气。体力劳动者腠理一般较脑力劳动者致密,使用发汗解表药时,对体力劳动者的用量可较脑力劳动者稍重一些。平素不喜食辛辣热烫物或处高温下作业者,用辛热药疗疾时,用量宜轻,反之用量宜大。

此外,在确定药物剂量时,还应考虑季节、气候及居处的自然环境等因素,做到"因时制宜""因地制宜"。如夏季发汗解表药及辛温大热药不宜多用,而苦寒降火药用量宜重;冬季发汗解表药及辛热大热药可以多用,苦寒降火药则用量宜轻。

二、中药的用法

中药的用法所包含的内容十分广泛,本书主要介绍中药的给药途径和剂型、汤剂的煎煮方法和不同剂型的服药方法。

(一)给药途径和剂型

给药途径也是影响药物疗效的因素之一。给药途径不同,药物的吸收、分布、代谢、排泄过程不同,产生的作用强度不同。有的药物甚至必须以某种特定途径给药才能发挥某种作用。中药的传统给药途径以口服和皮肤给药为主,还有吸入、舌下、黏膜表面和直肠给药等多种途径,现代又增添了皮下注射、肌内注射、穴位注射、静脉注射等。中药在服用前,都需要加工成一定的剂型。传统中药剂型中,口服剂型有汤剂、丸剂(蜜丸、水蜜丸、水丸、糊丸、蜡丸)、散剂、锭剂、酒剂、煎膏剂(膏滋)、胶剂等,皮肤外用的剂型有膏药(黑膏药、白膏药)、散剂、丹剂、搽剂、洗剂、灸剂、熨剂等;供体腔使用的有栓剂、药条等。现代中药剂型中,口服剂型有浓缩丸、片剂(咀嚼片、含片、泡腾片、肠溶片)、胶囊剂(硬胶囊、软胶囊、肠溶胶囊)、颗粒剂(可溶颗粒、悬浮颗粒、泡腾颗粒)、合剂、滴丸剂、糖浆剂、酊剂、流浸膏剂、浸膏剂、茶剂等,皮肤外用的有贴膏剂(橡胶膏剂、凝胶膏剂、贴剂)、气雾剂、喷雾剂、涂膜剂、凝胶剂、软膏剂、露剂等,还有注射剂(注射液、注射用无菌粉末、注射用浓溶液)、眼用制剂(滴眼剂、眼膏剂)、鼻用制剂(滴鼻剂、洗鼻剂、鼻用喷雾剂、鼻用软膏剂、鼻用乳膏剂、鼻用散剂)、供体腔使用的阴道片、阴道泡腾片等。

不同的给药途径和剂型各有其特点。临床用药时,具体选择何种途径和剂型给药,不仅要考虑各种给药途径和剂型的特点,充分发挥其优势,还应注意病证与药物对给药途径和剂型的选择。《神农本草经》强调了药物对剂型的选择,指出:"药性有宜丸者,宜散者,宜水煮者,宜酒渍者,宜膏煎者,亦有一物兼宜者,亦有不可入汤酒者,并随药性,不得违越。"即是说,只有所含有效成分水溶性好而且耐热的饮片才可以入汤剂,否则便应选择粉末饮片或丸剂、散剂或酒剂;珍稀、名贵、濒危药材选择丸散剂,可以提高利用率、减少用量,有利于资源保护和可采持续利用。继后,《本草经集注》又提出了病情对于剂型的选择,强调:"病有宜服丸、服散者,服汤、服酒者,服膏煎者,亦兼参用,察病之源,以为其剂也。"一般来说,病情较急宜服相对速效的汤剂等,慢性病宜服缓而药效持续的丸剂等。

(二)汤剂的煎煮方法

汤剂是中药临床最为常用的剂型之一,并且大多由病家自制,为了保证获得预期的临床疗效,医生应将汤剂的正确煎煮方法清楚地交代给病家。

1.煎药器具

最好是用化学性质稳定、不易与药物成分发生化学反应,并且导热均匀、保温性能良好的砂锅、瓦罐等陶瓷器皿;其次可用搪瓷罐或不锈钢锅;忌用铝、铜、铁锅等金属器皿,以免金属元素与药物成分发生化学反应,可能使疗效降低,甚至产生毒副作用。中药煎煮比较费时费力,为了方便患者服药,一些医院药房配备了煎药机,患者只需将药交给药房煎制,取回煎好并分装好的汤剂,整个疗程可一次性带回家保存备用,携带服用都方便。

2.煎药用水

煎药宜用洁净、无异味、杂质少的水。一般来说,人们在生活中饮用的水如自来水、井水、纯净水等,都可用以煎煮中药。

3.加水量

按理论推算,加水量应为饮片吸水量、煎煮过程蒸发量及煎煮后所需药液量的总和。虽然实际操作时加水量很难做到十分准确,但也可根据饮片质地的疏密、吸水性能及煎煮时间的长短来估计加水量。确定加水量的一般做法是,将饮片适当加压后,以液面高出饮片 2cm 左右为宜。质地坚硬、黏稠、需要久煎的药物加水量可比一般药物略多;质地疏松,或由于有效成分易挥发或破坏而煎煮时间较短的药物,则液面稍高出饮片即可。

4.煎前浸泡

煎煮前将饮片用水适当浸泡,既有利于有效成分的溶出,又可缩短煎煮时间,避免因煎煮时间过长,导致有效成分散失或破坏过多。如果饮片不经浸泡,直接煎煮,会使饮片表面的淀粉、蛋白质迅速膨胀或变性,阻塞毛细管道,使水分难于进入饮片内部,不利于有效成分的充分溶出。多数药物宜用冷水浸泡,一般浸泡 20~30min 即可,以种子、果实为主者,可浸泡 1 小时。夏天气温高,浸泡时间不宜过长,以免药液腐败变质。

5.煎药火候

火候是指火力大小和煎煮时间长短。煎药一般宜先用武火(大火)使药液尽快煮沸,沸后改用文火(小火)保持微沸状态,以免药汁溢出或过快熬干。解表药及其他含挥发性成分药物,一般用武火迅速煮,改用文火再煮 10~15min 即可。有效成分不易煎出的矿物类、贝壳类、骨角类、甲壳类药物以及补虚药,一般宜用文火久煎,使有效成分充分溶出。

6.趁热滤汁

药煎好后,应趁热滤取药汁,以防药液放冷后,一些有效成分会因溶解度降低而沉淀或由于药渣的吸附作用而有部分损失,降低疗效。

7.绞渣取汁

由于一般药物加水煎煮后都会吸附一定的药液,已溶入药液中的一些有效成分也可能被药渣再吸附,因此药渣应榨取药汁,以防有效成分的损失。实验表明,从榨药渣得到有效成分相当于原方含量的三分之一。尤其是一些遇高热有效成分容易损失或破坏而不宜久煎或只煎一次的药物,药渣中所含有效成分会更多,榨渣取汁的意义更大。

8.煎煮次数

一般中药可煎 3 次,至少应煎 2 次。煎煮过程中,有效成分会先溶解于进入饮片组织内的水液中,然后再扩散到饮片外部的水液中,当饮片内外溶液的浓度相同时,有效成分不再扩散了,这时,只有将药液滤出,重新加水煎煮,有效成分才会继续溶出。为了充分利用药材,避免浪费,一剂药最好煎煮 2 次或 3 次。

9.入药方法

一般药物可同时入药煎煮。但某些药物因其性质、性能及临床用途不同,所需煎煮的时间和方式不同,因此煎制汤剂时还应讲究入煎的方法。

(1)先煎:一些有效成分不容易煎出的药物,应先入煎一定时间后,再与其他药物同煎。一般来说,矿物类药物(如磁石、代赭石、生铁落、生石膏、寒水石、紫石英、龙骨等)、贝壳类药物(如牡蛎、海蛤壳、瓦楞子、珍珠母、石决明、紫贝齿等)、甲壳类药物(龟甲、鳖甲等),大多需要先煎 30min 左右,再纳入其他药物同煎。此外,久煎可以降低某些药物的毒性(如川乌、附子、雷公藤等),附子、川乌应先煎 0.5～1h(煎至入口无麻舌感),雷公藤应先煎 1～2h,再与其他药物同煎,以确保用药安全。再有特殊需要,如大黄久煎泻下力缓,欲减其泻下力则应先煎。

(2)后下:一些气味芳香的药物,久煎其有效成分易挥发的药物(如金银花、连翘、肉桂、沉香以及解表药、化湿药中的大部分药物)或有效成分不耐煎煮,久煎易破坏的药物(如青蒿、钩藤、大黄、番泻叶、杏仁、白芥子等),应在其他药物煎沸一定时间后放入同煎。有的药物甚至只需用开水或其他药物的煎液趁热浸泡即可,不必入煎(如大黄、番泻叶用于泻下通便以及藏红花、胖大海等)。

(3)包煎:饮片有绒毛,因其难于滤净,混入药液刺激咽喉者(如辛夷、旋覆花等),或花粉、细小种子及细粉类饮片,因其漂浮水面,不利于煎煮者(如海金沙、蒲黄、葶苈子、滑石粉、蛤粉等),或含淀粉、黏液质较多的药物,煎煮时易糊化、焦化,煎煮液混浊或黏稠不便于过滤者(如五灵脂、灶心土、车前子等)宜用纱布包裹入煎。

(4)另煎:少数贵重药材(如人参、西洋参、羚羊角、鹿茸等),为了更好地煎出有效成分应单独煎 2～3h,同时也可避免与其他同煎时煎出的有效成分被其他药物的药渣吸附,造成浪费。煎液可以另服,也可与其他煎液兑服。

(5)烊化:某些胶类药物及黏性大而易溶的药物,为了避免入煎粘锅或黏附于其他药物上,既造成胶类药物的浪费,又影响其他药物有效成分的溶出,用水或黄酒将此类药加热溶化后,用煎好的药液兑服,或将此类药放入已煎好的药液中加热溶化后服用、如阿胶、鹿角胶、龟甲胶、鳖甲胶、鸡血藤胶及蜂蜜、饴糖等。

(6)冲服:芒硝等入水即化的药物,与饴糖、蜂蜜、竹沥等新鲜药材制备的液体类药物,以及羚羊角、沉香等药加水磨取的药汁,不需入煎,宜直接用水或药汁冲服。

(7)调服:粉末饮片,当用药汁、开水调匀吞服。正如《千金方》所说:"凡汤中用麝香、牛黄、犀角、羚羊角、蒲黄、丹砂,须熟细末如粉,临服纳汤中,搅令调和,合服之。"

(三)服药方法

口服是临床使用中药的主要途径,口服给药的效果,不仅受剂型等因素影响外,还与服药时间、多少及冷热等服药方法有关。

1.服药时间

适时服药也是合理用药的重要方面,具体服药时间应根据胃肠状况、病情的需要及药物的特性来确定。

(1)空腹服:清晨空腹时,胃及十二指肠内均无食物,所服药物可避免与食物混合,能迅速进入肠中,充分发挥药效。如峻下逐水药、攻积导滞药在晨起空腹时服药,不仅有利于药物迅速入肠发挥作用,还可避免夜间频频如厕影响睡眠。驱虫药在空腹时服药,有利于药物与虫体相互接触,更好的发挥驱虫效果。

(2)饭前服:饭前胃中亦空虚,有利于药物迅速进入小肠消化吸收,故大多数药特别是补虚药和治疗胃肠疾病的药物都宜饭前服。

(3)饭后服:饭后胃中存有较多食物,所服药物与食物混合,可减轻其对胃肠的刺激,故对胃肠有刺激的药物宜饭后服用。消食药宜饭后及时服用,以利充分发挥药效。一般药物,无论饭前服还是饭后服,服药与进食都应间隔1h左右,以免影响药物与食物的消化吸收。

(4)睡前服:为了顺应人体生理节律而充分发挥药效,有些药物宜睡前服。如安神药宜在睡前0.5～1h服,以便安眠;涩精止遗药宜在临睡时服,以便治疗梦遗滑精;缓下剂宜在睡前服,以便翌日清晨排便。

(5)定时服:有些疾病定时而发,只有在发病前某时服才能见效,如截疟药应在疟疾发作前2h服用。

(6)不拘时服:病情危急,则当不拘时服,以便力挽狂澜。

2.服药次数

一般疾病服药,多采用每日一剂,每剂分2～3次服用。病情急重者,可每隔4h左右服药1次,昼夜不停,以利顿挫病势;病情轻缓者,可间日服或煎汤代茶,以图缓治。呕吐患者宜小量频服,以免量大引起呕吐。应用发汗药、泻下药时,服药一般以得汗得下为度,中病即止,不必尽剂,以免汗下太过,损失正气。

3.服药冷热

一般汤药多宜温服,服时还应振荡,以免药液煎煮后冷却过久产生过多沉淀被抛弃而影响实际的利用量造成浪费。一般来说,治疗寒证用温热药宜热服,特别是用发散风寒药治疗外感风寒表实证时,不仅要热服,而且服药后还须温覆或进热粥,以助汗出。至于治疗热证用寒凉药时,如热在肠胃,患者欲饮冷者,宜凉服;如热在其他脏腑,患者不欲饮冷者,宜温服。此外,治疗真热假寒证用寒药时可温服,治疗真寒假热证用温热药时可凉服,以防患者格拒,此即《内经》所谓"治热以寒,温以行;之;治寒以热,凉以行之"的服药方法。而服用丸、散等固体制剂时,除特别规定外,一般宜用温开水送服。

第十五章 解表药

凡以发散表邪为主要功效,常用于治疗外感表证的药物,称为解表药。

本类药物依据其性能特点及功效主治之不同,大致可分为发散风寒药、发散风热药两类。

解表药大多味辛,目前按脏腑辨证确定,主入肺经;古代本草多按六经或经络辨证确定,则主入膀胱经,主升浮,长于达表上行。

辛能发散,轻扬升浮,肺合皮毛,膀胱经主一身之表。故解表药善走肌表,疏通腠理,透散外邪或能促进机体发汗,使表邪随汗而解,从而解除表证。即《内经》所谓:"其在皮者,汗而发之。"其中发散风寒药性味辛温,以发散风寒为主要功效,主治风寒表证;发散风热药性味以辛凉为主,以发散风热为主要功效,主治风热表证。

部分解表药兼能祛风止痒、祛风湿、止痛、利水消肿、止咳平喘、透疹、止痛、消疮等功效。可用于皮肤瘙痒、风湿痹证、头痛及水肿、咳喘、麻疹、风疹、痛证、疮疡初起等病症。

应用解表药时,应针对外感风寒、风热表邪之不同,相应选择长于发散风寒、发散风热的药物,并作适当的配伍以增强疗效。由于四时气候变化的不同,如冬季多风寒,春季多风热,夏季多夹暑湿,秋季多兼燥邪,故应适时地配伍化湿、祛暑、润燥药;温病初起者,邪在卫分,宜选用发散风热药,配伍清热解毒药;若虚入外感,正虚邪实者,则应根据患者气虚、阳虚、血虚、阴虚之不同,分别与益气、助阳、补血、养阴药配伍,以扶正祛邪。

解表药辛散发汗,尤其是辛温之品发汗力较强,在使用时应注意中病即止,以取微汗出为宜,不可过量,以免汗出过多而耗散阳气,损及津液。并注意因时因地而适当增减药量,如夏天汗多,用量宜轻;冬季腠理致密,用量宜重;北方寒冷用量宜重;南方温暖用量宜轻。又汗为津液,血汗同源,故表虚自汗、阴虚盗汗以及疮疡日久、淋证、失血患者,虽有表证,也应慎用。

解表药大多气味芳香,煎煮时间不宜过长,以免影响药效。

第一节 发散风寒药

本类药物性味多属辛温,以发散风寒为主要功效,发汗作用较强,主要用于风寒表证,症见恶寒发热,无汗或汗出不畅,头身疼痛,鼻塞流涕,口不渴,舌苔薄白,脉浮紧等。部分药尚兼有祛风止痒、止痛、祛风湿、止咳平喘、利水消肿、消疮等功效,又可用治风疹瘙痒、痛证、风湿痹证、咳喘以及水肿、疮疡初起等兼有风寒表证者。

一、麻黄

麻黄为麻黄科亚灌木植物草麻黄、中麻黄或木贼麻黄的干燥草质茎。主产于河北及山西、内蒙古等地。秋季采收,晒干,除去木质茎、残根及杂质,切段。

(二)主要性能

辛、微苦,温。归肺、膀胱经。

（三）功效

发汗解表，宣肺平喘，利水消肿。

（四）应用

1.风寒表证

本品辛温发散之力强，为"发汗解表第一药"。宜用于恶寒发热，无汗头痛，脉浮紧的外感风寒表实证，每与桂枝相须为用，如《伤寒论》麻黄汤。治阳虚外感，发热无汗，脉反沉者，常与附子、细辛等温里散寒之品配伍，以奏助阳解表之功，即《伤寒论》麻黄附子细辛汤。

2.咳喘

本品宣散中兼有降气之功，以利肺司宣降，为治疗肺气壅遏所致喘咳之要药。治风寒外束，肺气壅遏的喘咳实证，常配伍苦杏仁、甘草，如《和剂局方》三拗汤。治寒痰停饮，咳嗽气喘，痰多清稀者，常与温肺化饮之细辛、干姜等同用，如《伤寒论》小青龙汤。若肺热壅盛，高热喘急者，当与清肺平喘之石膏、杏仁、甘草配用，如《伤寒论》麻杏甘石汤。

3.水肿

本品既能宣肺发汗，使肌肤水湿外散，又能通调水道、下输膀胱而利水消肿，宜于风邪袭表，肺失宣降所致水肿初起兼有表证之风水水肿证，每与甘草同用，如《金匮要略》甘草麻黄汤；或与发汗利水之生姜、白术同用，如《金匮要略》越婢加术汤。

此外，取麻黄散寒通滞之功，也可用治风寒痹证，阴疽，痰核。

（五）用法用量

生用、蜜炙或捣绒用。煎服，2～10g。发汗解表宜生用，止咳平喘多蜜炙用。

（六）使用注意

表虚自汗、阴虚盗汗及肺肾虚喘者均当慎用。

二、桂枝

桂枝为樟科常绿乔木植物肉桂的干燥嫩枝。主产于广东及广西、云南等地。春夏采收，除去叶，晒干或切片。

（一）主要性能

辛、甘，温。归心、肺、膀胱、脾经。

（二）功效

发汗解表，温通经脉，助阳化气。

（三）应用

1.风寒表证

本品开腠发汗之力较麻黄温和，但能温通扶阳，助卫实表。对于外感风寒，无论虚实，有汗无汗皆可应用。用于外感风寒，表实无汗之证，常与麻黄同用，以开宣肺气，发汗解表，如《伤寒论》麻黄汤；若外感风寒，表虚有汗而表证不解，恶风、发热者，常与白芍配伍以调和营卫，发汗解肌，如《伤寒论》桂枝汤。

2.寒凝血滞诸痛证

本品具有温通经脉，散寒止痛之功。用治风寒湿痹，肩臂疼痛，可与附子同用，如《伤寒论》桂枝附子汤；若中焦虚寒，脘腹冷痛，则常与白芍、饴糖等同用，如《金匮要略》小建中汤；如妇女寒凝血滞,月经不调,经闭痛经,产后腹痛,多与当归、吴茱萸同用,如《金匮要略》温经汤。

3. 胸痹、心悸、痰饮、蓄水证

本品具有助阳化气之功,能上助心阳以通脉,中温脾阳以健运,下温肾阳以助气化,为治阳气不振之胸痹、痰饮、蓄水证之常用药。如胸阳不振,气机不畅,痰瘀痹阻之胸痹,常与薤白、枳实配伍以温通胸阳,化痰散结,如《金匮要略》枳实薤白桂枝汤;若心阳不振,心动悸,脉结代者,则常与补益心气之炙甘草、人参等同用,以补气养血,通阳复脉,如《伤寒论》炙甘草汤;如脾阳不运,水湿内停所致的痰饮者,常与健脾利水渗湿之茯苓、白术同用,如《金匮要略》苓桂术甘汤;如膀胱气化不行,水肿、小便不利者,每与利水消肿之茯苓、猪苓、泽泻等同用,如(《伤寒论》五苓散。

(四)用法用量

生用。煎服,3～9g。

(五)使用注意

凡外感热病、阴虚火旺、血热妄行等证,均当忌用。孕妇及月经过多者慎用。

三、紫苏叶

紫苏叶为唇形科一年生草本植物紫苏的干燥叶(或带嫩枝)。我国大部分地区均产。夏季枝叶茂盛花序刚长出时采收。除去杂质,阴干,切段。

(一)主要性能

辛,温。归肺、脾、胃经。

(二)功效

散寒解表,行气和胃。

(三)应用

1. 风寒表证

本品散寒解表之力缓和,用治风寒表证,轻者单用,重者与其他发散风寒药同用。因其兼能行气和胃,尤宜于风寒表证,兼有气滞、胸脘痞闷,恶心呕逆者,常与香附、陈皮等药同用,如《和剂局方》香苏散。本品又略能化痰止咳,风寒表证兼有咳喘痰多者,则与前胡、桔梗、杏仁等药同用,如《温病条辨》杏苏散。

2. 脾胃气滞证

本品行气以消除胀满,和中止呕,安胎,适宜于中焦气机郁滞之胸脘胀满,恶心呕吐。偏寒者,配砂仁、丁香以温中止呕;偏热者,配黄连、芦根以清胃止呕;治气滞痰凝之梅核气证,配半夏、厚朴等,以理气化痰教结;治气滞胎动不安,胸闷呕吐者,配陈皮、砂仁等,以增强止呕安胎之效。

此外,本品能解鱼蟹毒,适宜于鱼蟹中毒引起的腹痛吐泻,单用或配伍生姜、陈皮、藿香同用。

(四)用法用量

生用。煎服,5～10g,不宜久煎。

四、生姜

生姜为姜科多年生草本植物姜的新鲜根茎。我国各地均产。秋、冬二季采挖,除去须根及泥沙,切片。

(一)主要性能

辛,微温。归肺、脾、胃经。

(二)功效

散寒解表,温中止呕,温肺止咳。

(三)应用

1.风寒表证

本品散寒解表力弱,多用于风寒感冒轻证,可单煎或配红糖、葱白煎服。若治风寒感冒重证,本品多作为辅助药,与桂枝、羌活等辛温解表药同用,以增强发汗解表之力。

2.呕吐

本品能温胃散寒,和中降逆,尤善止呕,素有"呕家圣药"之称,随证配伍可治疗多种呕吐。因其性温,故对胃寒呕吐最宜,如寒犯中焦或脾胃虚寒之胃脘冷痛、食少、呕吐者,可收祛寒开胃,止痛止呕之效,宜与高良姜、白豆蔻等药同用;若痰饮呕吐者,常配伍半夏,即《金匮要略》小半夏汤;若胃热呕吐者,可配黄连、竹茹等清胃止呕药。若脾胃气虚者,宜与人参、白术等补脾益气药同用。

3.肺寒咳嗽

本品能温肺散寒、化痰止咳,用于肺寒咳嗽,不论有无外感,或痰多痰少,皆可选用。若风寒客肺,咳嗽咳痰,每与麻黄、杏仁同用,如《和剂局方》三拗汤。若外无表邪而痰多者,常与陈皮、半夏等药同用,如《和剂局方》二陈汤。此外,本品可解生半夏、生南星等药物之毒,以及鱼蟹等食物之毒,煎汤或取汁冲服。

(四)用法用量

生用。煎服,3～10g,或捣汁服。

(五)使用注意

热盛及阴虚内热者忌服。

(六)附药

1.生姜汁

将生姜洗净捣汁入药。性味辛,微温。功能化痰、止呕。主要适用于恶心呕吐及咳嗽痰多等症。并可用于由于天南星、半夏中毒所导致喉舌麻木肿痛,或呕逆不止、难以下食者,取汁冲服,易于入喉;也可配竹沥,冲服或鼻饲给药,或可用治中风卒然昏厥而痰多者。用量3～10滴,冲服。

2.生姜皮

即生姜的外皮。性味辛,凉。功能利尿消肿,主要适用于水肿,小便不利等症,可配伍冬瓜皮、茯苓皮等同用。3～10g,煎服。

3.煨姜

将鲜生姜洗净,用草纸包裹,放在清水中浸湿,直接放在火中煨,待草纸焦黑,姜熟为度;或直接放火中烤熟。性味辛,温。功能和中止呕,主要适用于脾胃不和,恶心呕吐之症。用量2～3片,煎服。

五、香薷

香薷为唇形科多年生草本植物石香薷或江香薷的干燥地上部分。前者称青香薷，主产于广西、湖南、湖北等地，系野生，多自产自销；后者称江香薷。主产于江西，为栽培品，产量大而质量佳，行销全国。夏、秋二季茎叶茂盛、果实成熟时采割，除去杂质，晒干，切段。

(一)主要性能

辛，微温。归肺、脾、胃经。

(二)功效

发汗解表，化湿和中，利水消肿。

(三)应用

1.风寒表证及暑湿证

本品外能发汗解表，内能化湿和中，多用于风寒感冒而兼脾胃湿困，症见恶寒，发热，头痛身重，无汗，脘满纳差，苔腻，或恶心呕吐，腹泻者。因该证多见于夏日贪凉饮冷之人，感寒夹湿（阴暑证），故前人称"香薷乃夏月之麻黄"。常配伍化湿行气之厚朴、扁豆，如《和剂局方》香薷散。若暑温初起，复感风寒。证见恶寒发热，无汗，心烦面赤，口渴，苔白者。则在香薷散基础上加金银花、连翘以解暑热，如《温病条辨》新加香薷饮。

2.水肿，小便不利

本品发越阳气，通利水湿以利尿退肿，多用于水肿而有表证者。治疗水肿、小便不利以及脚气水肿者，可单用或配伍健脾利水的白术，如《外台秘要》深师薷术丸。

(四)用法用量

生用。煎服，3～10g。利水消肿，量宜稍大，且须浓煎。

(五)使用注意

表虚多汗者及阳暑证当忌用。

六、荆芥

荆芥为唇形科一年生草本植物荆芥的干燥地上部分。主产于江苏、浙江、江西等地。多为栽培。夏、秋二季开花穗绿时采割，除去杂质，晒干，切段用。或只取花穗入药。

(一)主要性能

辛，微温。归肺、肝经。

(二)功效

祛风解表，透疹消疮，炒炭止血。

(三)应用

1.外感表证

本品微温不燥，性较平和，长于祛风解表。对于外感表证，无论风寒、风热或寒热不明显者，均可广泛使用。用治风寒感冒，恶寒发热、头痛无汗者，常与防风、羌活、独活等药同用，如《摄生众妙方》荆防败毒散；治疗风热感冒，发热头痛者，每与辛凉解表药银花、连翘、薄荷等配伍，如《温病条辨》银翘散。

2.麻疹不透、风疹瘙痒

本品祛风透疹止痒。用治表邪外束，麻疹初起、疹出不畅，常与蝉蜕、薄荷、紫草等药同用；

治风疹瘙痒,可配伍苦参、防风、白蒺藜等药。

3. 疮疡初起兼有表证

本品祛风解表,而兼消疮之功,用于疮疡初起兼有表证。偏于风寒者,多配伍羌活、川芎、独活等药;偏于风热者,常与银花、连翘、柴胡等药配伍。

4. 出血证

本品炒炭则味涩,长于止血,用于吐血,衄血,便血,崩漏,产后血晕等多种出血证。治血热妄行之吐血、衄血,常配伍生地黄、白茅根、侧柏叶等药;治下焦血热便血、痔血,每与凉血止血地榆、槐花、黄芩炭等药同用;治妇女崩漏下血,可配伍棕榈炭、茜草等固崩止血药。

(四)用法用量

生用或炒炭用。煎服,5~10g,不宜久煎。发表透疹消疮宜生用;止血宜炒用。荆芥穗擅长于祛风。

七、防风

防风为伞形科多年生草植物防风的干燥根。主产于东北及内蒙古东部等地。春、秋二季采挖未抽花茎植株的根,除去须根及泥沙,晒干切片。

(一)主要性能

辛、甘,微温。归膀胱、肝、脾经。

(二)功效

祛风解表,胜湿止痛,止痉。

(三)应用

1. 外感表证

本品质润和缓,为"风药中之润剂",治风通用之品。以祛风解表为主,并有胜湿,止痛之功,故外感风寒、风湿、风热表证均可配伍使用。治风寒表证,微恶风寒,头痛身痛,常配以荆芥、羌活、独活等药同用,如《摄生众妙方》荆防败毒散;治外感风湿,头痛如裹、身重肢痛者,常与羌活、独活、川芎等祛风胜湿药同用,如《内外伤辨惑论》羌活胜湿汤;治风热表证,发热恶风、咽痛口渴者,常与薄荷、牛蒡子、连翘等辛凉解表药配伍。又因其发散作用温和,对卫气不足,肌表不固,而感冒风邪者,本品与黄芪、白术等益卫固表药同用,共奏扶正祛邪之效,如《丹溪心法》玉屏风散。

2. 风湿痹证

本品为较常用的祛风湿、止痹痛之品。治疗风寒湿痹,肢节疼痛、筋脉挛急者,可配伍独活、桂枝等祛风湿、止痹痛药,如《医学心悟》蠲痹汤。若风寒湿邪郁而化热,关节红肿热痛,成为热痹者,可与地龙、乌梢蛇等药同用。

3. 风疹瘙痒

本品祛风止痒,且无伤阴之弊,用于治疗多种皮肤病,因以祛风见长,药性平和,故风湿、风热所致之隐疹瘙痒皆可配伍使用。如风湿、风热侵袭人体,浸淫血脉者,常与苍术、荆芥、蝉蜕等配伍,如《和剂局方》消风散,该方中又常配伍当归、生地、胡麻仁等活血养血药,以寓"治风先治血,血行风自灭"之意,而用于血虚风燥,皮肤瘙痒者;若证属风热者,常配伍薄荷、蝉蜕、僵蚕等药;若兼里实热结者,常配伍大黄、芒硝、黄芩等药,如《宣明论方》防风通圣散。

4.破伤风

本品止痉效力较弱,用治风毒内侵,引动内风所致破伤风,多作辅助药,常与天麻、天南星、白附子等祛风止痉药同用,如《外科正宗》玉真散。此外,以其升清燥湿之性,亦可用于脾虚湿盛,清阳不升所致的泄泻,可与人参、黄芪、白术等药配伍,如《脾胃论》升阳益胃汤。若用于肝脾不和,肝郁乘脾之腹痛而泻者,常与白术、白芍、陈皮同用,如《景岳全书》痛泻要方。

(四)用法用量

生用或炒炭用。煎服,5~10g。

(五)使用注意

阴血亏虚、热病动风者不宜使用。

八、羌活

羌活为伞形科多年生植物羌活或宽叶羌活的干燥根茎及根。前者主产于四川、云南、甘肃等地。后者主产于四川、青海、陕西等地。春、秋二季采挖,除去须根及泥沙,晒干,切片。

(一)主要性能

辛、苦,温。归膀胱、肝、肾经。

(二)功效

散寒解表,胜湿止痛。

(三)应用

1.风寒夹湿表证

本品气味雄烈,善于升散达表有较强的祛风散寒,胜湿止痛之功。故外感风寒夹湿,症见恶寒发热无汗、头痛项强、肢体酸痛较重者,尤为适宜,常与祛风止痛的防风、细辛、川芎等药同用,如《此事难知》九味羌活汤;若风湿在表,头项强痛,腰背酸重,一身尽痛者,可配伍祛风胜湿止痛的独活、藁本、防风等药,如《内外伤辨惑论》羌活胜湿汤;若风寒、风湿所致的头风痛,可与川芎、白芷、藁本等药配伍,如《审视瑶函》羌活芎藁汤。

2.风湿痹证

本品善祛筋骨间风湿而止痛,有较强的祛风湿,止痛作用,为治风湿痹痛常用之品,因其善入足太阳膀胱经,又以上半身风寒湿痹、肩背肢节疼痛者尤为多用,常与防风、姜黄、当归等药同用,如《百一选方》蠲痹汤。

(四)用法用量

生用。煎服,3~10g。

(五)使用注意

血虚痹痛,阴虚外感,表虚汗多均当忌用。

九、白芷

白芷为伞形科多年生草本植物白芷或杭白芷的干燥根。产于浙江、福建、四川等地,习称"杭白芷"和"川白芷";产于河南长葛、禹县者,习称"禹白芷";产于河北安国者,习称"祁白芷"。夏、秋间叶黄时采挖,除去须根及泥沙,晒干或低温干燥。

(一)主要性能

辛,温。归肺、胃、大肠经。

(二)功效

散寒解表,祛风止痛,燥湿止带,宣通鼻窍,消肿排脓。

(三)应用

1.风寒或风湿表证

本品祛风散寒除湿之力较温和,而以止痛、通鼻窍见长,宜于外感风寒湿邪,头身疼痛,鼻塞流涕之证,常与防风、羌活、川芎等药同用,以达祛风散寒除湿止痛之功,如《此事难知》九味羌活汤。

2.多种痛证

本品止痛力强,且善入足阳明胃经,为治阳明经前额头痛、眉棱骨疼痛、牙龈肿痛之要药。属风寒者,可单用,如《百一选方》都梁丸,或与防风、细辛、川芎等祛风止痛药同用,如《和剂局方》川芎茶调散;属风热者,可配伍薄荷、菊花、蔓荆子等药;治疗风冷牙痛,可与配伍细辛、全蝎、川芎等同用,如《御药院方》一捻金散;若风寒湿痹,关节疼痛,屈伸不利者,可与苍术、草乌、川芎等药同用,如《袖珍方》神仙飞步丹。

3.带下证

本品善除阳明经湿邪而燥湿止带。治寒湿下注,白带过多者,可与白术、山药、白扁豆等健脾除湿药同用;若湿热下注,带下黄赤者,宜与车前子、黄檗等,清热利湿、燥湿药同用。

4.鼻塞不通

本品既可疏风散寒燥湿,又善宣肺气,通鼻窍而止疼痛,故可用治风寒湿邪犯肺所致鼻塞不通、浊涕不止、前额疼痛,每与苍耳子、辛夷等散风寒、通鼻窍药同用,如《袖珍方》苍耳子散。

5.疮痈肿毒

本品长于消肿排脓,若疮疡初起,红肿热痛者,每与金银花、当归、穿山甲等药配伍,可收散结消肿止痛之功,如《校注妇人大全良方》仙方活命饮;若脓成难溃者,与人参、黄芪、当归等益气补血药配伍,共奏托毒排脓之功,如《外科正宗》托里消毒散。

此外,本品祛风止痒,可用治皮肤风湿瘙痒。外用可治多种皮肤疾病,如隐疹、湿疹、白癜风、面部色斑、狐臭等。

(四)用法用量

生用。煎服,3～10g。外用适量。

(五)使用注意

阴虚血热者忌服。

十、藁本

藁本为伞形科多年生草本植物藁本或辽藁本的干燥根茎及根。藁本主产于陕西、四川、湖北等地。辽藁本主产于辽宁、吉林、河北等地。秋季茎叶枯萎或次春出苗时采挖,除去泥沙,晒干或烘干。

(一)主要性能

辛,温。归膀胱、肝经。

(二)功效

祛风散寒,除湿止痛。

（三）应用

1.风寒或风湿表证

本品善达巅顶，以发散太阳经风寒湿邪见长，并有较好的止痛作用，常用于风寒或风湿表证头痛，巅顶疼痛，偏头痛，每与羌活、苍术、川芎等祛风湿止痛药同用，如《和剂局方》神术散；若外感风寒夹湿，头身疼痛明显者，常羌活、独活、防风等药，以祛风散寒、除湿止痛，如羌活胜湿汤。

2.风湿痹证

本品能祛除风寒湿邪，蠲痹止痛。治疗风湿入侵，一身尽痛，配伍羌活、防风、苍术等祛风湿药，如《内外伤辨惑论》除风湿羌活汤。

（四）用法用量

生用。煎服，3～10g。

（五）使用注意

阴血亏虚、肝阳上亢、火热内盛之头痛者忌服。

十一、细辛

细辛为马兜铃科多年生草本植物北细辛、汉城细辛或华细辛的干燥根和根茎。前两种习称"辽细辛"，主产于东北地区；华细辛主产于陕西、山东、浙江等地。夏季果熟期或初秋采挖，除去地上部分和泥沙，阴干，切段。

（一）主要性能

辛，温。有小毒。归肺、肾、心经。

（二）功效

散寒解表，祛风止痛，通窍，温肺化饮。

（三）应用

1.风寒表证

本品散寒力佳，又长于祛风止痛，宜于寒邪束表，发热恶寒，无汗，头身疼痛较甚者，常与羌活、防风、白芷等祛风止痛药同用，如《此事难知》九味羌活汤；因其散风寒，又能通鼻窍，多用于风寒感冒而见鼻塞明显者，常配伍白芷、苍耳子等药以达祛风通窍之功；若阳虚外感，邪犯少阴而见恶寒发热、无汗、脉沉者，多用《伤寒论》麻黄附子细辛汤，既能外助麻黄以发汗解表，又能内助附子以扶阳温肾。

2.头痛，牙痛，风湿痹痛

本品祛风散寒，且止痛之力颇强，尤宜于风寒性头痛、牙痛、痹痛等多种寒痛证。用治外感风寒，偏正头痛，常与川芎、白芷、羌活同用，如《和剂局方》川芎茶调散；若治风冷头痛，又当配伍祛风止痛之羌活、独活、川芎等，如《症因脉治》独活细辛汤；治风痰头痛，可配燥湿化痰的制南星、制半夏，如《证治准绳》芎辛导痰汤；治疗风冷牙痛或龋齿牙痛者，可单用或加露蜂房煎水含漱；若胃火牙痛者，又当配伍清胃泻火之生石膏、黄连、升麻等药，如《证治准绳》升麻散、白芷散；治风寒湿痹、骨节疼痛或手足逆冷等证，则与当归、桂枝等同用，如《伤寒论》当归四逆汤。

3.鼻塞不通

本品散风寒，通鼻窍，常用治伤风鼻塞、鼻窒、鼻䶧、鼻渊等鼻科疾病之鼻塞、流涕、头痛者，可与辛夷、白芷、苍耳子等散风寒、通鼻窍药同用。

4.寒饮咳喘

本品外能发散寒邪,内能温肺化饮。治疗外感风寒,水饮内停之恶寒发热,无汗,喘咳,痰多清稀者,常与麻黄、桂枝、干姜等同用,无论有无表寒,均可随证用之,如《伤寒论》小青龙汤、《金匮要略》苓甘五味姜辛汤。

(四)用法用量

生用。煎服,1～3g;散剂每次服0.5～1g。

(五)使用注意

阴虚阳亢头痛,肺燥伤阴干咳者忌用。不宜与藜芦同用。

十二、辛夷

辛夷为木兰科植物望春花、玉兰或武当玉兰的干燥花蕾。主产于河南、安徽、四川等地。玉兰多为庭园栽培。冬末春初花未开放时采收,除去枝梗,阴干入药用。

(一)主要性能

辛,温。归肺、胃经。

(二)功效

发散风寒,通鼻窍。

(三)应用

1.风寒表证

本品能发散风寒,宣通鼻窍。用治外感风寒之恶寒发热,头痛鼻塞,可配伍白芷、细辛等发散风寒药。若风热感冒而鼻塞头痛者,亦可配薄荷、金银花等疏散风热药。其散寒解表力弱,一般风寒感冒临床少用。

2.鼻塞不通

本品善通鼻窍,为治伤风感冒、鼻窒、鼻鼽、鼻渊等所致头痛、鼻塞、不闻香臭、浊涕常流等症之要药。

偏风寒者,常与白芷、细辛、苍耳子等散风寒、通鼻窍药同用,如《济生方》苍耳子散;偏风热者,多与薄荷、连翘、黄芩等疏风热、清肺热药同用。

(四)用法用量

生用。煎服,3～10g;本品有毛,易刺激咽喉,入汤剂宜用纱布包煎。

(五)使用注意

鼻病若属阴虚火旺者忌服。

十三、苍耳子

苍耳子为菊科一年生草本植物苍耳的干燥成熟带总苞的果实。产于全国各地,多自产自销。秋季果实成熟时采收,干燥,除去梗、叶等杂质。

(一)主要性能

辛、苦,温。有毒。归肺、肝经。

(二)功效

散寒解表,通鼻窍,祛风除湿,止痛。

（三）应用

1.风寒或风湿表证

本品功能发散风寒湿邪，又善通鼻窍、止痛，可用治外感风寒或风湿所致恶寒发热，头身疼痛，鼻塞流涕者，与防风、白芷、藁本等同用。因其发汗解表之力甚弱，故一般风寒感冒少用。

2.鼻塞不通

本品善通鼻窍，又能止痛，为治伤风鼻塞、鼻窒、鼻衄、鼻渊等鼻疾见头痛、鼻塞、不闻香臭、浊涕常流之要药。若鼻渊而复感风寒者，常与辛夷、白芷等散风寒、通鼻窍药配伍，如《济生方》苍耳子散。若鼻渊证属风热外袭或湿热内蕴者，又常配伍薄荷、黄芩等疏散风热之品。

3.风湿痹证

本品能祛风除湿，通络止痛，用治风湿痹证，关节疼痛，可配伍羌活、威灵仙、木瓜等药。

此外，本品以其散风祛湿之力，与地肤子、白鲜皮、白蒺藜等药同用，治风疹瘙痒。

（四）用法用量

炒去硬刺用。煎服，3～10g。或入丸、散。

（五）使用注意

血虚头痛不宜服用。过量服用易致中毒。

（六）附药

苍耳草。为苍耳的茎叶。性味苦、辛，微寒；有小毒。功能祛风，清热，解毒。主要适用于风湿痹痛，四肢拘急等症。也可用于麻风、疔毒、皮肤瘙痒诸证。本品有毒，内服不宜过量，亦不能持续服用。用量6～15g，水煎或熬膏及入丸、散。外用适量。本品散气耗血，体虚者慎用。

第二节　发散风热药

本类药物味多辛苦，性偏寒凉，以发散风热为主要功效，发汗解表作用较疏风散寒药缓和。主要用于风热表证以及温病初起邪在卫分，症见发热、微恶风寒、咽干口渴、头痛目赤、舌边尖红、苔薄黄、脉浮数等。

部分疏风清热药分别兼有清头目、利咽喉、透疹、止痒、止咳的功效，又可用治风热所致目赤多泪、咽喉肿痛、麻疹不透、风疹瘙痒以及风热咳嗽等证。

一、薄荷

薄荷为唇形科多年生草本植物薄荷的干燥地上部分。主产于江苏、浙江、湖南等地。夏、秋二季茎叶茂盛或花开至三轮时，选晴天，分次采割，晒干或阴干。

（一）主要性能

辛，凉。归肺、肝经。

（二）功效

疏散风热，清利头目，利咽透疹，疏肝行气。

(三)应用

1.风热表证,温病初起

本品宣散表邪之力较强,有一定发汗作用,为疏散风热常用之品。治风热表证或温病初起、邪在卫分,发热、微恶风寒、头痛等症,常与金银花、牛蒡子、荆芥等配伍,如《温病条辨》银翘散。

2.风热上攻证

本品功善疏散上焦风热,清头目、利咽喉。主治风热上攻,头痛眩晕,宜与川芎、石膏、白芷等药配伍,如《丹溪心法》上清散;治疗风热上攻之目赤多泪,可与桑叶、菊花、蔓荆子等同用;亦可用治风热壅盛,咽喉肿痛,常配伍桔梗、生甘草、僵蚕,如《喉科秘旨》六味汤。

3.麻疹不透,风疹瘙痒

本品有疏散风热,宣散透疹,祛风止痒之功,用治风热束表,麻疹不透,常配伍蝉蜕、牛蒡子、柽柳等药,如《先醒斋医学广笔记》竹叶柳蒡汤;治疗风疹瘙痒,可与荆芥、防风、僵蚕等疏风止痒药同用。

4.肝气郁结证

本品兼能疏肝行气,常配伍柴胡、白芍、当归等疏肝理气调经之品,治疗肝郁气滞,胸胁胀痛,月经不调,如《和剂局方》逍遥散。

(四)用法用量

生用。煎服,3～6g;宜后下。薄荷叶长于发汗解表,薄荷梗偏于疏肝行气。

(五)使用注意

体虚多汗者不宜使用。

二、牛蒡子

牛蒡子为菊科二年生或多年生草本植物牛蒡的干燥成熟果实。中国大部分地区均产。秋季果实成熟时采收果序,晒干,打下果实,除去杂质,再晒干后入药。

(一)主要性能

辛、苦,寒。归肺、胃经。

(二)功效

疏散风热,利咽透疹,解毒消肿。

(三)应用

1.风热表证,温病初起

本品功能疏散风热,发散之力虽不及薄荷等药,但宣肺祛痰,清利咽喉之力强,故多用于风热感冒而见咽喉红肿疼痛者。用治风热感冒,或温病初起,发热,咽喉肿痛等症,常配银花、连翘、桔梗等同用,如《温病条辨》银翘散。

2.麻疹不透,风疹瘙痒

本品能疏散风热,透泄热毒以透疹,用治麻疹不透或透而复隐,常与薄荷、柽柳、竹叶等疏风散热透疹药同用,如《先醒斋医学广笔记》竹叶柳蒡汤。若风湿所致的疮疥瘙痒,常配伍荆芥、蝉蜕、苍术等药,如《外科正宗》消风散。

3.热毒证

本品能外散风热,内解热毒,有清热解毒,消肿利咽之功,故可用治痈肿疮毒、丹毒、痄腮喉痹等热毒病证。用治风热外袭,火毒内结,痈肿疮毒,兼有便秘者,常与泻热解毒通便之栀子、大黄、芒硝等同用;治疗瘟毒发颐、痄腮喉痹等热毒之证,用本品配伍玄参、黄连、板蓝根等清热泻火解毒药,如《东垣试效方》普济消毒饮;治疗乳痈肿痛,尚未成脓者,可与金银花、栀子、瓜蒌等药同用,如《外科正宗》牛蒡子汤;因其兼滑肠通便,故上述病证兼有便秘者尤为适宜。

(四)用法用量

生用或炒用,用时捣碎。煎服,6～12g。炒用可使其苦寒及滑肠之性略减。

(五)使用注意

脾虚便溏者慎用。

三、桑叶

桑叶为桑科落叶乔木植物桑的干燥叶。分布于我国南北各地。初霜后采收,除去杂质,晒干入药。

(一)主要性能

甘、苦,寒。归肺、肝经。

(二)功效

疏散风热,清肺润燥,平肝,明目。

(三)应用

1.风热表证,温病初起

本品疏散风热作用较为缓和,兼能清肺止咳,故常用于风热感冒,或温病初起,症见发热、咳嗽、咽痒等症,常与菊花相须为用,并配伍连翘、薄荷、桔梗等药,以达疏风清热,宣肺止咳之功,如《温病条辨》桑菊饮。

2.肺热燥咳

本品既清肺热,又润肺燥,用于风热或燥热伤肺,咳嗽痰少,色黄而黏稠,或干咳少痰,咽痒等症。轻者可配清肺热、润肺燥之品,如杏仁、沙参、贝母等药同用,如《温病条辨》桑杏汤;重者可配清肺、养阴、润燥之品同用,如生石膏、麦冬、阿胶等,即《医门法律》清燥救肺汤。

3.肝阳上亢证

本品清肝凉肝以平降肝阳,用治肝阳上亢,头痛眩晕,头重脚轻,烦躁易怒者,常与菊花、石决明、白芍等平抑肝阳药同用。

4.目赤昏花

本品又具疏散风热,清肝明目之功,且甘润益阴。故常用治风热上攻、肝火上炎所致的目赤、涩痛、多泪,可配伍菊花、夏枯草、决明子等药以疏散风热,清肝明目;若肝肾精血不足,目失所养,眼目昏花,视物不清,常配伍滋补精血,养肝明目之黑芝麻、枸杞子、桑椹子等药。

此外,本品尚能凉血止血,还可用治血热妄行之咳血、吐血、衄血,宜与其他凉血止血药同用。

(四)用法用量

生用或蜜炙用。煎服,5～10g;或入丸、散。外用煎水洗眼。蜜制长于润肺。

四、菊花

菊花为菊科多年生草本植物菊的干燥头状花序。主产于浙江、安徽、河南等地。四川、河北、山东等地亦产。野生或培栽,以栽培者为佳。9～11月花盛开时分批花采收,阴干或焙干,或熏、蒸后晒干。生用。根据产地和加工方法的不同,分为"毫菊""贡菊""滁菊""杭菊"等,其中以毫菊和滁菊品质最优。由于花的颜色不同,又有黄菊花和白菊花之分。

(一)主要性能

辛、甘、苦,微寒。归肺、肝经。

(二)功效

疏散风热,平肝,明目,清热解毒。

(三)应用

1.风热表证,温病初起

本品功能疏散风热,但发散表邪之力不强。用治风热感冒,或温病初起,温邪犯肺,发热、头痛、咳嗽等症,常与桑叶相须为用,并配伍连翘、薄荷、桔梗等,如《温病条辨》桑菊饮,其运用同桑叶。

2.肝阳上亢证

本品能清肝热、平肝阳。治肝阳上亢,头痛眩晕,可与平肝潜阳药之石决明、珍珠母、白芍等同用;肝火上攻而眩晕、头痛,以及肝经热盛、热极动风者,可与羚羊角、钩藤、桑叶等清肝热、息肝风药同用,如《通俗伤寒论》羚角钩藤汤。

3.目赤昏花

本品能清肝明目。用治肝经风热,或肝火上攻所致目赤肿痛,常与清肝明目之蝉蜕、木贼、白僵蚕等药配伍;若肝肾精血不足,目失所养,眼目昏花,视物不清,又常配伍枸杞子、熟地黄、山茱萸等滋补肝肾、益阴明目药,如《医级》杞菊地黄丸。

4.疮痈肿毒

本品具清热解毒之功,可用治疮痈肿毒,常与金银花、生甘草同用。因其清热解毒、消散痈肿之力不及野菊花,故临床较野菊花少用。

(四)用法用量

生用。煎服,5～10g。疏散风热宜用黄菊花,平肝、清肝明目宜用白菊花。

五、蝉蜕

蝉蜕为蝉科昆虫黑蚱的若虫羽化时脱落的皮壳。中国大部分地区亦产。主产于山东、河北、江苏等地。夏、秋二季采集,除去泥土、杂质,晒干入药。

(一)主要性能

甘,寒。归肺、肝经。

(二)功效

疏散风热,透疹止痒,明目退翳,息风止痉。

(三)应用

1.风热表证,温病初起,咽痛音哑

本品长于疏散肺经风热以宣肺利咽开音,故尤宜于风热表证,温病初起,症见声音嘶哑或咽喉肿痛者。治风热表证或温病初起,发热恶风,头痛口渴者,常配伍疏风散热之薄荷、前胡、牛蒡子等药。治风热火毒上攻之咽喉肿痛、声音嘶哑,可与薄荷、牛蒡子、连翘等疏散风热、解毒利咽药同用。

2.麻疹不透,风疹瘙痒

本品宣散透发,疏风止痒,用治风热外束所致麻疹不透,可与辛凉透疹之葛根、牛蒡子同用;若风湿或风热之邪所致皮肤瘙痒,常配祛风止痒之荆芥、防风、苦参等同用,如《外科正宗》消风散。

3.目赤翳障

本品善疏散肝经风热而有明目退翳之功,故可用治风热上攻或肝火上炎之目赤肿痛,翳膜遮睛,常与清肝明目之菊花、决明子、车前子等同用,如《银海精微》蝉花散。

4.急慢惊风,破伤风证

本品既能疏散肝经风热,又可凉肝息风止痉,故可用治小儿急慢惊风,破伤风证。治疗小儿急惊风,如《幼科释谜》天竺黄散中,以本品配天竺黄、栀子、僵蚕等药;治疗小儿慢惊风,如《幼科释谜》蝉蝎散,以本品配伍全蝎、天南星等药;用治破伤风证牙关紧闭,手足抽搐,角弓反张,常与天麻、僵蚕、天南星同用,如(广州中医学院主编《方剂学》引山西省史全恩家传方)五虎追风散。此外,本品还常用以治疗小儿夜啼不安。

(四)用法用量

生用。煎服,3～10g,或单味研末冲服。止痉用量稍大。

六、柴胡

柴胡为伞形科多年生草本植物柴胡(北柴胡)或狭叶柴胡(南柴胡)的干燥根。北柴胡主产于河北、河南、辽宁等地;南柴胡主产于湖北、四川安徽等地。春、秋二季采挖,除去茎叶及泥沙,干燥。切段入药。

(一)主要性能

苦、辛,微寒。归肝、胆、肺经。

(二)功效

解表退热,疏肝解郁,升举阳气。

(三)应用

1.表证发热,少阳证

本品善于解表退热,疏散少阳半表半里之邪。治外感表证,发热,无论风寒、风热表证,皆可使用。若风寒表证,恶寒发热,常与防风、生姜等药配伍以发散风寒,如《景岳全书》正柴胡饮;治外感风寒,寒邪入里化热,恶寒渐轻,身热明显者,与羌活、黄芩、石膏等同用,如《伤寒六书》柴葛解肌汤以解表清里;若治风热表证,发热,头痛等症,可与菊花、薄荷、升麻等同用以解表退热;对于伤寒邪在少阳,寒热往来、胸胁苦满、口苦咽干、目眩,本品为治少阳证之要药,常与黄芩同用以和解少阳,如《伤寒论》小柴胡汤。

2.肝郁气滞

本品善疏肝解郁,为治肝气郁结证之要药。治肝气郁结之胸胁或少腹胀痛、月经失调、痛经等症,常与疏肝柔肝,行气止痛之香附、白芍、川芎同用,如《景岳全书》柴胡疏肝散;若肝郁血虚,脾失健运所致月经不调,乳房、胁肋胀痛,神疲食少,脉弦而虚者,常配伍疏肝养血,健脾益气之当归、白芍、白术等,如《和剂局方》逍遥散。

3. 气虚下陷,内脏脱垂

本品能升举阳气,用治中气不足,气虚下陷所致的久泻脱肛,子宫下垂,肾下垂等证,常与人参、黄芪、升麻等补气升阳之品同用,如《脾胃论》补中益气汤。

此外,本品尚具退热截疟之功,为治疟疾寒热的常用药。

(四)用法用量

生用或醋炙用。煎服,3～10g。

(五)使用注意

阴虚阳亢,肝风内动,阴虚火旺及气机上逆者忌用或慎用。

七、升麻

升麻为毛茛科多年生草本植物大三叶升麻或兴安升麻(北升麻)和升麻的干燥根茎。主产于辽宁、河北、四川等地。夏、秋二季采挖,除去泥沙,晒至须根干时,燎去或除去须根,晒干入药。

(一)主要性能

辛、微甘,微寒。归肺、脾、胃、大肠经。

(二)功效

解表透疹,升举阳气,清热解毒。

(三)应用

1. 外感表证

本品发表退热,对外感表证不论寒、热,均可应用。治外感风热表证,温病初起,发热、头痛等症,可与薄荷、桑叶、菊花等同用;若风寒感冒,恶寒发热,无汗,头痛,咳嗽者,常配伍紫苏、白芷等药,如《和剂局方》十神汤。

2. 中气下陷证

本品善升举脾胃清阳之气,其升举之力较柴胡力强。常用治中气不足,气虚下陷所致的食少倦怠,久泻脱肛,子宫下垂,肾下垂等脏器脱垂,多与黄芪、人参、柴胡等同用,以补气升阳,如《脾胃论》补中益气汤;若气虚下陷而见短气、神疲,又常以本品配柴胡、黄芪、桔梗等,如《医学衷中参西录》升陷汤;治疗气虚下陷、气不摄血,出现月经量多或崩漏者,则配伍黄芪、人参等补中益气升阳之品,如《景岳全书》举元煎。

3. 热毒证

本品为清热解毒之良药,用治热毒所致的多种病证,尤善清阳明热毒。治阳明热盛,胃火上炎所致牙龈肿痛、口舌生疮,多与生石膏、黄连等善清胃火之药同用,如《兰室秘藏》清胃散;若治疗痄腮肿痛,可与黄连、连翘、牛蒡子等药以清热解毒,利咽散结,如《外科枢要》升麻黄连汤;治疗风热疫毒上攻之大头瘟,头面红肿,咽喉肿痛,常与黄芩、玄参、板蓝根等药配伍以增强泻火解毒散结之功,如《东垣试效方》普济消毒饮。

4. 麻疹不透

本品长于透发麻疹,用治麻疹初起,透发不畅,或麻疹欲出不出,常与葛根、白芍、甘草等同用,如《阎氏小儿方论》升麻葛根汤。

(四)用法用量

生用或蜜炙用。煎服,3～10g。发表透疹、清热解毒宜生用,升阳举陷宜炙用。

(五)使用注意

麻疹已透,阴虚火旺,以及阴虚阳亢者,均当忌用。

八、葛根

葛根为豆科多年生落叶藤本植物野葛的干燥根。全国大部分地区均产。秋、冬二季采挖,除去外皮,切片,干燥入药。

(一)主要性能

甘、辛,凉。归脾、胃、肺经。

(二)功效

解表退热,透疹,生津止渴,升阳止泻。

(三)应用

1. 外感表证

本品具有解表退热之功,又长于缓解外邪郁阻,经气不利,筋脉失养所致颈背强痛。故对外感表证发热,兼颈背强痛者尤宜,无论风寒、风热,均可选用。治风热表证,发热,头痛者,可与薄荷、牛蒡子、菊花等疏风散热药同用;治风寒表证,表实无汗,恶寒,项背强痛者,常与麻黄、桂枝等同用以发表散寒,解肌退热,如《伤寒论》葛根汤;治外感风寒,郁而化热,证见恶寒渐轻,身热无汗者,常与柴胡、石膏等同用以清热解肌,如《伤寒六书》柴葛解肌汤;若表虚汗出,恶风,项背强痛者,常与桂枝、白芍等配伍以发表解肌,调和营卫,如《伤寒论》桂枝加葛根汤。

2. 麻疹不透

本品具有发表散邪,透发麻疹之功,故可用治麻疹初起,表邪外束,疹出不畅,常与升麻、芍药、甘草等同用,如《阎氏小儿方论》升麻葛根汤。

3. 热病口渴,消渴证

本品既能生津,又能鼓舞脾胃清阳之气上升而助津液的化生与输布,以收止渴之效,可用于热病津伤口渴及消渴证。治热病津伤口渴,常与芦根、天花粉、知母等清热生津药同用;若内热消渴,口渴多饮,体瘦乏力,气阴不足者,又多配伍乌梅、麦冬、黄芪等药,如《沈氏尊生书》玉泉丸。

4. 热泄热痢,脾虚泄泻

本品既能透邪解热,又能鼓舞脾胃清阳之气上升而奏止泻止痢之效,故可用治表证未解,邪热入里,身热,下利臭秽,肛门有灼热感,苔黄脉数,或湿热泻痢者,常与黄芩、黄连、甘草同用,如《伤寒论》葛根芩连汤;若脾虚泄泻,常配伍人参、白术、木香等补气健脾止泻药,如《小儿药证直诀》七味白术散。

(四)用法用量

生用或煨用。煎服,10～15g。解肌退热、透疹、生津宜生用,升阳止泻宜煨用。

(五)附药

葛花。为葛的未开放的花蕾。性味甘,平。功能解酒毒,和脾胃。主要适用于饮酒过度,头痛头昏、烦渴、呕吐、胸膈饱胀等症。常用量 3~15g。

九、蔓荆子

蔓荆子为马鞭草植物单叶蔓荆或蔓荆的干燥成熟果实。主产于广东、江西、浙江等地区。秋季果实成熟时采收,除去杂质,晒干。

(一)主要性能

辛、苦,微寒。归膀胱、肝、胃经。

(二)功效

疏散风热,清利头目。

(三)应用

1. 风热表证

本品解表之力较弱,其性善上行,偏于清利头目、疏散头面之风邪,故风热表证而头昏头痛者,较为多用。常与薄荷、菊花等疏散风热、清利头目药同用;若风邪上攻之偏头痛,常与川芎、白芷、细辛等祛风止痛药配伍。

2. 目赤肿痛

本品功能疏散风热,清利头目,可用治风热上攻,目赤肿痛,目暗多泪,常与菊花、白蒺藜、蝉蜕等祛风明目药同用;另本品药性升发,清利头目,又可与黄芪、人参、升麻等补气升阳之品同用,治疗中气不足,清阳不升之内障目昏及耳鸣耳聋,如《东垣试效方》益气聪明汤。

此外,取本品祛风止痛之功,尚可用于风湿痹痛。

(四)用法用量

生用或炒用。煎服,5~10g。

第十六章　清热药

凡以清泄里热为主要功效,常用于治疗里热证的药物,称为清热药。本类药物依据其性能特点及功效主治之不同,大致可分为清热泻火药、清营凉血药、清热燥湿药、清热解毒药及清热解暑药五类。

清热药味多苦,性寒凉,具沉降作用趋向,可使里热得以清解。因其主治病症复杂,故归经不一。

寒能清热,苦能降泄,本类药均有清泄里热的作用,以"热者寒之"(《黄帝内经》)及"疗热以寒药"(《神农本草经》)为应用原则,主治各种里热证候,症见身热、面红、口渴饮冷、尿赤、舌红、苔黄、脉数等。但因里热证的致病因素、病症发展阶段及患者体质不同,其病证复杂,证型多样,既有热在气分、营血分之分,湿热、热毒、暑热之异,当选用不同清热药治疗。其中,清热泻火药以清解气分实热为主要功效,主治气分实热证及脏腑实热证。清营凉血药以清营血分实热为主要功效,主治温热病营分、血分实热证。清热燥湿药以清热燥湿为主要功效,主治湿热泻痢、黄疸等湿热证。清热解毒药以清解热毒或火毒为主要功效,主治热毒炽盛之痈肿疮疡等热毒证。清热解暑药以清解暑热为主要功效,主治暑热病证。

部分清热药又分别兼有生津止渴、退虚热、活血、利尿等作用,可用治热病津伤口渴、阴虚内热证、瘀血证及淋证等病证。

使用清热药时,应准确辨证,根据里热证的证型,合理选用相应清热药,同时针对兼证进行恰当配伍。如里热兼表证未解者,应先解表后清里,或配伍解表药,表里双解;气血两燔者,应清热泻火药与清营凉血药同用,以气血两清;里热兼有积滞者,应配伍泻下药;暑热兼夹湿邪或津气亏损者,当清暑热药与化湿、益气及生津濡润之品同用;而对于阴虚发热者,宜配伍补阴药以标本同治。

本类药物性多寒凉,易伤脾胃,应注意中病即止,避免克伐太过;脾胃虚弱,食少便溏者慎用。苦寒药物易化燥伤阴,故阴虚者慎用,或配伍养阴药同用;阴盛格阳、真寒假热者忌用。

第一节　清热泻火药

本类药物性味多甘寒或苦寒,以清解气分实热为主要功效,常用于治疗温热病邪在气分之高热、汗出、烦渴、谵语、发狂、小便短赤、舌苔黄燥、脉象洪实等气分实热证,以及肺热、胃热、心热、肝热等脏腑实热证。

部分清热泻火药又或分别兼有滋阴润燥、凉血止血,清热解毒,清利湿热等功效,可用治阴虚发热、血热出血、热毒疮疡、湿热黄疸等。本类药药性寒凉,易伤阳气,虚寒证者慎用或忌用。

一、石膏

石膏为硫酸盐类矿物硬石膏族石膏,主要成分为含水硫酸钙。主产于湖北及甘肃、四川等地。全年可采。采挖后,除去泥沙及杂石,碾碎。

(一)主要性能

甘、辛,大寒。归肺、胃经。煅石膏甘、辛、涩、寒。归肺、胃经。

(二)功效

清热泻火,除烦止渴。煅石膏:收湿,敛疮,生肌,止血。

(三)应用

1. 气分实热证

本品既能解肌退热,又可清热泻火以除烦止渴,为清泻肺胃气分实热之要药。适宜于温热病,邪在气分之壮热、烦渴、汗出、脉洪大者,常与知母相须为用,如《伤寒论》白虎汤。若热邪渐入血分,气血两燔,高热不退而身显斑疹者,则宜与玄参、牡丹皮、栀子等清热凉血药同用,如《温病条辨》化斑汤。

2. 肺热咳喘证

本品清泄肺热力强,适宜于热邪壅肺之高热、咳嗽痰稠、喘促气急等,常与麻黄、杏仁、甘草等同用,如《伤寒论》麻黄杏仁甘草石膏汤。

3. 胃火牙痛、头痛

本品善清胃热、泻胃火,常用于胃热亢盛诸证。治胃火亢盛,循经上犯之牙痛、头痛等。治牙龈肿痛,溃烂口臭者,常与升麻、黄连等同用,如《外科正宗》清胃散;头痛头胀者,常与川芎、白芷等同用。若治胃热阴虚之牙痛口渴者,宜与知母、牛膝等同用,如《景岳全书》玉女煎。

4. 湿疹、烫伤、疮疡不敛

本品煅后研末外用,有收湿敛疮生肌之功,治疗湿疹、烫伤、疮疡溃后久不愈合,既可单用,也可与清热解毒或其他收湿敛疮药同用。

此外,本品煅后还可止血,用于外伤出血。

(四)用法用量

生用或煅用。生石膏煎服,15～60g,宜先煎。煅石膏适量外用,研末撒敷患处。清热泻火,除烦止渴宜生用;收湿,生肌,敛疮,止血宜煅用。

(五)使用注意

脾胃虚寒者慎用。

二、知母

知母为百合科多年生草本植物知母的干燥根茎。主产于河北、山西及陕西等地。春、秋两季采挖,除去须根及泥沙,晒干,习称"毛知母"。或除去外皮,晒干,习称"知母肉"。切片。

(一)主要性能

苦、甘、寒。归肺、胃、肾经。

(二)功效

清热泻火,滋阴润燥。

(三)应用

1. 气分实热证

本品长于清泻气分之实热,功似石膏而力稍逊,尤长于生津止渴。治温热病,邪在气分之壮热、烦渴、汗出、脉洪大者,常与石膏相须为用,如《伤寒论》白虎汤。

2.肺热咳嗽,阴虚燥咳证

本品既清泻肺热,又滋阴润肺,治肺热咳嗽常与贝母、杏仁、半夏等同用,如《证治准绳》二母汤;治阴虚燥咳常与贝母、麦冬、天冬同用,如《症因脉治》二冬二母汤。

3.胃热津伤及消渴证

本品苦寒清胃热以存津液,甘寒滋阴以生津液。治胃热阴虚,津伤口渴、饮多、尿多者,常与天花粉、葛根等同用,如《医学衷中参西录》玉液汤。

4.阴虚发热证

本品下入肾经,滋肾阴、泻相火、退骨蒸。治阴虚火旺所致的骨蒸潮热、盗汗、心烦等证,常与黄檗、生地黄等同用,以滋阴降火,如《医宗金鉴》知柏地黄丸。

5.肠燥便秘

本品功能滋阴润燥,治阴虚肠燥便秘者,常与生地黄、玄参、麦冬等同用,以润燥通便。

(四)用法用量

生用或盐水炙用。煎服,6～12g。

(五)使用注意

脾虚便溏者不宜用。

三、芦根

芦根为禾本科多年生草本植物芦苇的新鲜或干燥根茎。全国各地均有分布。全年均可采挖,除去芽、须根及膜状叶。

(一)主要性能

甘,寒。归肺、胃经。

(二)功效

清热泻火,生津止渴,止呕,祛痰排脓,利尿。

(三)应用

1.热病烦渴证

本品清透肺胃气分实热之力弱于石膏、知母,然其善能生津止渴、除烦,故常用治热病伤津,烦热口渴者,每与麦门冬、天花粉等同用;或将本品捣汁,与麦冬汁、梨汁、荸荠汁、藕汁同用,如《温病条辨》五汁饮。

2.胃热呕逆证

本品能清胃热而止呕逆,治胃热上逆,干哕呕吐,可单味煎汁频饮,或与竹茹、姜汁等同用,如《千金方》芦根饮。

3.肺热咳嗽,肺痈吐脓

本品能清泄肺热,祛痰排脓,治肺热咳嗽,痰稠色黄,常与黄芩、瓜蒌等清热化痰药同用;治肺痈咳吐脓血,常与薏苡仁、桃仁等同用,如《千金方》苇茎汤。

4.热淋涩痛

本品能清热利尿,治热淋涩痛,小便短赤,常与白茅根、车前子等用。

（四）用法用量

鲜用或切后晒干用。煎服,干品 15～30g;鲜品用量加倍或捣汁用。

四、天花粉

天花粉为葫芦科多年生宿根草质藤本植物栝楼或双边栝楼的干燥根。主产于河南、山东、江苏等地。秋、冬两季采挖,洗净,除去外皮,切段或纵剖成瓣,干燥。

（一）主要性能

甘、微苦,微寒。归肺、胃经。

（二）功效

清热泻火,生津止渴,消肿排脓。

（三）应用

1.热病烦渴或内热消渴证

本品清泻肺胃气分实热之力较弱,而长于生津止渴。治热病伤津,烦热口渴,常与芦根、麦门冬等同用;治阴虚内热,消渴多饮,常与生地、麦冬、五味子等养阴清热,生津润燥药同用,如《类证治裁》天花粉散。

2.肺热燥咳证

本品既能泻火以清肺热,又能生津以润肺燥。治肺热咳嗽,或燥热伤肺,干咳少痰、痰中带血,常与沙参、麦冬等清肺润燥或养肺阴药同用,如《温病条辨》沙参麦冬汤。

3.疮疡肿毒

本品既能清热泻火而解毒,又能消肿排脓以疗疮。治疮疡初起,热毒炽盛之红肿热痛者,常与金银花、白芷、穿山甲等同用,如《妇人良方》仙方活命饮。若疮痈已溃脓未尽者,常与黄芪、甘草等补气药同用,以托毒排脓生肌。

（四）用法用量

生用。煎服,10～15g。

（五）使用注意

孕妇慎用。不宜与川乌、制川乌、草乌、制草乌、附子等乌头类药材同用。

五、竹叶

竹叶为禾本科多年生草本植物淡竹的干燥叶。其卷而未放的幼叶,称竹叶卷心。产于长江流域各地。全年均可采收。

（一）主要性能

甘、辛、淡,寒。归心、胃、小肠经。

（二）功效

清热除烦,生津,利尿。

（三）应用

1.热病烦渴

本品善清心除烦,生津止渴,治热病伤津,烦热口渴,常与石膏、知母、玄参等同用,如《疫疹一得》清瘟败毒饮;治热病后期,气津两伤,常与人参、石膏、麦冬等同用,如《伤寒论》竹叶石膏汤。

2. 心火上炎或下移小肠证

本品上清心火,下利小便,治心火上炎之口舌生疮,心烦尿赤,或心移热于小肠之小便短赤涩痛,常与木通、生地黄等同用,如《小儿药性直诀》导赤散。

(四)用法用量

鲜用或晒干生用。煎服,6～15g;鲜品 15～30g。

(五)使用注意

脾胃虚寒者慎用。

六、淡竹叶

淡竹叶为禾本科多年生草本植物淡竹叶的干燥茎叶。主产于浙江、江苏、安徽等地。夏末抽花穗前采割,晒干。切段。

(一)主要性能

甘、淡、寒。归心、胃、小肠经。

(二)功效

清热泻火,除烦止渴,利尿通淋。

(三)应用

1. 热病烦渴

本品能清心火以除烦,泄胃火以止渴。治热病伤津,心烦口渴,常与石膏、芦根等同用。

2. 心火上炎或下移小肠证

本品上清心经之火,下渗湿利尿导小肠之热。常用治心火炽盛,口舌生疮及热移小肠之小便短赤,可与滑石、白茅根、灯心草等同用;治湿热蕴结膀胱之淋浊涩痛,常与车前子、海金沙、滑石等同用。

(四)用法用量

生用。煎服,6～10g。

(五)使用注意

脾胃虚寒者慎用。

七、栀子

栀子为茜草科常绿灌木植物栀子的干燥成熟果实。主产于江西、浙江、湖南等地。9～11月果实成熟呈红黄色时采收,除去果梗和杂质,蒸至上气或置沸水中略烫,取出,干燥。

(一)主要性能

苦,寒。归心、肺、三焦经。

(二)功效

泻火除烦,清热利湿,凉血解毒。外用消肿止痛,焦栀子;凉血止血。

(三)应用

1. 气分实热证

本品能清泻三焦火邪,尤善泻心火而除烦,为治热病心烦、躁扰不宁之要药,症轻者,常与淡豆豉同用,如《伤寒论》栀子豉汤;症重者,三焦火毒炽盛,见高热烦躁、神昏谵语,常与黄芩、黄连、黄檗等同用,如《外台秘要》黄连解毒汤。

2.湿热证

本品通利三焦,能导湿热从小便而出,具有清利湿热,退黄通淋之效。治肝胆湿热郁蒸之黄疸、小便短赤者,常配茵陈、大黄等药用,如《伤寒论》茵陈蒿汤;或配伍黄檗,如《金匮要略》栀子柏皮汤。治湿热淋证,常与配木通、车前子、滑石等药用,如《和剂局方》八正散。

3.血热出血证

本品既能清血分之热,又能止血。治血热妄行之吐血、衄血等证,常与白茅根、大黄、侧柏叶等同用,如《十药神书》十灰散。

4.热毒疮疡

本品泻火解毒,治热毒疮疡、红肿热痛,本品单用,或与金银花、连翘、蒲公英等同用,内服外敷均可。

此外,生栀子粉用水或醋调成糊状,湿敷,对外伤性肿痛有消肿止痛之效。

(四)用法用量

生用或炒用。煎服,6~10g。外用生品适量,研末调敷。生用多走气分而泻火,炒黑多入血分而止血。

(五)使用注意

阴血亏虚,脾虚便溏者不宜用。

八、夏枯草

夏枯草为唇形科多年生植物夏枯草的干燥果穗。主产于江苏、浙江、安徽等地。夏季果穗呈棕红色时采收,除去杂质,晒干。

(一)主要性能

辛、苦,寒。归肝、胆经。

(二)功效

清热泻火,明目,散结消肿。

(三)应用

1.肝火上炎证

本品长于清肝经之实火而明目。治肝火上炎之目赤肿痛,头痛眩晕,常与桑叶、菊花、决明子等同用。治厥阴郁火,目珠疼痛、入夜加剧者,常与香附、甘草等同用,如《简要济众方》夏枯草散。

2.瘰疬,瘿瘤,乳痈,乳癖,乳房胀痛

本品能散肝经郁火而清热散结。治肝郁化火,痰火凝聚之瘰疬,常与贝母、香附等同用如《外科正宗》夏枯草汤;治瘿瘤,常与昆布、玄参等同用如《医宗金鉴》夏枯草膏。治肝郁不舒,痰火蕴结之乳痈,乳癖,乳房胀痛,常与蒲公英、金银花、浙贝母等清热解毒、化痰散结药同用。

此外,尚有降血压作用,可治肝热性高血压之头痛、眩晕等。

(四)用法用量

生用。煎服,9~15g。或熬膏服。

(五)使用注意

脾胃寒弱者慎用。

九、决明子

决明子为豆科一年生草本植物决明或小决明的干燥成熟种子。主产于安徽、广西、四川等地,秋季采收成熟果实,晒干,打下种子,除去杂质。

(一)主要性能

甘、苦、咸,微寒。归肝、大肠经。

(二)功效

清肝,明目,润肠通便。

(三)应用

1. 目疾诸证

本品既能清肝火,又能益肝阴,为明目之要药。治肝火上攻之目赤肿痛、羞明多泪或生翳膜,常与车前子、青葙子等清肝明目药同用,如《银海精微》决明子散;治风热目疾,常与菊花、茺蔚子等疏风清热药同用;治肝肾阴亏,视物昏暗,如常与枸杞子、菟丝子、五味子等滋补肝肾药同用。

2. 肠燥便秘

本品能清热润肠通便,治内热肠燥,大便秘结,常与火麻仁、瓜蒌仁等同用。

此外,现代研究,本品尚有一定降压、降脂作用,可治高血压、高脂血症等。

(四)用法用量

生用或炒用。用时捣碎。煎服,9～15g;用于润肠通便,不宜久煎。

(五)使用注意

气虚便溏者不宜用。

十、谷精草

谷精草为谷精草科一年生草本植物谷精草的干燥带花茎的头状花序。主产于浙江、江苏、安徽等地。秋季采收,将花序连同花茎拔出,晒干,切段。

(一)主要性能

辛、甘,平。归肝、肺经。

(二)功效

疏散风热,明目退翳。

(三)应用

肝热或风热目疾。本品轻浮升散,善疏散头面风热、明目退翳。治肝热上攻之目赤肿痛,常与夏枯草、决明子等同用;治风热外袭之目赤肿痛、羞明多泪、眼生翳膜,常与荆芥、决明子、龙胆草等同用。此外,本品质轻上浮,能上达巅顶,取其疏散风热之功,治风热所致头痛、牙痛、咽喉肿痛,常与蔓荆子、菊花、牛蒡子等同用。

(四)用法用量

生用。煎服,5～10g。

(五)使用注意

阴虚血亏之眼疾者不宜用。

第二节　清营凉血药

本类药物性味多甘寒或苦寒,主入营、血分,多归心、肝经,以清解营、血分热邪为主要功效,常用于治疗温热病营、血分实热证。如温热病热入营分,热灼营阴,心神被扰,症见身热夜甚、心烦不寐、斑疹隐隐、舌红绛、脉细数等;或热入血分,热盛迫血,症见吐衄便血、斑疹紫暗、舌色深绛、躁扰不安、甚或神昏谵语等,以及其他疾病中的各种血热证。

对于温热病后期,未尽之邪热伏于营血分(血分为主),而阴液已亏,形成虚中夹实之证,致使虚热内生,夜热早凉、热退无汗、舌质红绛、脉象细数等,当以清营凉血之品祛除余热,或退除蒸热,并配滋阴养液之品顾护其阴。若属肝肾阴虚,不能制阳,阳气偏亢,形成阴虚内热之证,症见骨蒸潮热、手足心热、虚烦不寐、盗汗遗精、舌红少苔、脉细数等。则当以滋阴药以治本,而辅以甘寒清热之品以退其热。

部分药物兼有养阴、活血、清热解毒作用,亦可用于治疗阴虚证、瘀血证、热毒证等。

本类药物中,兼能养阴者,性多滋腻,湿滞便溏、纳差者慎用;兼能活血者,妊娠,及月经期妇女慎用。

一、生地黄

生地黄为玄参科多年生草本植物地黄的干燥块根。主产于河南,为"四大怀药"之一。中国大部分地区有栽培。秋季采挖,去除芦头、须根及泥沙。或烘焙至七成干。又称"干地黄"。

(一)主要性能

甘、苦,寒。归心、肝、肾经。

(二)功效

清营凉血,养阴生津。

(三)应用

1.温热病热入营血证

本品既善清营血分之热,又能养阴生津以防治热灼营阴,为清热凉血之要药。治温热病热入营分,身热夜甚、心烦不寐、斑疹隐隐、舌绛而干者,常与玄参、金银花、竹叶等药用,如《温病条辨》清营汤;治温热病热入血分,身热、神昏谵语、吐衄便血、斑疹紫暗、舌深绛,常与水牛角、赤芍、丹皮等凉血散瘀药同用,如《千金方》犀角地黄汤。

2.血热出血证

本品既能清热凉血,又能止血。凡脏腑热盛,以致迫血妄行之吐血、衄血、咳血、便血、尿血及崩漏等证,常与生荷叶、生侧柏叶、生艾叶等凉血止血之品同用,如《妇人良方》四生丸。

3.热病津伤证,阴虚内热证

本品能补五脏之阴,尤长于养胃阴而生津止渴。治热病耗伤胃阴,舌红口干,烦渴多饮,常与麦冬、沙参、玉竹等同用,如《温病条辨》益胃汤;治热盛伤阴,津亏肠燥便秘,常与养阴生津之玄参、麦冬用,如《温病条辨》增液汤;治内热消渴,常与葛根、天花粉、黄芪同用,如《杂病源流犀烛》玉泉饮;其入肾滋阴降火,治阴虚内热,潮热骨蒸,常与知母、地骨皮同用,如《古今医统》地黄膏;治温病后期,余热未尽,夜热早凉、舌红脉数,常与青蒿、鳖甲、知母等同用,如《温病条辨》青蒿鳖甲汤。此外,治肺阴虚之百合固金汤、治心阴虚之天王补心丹、治肝阴虚之一贯煎等名方亦选用本品。

(四)用法用量

鲜用或生用。煎服,10~15g。

(五)使用注意

脾虚湿滞,腹满便溏者不宜使用。

(六)附药

鲜地黄。为玄参科植物地黄的新鲜块根。功能清热生津,凉血,止血。主要适用于热病伤津,舌绛烦渴,温毒发斑,吐血,衄血,咽喉肿痛。煎服,10~15g,或捣汁入药。本品和干地黄气味均为甘苦而寒,功能清热凉血、滋阴生津,均适用于热入营血,血热出血及热邪伤阴诸证。唯鲜地黄苦重于甘,其气大寒,偏于清热凉血,生津除烦,尤宜于热病大热时期;而干地黄甘重于苦,滋阴养血之力较强,对于热病后期伤阴或阴虚内热等,功效更佳。

二、玄参

玄参为玄参科多年生草本植物玄参的干燥根。主产于浙江、江苏、四川等地,野生、家种均有。冬季茎叶枯萎时采挖。除去根茎、幼芽、须根及泥沙,晒或烘至半干,堆放 3~6d,反复数次至干燥。

(一)主要性能

甘、苦、咸,微寒。归肺、胃、肾经。

(二)功效

清营凉血,滋阴降火,解毒散结。

(三)应用

1.温热病热入营血证

本品有清营凉血之功。治温热病热入营血,热伤营阴,身热夜甚、心烦口渴、舌绛脉数者,常与生地黄、丹参、连翘等同用,如《温病条辨》清营汤;若热入心包,神昏谵语,常与麦冬、竹叶卷心、连翘心等同用,如《温病条辨》清宫汤;若热毒炽盛,气血两燔而见神昏谵语,身热夜甚,发斑发疹,常与石膏、知母等同用,如《温病条辨》化斑汤。

2.热病伤阴,骨蒸劳嗽,津伤便秘

本品功能清热生津、滋阴润燥。治肺肾阴虚,骨蒸劳嗽,常与百合、生地黄、贝母等药用,如《慎斋遗书》百合固金汤;治热病伤阴,津伤口渴,肠燥便秘,常与生地黄、麦冬等同用,如《温病条辨》增液汤。

3.目赤咽痛,痈肿疮毒,瘰疬

本既能清热凉血,又能泻火解毒。治热毒炽盛,目赤咽痛,常与栀子、桔梗等同用;治痈肿疮毒,常与金银花、连翘、蒲公英等同用;治痰火郁结之瘰疬,常与浙贝母、牡蛎等同用。

(四)用法用量

生用。煎服,10~15g。

(五)使用注意

脾胃虚寒,食少便溏者不宜服用。反藜芦。

三、牡丹皮

牡丹皮为毛茛科多年生落叶小灌木植物牡丹的干燥根皮。主产于安徽、山东、河北等地。秋季采挖根部,除去细根和泥沙,剥取根皮,晒干或刮去粗皮,除去木心,晒干,切片。前者习称"连丹皮",后者习称"刮丹皮"。

(一)主要性能

苦、辛,微寒。归心、肝、肾经。

(二)功效

清营凉血,活血祛瘀。

(三)应用

1.温热病热入营血证

本品善能清营分、血分实热,具清营凉血之功。治温病热入营分,身热夜甚,心烦口渴,常与地黄、丹参、连翘等同用,如《温病条辨》清营汤;治热入血分,斑疹吐衄,常与水牛角、生地黄、赤芍等配伍,如《千金方》解毒地黄汤。

2.血热出血证

本品又能清热凉血止血,治热伤血络,迫血安行所致的咳血、咯血、吐血、衄血,血色鲜红,舌红,脉数,常与大蓟、小蓟、侧柏叶、茜草等配伍,如《十药神书》十灰散。

3.血瘀证

本品有活血祛瘀之功,可用于瘀血阻滞所致的经闭、痛经、月经不调及跌打伤痛等多种瘀血证,因其性偏寒,故对血瘀有热者尤为适宜。治血滞经闭、痛经,常与桃仁、川芎、桂枝等同用,如《金匮要略》桂枝茯苓丸;若治月经不调而兼肝郁化火者,常与栀子、当归芍药的同用,如《妇人良方》丹栀逍遥散;治跌打伤痛,常与红花、乳香、没药等活血疗伤药同用。

4.痈肿疮疡

本品清热凉血之中,又善散瘀消痈,治火毒炽盛,痈肿疮毒,常与金银花、白芷、蒲公英等同用;治瘀热互结之肠痈初起,常与大黄、桃仁、芒硝等同用,如《金匮要略》大黄牡丹皮汤。

5.阴虚内热证

本品长于清透阴分伏热,而退虚热,善治无汗骨蒸。治温热病后期,余邪未清,阴液已伤,夜热早凉,热退无汗,或低热不退等,常与青蒿、鳖甲等滋阴清热药同用,如《温病条辨》青蒿鳖甲汤。

(四)用法用量

生用或酒炙用。煎服,6~12g。清热凉血宜生用,活血祛瘀宜酒炙用。

(五)使用注意

月经过多及孕妇不宜用。

四、赤芍

赤芍为毛茛科多年生草本植物赤芍或川赤芍的干燥根。赤芍主产于黑龙江、吉林、辽宁等地;川赤芍主产于四川、西藏、山西等地。春、秋两季采挖,除去根茎、须根及泥沙,晒干,切片。

（一）主要性能

苦,微寒。归肝经。

（二）功效

清营凉血,散瘀止痛。

（三）应用

1.温热病热入营血及血热出血证

本品能清营凉血,功同牡丹皮而作用稍弱,常相须为用,以增强其清热凉血之效。治热入营血,温毒发斑,《千金方》解毒地黄汤;治血热吐衄,常与凉血止血之生地黄、白茅根等同用。

2.瘀血证

本品活血散瘀止痛之功强于牡丹皮,凡瘀血阻滞所致诸证,均可使用。治肝郁血滞之胁痛,常与柴胡、牡丹皮等同用,如《博济方》赤芍药散;治血滞经闭、痛经、癥瘕腹痛,常与当归、川芎、延胡索等活血调经同用,如《医林改错》少腹逐瘀汤;治跌打损伤,瘀肿疼痛,常与其他活血止痛药同用。治热毒疮疡,常与金银花、天花粉、乳香等同用,如《妇人良方》仙方活命饮。

3.肝热目疾

本品尚清肝火,治肝热目赤肿痛、羞明多眵,或目生翳障,常与夏枯草、决明子等同用。

（四）用法用量

生用,或炒用。煎服,6～12g。

（五）使用注意

月经过多及孕妇不宜用。反藜芦。

五、紫草

紫草为紫草科多年生草本植物新疆紫草内蒙紫草的干燥根,新疆紫草主产于新疆、西藏,内蒙紫草主产于内蒙古、甘肃。春、秋两季采挖,除去泥沙,干燥。

（一）主要性能

甘、咸,寒。归心,肝经。

（二）功效

清营凉血,活血,透疹。

1.血热毒盛,斑疹紫暗,麻疹不透

本品既善清营凉血活血,又具解毒透疹之功。治温热病营血分热毒壅盛,温毒发斑,斑疹紫黑,常与连翘、赤芍、蝉蜕、大青叶等同用,如《张氏医通》紫草快斑汤。治麻疹不透,疹色紫暗,兼见咽喉肿痛者,常与连翘、牛蒡子、山豆根等同用,如《张氏医通》紫草消毒饮。预防麻疹,本品单用,或与甘草水煎服。

2.疮疡,湿疹,水火烫伤

本品清热解毒,凉血活血,对血热毒盛所致之痈肿疮疡、水火烫伤等多种外科疾患亦有良效,且以外用为主。治痈肿疮疡,常与银花、连翘、蒲公英等清热解毒同用;治疮疡久溃不敛,常与当归、白芷、血竭等生肌敛疮药同用,如《外科正宗》生肌玉红膏;治湿疹,常与黄连、黄檗等同用;治水火烫伤,常以本品用植物油浸泡,滤取油液,外涂患处,或配黄檗、丹皮、大黄等药,麻油熬膏外搽。

（四）用法用量

生用。煎服,5～10g。外用适量,熬膏或用植物油浸泡涂搽。

（五）使用注意

脾虚便溏者忌服。

六、水牛角

水牛角为牛科动物水牛的角。主产于华南、华东地区。取角后,水煮,除去角塞,干燥,镑片或锉成粗粉。现多制成浓缩粉使用。

（一）主要性能

苦,寒。归心、肝经。

（二）功效

清营凉血,定惊,解毒。

（三）应用

1. 热入营血证

本品既能清营凉血,又能泻火解毒:定惊,常用于治疗温热病热入营血证。治温热病热入血分,邪陷心包,高热烦躁,神昏谵语,或惊风抽搐,常与清心开窍、息风止痉之麝香、羚羊角等同用,如《外台秘要》紫雪。也可用治中风偏瘫,神志不清,常与醒神开窍、镇心安神之牛黄、珍珠母等同用,如《卫生部药品标准·中成药成方制剂》清开灵注射液。

2. 血热出血证

本品能清热凉血。治血热妄行之吐血、衄血、斑疹等,常与牡丹皮、生地黄、侧柏叶等凉血、止血药同用。

（四）用法用量

生用。镑片或粗粉煎服,15～30g,宜先煎3h以上。水牛角浓缩粉冲服,每1.5～3g,每日2次。

（五）使用注意

脾胃虚寒者忌用。

七、地骨皮

地骨皮为茄科植物落叶灌木枸杞或宁夏枸杞的干燥根皮。枸杞主产于河南、山西、江苏等地;宁夏枸杞主产于宁夏、甘肃。初春或秋后采挖根部,洗净,剥取根皮,晒干,切段入药。

（一）主要性能

甘,寒。归肺、肝、肾经。

（二）功效

凉血除蒸,清肺降火。

（三）应用

1. 血热出血证

本品既能清泄血分之实热,又能凉血止血。治血热妄行的吐血、衄血、咯血,单用煎服,或与凉血止血之白茅根、侧柏叶等同用。

2.阴虚内热证

本品甘寒,善退肝肾之虚热,除有汗之骨蒸,为退虚热、疗骨蒸之佳品。治阴虚内热,骨蒸盗汗,常与知母、鳖甲、银柴胡等滋阴清热药同用,如《圣济总录》地骨皮汤。

3.肺热咳嗽

本品既清肺中之郁热,又降肺中之伏火。治肺火郁结,肺失清肃,气逆不降,咳嗽气喘,皮肤蒸热,常与桑白皮、甘草等同用,如《小儿药证直诀》泻白散。

此外,本品退热,又兼能生津止渴,治内热消渴,常与生地黄、天花粉、五味子等同用。

(四)用法用量

生用。煎服,9~15g。

(五)使用注意

外感风寒发热及脾虚便溏者不宜用。

八、银柴胡

银柴胡为石竹科多年生草本植物银柴胡的干燥根。主产于宁夏、甘肃、内蒙古等地。春、夏间植株萌发或秋后茎叶枯萎时采挖;栽培品于种植后第三年9月中旬或第四年4月中旬采挖,除去残茎、须根及泥沙,晒干,切片。

(一)主要性能

甘,微寒。归肝、胃经。

(二)功效

清热凉血,退虚热,除疳热。

(三)应用

1.血热出血证

本品具清热凉血之功。治血热妄行之吐衄血、崩漏下血,血淋等,常与凉血、止血之生地黄、蒲黄等同用,如《和剂局方》龙脑鸡苏丸。

2.阴虚内热证

本品甘寒益阴,微寒清热,退热而不苦泄,理阴而不升腾,为退虚热、除骨蒸之常用药。治肝肾阴虚,骨蒸劳热,潮热盗汗,常与地骨皮、青蒿、鳖甲等同用,如《证治准绳》清骨散。

3.小儿疳热

本品能退虚热,消疳热。治小儿食滞或虫积所致的疳积发热,腹部消瘦,毛发焦枯,常与白术、鸡内金、使君子等同用。

(四)用法用量

生用。煎服,3~10g。

(五)使用注意

外感风寒,血虚无热者忌用。

九、胡黄连

胡黄连为玄参科多年生草本植物胡黄连的干燥根茎。主产于云南、西藏。秋季采挖,除去须根及泥沙,晒干。切薄片或用时捣碎。

(一)主要性能

苦,寒。归肝、胃、大肠经。

(二)功效

清热凉血,退虚热,除疳热,清湿热。

(三)应用

1.血热出血证

本品有清热凉血之功。治血热妄行之吐血、衄血,常与生地黄等份为末,用猪胆汁为丸,茅花煎汤送服,如《普济方》胡黄连散。

2.阴虚内热证

本品有退虚热、除骨蒸之功。治阴虚劳热骨蒸,常与银柴胡、地骨皮等同用,如《证治准绳》清骨散。

3.小儿疳热

本品既能退虚热,又能除疳热。治小儿疳积发热,消化不良,腹胀体瘦,低热不退,常与党参、白术、山楂等同用,如《万病回春》肥儿丸。

4.湿热泻痢,痔疮肿痛

本品能清热燥湿,善除胃肠湿热,为治湿热泻痢之良药,常与清热燥湿止痢之黄芩、黄檗、白头翁等配伍。治湿热蕴结肛门,痔疮肿痛,常以本品研末,鹅胆汁调涂取效,或与刺猬皮、麝香等配伍内服,如《外科正宗》胡连追毒丸。

(四)用法用量

生用。煎服,3～10g。

(五)使用注意

脾胃虚寒者慎用。

十、白薇

白薇为萝藦科多年生草本植物白薇或蔓生白薇的干燥根及根茎。我国南北各地均有分布。春、秋二季采挖,洗净,干燥。

(一)主要性能

苦、咸,寒。归胃、肝、肾经。

(二)功效

清营凉血,退虚热,利尿通淋,解毒疗疮。

(三)应用

1.热入营血证

本品善能清营血分实热。治温病热入营血分之高热烦渴,神昏舌绛等,常与地黄、玄参、丹参等清热凉血药同用。

2.阴虚内热证及产后血虚发热证

本品既清营凉血,又益阴除热。治热病后期,余邪未尽,夜热早凉,或阴虚发热,骨蒸潮热,常与地骨皮、知母、青蒿等滋阴清热药同用;治产后血虚发热,低热不退等,常与当归、人参、甘草等补益气血药同用。

3.热淋,血淋

本品清热凉血,又能利尿通淋。治膀胱湿热,血淋涩痛,常与木通、滑石及石韦等清热利尿通淋药同用。

4.疮痈肿毒,咽喉肿痛,毒蛇咬伤

本品有清热凉血,解毒疗疮之功。治疮痈肿毒,单品捣烂外敷,或与蒲公英、连翘等清热解毒药同用;治咽喉红肿疼痛,常与射干、桔梗、山豆根等清热利咽药同用;治毒蛇咬伤,单品捣烂外敷。

此外,本品尚能清泄肺热而透邪,清退虚热而护阴,可用治阴虚外感风热表证,常与薄荷、玉竹等同用,如《通俗伤寒论》加减葳蕤汤。

(四)用法用量

生用。煎服,5～10g。

(五)使用注意

脾胃虚寒、食少便溏者不宜服用。

第三节 清热燥湿药

本类药物性味多苦寒,以清热燥湿为主要功效,常用于治疗湿热证。如湿温或暑温夹湿,湿热蕴结所致的身热不扬、胸脘痞闷等;湿热蕴结脾胃所致的脘腹胀满、恶心呕吐等;湿热下追大肠所致的泻泄不爽,痢疾腹痛等;湿热郁阻肝胆所致的胁肋胀痛、黄疸尿赤等;湿热下注所致的带下色黄,或热淋灼痛;湿热流注关节所致的关节红肿热痛;湿热浸淫肌肤所致的湿疹、湿疮等。

部分药物兼有清热泻火和清热解毒之功,可用治脏腑实热证及热毒疮疡等。

本类药物苦寒伐胃,性燥伤阴,用量不宜过大;对脾胃虚寒,津伤阴损者当慎用,岢须用时,当配益胃药或养阴药同用。

一、黄芩

黄芩为唇形科多年生草本植物黄芩的干燥根。主产于河北、山西、河南等地。春、秋两季采挖,去除须根及泥沙,晒后撞去粗皮,蒸透或开水润透切片,晒干,切片。

(一)主要性能

苦,寒。归肺、胆、脾、大肠、小肠经。

(二)功效

清热燥湿,泻火解毒,止血,安胎。

(三)应用

1.湿热证

本品善能清热燥湿,广泛用治多种湿热病症,尤以清泄中、上焦湿热见长。治湿温及暑湿证,湿热阻遏气机而致胸闷呕恶、身热不扬、舌苔黄腻者,常与滑石、白豆蔻、通草等同用,如《温病条辨》黄芩滑石汤;治湿热中阻,痞满呕吐,常与黄连、于姜、半夏等同用,如《伤寒论》半夏泻心汤;治湿热蕴结大肠之泄泻、痢疾,常与黄连、葛根等同用,如《伤寒论》葛根黄芩黄连汤;治湿热黄疸,常与茵陈、栀子等同用。

2.脏腑实热证及少阳证

本品能直折火邪,清热泻火力强,可用于脏腑实热证,尤善于清泄肺火及上焦实热。治肺热蕴遏,清肃失司,咳嗽痰黄,单用有效,如《丹溪心法》清金丸;或与胆南星、瓜蒌仁、杏仁等同用,如《医方考》清气化痰丸。治胸膈烦热,面赤唇焦,烦躁口渴等上、中二焦邪热炽盛证,常与连翘、栀子、大黄、芒硝等药配伍,如《和剂局方》凉膈散。本品又清少阳半表半里之热,常与柴胡同用,共收和解少阳之效,如《伤寒论》小柴胡汤。

3.血热出血证

本品既能清热,又能止血。治血热妄行之吐血、衄血、便血、崩漏下血等证,常与地黄、侧柏叶等同用;或单用治疗吐血、衄血,如《圣惠方》黄芩散;或单用治疗崩漏下血,如《瑞竹堂经验方》芩心丸。

4.热毒证

本品清热解毒力强,常用于火毒炽盛之痈肿疮毒,可与黄连、黄檗、栀子等同用,如《外台秘要》黄连解毒汤;治咽喉肿痛,常与山豆根、连翘、桔梗等同用。

5.胎动不安

本品尚有清热安胎之功,治妊娠热盛,热扰冲任,损伤胎气之胎动不安,常与白芍、沙参、地骨皮等养阴清热药同用,如《揣摩有得集》安胎饮;血虚有热者,常与养血安胎之当归、白芍、白术等配伍,如《寿世保元》安胎丸。

(四)用法用量

生用、酒炙或炒炭用。煎服,3～10g。清热多生用,安胎多炒用,清上焦热可酒炙用,止血可炒炭用。

(五)使用注意

脾胃虚寒者慎用。

二、黄连

黄连为毛茛科多年生草本植物黄连、三角叶黄连或云连的干燥根茎。以上三种分别习称"味连""雅连""云连"。黄连主产于重庆、四川、湖北,三角叶黄连主产于四川洪雅、峨眉,云连主产于云南等地。秋季采挖,除去须根及泥沙,干燥,撞取残留须根,切片。

(一)主要性能

苦,寒。归心、脾、胃、肝、胆、大肠经。

(二)功效

清热燥湿,泻火解毒。

(三)应用

1.湿热证

本品大苦大寒,清热燥湿力胜于黄芩,广泛用于湿热诸证,尤长于清泻中焦、大肠湿热。治湿热互结,阻滞中焦,气机不畅所致脘腹痞满、恶心呕吐,常与厚朴、半夏、石菖蒲等同用,如《霍乱论》连朴饮;治湿热泻痢,古今临床视为治泻痢之要药,单用有效,或与黄芩、黄檗、白头翁等同用,如《伤寒论》葛根黄芩黄连汤、白头翁汤;治湿热黄疸,常与茵陈、栀子等同用。

2.脏腑实热证

本品清热泻火,功同黄芩而力强,可用于多种脏腑实热病证,尤长于清心、胃之实热。治三焦火热毒盛,高热烦躁,常与黄芩、黄檗、栀子等同用,如《外台秘要》黄连解毒汤。治心火亢盛之烦躁不眠,心悸不宁,常与朱砂、地黄等同用,如《医学发明》朱砂安神丸。治胃火上攻,牙痛难忍,口气热臭,常与升麻、生地等清胃凉血药同用,如《外科正宗》清胃散。治胃热呕吐,常与半夏、竹茹、橘皮等同用,如《温热经纬》黄连橘皮竹茹半夏汤。治胃火炽盛,消谷善饥,烦渴多饮,常与麦冬同用,如《普济方》治消渴丸。治肝火犯胃所致胁肋胀痛、呕吐吞酸,常与吴茱萸同用,如《丹溪心法》左金丸。

3.疮痈肿毒,湿疹湿疮,耳目肿痛

本品清热解毒效佳,治热毒蕴结之痈肿疔疮,常与黄芩、黄檗、栀子等同用,如黄连解毒汤;治湿热浸淫之皮肤湿疹、湿疮,取本品制为软膏外敷;治耳道流脓,本品浸汁涂患处;治眼目红肿,本品煎汁滴眼。

(四)用法用量

生用或清炒、姜汁炙、酒炙、吴茱萸水炙用。煎服,2～5g。生用清热力较强,炒用能降低其苦寒性,姜汁炙多用于胃热呕吐,酒炙多用于上焦热证,吴茱萸水炙多用于肝火反胃证。外用适量。

(五)使用注意

阴虚津伤者慎用;脾胃虚寒者忌用。

三、黄檗

黄檗为芸香科落叶乔木植物黄皮树的干燥树皮。习称"川黄檗"。主产于四川贵州、湖北等地。剥取树皮后,除去粗皮、晒干压平;润透,切片或切丝。

(一)主要性能

苦,寒。归肾、膀胱经。

(二)功效

清热燥湿,泻火除蒸,解毒疗疮。

(三)应用

1.湿热证

本品清热燥湿之功与黄芩、黄连相似,用于多种湿热病证,尤以清泻下焦湿热见长。治湿热蕴结大肠之泻痢腹痛,常与白头翁、黄连、秦皮等同用,如《伤寒论》白头翁汤;湿热郁蒸之黄疸,常与栀子、甘草等同用,如《伤寒论》栀子柏皮汤;治湿热下注膀胱,小便短赤热痛,常与草薢、茯苓、车前子等同用,如《医学心悟》萆薢分清饮;治湿热下注之带下黄浊臭秽,常与山药、芡实、车前子等同用,如《傅青主女科》易黄汤;治湿热下注之脚气肿痛、痿证,常与苍术、牛膝等同用用,如《医学心悟》三妙丸。治湿疹瘙痒,常与荆芥、苦参、白鲜皮等煎服;或与煅石膏等分为末,外撒或油调搽患处,如石黄散。

2.脏腑实热证及热毒疮痈

本品既能清热泻火,又能清热解毒。治肝热目赤、胃热消渴及口疮等脏腑实热证,本品单用,或与黄芩、黄连等其他清热泻火药配伍应用。治热毒疮痈,本品单用,内服外用均可,或与金银花、连翘、黄连等解毒消痈药配伍,如《外台秘要》黄连解毒汤。治烧烫伤,可与大黄、寒水石、朴硝等研末外涂,如《世医得效方》黄檗散。

3.阴虚火旺证

本品又能降火坚阴,退虚热,治阴虚火旺,骨蒸痨劳热、盗汗、遗精,常与知母相须为用,并与生地黄、山药等同用,如《医宗金鉴》知柏地黄丸;或与熟地黄、龟甲等同用,如《丹溪心法》大补阴丸。

(四)用法用量

生用或盐水炙用。煎服,3~12g。治湿热、热毒及脏腑实热证多生用;治阴虚火旺证多盐水炙用。外用适量。

(五)使用注意

脾胃虚寒者忌用。

四、龙胆

龙胆为龙胆科多年生草本植物条叶龙胆、龙胆、三花龙胆或滇龙胆的干燥根及根茎。前三种习称"龙胆",主产于东北地区;后一种习称"坚龙胆",主产于云南、四川等地。春、秋二季采挖,洗净,晒干,切段。

(一)主要性能

苦,寒。归肝、胆经。

(二)功效

清热燥湿,泻肝胆火。

(三)应用

1.湿热证

本品清热燥湿之中,尤善清下焦湿热,常用治下焦湿热所致诸证。治湿热黄疸,身黄尿赤,常与茵陈、栀子等清热利湿退黄药同用;治湿热下注,阴肿阴痒、带下黄臭、湿疹瘙痒,常与黄檗、苦参、蛇床子等同用。

2.肝胆实热证

本品善泻肝胆实火。治肝胆火盛之胁痛口苦、头痛目赤、耳聋耳鸣,常与柴胡、黄芩、栀子等同用,如《和剂局方》龙胆泻肝汤。肝经热盛,热极生风之高热惊风抽搐,常与牛黄、青黛、黄连等同用,如《小儿药性直决》凉惊丸。此外,本品尚能清热解毒,可用治疮肿等热毒证。

(四)用法用量

生用。煎服,3~6g。

(五)使用注意

脾胃虚寒者忌用,阴虚津伤者慎用。

五、苦参

苦参为豆科多年生落叶亚灌木植物苦参的干燥根。主产于河北等地。春、秋二季采挖,除去根头及小支根,洗净,干燥;或趁鲜切片,干燥。

（一）主要性能

苦，寒。归心、肝、胃、大肠、膀胱经。

（二）功效

清热燥湿，杀虫，利尿。

（三）应用

1. 湿热证

本品清热燥湿之中，尤善除下焦湿热，并能利尿，导湿热下行。治湿热蕴结肠胃，下痢脓血，或泄泻腹痛，单用有效，或与木香同用，如《种福堂公选良方》香参丸；治湿热灼伤肠络之肠风下血，痔漏出血，常与生地黄同用，如《外科大成》苦参地黄丸；治湿热蕴蒸之黄疸，常与龙胆、牛胆汁等同用，如《肘后方》治谷疸方；治湿热下注之带下黄稠、阴肿阴痒，常与蛇床子、鹤虱等同用，煎汤内服或外洗；治湿热淋证，小便涩痛，常单用或与蒲公英、石韦等清热解毒、利尿通淋药同用；若治妊娠血虚热郁之小便不利，常与当归、贝母等配伍，如《金匮要略》当归贝母苦参丸。

2. 皮肤瘙痒

本品祛风杀虫，燥湿止痒。用于多种皮肤病，可内服或外用。治皮肤瘙痒，常与皂角、荆芥等同用，如《鸡峰普济方》参角丸；治疥癣，常与花椒煎汤外搽，如参椒汤，或配硫黄、枯矾制成软膏外涂。

此外，本品苦寒，入心经，"专治心经之火"，有清心宁心及解毒之功，可用治心火亢盛之心悸不宁和疮肿等。

（四）用法用量

生用。煎服，4.5～9g。外用适量，煎汤洗患处。

（五）使用注意

脾胃虚寒者忌用，反藜芦。

六、秦皮

秦皮为木樨科多年生草本植物苦枥白蜡树、白蜡树、尖叶白蜡树或宿柱白蜡树的干燥枝皮或干皮。主产于吉林、辽宁、河北等地。春、秋二季剥取，晒干，切丝。

（一）主要性能

苦、涩，寒。归肝、胆、大肠经。

（二）功效

清热燥湿，收涩止痢，止带，清肝明目。

（三）应用

1. 湿热泻痢、带下

本品功能清热燥湿、收涩止痢、止带，治湿热泻痢，里急后重，常与白头翁、黄连、黄檗等同用，如《伤寒论》白头翁汤；治湿热下注之带下，常与牡丹皮、当归同用。

2. 肝热目疾

本品清泻肝火、明目退翳。治肝经郁火之目赤肿痛、目生翳膜，单用煎水洗眼；或与决明子、菊花、夏枯草等清肝明目药配伍。

(四)用法用量

生用。煎服,6~12g。外用适量,煎洗患处。

(五)使用注意

脾胃虚寒者忌用。

七、白鲜皮

白鲜皮为芸香科多年生草本植物白鲜的干燥根皮。主产于辽宁、河北、山东等地。春、秋二季采挖根部,除去泥沙及粗皮,剥取根皮,切片,干燥。

(一)主要性能

苦,寒。归脾、胃、膀胱经。

(二)功效

清热燥湿,祛风解毒。

(三)应用

1.湿热疮毒、湿疹,疥癣瘙痒

本品功长清热燥湿、泻火解毒、祛风止痒,常用于湿热所致的多种皮肤病症。治湿热疮毒、肌肤溃烂、黄水淋漓者,常与苍术、苦参、连翘等清热解毒、燥湿之品同用;治湿疹、风疹、疥癣瘙痒,常与苦参、防风、地肤子等同用,煎汤内服、外洗。

2.湿热黄疸

本品清热燥湿,可用治湿热蕴蒸之黄疸、尿赤,常与茵陈、栀子等同用,如《圣济总录》茵陈汤。

3.风湿热痹

本品既清热燥湿,又祛风通痹。治风湿热痹,关节红肿热痛者,常与忍冬藤、秦艽、薏苡仁等同用。

(四)用法用量

生用。煎服,5~10g。外用适量,煎汤洗或研粉敷。

(五)使用注意

脾胃虚寒者慎用。

八、椿皮

椿皮为苦木科落叶乔木植物臭椿(樗)的根皮或干皮。主产于山东、辽宁、河南等地,全年剥取,晒干,或刮去粗皮,晒干切段或切丝。

(一)主要性能

苦、涩,寒。归大肠、胃、肝经。

(二)功效

清热燥湿,止泻,收敛止带,止血。

(三)应用

1.湿热泻痢,久泻久痢

本品既能清热燥湿,又可收涩止泻。治湿热泻痢,常与地榆、灶心土等同用,如《太平圣惠方》椿根散;治久泻久痢,常与诃子、母丁香等同用,如《脾胃论》诃黎勒丸。

2.赤白带下

本品既清热燥湿,又收敛止带。治疗湿热下注,带脉失约而致赤白带下者,常与苦参、黄檗等同用,如《摄生众妙方》樗树根丸。

3.崩漏,便血

本品既能清热,又能收敛止血,治阴虚血热崩漏、月经过多者,常与龟板、黄芩、白芍等同用,如《医学入门》固经丸;治便血属热者,常配地榆,如地榆散;治痔漏下血,单用为丸服。

此外,尚有杀虫功效,内服治蛔虫腹痛;外洗治疥癣瘙痒。

(四)用法用量

生用或麸炒用。煎服,6～9g。外用适量。

(五)使用注意

脾胃虚寒者慎用。

第四节　清热解毒药

本类药物性味多苦寒,以清解热毒或火毒为主要功效,常用于治疗各种热毒病证,如温热病、疮痈疔疖、丹毒、痄腮、咽喉肿痛、热毒下痢等。

部分药物又或分别兼有疏散风热、泻火、凉血、活血、解蛇毒、利湿等功效,还可用治风热表证及温病初起、血热证、瘀血证、蛇虫咬伤及湿热证等。

本类药大多药性寒凉,久服或过服易伤脾胃,宜中病即止。

一、金银花

金银花为忍冬科多年生半常绿缠绕性木质藤本植物忍冬的干燥花蕾或带初开的花。中国南北各地均有分布,主产于河南、山东等地。夏初花开放前采摘,阴干。

(一)主要性能

甘,寒。归肺、心、胃经。

(二)功效

清热解毒,疏散风热。

(三)应用

1.疮痈疔肿

本品清热解毒力胜,为治热毒疮痈之要药。治痈疮初起,红肿热痛,单用有效,内服外敷均可,或与皂角刺、穿山甲、白芷等同用,如《妇人良方》仙方活命饮;治热毒壅盛之疔疮坚硬根深者常与紫花地丁、连翘、野菊花等同用,如《医宗金鉴》五味消毒饮;治肠痈腹痛者,常与大黄、牡丹皮、大血藤等同用;治咽喉肿痛,不论热毒内盛或风热外袭者均可,前者常与射干、山豆根等同用,后者常与薄荷、牛蒡子等同用。

2.风热表证,温热病

本品既能疏散风热,又能清热解毒,为治外感风热表证的常用药,亦常用治外感温热病卫气营血各个阶段。治疗外感风热或温热病初起,邪在卫分,发热,恶风寒,咽痛口渴,常与连翘相须为用,并配以发散风热之薄荷、牛蒡子等,如《温病条辨》银翘散;治气分热盛,壮热面赤,烦渴引饮等,常与石膏、知母等清热泻火药配伍;治热入心营,身热夜甚,神烦少寐,时有谵语,常与清热凉血之水牛角、生地黄、玄参等同用,如《温病条辨》清营汤;治热入营血,高热昏谵,斑疹色紫等,常与清热开窍、凉血止血之水牛角、石菖蒲、紫草等配伍,如《温热经纬》神犀丹。

3.热毒血痢

本品既能清热解毒,又能凉血止痢。治热毒血痢,大便脓血,单用本品浓煎频服,或配伍白头翁、秦皮、黄连等清热燥湿止痢药同用。

此外,以蒸馏法制成金银花露尚能解暑热,治暑热烦渴,小儿痱子及热疮等。

(四)用法用量

生用、炒用或制成露剂使用。煎服,6~15g。疏散风热、清泄里热以生品为佳;炒炭宜用于热毒血痢;露剂多用于暑热烦渴。

(五)使用注意

脾胃虚寒及气虚疮疡脓清者忌用。

(六)附药

忍冬藤为忍冬科植物忍冬的干燥茎叶,又名银花藤。味甘,性寒,归肺、胃经,其功效与金银花相似。本品解毒作用不及金银花,但有清热疏风,通络止痛的作用,故常用于温病发热,风湿热痹,关节红肿热痛,屈伸不利等症。煎服,10~30g。

二、连翘

连翘为木樨科落叶灌木植物连翘的干燥果实。主产于山西、河南、陕西等地。秋季果实初熟尚带绿色时采收,除去杂质,蒸熟,晒干,习称"青翘";果实熟透时采收,晒干,除去杂质,习称"老翘"或"黄翘"。青翘采得后即蒸熟晒干,筛取籽实作"连翘心"用。

(一)主要性能

苦,微寒,归肺、心、小肠经。

(二)功效

清热解毒,消肿散结,疏散风热。

(三)应用

1.痈肿疮毒,瘰疬痰核

本品长于清心火,解疮毒。又能消肿散结,有"疮家圣药"之称,凡外痈内痈,属热毒壅盛者皆宜。治痈肿初起,红肿热痛,常与金银花、蒲公英、野菊花等同用;治疮痈红肿未溃,常与穿山甲、皂角刺等同用;治疮痈溃破脓出,常与桔梗、天花粉等同用;治痰火郁结,瘰疬痰核,常与夏枯草、浙贝母、玄参、牡蛎等同用。

2.风热表证,温热病

本品外散风热,内解热毒,可用治风热外感及温病各阶段。治疗风热外感或温病初起,头痛发热、口渴咽痛,常与金银花相须为用,如《温病条辨》银翘散;治温热病热入营血之舌绛神昏,烦热斑疹,常与水牛角、生地、金银花等同用如《温病条辨》清营汤;若热入心包,高热、烦躁、神昏,常与连翘心、莲子心、竹叶卷心等同用。

此外,本品善清泻心与小肠之火,兼有利尿之功,治疗湿热壅滞所致之小便不利或淋沥涩痛,常与车前子、白茅根、竹叶、木通等药同用。

(四)用法用量

生用。煎服,6～15g。

(五)使用注意

脾胃虚寒或气虚脓清者不宜用。

三、大青叶

大青叶为十字花科二年生草本植物菘蓝的干燥叶。主产于河北、陕西、江苏等地。夏、秋两季分 2～3 次采收,晒干。

(一)主要性能

苦、寒。归心、胃经。

(二)功效

清热解毒,凉血消斑。

(三)应用

1. 疮痈丹毒,咽痛口疮

本品既清心、胃二经实火,又善解瘟疫时毒,有解毒利咽,凉血消肿之效。治血热毒盛之疮痈,丹毒,常与金银花、蒲公英、紫花地丁等同用,内服或外敷均可;治风热或热毒炽盛之咽痛,鲜品捣汁内服,或与板蓝根、牛蒡子等同用;治口舌生疮,常与黄连、栀子等同用。

2. 风热表证,温热病

本品既入气分,又入血分,为气血两清之品。治风热表证或温病初起之发热头痛、咽喉肿痛,常与金银花、连翘、牛蒡子等同用;治温热病热入营血,或气血两燔,高热、神昏、斑疹,常与生地、玄参等同用,如《证治准绳》大青汤。

(四)用法用量

鲜用或生用。煎服,9～15g,鲜品 30～60g。外用适量。

(五)使用注意

脾胃虚寒者忌用。

四、板蓝根

板蓝根为十字花科二年生草本植物菘蓝的干燥根。主产于河北、陕西、甘肃等地。秋季采挖,除去泥沙,晒干,切片。

(一)主要性能

苦,寒。归心、胃经。

(二)功效

清热解毒,凉血,利咽。

(三)应用

1. 咽喉肿痛,大头瘟疫,丹毒,痄腮

本品清热解毒,凉血消肿,长于利咽喉。治咽喉肿痛,大头瘟疫,丹毒,痄腮等多种瘟疫热毒证,常与解毒消肿之玄参、连翘、牛蒡子等配伍,如《东垣试效方》普济消毒饮。

2.风热表证,温热病

本品亦为气血两清之品,虽凉血消斑之力不及大青叶,但解毒利咽之功较强。治外感风热或温病初起,以发热、咽痛者为宜,常与薄荷、金银花、连翘等同用;治温热病热入营血,或气血两燔,高热、发斑,常与黄芩、紫草、生地等同用,如《温热经纬》神犀丹。

(四)用法用量

生用。煎服,9~15g。

(五)使用注意

脾胃虚寒者慎用。

五、青黛

青黛为爵床科植物马蓝、蓼科植物蓼蓝或十字花科植物菘蓝的叶或茎叶经加工制得的干燥粉末、团块或颗粒。主产于福建、河北、云南等地。福建所产品质最优,称"建青黛"。夏秋两季采收茎叶,加水浸泡,至叶腐烂,叶落脱皮时,将茎枝捞出,加适量石灰充分搅拌,至浸液由乌绿色转为深红色时,捞取液面泡沫,晒干而成。研细用。

(一)主要性能

咸,寒。归肝、肺经。

(二)功效

清热解毒,凉血消斑,泻火定惊。

(三)应用

1.痄腮喉痹,疮痈丹毒

本品有清热解毒,凉血消肿之效。治痄腮喉痹,常与金银花、黄芩、玄参等煎服;或单用调涂,或与冰片共用外敷。治疮痈,丹毒,常与蒲公英、紫花地丁等同用。

2.温毒发斑,血热出血证

本品清热解毒,凉血消斑之功与大青叶相似。但解热作用较逊。治温毒发斑,常与生地、生石膏、玄参等泻火、解毒、凉血药同用;治血热妄行的吐血、衄血,常与侧柏叶、栀子、白茅根等同用。

3.肝火犯肺证

本品主清肝火,又泻肺热,且能凉血止血。治肝火犯肺,损伤肺络,咳嗽胸痛,痰中带血,常与海蛤粉同用;治肺热咳嗽,痰黄而稠者,常与海浮石、瓜蒌仁、川贝母等同用。

4.肝热惊痫

本品长于清肝经之实火,有息风止痉之效。治小儿肝热生风,惊痫抽搐及小儿急热惊风,常与钩藤、牛黄等同用,如《小儿药证直诀》凉惊丸。

(四)用法用量

生用。入丸散,1~3g。外用适量。

(五)使用注意

胃寒者慎用。

六、绵马贯众

绵马贯众为鳞毛蕨科多年生草本植物粗茎鳞毛蕨的干燥根茎及叶柄基部。主产于黑龙江、吉林、辽宁三省山区,习称"东北贯众"或"绵马贯众"。秋季采挖,洗净,除去叶柄及须根,晒干。切片。

(一)主要性能

苦,微寒;有小毒。归肝、脾经。

(二)功效

清热解毒,止血,杀虫。

(三)应用

1.风热表证,温毒发斑,痄腮

本品既清气分之实热,又解血分之热毒,凡温热毒邪所致之证皆可用之,并有一定预防作用。防治风热表证或温热病邪在卫分,常与牛蒡子、金银花等发散风热药同用;治温热病热入营血,发斑发疹,常与水牛角、大青叶、升麻等同用,以增强清热解毒,凉血消斑之力;防治痄腮,单用或与板蓝根、金银花等清热解毒药同用。

2.血热出血证

本品有凉血止血之功。治血热所致之衄血、吐血、便血、崩漏等证,尤善治崩漏下血,单用研末调服,或与五灵脂、侧柏叶、黄连等同用。

此外,本品尚能驱虫,可用于绦虫、蛔虫、钩虫等多种肠道寄生虫。

(四)用法用量

生用或炒炭用。煎服,5～10g。杀虫或清热解毒宜生用;止血宜炒炭用。外用适量。

(五)使用注意

用量不宜过大。服用时忌油腻。脾胃虚寒者及孕妇慎用。

七、蒲公英

蒲公英为菊科多年生草本植物蒲公英、碱地蒲公英或同属数种植物的干燥全草。中国各地均有分布。夏至秋季花初开时采挖,除去杂质,洗净,切段,晒干。

(一)主要性能

苦、甘,寒。归肝、胃经。

(二)功效

清热解毒,消肿散结,利尿通淋。

(三)应用

1.热毒疮痈

本品为清热解毒、消痈散结之佳品,凡热毒壅盛之疮痈肿毒,不论内痈或外痈,皆可治之,兼能解郁通乳,尤为治乳痈之要药。治热毒蕴结肝胃之乳痈肿痛,可以鲜品捣汁内服,渣敷患处,或单用浓煎内服,或与全瓜蒌、金银花、牛蒡子等同用;治疗毒肿痛,常与野菊花、紫花地丁、金银花等药同用,如《医宗金鉴》五味消毒饮;治肠痈腹痛,常与大黄、牡丹皮、桃仁等同用;治肺痈吐脓,常与鱼腥草、冬瓜仁、芦根等同用;治咽喉肿痛,常与板蓝根、玄参等同用。鲜品外敷还可治毒蛇咬伤。

2.湿热淋证、黄疸

本品有利尿之功,可使湿热之邪从下而泄以收利水通淋,利湿退黄之效。治热淋涩痛,常与白茅根、金钱草等同用;治湿热黄疸,常与茵陈、大黄等同用。

此外,尚可清肝明目,治肝火上炎之目赤肿痛,单用取汁点眼,或浓煎内服;亦可与菊花、夏枯草、黄芩等同用。

(四)用法用量

鲜用或生用。煎服,10～15g。外用鲜品适量捣敷或煎汤熏洗患处。

(五)使用注意

量大可致缓泻。

八、紫花地丁

紫花地丁为堇菜科多年生草本植物紫花地丁的干燥全草。主产于我国长江下游至南部各地。春秋两季采收,除去杂质,晒干。

(一)主要性能

苦、辛,寒。归心、肝经。

(二)功效

清热解毒,凉血消肿。

(三)应用

热毒疮痈。本品功善清解热毒、凉血散痈,为治热毒内盛兼血热壅滞之疔疖疮痈,红肿热痛的常用药物,尤以治疔毒见长。治疔毒肿痛,鲜品捣汁内服,以渣外敷,或金银花、蒲公英、野菊花等同用,如《医宗金鉴》五味消毒饮;治乳痈,常与蒲公英同用,煎汤内服,并以渣外敷,或熬膏摊贴患处;治肠痈,常与大黄、大血藤、牡丹皮等同用。

此外,取其清热解毒之功,亦可用治咽喉肿痛、痢疾、肝热目疾、蛇虫咬伤及外感热病等。

(四)用法用量

鲜用或生用。煎服,15～30g。外用鲜品适量,捣烂敷患处。

(五)使用注意

体质虚寒者忌服。

九、野菊花

野菊花为菊科多年生草本植物野菊的干燥头状花序。秋、冬两季花初开时采摘,晒干。

(一)主要性能

苦、辛,微寒。归肝、心经。

(二)功效

清热解毒,泻火平肝。

(三)应用

1.痈疽疔疖,咽喉肿痛

本品清热泻火,解毒利咽,消肿止痛力胜,为治热毒疮痈、咽喉肿痛之良药。治热毒蕴结,疔疖丹毒,痈疽疮疡,咽喉肿痛,均可与蒲公英、紫花地丁、金银花等同用,如《医宗金鉴》五味消毒饮。

2.目赤肿痛,头痛眩晕

本品清泻肝火,略兼疏散风热之功,治风火上攻或肝火上炎之目赤肿痛,单用煎汤,滤取澄清液洗眼,或与蝉蜕、密蒙花、菊花等同用;本品能平抑肝阳,也用治肝阳上亢之头痛头晕,常与夏枯草、钩藤、决明子等同用。

(四)用法用量

生用。煎服,9~15g。外用适量。

十、重楼

重楼为百合科多年生草本植物云南重楼或七叶一枝花的干燥根茎。主产于广西、云南、广东等地。秋季采挖,除去须根,洗净,晒干。切片。

(一)主要性能

苦,微寒;有小毒。归肝经。

(二)功效

清热解毒,凉肝定惊,消肿止痛。

(三)应用

1.痈肿疔疮,咽喉肿痛,毒蛇咬伤

本品既能解热毒,又善解蛇毒,为治痈肿疔毒,毒蛇咬伤之要药。治热毒痈肿疔疖,单用研末,醋调外敷,或与黄连、赤芍、金银花等清热解毒消痈之品同用;治咽喉肿痛,常与牛蒡子、连翘、板蓝根等同用;治疗毒蛇咬伤,红肿疼痛,单味煎服或研末冲服,另用其鲜根捣烂外敷患处,也常与半边莲同用。

2.小儿肝热惊风

本品善能清肝热,定惊搐。治小儿肝热生风,四肢抽搐,单味煎服,或与钩藤、菊花、蝉蜕等同用。

3.跌打损伤

本品尚可消肿止痛,治疗外伤出血,跌打损伤,瘀血肿痛,单味研末冲服,或与三七、血竭、自然铜等同用。

(四)用法用量

生用。煎服,3~9g。外用适量,捣敷或研末调涂患处。

(五)使用注意

有小毒,用量不宜过大。阴证疮疡忌服。

十一、土茯苓

土茯苓为百合科多年生常绿藤本植物光叶菝葜的干燥根茎。主产于长江流域及南部各地。夏、秋两季采收,除去残茎和须根,洗净,晒干;或趁鲜切成薄片,干燥。

(一)主要性能

甘、淡,平。归肝、胃经。

(二)功效

清热解毒,除湿,通利关节。

(三)应用

1.痈疮,瘰疬

本品清热解毒,兼可消肿散结。治疗痈疮红肿溃烂,单味研末,醋调外敷;治瘰疬溃烂,本品切片或为末,水煎服或入粥内食之,或与苍术、黄檗、苦参等同用。

2.梅毒

本品解毒利湿,通利关节,又兼解汞毒,敌对梅毒或因梅毒服汞剂中毒而致肢体拘挛、筋骨疼痛者疗效尤佳,为治梅毒之要药。单味较大剂量水煎服,或与金银花、白鲜皮、威灵仙等同用;若因服汞剂中毒而致肢体拘挛者,常与薏苡仁、防风、木瓜等配伍治之,如《本草纲目》搜风解毒汤。

3.热淋,带下,湿疹瘙痒

本品甘淡渗利,解毒利湿,为湿热证所常用。治湿热淋证常与木通、篇蓄、蒲公英等同用;治湿热阴痒、带下,单味煎服;治湿热皮肤瘙痒,常与生地、皮等同用。

(四)用法用量

生用。煎服,15～60g。外用适量。

十二、鱼腥草

鱼腥草为三白草科多年生草本植物蕺菜的地上部分。主产于长江以南各地。夏季茎叶茂盛花穗多时采割,除去杂质,洗净,晒干。

(一)主要性能

辛,微寒。归肺经。

(二)功效

清热解毒,消痈排脓,利尿通淋。

(三)应用

1.肺痈,肺热咳嗽

本品善清肺经热邪,有清热解毒,消痈排脓之功,为治肺痈之要药。治热毒壅肺,痈溃成脓,胸痛,咳吐脓血,常与桔梗、芦根、薏苡仁等清肺排脓之品同用;治肺热咳嗽,痰黄黏稠,常与黄芩、贝母、桑白皮等同用。

2.热毒疮痈

本品既能清热解毒,又能消痈排脓,亦为外痈疮毒常用之品,治热毒疮痈,红肿热痛,以鲜品捣烂外敷,或与野菊花、蒲公英、金银花等同用。

3.湿热淋证

本品能清热利尿通淋,治膀胱湿热小便淋沥涩痛,常与车前草、金钱草、海金沙等同用。

此外,尚有清热止痢之功,可治湿热泻痢。

(四)用法用量

生用。煎服,15～25g。本品含挥发油,不宜久煎。鲜品用量加倍,水煎或捣汁服。外用适量,捣敷或煎汤熏洗患处。

(五)使用注意

虚寒证及阴性疮疡忌服。

十三、穿心莲

穿心莲为爵床科一年生草本植物穿心莲的干燥地上部分。主产于广东、广西、福建等地。秋初茎叶茂盛时采收,晒干。切段。

（一）主要性能

苦,寒。归心、肺、大肠、膀胱经。

（二）功效

清热解毒,凉血,消肿。

（三）应用

1.温病初起,肺热咳喘,肺痈

本品能清热解毒,尤善清泻肺热。治温病初起或外感风热表证,发热头痛,咽喉肿痛等,常与金银花、连翘、薄荷等配伍;治肺热咳嗽,常与黄芩等清肺热药配伍;治疗肺痈咳吐脓血,常与鱼腥草、芦根、桔梗等清肺排脓药配伍。

2.热毒疮痈,咽喉肿痛,蛇虫咬伤

本品清热解毒作用广泛,又能凉血消肿。治热毒壅聚,痈肿疮毒者,单用或与金银花、野菊花、蒲公英等同用;治热毒咽喉肿痛,常与山豆根、射干、牛蒡子等解毒利咽要配伍;治蛇虫咬伤者,单用本品捣烂外敷,或与白花蛇舌草、墨旱莲等煎汤服用。

此外,本品尚有清热燥湿之功,可治湿热泻痢,湿疹瘙痒,热淋等湿热证。

（四）用法用量

生用。煎服,6～9g。外用适量。

（五）使用注意

本品味极苦,煎剂易致呕吐,用量不宜过大,现多作丸、散、片剂服用。脾胃虚寒者不宜用。

十四、败酱草

败酱草为败酱科多年生草本植物黄花败酱、白花败酱的干燥带根全草。主产于四川、江西、福建等地。夏、秋两季采收。阴干。切段。

（一）主要性能

辛、苦,微寒。归胃、大肠、肝经。

（二）功效

清热解毒,消痈排脓,祛瘀止痛。

（三）应用

1.肠痈,肺痈,皮肤疮痈

本品既可清热解毒,又可消痈排脓,且能活血止痛,故不论外痈,还是肺痈、肠痈等内痈皆可应用。因其主入大肠经,尤为治肠痈之要药。治肠痈初起,热毒瘀滞,腹痛拒按未化脓者,常与金银花、蒲公英、牡丹皮等同用;肠痈脓已成者,常与薏苡仁、附子同用,如《金匮要略》薏苡附子败酱散。

治肺痈咳吐脓血,常与鱼腥草、芦根、桔梗等同用。治痈肿疮毒,无论已溃未溃者皆可,常与金银花、连翘等同用,并以鲜品捣烂外敷。

2.瘀阻腹痛

本品有祛瘀通经止痛之功。治疗瘀血阻滞之妇女痛经,产后瘀阻,腹中刺痛,单用煎服,或与五灵脂、香附、当归等同用。

(四)用法用量

生用。煎服,6～15g。大剂量15～30g。外用适量。

(五)使用注意

孕妇慎用。

(六)附药

墓头回。为败酱科植物异叶败酱及糙叶败酱的根。主产山西、河南、河北西等地。秋季采挖,去净茎苗,晒干。味辛、苦,性微寒。效用与败酱草相似,兼有止血、止带的功效,多用于治疗崩漏下血、赤白带下等证。用法用量同败酱草。

十五、大血藤

大血藤为木通科落叶木质藤本植物大血藤的干燥藤茎。又称红藤。主产江西、湖北、江苏等地。秋、冬两季采收,除去侧枝,截段,干燥。切厚片。

(一)主要性能

苦,平。归大肠、肝经。

(二)功效

清热解毒,活血止痛,祛风通络。

(三)应用

1.肠痈,皮肤疮痈

本品长于清热解毒,消痈止痛,又入大肠经,善散肠中瘀滞,亦为治肠痈之要药,然清热解毒之力不及败酱草,活血止痛之力则胜之,故尤以肠痈初起,热毒瘀滞,腹痛胀满者为宜,常与败酱草、桃仁、枳实等清热解毒、活血行气药同用;治热毒疮痈,常与连翘、金银花、贝母等同用。

2.血瘀证

本品活血祛瘀、消肿止痛,可用于经闭痛经,跌打损伤等多种瘀滞病证。治经闭痛经,常与当归、香附、丹参等同用;治跌打损伤,瘀血肿痛,常与牛膝、续断、赤芍等同用。

3.风湿痹痛

本品具活血止痛,祛风通络之功,广泛用于风湿痹痛,腰腿疼痛,关节不利,常与独活、牛膝、防风等同用。

(四)用法用量

生用。煎服,9～15g。外用适量。

(五)使用注意

孕妇慎服。

十六、射干

射干为鸢尾科多年生草本植物射干的干燥根茎。主产于湖北、河南、江苏等地。春初刚发芽或秋末茎叶枯萎时采挖。除去苗茎、须根及泥沙,洗净,晒干。切片。

(一)主要性能

苦,寒。归肺经。

(二)功效

清热解毒,祛痰,利咽。

（三）应用

1. 咽喉肿痛

本品长于清热解毒，祛痰利咽，为治咽喉肿痛之要药，尤宜于痰热壅盛者。治热毒痰火郁结，咽喉肿痛，单用有效，或与升麻、马勃、芒硝等同用。治风热犯肺，咽痛音哑，常与蝉蜕、牛蒡子等同用。

2. 痰盛咳喘

本品善清肺火，降气祛痰。治肺热咳喘，痰多色黄，常与桑白皮、贝母、桔梗等药同用；若治寒痰、冷饮所致咳喘，痰多清稀，常与温肺化痰，止咳平喘之半夏、细辛、生姜等同用，如《金匮要略》射干麻黄汤。

（四）用法用量

生用。煎服，3～10g。

（五）使用注意

孕妇慎用。

十七、山豆根

山豆根为豆科小灌木植物越南槐的干燥根及根茎。主产于广西、广东、贵州等地。秋季采挖。除去杂质，洗净，干燥。切片。

（一）主要性能

苦，寒；有毒。归肺、胃经。

（二）功效

清热解毒，消肿利咽。

（三）应用

1. 咽喉肿痛

本品具清热解毒、利咽消肿之力，且胜于射干，为治热毒蕴结，咽喉肿痛之要药。轻者单用煎汤含漱，或磨醋含咽；治热毒壅盛者，常与桔梗、升麻、连翘等同用；若治乳蛾喉痹，常与射干、花粉、麦冬等同用。

2. 胃火牙痛

本品又善清泻胃火。治胃火上炎之牙龈肿痛、口舌生疮，常与石膏、黄连、升麻等同用。

此外，尚可治湿热黄疸，肺热咳嗽，痈肿疮毒等证。

（四）用法用量

生用。煎服，3～6g。外用适量。

（五）使用注意

本品有毒，过量服用易引起呕吐、腹泻、胸闷、心悸等不良反应，故用量不宜过大。

（六）附药

北豆根为防己科植物蝙蝠葛的干燥根茎。切片生用，为北方地区所习用。本品性味苦寒，有小毒。功能清热解毒，祛风止痛。主要适用于热毒壅盛，咽喉肿痛，泄泻痢疾及风湿痹痛。煎服，3～10g。脾胃虚寒者不宜使用。

十八、马勃

马勃为灰包科真菌脱皮马勃、大马勃或紫色马勃的干燥子实体。脱皮马勃主产于辽宁、甘肃、湖北等地；大马勃主产于内蒙古、河北、青海等地；紫色马勃主产于广东、广西、江苏等地。夏、秋两季子实体成熟时及时采收，除去泥沙，干燥。切成方块，或研成粉。

(一)主要性能

辛，平。归肺经。

(二)功效

清热解毒，利咽，止血。

(三)应用

1. 咽喉肿痛，咳嗽失音

本品既能清肺火，又能解毒消肿利咽，为治咽喉肿痛之良品，且性质较平和，故不论热毒、风热或虚火上炎所致咽喉不利，均可用之。治风热及肺火上攻之咽喉肿痛，常与牛蒡子、玄参、板蓝根等同用，如《东垣试效方》普济消毒饮；治肺肾阴虚之咽喉肿痛，常与生地黄、玄参、知母等同用；治肺热咳嗽失音，常与清肺利咽之蝉蜕、桔梗等配伍。

2. 出血证

本品内服、外用均有止血之功，可用于多种出血病证。治火邪追肺，血热妄行引起的吐血、衄血，单用或与侧柏叶、茜草等同用；治外伤及手术出血，研末压敷伤口。

(四)用法用量

生用。煎服，2～6g。外用适量。

十九、白头翁

白头翁为毛茛科多年生草本植物白头翁的干燥根。主产于东北、华北、华东等地。春、秋两季采挖，除去叶及残留的花茎和须根，保留根头白绒毛，晒干。切薄片。

(一)主要性能

苦，寒。归胃、大肠经。

(二)功效

清热解毒，凉血止痢。

(三)应用

热毒血痢。本品善清胃肠湿热及血分热毒，为治热毒血痢之要药。治热痢腹痛，里急后重，下痢脓血，可单用，或与黄连、黄檗、秦皮等同用，如《伤寒论》白头翁汤；治血痢时作时止，腹痛腹泻，大便带血，日久不愈，可单用煎服，或以煎液保留灌肠，或与干姜、赤石脂同用，如《千金方》白头翁汤。

此外，本品与秦皮配伍煎汤外洗，可治疗阴痒带下。

(四)用法用量

生用。煎服，9～15g，鲜品15～30g。外用适量。

(五)使用注意

虚寒泄痢忌服。

二十、马齿苋

马齿苋为马齿苋科一年生肉质草本植物马齿苋的干燥地上部分。中国大部地区均产。夏、秋两季采收,除去残根和杂质,洗净;或略蒸或烫后晒干后,切段。

(一)主要性能

酸,寒。归肝、大肠经。

(二)功效

清热解毒,凉血止血,止痢。

(三)应用

1.热毒血痢

本品善清大肠热毒,并能凉血止血,为治热毒血痢之常用药。单用水煎服;或鲜品捣汁加蜜调服;或煮粥,空腹服用;或与黄芩、黄连、白头翁等同用。

2.热毒疮疡

本品具有清热解毒,凉血消肿之功。治血热毒盛治疮痈肿痛,单用煎汤内服外洗,再以鲜品捣烂外敷,或与其他解毒消痈药同用。

3.血热出血证

本品有凉血止血之效。治血热妄行,崩漏,便血,痔血等下部出血,单味药捣汁服,或与其他凉血止血药同用。

(四)用法用量

生用。煎服,9～15g,鲜品 30～60g。外用适量,捣敷患处。

(五)使用注意

脾胃虚寒者及孕妇慎用。

二十一、鸦胆子

鸦胆子为苦木科常绿灌木或小乔木植物鸦胆子的干燥成熟果实。主产于广西、广东、云南等地。秋季果实成熟时采收,除去杂质,晒干。去壳取仁。

(一)主要性能

苦,寒。有小毒。归大肠、肝经。

(二)功效

清热解毒,止痢,截疟;外用腐蚀赘疣。

(三)应用

1.热毒血痢,休息痢

本品能清热解毒,尤善清大肠蕴热,凉血止痢。治热毒血痢,或休息痢时轻时重,大便乍红乍白,可单味服用。

2.疟疾

本品能清肝胆湿热,有杀虫截疟之功,治各型疟疾,尤以间日疟及三日疟效果较好,对恶性疟疾也有效,以龙眼肉包裹或装入胶囊服用。

3.鸡眼,赘疣

本品外用有腐蚀作用。治鸡眼、寻常疣等,取鸦胆子仁捣烂涂敷患处,或用鸦胆子油局部涂敷。

（四）用法用量

生用。内服,0.5～2g,以干龙眼肉包裹或装入胶囊包裹吞服,亦可压去油制成丸剂、片剂服,不宜入煎剂。外用适量。

（五）使用注意

本品有毒,对胃肠道及肝肾均有损害,内服需严格控制剂量,不宜多用久服。外用注意用胶布保护好周围正常皮肤,以防止对正常皮肤的刺激。孕妇及小儿慎用。胃肠出血及肝肾病患者,应忌用或慎用。

二十二、半边莲

半边莲为桔梗科多年生蔓生草本植物半边莲的干燥全草。各地均有分布,主产于长江以南各地。夏季采收,除去杂质,切段,晒干。

（一）主要性能

辛,平。归心、小肠、肺经。

（二）功效

清热解毒,利水消肿。

（三）应用

1.疮痈肿毒,蛇虫咬伤

本品既解热毒,又解蛇毒,是治疗热毒疮疡和毒蛇咬伤常用之晶。治热毒疮痈,或蛇虫咬伤,单用鲜品捣烂外敷,或与紫花地丁、金银花、野菊花等同用。

2.臌胀水肿,湿热黄疸

本品有利水消肿之功。可用治臌胀大腹水肿,常与泽泻、茯苓、槟榔等同用;本品既能清热,又可利水,导热下行,用治湿热黄疸,小便不利,常与金钱草、茵陈等同用。

3.湿疮湿疹

本品能清热解毒,又兼利水祛湿之功。治皮肤湿疹湿疮及手足疥癣,单味水煎,局部湿敷或外搽患处。

（四）用法用量

鲜用或生用。煎服,干品 10～15g,鲜品 30～60g。外用适量。

（五）使用注意

虚证水肿忌用。

二十三、白花蛇舌草

白花蛇舌草为茜草科一年生草本植物白花蛇舌草的全草。主产于福建、广西、广东等地。夏、秋两季采收,洗净。或晒干,切段。

（一）主要性能

苦、甘,寒。归胃、大肠、小肠经。

（二）功效

清热解毒,利湿通淋。

（三）应用

1. 热毒证

本品清热解毒力强，对疮疡、咽痛、蛇咬伤等热毒证，均有较好疗效。治疗痈肿疮毒，单用鲜品捣烂外敷，或与紫花地丁、连翘、野菊花等同用；治咽喉肿痛，常与射干、板蓝根等同用；治毒蛇咬伤，单用鲜品捣烂绞汁内服或水煎服，渣敷伤口，或与半枝莲、蚤休等同用；治肠痈腹痛，常与红藤、败酱草、牡丹皮等同用。近年来取其清热解毒消肿之功，广泛用治各种癌症见热毒内盛者。

2. 湿热淋证

本品能清热除湿通淋，治膀胱湿热，小便淋沥涩痛，常与白茅根、车前草、石韦等同用。

（四）用法用量

生用。煎服，15～60g。外用适量。

（五）使用注意

阴疽及脾胃虚寒者忌用。

二十四、山慈菇

山慈菇为兰科多年生草本植物杜鹃兰、独蒜兰或云南独蒜兰的干燥假鳞茎。前者习称"毛慈菇"，后两者习称"冰球子"。主产于四川、贵州等地。夏、秋二季采挖，除去地上部分及泥沙，分开大小，置沸水锅中蒸煮至透心，干燥。切片或捣碎。

（一）主要性能

甘、微辛，凉。归肝、脾经。

（二）功效

清热解毒，化痰散结。

（三）应用

1. 痈疽疔毒，瘰疬痰核

本品能清热解毒，消痈散结。治痈疽，疔疮肿毒，瘰疬痰核，常与雄黄、朱砂、麝香等解毒疗疮药配伍，如《片玉心书》紫金锭，内服外用均可。

2. 癥瘕痞块

本品有解毒散结消肿之功，近年来常用治癥瘕痞块及多种肿瘤。如治肝硬化，常与穿山甲、土鳖虫、蝼蛄等破血消癥、活血利水药配伍；治甲状腺瘤，常与蚤休、丹参、夏枯草等配伍。

此外，本品尚有化痰之功，还可用治由风痰所致的癫痫等证。

（四）用法用量

生用。煎服，3～9g。外用适量。

二十五、熊胆

熊胆为脊椎动物熊科棕熊、黑熊的干燥胆汁。产于云南者称"云胆"，品质最优；产于黑龙江、吉林者称"东胆"。现多以活熊导管引流的熊胆汁干燥后入药，称为"熊胆粉"。研细入药。

（一）主要性能

苦，寒。归肝、胆、心经。

(二)功效

清热解毒,清肝泻火,息风止痉。

(三)应用

1.疮痈肿毒

本品清热解毒之效颇佳,又能消散痈肿,适宜于疮疡痈疽、痔疮肿痛、咽喉肿痛等,可内服,尤多局部外用。如《千金方》外涂熊胆,治疗久痔不瘥;也可用水调化或加入少许冰片,涂于患部,治疗热毒疮痈等。治咽喉肿痛,常与其他利咽药物,作丸剂内服或含化。

2.惊痫抽搐

本品能清肝泻火,息风止痉。治肝火炽盛,热极生风所致惊痫抽搐,常与清热泻火、息风止痉药物配伍。

3.肝热目疾

本品能清肝明目退翳,治肝热目赤肿痛、羞明流泪及目生障翳等症,常与石决明、珍珠、冰片等同用,如《卫生部药品标准·中药成方制剂》白敬宇眼药。

(四)用法用量

生用。内服,0.15～0.6g,入丸、散,本品味腥苦,口服易致呕吐,故宜用胶囊剂。外用适量,调涂患处。

(五)使用注意

脾胃虚寒者忌服。孕妇忌用。

二十六、青果

青果为橄榄科常绿乔木植物橄榄的成熟果实。主产于我国南方及西南等地。秋季果实成熟时采收,干燥。

(一)主要性能

甘、酸,平。归肺、胃经。

(二)功效

清热解毒,利咽,生津。

(三)应用

1.咽喉肿痛,肺热咳嗽

本品能清肺止咳,清利咽喉,尤以利咽见长。治风热上扰或热毒蕴结之咽喉肿痛,常与清热解毒利咽之牛蒡子、冰片等配伍;治肺热咳嗽,咽痛音哑,咳嗽痰滞,鲜品熬膏服用,或与金银花、芦根、桔梗等配伍。

2.津伤口渴

本品能生津止渴,适用于暑热伤津口渴,可单用本品,或捣汁入梨汁、甘蔗汁等饮用。

此外,本品能解鱼蟹、河豚中毒,又能解毒醒酒。尚可用治鱼、蟹、河豚中毒以及饮酒中毒,单用煎汤服即可。

(四)用法用量

生用。煎服,4.5～9g;鲜品尤佳,可用至30～50g。

二十七、木蝴蝶

木蝴蝶为紫葳科落叶乔木植物木蝴蝶的干燥成熟种子。主产于云南、广西、贵州等地,秋、冬二季采收成熟果实,暴晒至果实开裂,取出种子,晒干。

(一)主要性能

苦、甘,凉。归肺、肝、胃经。

(二)功效

清肺利咽,疏肝和胃。

(三)应用

1.喉痹音哑,肺热咳嗽

本品有清肺热,利咽喉之功,为治咽喉肿痛之常用药。治肺热咽痛,声音嘶哑,常与桔梗、蝉蜕、射干等清肺利咽之品配伍。治肺热咳嗽,或小儿百日咳,常与桑白皮、款冬花、甘草等同用,如《现代实用中药》止咳糖浆。

2.肝胃气痛

本品能疏肝和胃止痛。治疗肝气郁滞,肝胃气痛,脘腹、胁肋胀痛等,单用本品研末,酒调送服,或与青皮、佛手、玫瑰花等疏肝行气药配伍。

(四)用法用量

生用。煎服,1～3g。

二十八、肿节风

肿节风为金粟兰科亚灌木草珊瑚的干燥全草,主产于四川湖南、广东等地、夏秋二季采收,晒干。

(一)主要性能

苦、辛,平。归心、肝经。

(二)功效

清热解毒,凉血消斑,活血,祛风通络。

(三)应用

1.热毒证

本品能解毒利咽,清热止痢,消肿散结,可用治热毒所致咽痛音哑,泻痢,肠痈,丹毒等。治外感风热之咽喉肿痛、音哑失音等,常与牛蒡子、板蓝根、蝉蜕等配伍;治急性泻痢,单味煎服,或与黄连、黄檗、马齿苋等同用;治肠痈,常与败酱草、大红藤、芒硝等配伍;治丹毒,常与金银花、连翘、野菊花等配伍。

2.血热斑疹

本品有清热凉血,活血消斑之功。治热入血分,身发斑疹,常与地黄、赤芍、牡丹皮等同用。

3.跌打损伤

本品活血消肿止痛,治跌打损伤,鲜品捣烂外敷,或与续断、三七等配伍。

4.风湿痹痛

本品又能祛风除湿通络,可治风湿痹痛,常与五加皮、桑寄生、独活等配伍,或与猪蹄同煮,略加酒水调服。

(四)用法用量

生用。煎服,9～30g。外用适量。

第五节　清热解暑药

本类药物性味多甘寒或苦寒,以清解暑热为主要功效,常用治暑热病,症见恶热壮热,汗出,口渴多饮,心烦头晕,小便短黄,舌红,苔黄干,脉洪大等。暑为阳邪,易伤津耗气,也可兼见烦渴、神疲、舌红、脉细等。又因暑多夹湿,也可兼见胸脘痞闷,身重乏力等。

本类药中部分药物兼有退虚热、截疟、利尿通淋等功效,还可用治阴虚发热、疟疾、淋证等。

本类药药性多寒凉,易伤阳气,脾胃虚弱,肠滑泄泻者慎用。

一、青蒿

青蒿为菊科一年生草本植物黄花蒿的干燥地上部分。中国大部地区均有分布。夏秋季花将开时采割,除去老茎。切段。

(一)主要性能

苦、辛,寒。归肝、胆经。

(二)功效

清暑热,退虚热,除骨蒸,截疟。

(三)应用

1. 暑热证

本品善能清解暑热,内除湿热。用治外感暑热,发热口渴,头昏头痛等症,常与连翘、滑石、西瓜翠衣等同用,如《时病论》清凉涤暑汤。

2. 虚热证

本品又能清透阴分伏热,退虚热,除骨蒸,为退虚热之要药。如治温病后期,邪伏阴分,虚热内生,夜热早凉,热退无汗或低热不退等,常与鳖甲、丹皮、生地等养阴药同用,如《温病条辨》青蒿鳖甲汤;治肝肾阴虚,虚火内扰之骨蒸劳热,潮热盗汗,五心烦热,常与知母、鳖甲等同用,如《证治准绳》清骨散。

3. 疟疾寒热

本品具解热与截疟之功,可缓减疟疾发作时的寒战壮热,为治疟疾寒热之要药。单用鲜品大剂量绞汁服,或与黄芩、草果、柴胡等同用。

本品又长于清透少阳邪热,亦用治湿热郁遏少阳三焦,气机不利之寒热如疟,胸胁胀闷者,常与黄芩、竹茹、半夏等配伍,如《重订通俗伤寒论》蒿芩清胆汤。

此外,本品尚有退黄之功,治湿热黄疸,常与茵陈、栀子等同用。

(四)用法用量

鲜用或阴干,切段生用。煎服,6～12g,后下;或鲜用绞汁服。

(五)使用注意

脾胃虚弱,肠滑泄泻者忌服。

二、滑石

滑石为硅酸盐类矿物滑石族滑石,主要为含水硅酸镁,主产于山东、江西、辽宁等地。全年可采。研粉或水飞。

(一)主要性能

甘、淡,寒。归膀胱、肺、胃经。

(二)功效

清热解暑,利尿通淋,外用收湿敛疮。

(三)应用

1.暑热证及暑湿、湿温证

本品既能清热解暑,又能渗利小便,为治暑热证及暑湿、湿温证之常用药。若暑热烦渴,小便短赤,常与甘草配伍,即《伤寒标本》六一散;暑温夹湿及湿温初起,头痛恶寒,身重胸闷,常与薏苡仁、白蔻仁、杏仁等宣肺、化湿之品配伍,如《温病条辨》三仁汤。

2.湿热淋证

本品善清膀胱湿热而利尿通淋,治湿热下注,热结膀胱之小便淋沥涩痛,常与木通、车前子、瞿麦等配伍,如《和剂局方》八正散;治石淋,常与海金沙、金钱草等同用。

3.湿疹,湿疮

本品外用清热收湿,敛疮止痒。治湿疹,湿疮,可单用或与煅石膏、黄檗等研末,撒布患处;治痱子,常与薄荷、甘草等研粉外用。

(四)用法用量

生用。煎服,10～20g。宜包煎。外用适量。

(五)使用注意

脾虚、热病伤津及孕妇忌用。

三、绿豆

绿豆为豆科一年生草本植物绿豆的干燥种子。全国大部分地区均有生产。秋后种子成熟时采收,簸净杂质,洗净,晒干。打碎或研粉。

(一)主要性能

甘,寒。归心、胃经。

(二)功效

消暑热,解毒,利水。

(三)应用

1.暑热烦渴

本品能清热消暑,除烦止渴,通利小便,治夏季暑热烦渴尿赤等症,常以之煮汤冷饮,如《景岳全书》绿豆饮;亦可与其他清暑热药同用,以增强疗效。

2.痈肿疮毒

本品清热解毒,以消痈肿。治热毒疮痈肿痛,单用煎汤服,或与大黄为末,加薄荷汁、蜂蜜调敷患处。若与赤小豆、黑豆、甘草同用,可预防痘疮及麻疹。

3.水肿,小便不利

本品可利水消肿。治水肿,小便淋沥不畅等,常与陈皮、冬麻子同用煮食。

此外,本品也可解热性药物及食物中毒,生品研末加冷开水滤汁顿服,或浓煎频服,或与黄连、葛根、甘草等同用。

(四)用法用量

生用。煎服,15～30g。外用适量。

(五)使用注意

脾胃虚寒,肠滑泄泻者忌用。

(六)附药

绿豆衣为绿豆的种皮。将绿豆用清水浸泡后取皮晒干即成。性味甘、寒。归心、胃经。功同绿豆,但解暑之力不及绿豆,其清热解毒之功胜于绿豆;并能退目翳,治疗斑痘目翳。煎服,6～12g。

四、荷叶

本品为睡莲科多年生水生草本植物莲的干燥叶。全国大部地区均产。夏、秋二季采收,晒至七八成干时,除去叶柄,折成半圆形或折扇形,干燥。

(一)主要性能

苦,平。归肝,脾,胃经。

(二)功效

清暑化湿,升发清阳,凉血止血。

(三)应用

1.暑热病证

本品能清暑热,除烦渴,鲜者清暑力甚。若暑热病见头胀胸闷、口渴、小便短赤等,常与鲜银花、西瓜翠衣、鲜扁豆花等同用,如《温病条辨》清络饮。

2.泄泻

本品清暑热,又能升清阳,助运化,治夏季暑热泄泻,常与白术、扁豆等配伍应用;治脾虚气陷,大便泄泻者,常与人参、白术、山药等补脾益气药同用。

3.血热出血证

本品凉血止血而不留瘀,治血热妄行之吐血、衄血,常与生地、生柏叶、生艾叶同用,如《妇人良方》四生丸;若吐血、咯血热象不明显者,可单用研末服;若崩漏下血,常以荷叶烧研与蒲黄、黄芩同用。

(四)用法用量

生用或炒炭用。煎服,3～10g。荷叶炭 3～6g。

(五)使用注意

体瘦气血虚弱者慎服。

(六)附药

荷梗。为睡莲科多年生草本植物莲的叶柄或花柄。性味苦,平。归脾、膀胱经。功能解暑清热,理气化湿。主要适用于暑湿胸闷不舒、泄泻、痢疾、淋病、带下。煎服,9～15g。

第十七章 泻下药

凡以泻下通便为主要功效,常用于治疗便秘及其他里实积滞证的药物,称为泻下药。

本类药物依据泻下力度的强弱、性能特点及功效主治之不同,大致可分为攻下药、润下药、峻下逐水药三类。

泻下药多为苦味,性寒;作用趋向以沉降为主,主归大肠经,其中峻下逐水药多具毒性。

《素问·灵兰秘典论》云:"大肠者,传导之官,变化出焉。"泻下药或苦泻或甘润,入于大肠,具泻下通便之功,且通过泻下,以排除胃肠积滞、燥屎、痰饮水湿及毒、瘀等有害物质,达清解里实积滞之效。主治便秘及其他里实积滞证:如胃肠积滞、实热内盛、水饮内停等。其中攻下药泻下之力较强,攻下导滞,主治便秘及胃肠积滞证;润下药泻下之力平缓,质润,能滑利大肠,促进排便;峻下逐水药泻下之力峻猛,主治水饮内停等实证。

部分药兼有清热泻火、利尿消肿等作用,可用治里热证及水肿、小便不利等。泻下药在临床应用时应根据患者的体质、病情的轻重、病程的长短之不同,而选择不同力度的泻下药,并根据里实积滞证的兼证,如食积、痰湿、瘀血、肠道寄生虫等积滞的不同,适当配伍消食(积)、化(痰)湿、活血化瘀、驱虫等药。又因里实积滞证易阻滞气机,故常配伍行气药,以加强泻下导滞之功。若寒积者,应配伍温里药;热积者,应配伍清热药;若热盛伤津,须配伍清热养阴药;兼正虚者,应与补益药同用,以攻补兼施;兼表邪者,当先解表后攻里,必要时可与解表药同用,以表里双解,免表邪内陷。

泻下药易伤正气、损脾胃,故年老体虚、脾胃虚弱者当慎用;妇女胎前产后及月经期当忌用。其中攻下导滞和峻下逐水药,因其作用峻猛,不良反应大,应中病即止,切勿过剂。有毒药物,要注意用法用量,以免中毒。

第一节 攻下药

本类药物多味苦,性寒,泻下作用较强,以泻下通便为主要功效,主要用于便秘及胃肠积滞证。其寒凉之性及泻下之能,有清热,或导热(火、血)下行,"釜底抽薪"之效,还可用于脏腑火热证以及上部出血证,如高热神昏、谵语、头痛、目赤、咽喉肿痛、牙龈肿痛,以及吐血、衄血、咯血等。以上里热证,无论有无便秘者,均可应用。本类药物泻下力强,孕妇及体虚而无积滞者忌用。

一、大黄

大黄为蓼科多年生草本植物掌叶大黄、唐古特大黄或药用大黄的干燥根及根茎。掌叶大黄和唐古特大黄药材称"北大黄",主产于青海、甘肃等地。药用大黄药材称"南大黄",主产于四川。秋末茎叶枯萎或次春发芽前采挖,除去须根,刮去外皮,切块干燥。

(一)主要性能

苦,寒。归脾、胃、大肠、肝、心包经。

(二)功效

泻下攻积,清热泻火,凉血解毒,活血祛瘀,清利湿热。

(三)应用

1.积滞便秘

本品"荡涤肠胃,推陈致新",有较强的泻下作用,为治积滞便秘证之要药。因其性寒,尤宜于热结便秘。可单用,或与芒硝相须为用,如《伤寒论》大承气汤。若热结津伤者,常与滋阴生津之生地、麦冬、玄参等同用,如《温病条辨》增液承气汤;若治热结便秘,气血亏虚者,常与补气养血之人参、当归等同用,如《伤寒六书》黄龙汤;若肠燥津亏便秘,常与润肠通便之麻子仁、苦杏仁等同用,如《伤寒论》麻子仁丸。若治脾阳不足,冷积便秘者,常与温里祛寒之附子、干姜、人参等同用,如《备急千金要方》温脾汤。

2.热毒证

本品苦降,能使上炎之火下泄,有"釜底抽薪"之妙,并能清热解毒。可用治多种热毒证,无论有无便秘,均可应用。如治温热病之高热神昏、烦躁,可单用,也可与清心火之栀子、黄连等同用;治火热上炎之目赤肿痛、咽喉肿痛、牙龈肿痛等,常与清热泻火之夏枯草、连翘、生石膏等同用;治热毒疮痈疔疖,常与清热解毒之金银花、蒲公英、连翘等同用;治乳痈,可与粉草共研末,以酒熬成膏敷痛处,如《妇人经验方》金黄散;治肠痈初起,腹痛者,常与活血消痈散结之牡丹皮、桃仁、芒硝等同用,如《金匮要略》大黄牡丹汤;治口疮糜烂,多与枯矾等份研末擦患处;治烧烫伤,可单用,或与地榆研粉,用麻油调敷患处。

3.出血证

本品凉血止血,且善导热(血)下行,故常用治血热妄行之吐血、衄血、咯血等上部出血证,多炒炭使用。可单用,也可与清热泻火之黄芩、黄连同用,如《金匮要略》泻心汤。

4.血瘀证

本品既可化瘀血,又能清瘀热,为治瘀血证之常用药。又因其性寒,尤善治瘀热互结之证,常与活血化瘀药同用。治妇女产后瘀阻之腹痛、恶露不尽者,常与活血之桃仁、土鳖虫同用,如《金匮要略》下瘀血汤;治下焦蓄血证及妇女瘀血经闭,常与破血通经之桃核、桂枝等同用,如《伤寒论》桃核承气汤;治跌打损伤之胁肋痛者,常与疏肝、活血祛瘀之柴胡、当归、桃仁等同用,如《医学发明》复元活血汤。

5.湿热证

本品具清利湿热之功。治湿热黄疸,常与利胆退黄之茵陈、栀子同用,如《伤寒论》茵陈蒿汤;治湿热痢疾,可单用,也可与清热利湿之黄连、黄芩等同用;治湿热淋证,常与利尿通淋之木通、车前子等同用,如《和剂局方》八正散。

(四)用法用量

生用、酒炒、酒蒸或炒炭用。煎服,3～15g。外用适量。因久煎泻下力减弱,入汤剂应后下,或用开水泡服。生大黄泻下力强;酒制大黄泻下力弱,善凉血解毒;大黄炭善化瘀止血。

（五）使用注意

脾胃虚弱者慎用；孕妇及哺乳期、月经期妇女慎用。

二、芒硝

芒硝为硫酸盐类矿物芒硝族芒硝，经加工精制而成的结晶体。主产于河北、河南、山东等地。

（一）主要性能

咸、苦，寒。归胃、大肠经。

（二）功效

泻下通便，润燥软坚，清热消肿。

（三）应用

1. 积滞便秘

本品长于泻热通便，润燥软坚，为治实热积滞、大便燥结之要药，与大黄相须为用，如《伤寒论》大承气汤、调胃承气汤。

2. 热毒证

本品外用具清热消肿之功，用治咽喉肿痛、口舌生疮、目赤肿痛、乳痈、肠痈、痔疮肿痛等。治咽喉肿痛、口舌生疮，可与清热消肿之硼砂、冰片、朱砂同用，如《外科正宗》冰硼散；或以本品置西瓜中制成的西瓜霜外用；治目赤肿痛，可用本品置豆腐上化水或用玄明粉配制眼药水，外用滴眼；治乳痈初起，可用本品化水或用纱布包裹外敷；治肠痈初起，可与清热解毒之大黄、大蒜等同用，捣烂外敷；治痔疮肿痛，可单用本品煎汤外洗。

（四）用法用量

冲入药汁内或开水溶化后服，6～12g。外用适量。

（五）使用注意

孕妇慎用；不宜与硫黄、三棱同用。

三、番泻叶

番泻叶为豆科草本状小灌木植物狭叶番泻或尖叶番泻的干燥小叶。前者主产于印度、埃及和苏丹，后者主产于埃及，中国广东、广西、云南亦有栽培。通常于9月采收。晒干。

（一）主要性能

苦，寒。归大肠经。

（二）功效

泻热通便，利水。

（三）应用

1. 热结便秘

本品长于泻积热，通大便，善治热结便秘，腹部胀满者。小剂量缓下。治热结便秘证，可单味泡服；若兼腹满胀痛者，可与行气之枳实、厚朴同用，以增强泻下导滞之功。

2. 腹水肿胀

本品具利水消胀之功，治腹水肿胀，二便不利，可单味泡服，或与泻下逐水之牵牛子等同用。

（四）用法用量

生用。煎服，2～6g，后下或开水泡服。

（五）使用注意

孕妇忌用；哺乳期及月经期妇女忌用。大剂量服用，有恶心、呕吐、腹痛等不良反应。

四、芦荟

芦荟为百合科多年生常绿植物库拉索芦荟叶的液汁浓缩干燥物。习称"老芦荟"。主产于非洲北部地区，中国云南、广东、广西等地有栽培。全年可采，割取植物的叶片，收集流出的液汁，置锅内熬成稠膏，倾入容器，冷却凝固后即得。

（一）主要性能

苦，寒。归大肠、肝、胃经。

（二）功效

泻热通便，清肝泻火，杀虫疗疳。

（三）应用

1.热结便秘

本品能泻热通便，善治热结便秘。又因其"味极苦，气极寒，诸苦寒药无出其右者"，故较少用之。

2.肝经实热（火）证

本品清肝泻火之功较强，"凡属肝脏为病，有热者，用之必无疑也。"治肝经实热（火）之便秘尿赤、烦躁易怒、头痛眩晕、癫痫抽搐等，常与清热泻火之大黄、栀子、龙胆草等同用，如《医略六书》当归龙荟丸。

3.小儿疳积

本品泻热导滞，能通胃肠，疗疳积，用治小儿疳积之虫积腹痛、面色萎黄、形体消瘦等。常与消食、驱虫之神曲、使君子等同用；或与健脾益气之人参、白术等同用。

此外，本品外用可治癣疮。

（四）用法用量

生用。入丸剂，每次2～5g。外用适量。

（五）使用注意

孕妇慎用；脾胃虚弱，食少便溏者慎用。

第二节　润下药

润下药多为植物种子或种仁，质润，味甘，性平，泻下作用平缓，以润肠通便为主要功效，适用于年老津枯、热病伤津、产后血虚及失血之肠燥津枯便秘。

一、火麻仁

火麻仁为桑科一年生草本植物大麻的干燥成熟果实。全国各地均有栽培。主产于山东、河北、黑龙江等地。秋季果实成熟时采收，除去杂质，晒干。

（一）主要性能

甘，平。归脾、胃、大肠经。

（二）功效

润肠通便。

（三）应用

肠燥便秘证。本品能润肠通便，略有滋养补虚作用，适用于老人、产妇及体弱津血不足之肠燥便秘，可单用，或与养阴生津之熟地黄、玄参、麦冬等同用。若兼有燥热者，可与泻热通便、行气之大黄、厚朴等同用，以加强其通便作用，如《伤寒论》麻子仁丸。

（四）用法用量

生用，用时打碎。煎服，10～15g。

二、郁李仁

郁李仁为蔷薇科落叶灌木植物欧李、郁李或长柄扁桃的干燥成熟种子。前二种习称"小李仁"，后一种习称"大李仁"。主产于辽宁、内蒙古、河北等地。夏、秋二季采收成熟果实，除去果肉及核壳，取出种子，干燥。

（一）主要性能

辛、苦、甘，平。归大肠、小肠、脾经。

（二）功效

润肠通便，利水消肿。

（三）应用

1. 肠燥便秘

本品辛散苦降，性平质润，其润肠通便之功同火麻仁，且兼行大肠之气滞。常与润肠通便之火麻仁、柏子仁、杏仁等同用，如《世医得效方》五仁丸。若治产后肠胃燥热，大便秘结，可与凉血、养血之当归、生地等同用。

2. 水肿

本品辛开苦泄，甘淡利水，又具下气利水之功，用治水肿腹满，脚气水肿，小便不利者，可与利水消肿之桑白皮、赤小豆等同用，如《圣济总录》郁李仁汤。

（四）用法用量

生用，去皮捣碎用。煎服，6～10g。

（五）使用注意

孕妇慎用。

第三节　峻下逐水药

本类药物大多有毒，味苦，性寒，部分药味辛，性温。泻下作用峻猛，服药后能引起剧烈腹泻，部分药兼能利尿消肿，使体内潴留的水液从二便排出。适用于正气未衰，邪气偏盛之全身水肿，胸腹积水之痰饮积聚，喘满壅实等证。

本类药攻伐力强,不良反应大,易伤正气,应"中病即止",不可久服。使用时要注意本类药物的炮制、剂量、用法及禁忌等,以确保用药安全、有效。体虚者慎用,孕妇忌用。

一、甘遂

甘遂为大戟科多年生草本植物甘遂的干燥块根。主产于山西、河北、陕西等地。春季开花前或秋末茎叶枯萎后采挖,除去外皮,晒干。

(一)主要性能

苦,寒。有毒。归肺、肾、大肠经。

(二)功效

峻下逐饮,消肿散结。

(三)应用

1.水肿,臌胀,胸胁停饮证

本品善行经隧之水湿,峻下逐水力强,药后可连续泻下,使体内潴留之水饮从二便排出。凡水肿、臌胀、胸胁停饮证,正气未衰者,均可用之。

可单用研末服,或与峻下逐水之京大戟、芫花各等份为末,枣汤送服,如《伤寒论》十枣汤。亦可与牵牛子同用,如《圣济总录》二气汤。

2.风痰癫痫

本品尚有逐痰涎作用。以甘遂为末,入猪心煨后,与朱砂末为丸服,可用于风痰癫痫之证,如《济生方》遂心丹。

3.疮痈肿毒

本品外用能消肿散结,用甘遂末水调外敷,可用治疮疡肿毒。

(四)用法用量

醋制用。入丸散剂,每次 0.5～1.5g。外用适量。本品有效成分不溶于水,故不入煎剂。

(五)使用注意

孕妇忌用;虚弱者忌用。不宜与甘草同用。

二、京大戟

京大戟为大戟科多年生草本植物大戟的干燥根。主产于江苏、四川、广西等地。秋、冬二季采挖,洗净,晒干。

(一)主要性能

苦,寒。有毒。归肺、脾、肾经。

(二)功效

峻下逐饮,消肿散结。

(三)应用

1.水肿、臌胀、胸胁停饮证

本品峻下逐水之功同甘遂而稍逊,偏行脏腑之水湿,治水肿、臌胀、胸胁停饮证,正气未衰者,与峻下逐水之甘遂、芫花各等份为末,枣汤送服,如《伤寒论》十枣汤。

2.痈肿疮毒,瘰疬痰核

本品消肿散结,内服外用均可。可生用,鲜品捣烂外敷治热毒痈肿疮毒。治痰火凝聚之瘰病痰核者,可与鸡蛋同煮,食鸡蛋。

(四)用法用量

醋制用。入丸散剂,每次 1g。外用生品适量。

(五)使用注意

孕妇忌用。不宜与甘草同用。

(六)附药

红大戟。为茜草科多年生草本植物红大戟的干燥块根。味苦,性寒。功效与京大戟略同,但京大戟峻下逐水力强,红大戟消肿散结力强。用法用量与使用注意同京大戟。

三、芫花

芫花为瑞香科落叶灌木植物芫花的干燥花蕾。主产于安徽、江苏、浙江等地。春季花未开放前采摘,去除杂质,干燥。

(一)主要性能

苦、辛,温。有毒。归肺、脾、肾经。

(二)功效

峻下逐水,祛痰止咳。外用:杀虫疗疮。

(三)应用

1.水肿、臌胀、胸胁停饮证

本品峻下逐水之功与甘遂、京大戟同而力稍逊,且以泻胸胁水饮,祛痰止咳见长。适用于饮停胸胁所致的喘咳、胸胁引痛、心下痞及水肿、臌胀等证。常与峻下逐水之甘遂、京大戟同用,如《伤寒论》十枣汤。

2.咳嗽痰喘

本品祛痰止咳,性温散寒,用于寒痰咳喘之咳嗽、痰证。可单用或与大枣煎服。

3.顽癣秃疮,痈肿

本品外用能杀虫疗疮,可治头疮、白秃、顽癣等皮肤病及痈肿等。可研末单用,或加雄黄研末,猪脂调敷。

(四)用法用量

醋制用。煎服,1.5～3g;入散剂,每次 0.6～0.9g。外用适量。内服醋制用以降低毒性。

(五)使用注意

孕妇忌用。不宜与甘草同用。

四、牵牛子

牵牛子为旋花科一年生攀缘草本植物裂叶牵牛或圆叶牵牛的干燥成熟种子。全国大部分地区均产。秋末果实成熟、果壳未开裂时采收,晒干。

(一)主要性能

苦,寒。有毒。归肺、肾、大肠经。

(二)功效

泻下,逐水,去积,驱虫。

(三)应用

1.水肿、臌胀

本品既能泻水,又能利尿,使水湿从二便排出,其峻下逐水之功同甘遂、京大戟而力稍缓,但仍为峻下之品,以水饮停蓄,正气未衰者为宜。可单用研末服;病情较重者,与峻下逐水之甘遂、京大戟等同用。

2.痰饮喘咳

本品泻肺气,逐痰饮,用治肺气壅滞,饮停胸胁之痰饮喘咳,面目水肿者,可与泻肺平喘之葶苈子、桑白皮等同用。

3.虫积腹痛

本品能驱虫,用治蛔虫、绦虫及虫积腹痛,可与驱虫之槟榔、使君子等同用。

(四)用法用量

生用或炒用,用时捣碎。入煎剂,3～9g。入丸散剂,每次 1.5～3g。炒用,药性趋缓。

(五)使用注意

孕妇忌用。不宜与巴豆、巴豆霜同用。

五、巴豆霜

巴豆霜为大戟科乔木植物巴豆的干燥成熟果实的炮制加工品。主产于四川、广西、云南等地。秋季果实成熟时采收。取净巴豆仁,照制霜法治霜。

(一)主要性能

辛,热;有大毒。归胃、大肠经。

(二)功效

峻下冷积,逐水退肿,祛痰利咽;外用蚀疮。

(三)应用

1.寒积便秘

本品峻下寒积,荡涤胃肠沉寒痼冷,有"斩关夺门之功",适用于寒邪食积,阻结肠道,大便不通,腹满胀痛,病起急骤,气血未衰者,可单用装入胶囊服,或与温里、泻下之干姜、大黄同用制丸服,如《金匮要略》三物备急丸。

2.腹水臌胀

本品有较强的逐水退肿之功,其荡涤肠胃,祛痰逐湿,对大腹水肿,臌胀且二便不通者有良效,可与杏仁同用为丸。

3.喉痹痰阻

本品能祛痰利咽以利呼吸,治喉痹痰涎壅塞气道,呼吸困难,甚则窒息欲死者,可单用少许吹入喉部,催吐排出痰涎,缓解诸症。

4.痈疽、疥癣、恶疮

本品外用有疗疮毒、蚀腐肉之功,治疮疡肿毒成脓未溃者,常与消肿生肌之乳香、没药熬膏外敷,以消肿,促其破溃排脓;若疮疡肿毒溃后腐肉不去,可与拔毒生肌之雄黄、轻粉等同用,以去腐,促其创面愈合。

(四)用法用量

入丸散剂,每次 0.1～0.3g。外用适量。

(五)使用注意

孕妇忌用。不宜与牵牛子同用。

(六)附药

巴豆为大戟科乔木植物巴豆的干燥成熟果实。性能功效同巴豆霜而毒性更大,多做外用,具有蚀疮之功,主要适用于恶疮疥癣,疣痣。用时取适量,研末涂患处,或捣烂以纱布包擦患处。

第十八章　祛风湿药

凡以祛除风湿,解除痹痛为主要功效,常用于治疗风湿痹证的药物,称为祛风湿药。

根据药性和功用特点,本章药物可分为祛风湿散寒药、祛风湿清热药和祛风湿强筋骨药三类。

祛风湿药多具辛、苦,温;或辛、苦,寒;或苦、甘,温之性,主入肝、脾、肾经;个别药物有毒。

辛以行散,苦能燥湿,脾主肌肉四肢,肝主筋,肾主骨,本类药物善于祛除留着于肌表、经络、肌肉、筋骨、关节之风湿邪气,以祛风湿、止痹痛。主治风湿痹证,症见肌肉、筋骨、关节等部位酸痛或麻木、重着、屈伸不利,甚或关节肿大灼热等。其中祛风湿散寒药,药性偏温,兼能散寒、止痛,主治风寒湿痹证;祛风湿清热药,药性偏寒,兼能清热,主治风湿热痹证;祛风湿强筋骨药,甘者能补,兼能补肝肾强筋骨,主治风湿日久损及肝肾者或肝肾亏虚兼有风湿者。

部分药物兼能舒筋、通络、补肝肾、强筋骨,又可治筋脉拘挛、肢体麻木、半身不遂、下肢痿弱等症。

使用祛风湿药时,应根据风、寒、湿、热邪气的偏盛及病程的新久、病位之差异等,作相应的选择与适当的配伍。如风寒湿痹,宜选择祛风湿散寒药,其中风邪偏盛者,宜适当配伍祛风通络、活血养营药;寒邪偏盛者,配伍温经散寒止痛药;湿邪偏盛者,配伍燥湿健脾或利湿药。风湿热痹,宜选择祛风湿清热药,适当配伍清热燥湿或凉血解毒之品。若寒热错杂,则每常选择祛风湿散寒药与祛风湿清热药联用。痹证日久损及肝肾或耗伤气血者,宜选择祛风湿强筋骨药,适当配伍补益肝肾或益气养血之品。而痹痛每因血行不畅而为病,应适当配伍活血通络药,以增其效。

本类药物大多辛香苦燥,易伤阴血,阴血亏虚者慎用;对有毒之品,应注意炮制及用量用法,以免中毒。痹证多属慢性疾病,为便于服用,可制成酒剂或丸散剂。酒尚能温经通脉及助溶,以助药力。也可制成贴膏剂剂型外用。

第一节　祛风湿散寒药

本节药物味多辛、苦,性温,以祛风除湿,散寒止痛为主要功效,主要用于风寒湿痹证,症见筋脉拘挛,关节疼痛,痛有定处,得热痛减,遇寒加重等。取其祛风湿,止痛之功,经配伍清热药亦可用于风湿热痹。

一、独活

独活为伞形科多年生草本植物重齿毛当归的干燥根。主产于四川、湖北、安徽等地。春秋二季采挖,除去须根及泥沙,烘至半干,堆置2~3日,发软后再烘至全干。切片。

(一)主要性能

辛、苦,微温。归肾、膀胱经。

（二）功效

祛风除湿，通痹止痛，散寒解表。

（三）应用

1. 风寒湿痹证

本品有较强的祛风除湿、止痛之功，为治风湿痹痛之要药，凡风寒湿痹不论何种邪气偏盛，不问新久，均可应用。因其性善下行，尤宜于下部寒湿所致的腰膝、腿足关节疼痛。可与其他祛风湿药同用以增其效。若痹证日久，肝肾不足，腰膝酸软者，常与桑寄生、当归、人参等配伍，如《千金方》独活寄生汤。

2. 风寒挟湿表证

本品发散风寒湿邪而解表，用治风寒表证，常与荆芥、防风配伍，如《摄生众妙方》荆防败毒散；尤宜于外感风寒挟湿所致的头痛头重，一身尽痛，可与羌活、藁本、防风等伍用，如《内外伤辨感论》羌活胜湿汤。

此外，本品止痛之功，亦可用于少阴头痛、头风痛、牙痛等痛症；其祛风湿之功尚可用治皮肤湿痒等。

（四）用法用量

生用。煎服，3～10g。外用适量。

（五）使用注意

阴虚血燥者慎用。

二、威灵仙

威灵仙为毛茛科攀援性灌木植物威灵仙、棉团铁线莲或东北铁线莲的干燥根及根茎。前一种主产于江苏、安徽、浙江等地，应用较广。后两种主产于东北、华北等地，仅部分地区应用。秋季采挖，除去泥沙，晒干。切段。

（一）主要性能

辛、咸，温。归膀胱经。

（二）功效

祛风除湿，通络止痛。

（三）应用

风湿痹证。本品既能祛风除湿，又善通络止痛，为治风湿痹痛之要药。凡风湿痹痛，筋脉拘挛，屈伸不利，肢体麻木者，均可应用。因其力猛善行，通行十二经，且散寒止痛力佳，故尤宜于风、寒邪气偏胜之行痹、痛痹。可单用，制蜜丸服，或温酒送服，亦可与独活、防风、川芎等同用；若治风湿热痹，当与祛风湿清热药如防己、秦艽等同用。

此外，本品通络止痛之功，可治跌打伤痛、头痛、牙痛等；尚能消痰水，用于噎膈、痞积、痰饮。

传统用于小骨、软骨鲠咽，有软化骨鲠之效，可单用煎汤，缓缓咽下，或与砂糖、米醋、砂仁等同用，有一定疗效。

（四）用法用量

生用。煎服，6～10g，治骨鲠可用 30～50g。

三、川乌

川乌为毛茛科多年生草本植物乌头的干燥母根。主产于四川、云南、陕西等地。6月下旬至8月，上旬采挖，除去子根、须根及泥沙，晒干。切片。

(一)主要性能

辛、苦，热。有大毒。归心、肝、肾、脾经。

(二)功效

祛风除湿，散寒止痛。

(三)应用

1.风寒湿痹证

本品长于祛风除湿、温经散寒，尤善止痛，为治风寒湿痹之佳品，尤宜于寒邪偏盛之痛痹。治寒湿侵袭，关节疼痛，不可屈伸者，常与麻黄、芍药、甘草等同用，如《金匮要略》乌头汤；治寒湿瘀血阻滞经络，筋脉挛痛，关节屈伸不利者，常与草乌、地龙、乳香等配伍，如《和剂局方》活络丹。

2.寒凝痛证

本品散寒止痛力强，可用于寒凝诸痛证。治阴寒内盛，心痛彻背，背痛彻心者，常配附子、干姜、蜀椒等，如《金匮要略》乌头赤石脂丸；用治寒疝，绕脐腹痛，手足厥冷者，每与蜂蜜同煎，如《金匮要略》大乌头煎。

此外，本品止痛之功，可用于跌打损伤，瘀肿疼痛；古方还常以本品配伍生半夏、生南星、蟾酥等，用于手术局部麻醉，如外敷麻药方。

(四)用法用量

制用。煎服，1.5～3g。应先煎0.5～1h以减低毒性。外用适量。

(五)使用注意

生品有大毒，内服一般应炮制后用；不可久服，孕妇忌用；不宜与半夏、瓜蒌、天花粉、川贝母、浙贝母、白蔹、白及同用。

(六)附药

草乌。为毛茛科植物北乌头的块根。性味辛、苦，热。有大毒。归心、肝、肾、脾经。功能祛风除湿，散寒止痛。主要适用于风寒湿痹证，寒凝诸痛及跌打伤痛，麻醉止痛等。用法用量及使用注意同川乌。本品功同川乌，毒性比川乌更强，用之宜慎。

四、木瓜

木瓜为蔷薇科灌木植物贴梗海棠的干燥近成熟果实。习称"皱皮木瓜"。主产于安徽、四川、湖北等地。安徽宣城产者称"宣木瓜"，质量较好。夏、秋果实绿黄时采收，置沸水中烫至外皮灰白色，对半纵剖，晒干。切片。

(一)主要性能

酸，温。归肝、脾、胃经。

（二）功效

舒筋活络，化湿和胃。

（三）应用

1. 风湿痹痛，筋脉拘挛

本品祛风除湿，药力和缓，可用于多种痹证。但尤善舒筋活络，为风湿痹证见筋脉拘挛者之要药。治风寒湿痹，日久不愈，常与蕲蛇、川芎、威灵仙等同用；治筋急项强，不可转侧，常与乳香、没药、生地等同用，如《普济本事方》木瓜煎。若治风湿热痹，可与祛风湿清热药如防己、秦艽等同用。

2. 脚气肿痛

本品能除湿舒筋，可用治脚气肿痛，常与吴茱萸、槟榔、苏叶等同用，如《朱氏集验方》鸡鸣散。

3. 吐泻转筋

本品既能化湿和胃，又善舒筋活络，故为治湿阻中焦，吐泻转筋之要药。偏寒者，常配吴茱萸、茴香、紫苏等，如《三因方》木瓜汤；偏热者，多配蚕沙、薏苡仁、黄连等，如《霍乱论》蚕矢汤。

此外，本品有消食之功，可用于食积不化；并能生津止渴，可治津伤口渴。

（四）用法用量

生用。煎服，6～12g。

（五）使用注意

胃酸过多者慎用。

五、马钱子

马钱子为马钱科植物马钱的干燥成熟种子。主产于印度、越南、缅甸等地。冬季采收成熟果实，取出种子，晒干。用砂烫至鼓起并显棕褐色或深棕色。

（一）主要性能

苦，温。有大毒。归肝、脾经。

（二）功效

通络止痛，散结消肿。

（三）应用

1. 风湿顽痹，麻木瘫痪

本品长于搜筋骨间风湿，通络止痛力强。治风湿顽痹，筋脉拘挛疼痛，肢体麻木瘫痪等，可单用，或与独活、川乌、乳香等祛风湿、活血通络药同用。

2. 跌打损伤，骨折肿痛

本品善能散结消肿止痛，为伤科疗伤止痛之佳品。治跌打损伤，骨折肿痛，可与三七、乳香、没药等活血消肿止痛药同用。

3. 痈疽肿痛

本品能散结消肿，攻毒止痛。治痈疽肿痛，可单用为末，香油调涂；亦可与炮山甲、制僵蚕为末，米糊为丸服，如《外科方外奇方》青龙丸。

(四)用法用量

制用。炮制后入丸散用,0.3～0.6g。外用适量,研末调涂。

(五)使用注意

本品有大毒,过量服用可引起肢体颤动、呼吸困难、惊厥昏迷等中毒症状。内服不宜生用及多服久服。其所含有毒成分能被皮肤吸收,故外用不宜大面积涂敷。孕妇禁用。运动员慎用。

六、蕲蛇

蕲蛇为蝰科动物五步蛇的干燥体。主产于湖北、江西、浙江等地。多于夏、秋二季捕捉,剖腹去内脏,洗净,干燥。去头、鳞,切段。

(一)主要性能

甘、咸,温。归肝经。

(二)功效

祛风,通络,止痉。

(三)应用

1.风湿顽痹,半身不遂

本品性善走窜,功长祛风通络,其内走脏腑,外达皮肤,有"透骨搜风"之能,为治风要药。凡风湿痹证无不宜之,尤善治风湿顽痹,麻木拘挛,以及中风口眼㖞斜,半身不遂者,常与防风、羌活、当归等配伍,如《濒湖集简方》白花蛇酒。

2.小儿惊风,破伤风

本品祛外风,搜内风,而定惊止痉。治小儿急慢惊风、破伤风之痉挛抽搐,常与乌梢蛇、蜈蚣等同用,如《圣济总录》定命散。

3.麻风,疥癣,皮肤瘙痒

本品外彻皮肤以祛风止痒,可用于风毒壅于肌肤之皮肤病。治麻风,每与大黄、蝉蜕、皂角刺等同用,如《秘传大麻风方》追风散;治疥癣,可与荆芥、薄荷、天麻同用,如《医垒元戎》祛风膏。治皮肤瘙痒,常与刺蒺藜、蝉蜕、地肤子等配伍,以增祛风止痒之功。

(四)用法用量

生用或酒炙用。煎服,3～9g;研末吞服,1次1～1.5g,每日2～3次。亦可制成丸、散、膏、酒剂服用。

(五)使用注意

阴虚内热者慎用。

(六)附药

1.金钱白花蛇

为眼镜蛇科动物银环蛇的幼蛇干燥体。药性、功效、应用与蕲蛇相似而药力较强。煎服,2～5g;研粉吞服,1～1.5g;亦可浸酒服。

2.乌梢蛇

为游蛇科动物乌梢蛇的干燥体。药性、功效、应用与蕲蛇相似而药力较缓。煎服,6～12g;研末,每次2～3g;或入丸剂、浸酒服。

3.蛇蜕

为游蛇科动物王锦蛇、红点锦蛇和黑眉锦蛇等多种蛇蜕下的皮膜。性味甘、咸,平。归肝经。功能祛风,定惊,退翳,解毒止痒。主要适用于惊风癫痫,翳障,喉痹,口疮,痈疽疔毒,瘰疬,皮肤瘙痒,白癜风等。煎汤,1.5~3g;研末,每次0.3~0.6g。外用适量。孕妇忌服。

七、伸筋草

伸筋草为石松科多年生草本植物石松的干燥全草。中国大部分地区均产。夏、秋二季茎叶茂盛时采收,除去杂质,晒干。切段。

(一)主要性能

微苦、辛,温。归肝、脾、肾经。

(二)功效

祛风除湿,舒筋活络。

(三)应用

1.风寒湿痹

本品既能祛风湿,又善舒筋活络。治风寒湿痹,关节酸痛,筋脉拘挛,屈伸不利,可与独活、桂枝、威灵仙等配伍;若肢体软弱,肌肤麻木,宜与当归、鸡血藤、五加皮等同用。

2.跌打损伤

本品能舒筋活络,消肿止痛。用于跌打损伤,瘀肿疼痛,常与红花、土鳖虫、苏木等同用。

(四)用法用量

生用。煎服,3~12g。外用适量。

(五)使用注意

孕妇慎用。

八、路路通

路路通为金缕梅科乔木植物枫香树的干燥成熟果序。全国大部分地区有产。冬季果实成熟后采收,除去杂质,干燥。

(一)主要性能

苦,平。归肝、肾经。

(二)功效

祛风通络,利水消肿,通经下乳。

(三)应用

1.风湿痹痛,中风半身不遂

本品善能祛风通络,且药性平和,凡风湿痹痛,麻木拘挛,无论寒热虚实,用之皆宜,常与伸筋草、络石藤、秦艽等同用。治中风后半身不遂属气血瘀滞,脉络痹阻者,可与丹参、川芎、红花等同用。

2.跌打损伤

本品通络以行瘀止痛,治跌打损伤,瘀肿疼痛,常与三七、红花、苏木等活血疗伤药同用。

3.水肿,小便不利

本品能利水消肿,治水肿胀满,小便不利,多与利水渗湿之茯苓、猪苓、泽泻等配伍。

4.经行不畅,乳汁不通

本品又能通经下乳。治气滞血瘀之经行不畅,或闭经,常与当归、川芎、茺蔚子等同用。治乳汁不通,乳房胀痛,每与青皮、穿山甲、王不留行等配伍。

此外,本品能祛风止痒,用治风疹瘙痒,可与苦参、地肤子、蒺藜等配伍,内服、外洗均可。

(四)用法用量

生用。煎服,5～10g。外用适量。

(五)使用注意

月经过多及孕妇忌用。

第二节 祛风湿清热药

本节药物味多辛苦,性偏寒凉,以祛风湿、止痛、清热消肿为主要功效,主要用于风湿热痹证,症见局部关节疼痛,灼热红肿,得冷稍舒,痛不可触,苔黄燥,脉滑数等。以其祛风湿、止痛之功,经配伍也可用于风寒湿痹证。部分药物兼有通经络之功,亦可用于经络不通之中风不遂、肢体麻木、筋脉拘挛者。

一、秦艽

秦艽为龙胆科多年生草本植物秦艽、麻花秦艽、粗茎秦艽或小秦艽的干燥根。前三种按性状不同分别习称"秦艽"和"麻花艽",后一种习称"小秦艽"。主产于甘肃、四川、内蒙古等地。夏、秋二季采挖,除去泥沙;秦艽及麻花艽晒软,堆置"发汗"至表面呈红黄色或灰黄色时,摊开晒干,或不经"发汗"直接晒干;小秦艽趁鲜时搓去黑皮,晒干。切片。

(一)主要性能

辛、苦,平。归胃、肝、胆经。

(二)功效

祛风湿,止痹痛,舒筋络,清湿热,退虚热。

(三)应用

1.风湿痹证

本品药性平和,质润不燥,为风药中之润剂,善祛风除湿、舒筋通络,凡风湿痹证,筋脉拘挛者,无论寒热、虚实、新久均可配伍应用。其性偏寒,尤宜于热痹,常与防己、络石藤、忍冬藤等同用。治风寒湿痹,可配伍温经散寒之桂枝、羌活、川芎等,如《医学心悟》蠲痹汤。治痹证日久,肝肾不足、气血两亏,见腰膝酸痛、关节屈伸不利、麻木不仁,每与杜仲、桑寄生、当归等补肝肾养血药同用,如《备急千金要方》独活寄生汤。

2.中风半身不遂

本品有祛风舒筋活络之功,用治中风半身不遂、口眼歪斜、手足拘挛、舌强不语,可单用或与它药配伍。遇风邪中络兼见恶风寒者,常与升麻、葛根、防风等疏风药同用,如《卫生宝鉴》秦艽升麻汤;若血虚中风者,常配伍当归、熟地、白芍等补血药,如《不知医必要》秦艽汤。

3.湿热黄疸

本品能清肝胆湿热以退黄,用治湿热黄疸,可单用为末服;也可配伍茵陈、栀子、大黄等,如《圣济总录》山茵陈丸。

4.虚热证

本品善退虚热、除骨蒸,为治虚热要药,可用治多种虚热证。治阴虚内热,骨蒸潮热者,常与鳖甲、生地黄、地骨皮等养阴清热药同用,如《卫生宝鉴》秦艽鳖甲散。治小儿疳积发热,多与炙甘草、薄荷配伍,如《小儿药证直诀》秦艽散。

(四)用法用量

生用。煎服,3～10g。

二、防己

防己为防己科多年生木质藤本植物粉防己的干燥根,又称"汉防己"。主产于安徽、浙江、江西等地。秋季采挖,洗净,除去粗皮,切段,粗根纵切两半,晒干。切片。

(一)主要性能

苦,寒。归膀胱、肾、脾经。

(二)功效

祛风湿,止痛,利水消肿。

(三)应用

1.风湿痹证

本品功长祛风湿、止痛,因其性寒,尤宜于风湿热痹,关节红肿疼痛、屈伸不利者,常与滑石、薏苡仁、蚕砂等同用,如《温病条辨》宣痹汤。若治风寒湿痹,关节冷痛,则需配伍乌头、肉桂、白术等温经散寒药,如《千金方》防己汤。

2.水肿,脚气肿痛

本品善清膀胱湿热而利水消肿,尤宜于下焦湿热壅盛之水肿、小便不利,常与椒目、葶苈子、大黄等同用,如《金匮要略》己椒苈黄丸。治表虚水肿,身重、汗出恶风者,常与黄芪、白术、甘草等同用,如《金匮要略》防己黄芪汤。治虚寒性水肿,常与黄芪、桂枝、茯苓等同用,如《金匮要略》防己茯苓汤。治脚气肿痛,可与木瓜、吴茱萸、槟榔等同用。

此外,本品清利湿热之功,还可用治湿疹、疮毒,常与金银花、土茯苓、苦参等同用。

(四)用法用量

生用。煎服,5～10g。

(五)使用注意

胃纳不佳及阴虚体弱者慎用。

三、桑枝

桑枝为桑科乔木植物桑的嫩枝。全国各地均有分布,主产于浙江、江苏、湖南等地。春末夏初采收,晒干。切片。

(一)主要性能

微苦,平。归肝经。

（二）功效

祛风湿，通经络。

（三）应用

风湿痹证。本品能祛风湿、通经络、利关节，且药性平和，故治风湿痹痛，不论寒热、新久均可应用，尤以肩臂酸痛、肢体麻木者为宜。可单用，但力薄，常随证配伍他药：偏寒者，常与威灵仙、桂枝等同用；偏热者，常与络石藤、忍冬藤等同用；偏气血虚者，常与黄芪、当归等同用；偏肝肾不足者，常配伍杜仲、续断等。

此外，本品兼有利水消肿之功。可用治水肿，常与茯苓、猪苓、大腹皮等同用；若治脚气水肿，常配伍木瓜、蚕砂等。

（四）用法用量

生用或炒用。煎服，9～15g。外用适量。

四、雷公藤

雷公藤为卫矛科灌木植物雷公藤的干燥根或根的木质部。主产于安徽、福建、浙江等地。秋季采挖根部，去净泥土，晒干，或去皮晒干。切片。

（一）主要性能

苦、辛，寒；有大毒。归肝、肾经。

（二）功效

祛风除湿，活血通络，消肿止痛，杀虫解毒。

（三）应用

1.风湿顽痹

本品祛风湿、活血通络之力强，为治风湿顽痹之要药。又苦寒清热，消肿止痛功效显著，故尤宜于关节红肿热痛、肿胀难消、屈伸不利，甚至关节变形者，可单用，内服或外敷均可；或与独活、威灵仙、防风等同用。

2.麻风，顽癣，湿疹，疥疮

本品功能清热燥湿、杀虫攻毒，可用治疥癣等皮肤病，单用或入复方均可。治麻风，常配伍黄檗、金银花等。治湿疹，常与苦参、白鲜皮等同用。治顽癣、疥疮等，常与防风、荆芥、蒺藜等同用。

3.热毒疮疡

本品能清热解毒、消肿止痛。治热毒疔疮肿毒，可与蟾蜍配伍以增其效。

（四）用法用量

生用。煎服，1～3g，先煎。外用适量。

（五）使用注意

本品有毒，内服应慎。孕妇及体虚者禁用。心、肝、肾功能不全及白细胞减少者慎用。

五、络石藤

络石藤为夹竹桃科木质藤本植物络石的干燥带叶藤茎。全国各地均有分布，主产于江苏、安徽、山东等地。冬季至次春采割，除去杂质，晒干。切段。

（一）主要性能

苦，微寒。归心、肝、肾经。

（二）功效

祛风通络，凉血消肿。

（三）应用

1. 风湿痹证

本品善祛风通络，性偏微寒，风湿痹痛兼热者尤为适宜。治风湿热痹，筋脉拘挛、关节红肿疼痛，常与秦艽、地龙、忍冬藤等同用。治风湿寒痹，腰膝酸痛，常配伍木瓜、桑寄生、五加皮等。

2. 喉痹，痈肿

本品功能清热利咽、凉血消肿。治热毒壅盛之喉痹，咽喉肿痛，可单用水煎，慢慢含咽；或配伍连翘、牛蒡子、射干等。治热毒疮痈，常与乳香、没药、连翘等同用，如止痛灵宝散。

3. 跌扑损伤

本品能凉血消肿、通经络。治跌仆损伤，瘀肿疼痛，常与红花、桃仁、三七等同用。

（四）用法用量

生用。煎服，6～12g。外用适量。

第三节　祛风湿强筋骨药

本节药物味多辛甘苦，性温或平，主归肝、肾经，以祛风湿、补肝肾、强筋骨为主要功效，主要用于风湿痹证兼有肝肾虚损，筋骨不健者，症见腰膝酸软，筋骨无力等。其补肝肾强筋骨之功，亦可用治肾虚腰痛，筋骨痿弱等证。

一、桑寄生

桑寄生为桑寄生科灌木植物桑寄生的干燥带叶茎枝。主产于广西、广东、福建等地。冬季至次春采割，除去粗茎，干燥，或蒸后干燥。切片或切段。

（一）主要性能

苦、甘，平。归肝、肾经。

（二）功效

祛风湿，补肝肾，强筋骨，安胎。

（三）应用

1. 风湿痹证

本品既能祛风湿，又长于补肝肾、强筋骨，尤适用于痹证日久，累及肝肾，腰膝酸软、筋骨无力者，常与祛风湿、强筋骨、益气血之独活、牛膝、当归、人参等同用，如《千金方》独活寄生汤。

2. 肝肾不足，筋骨痿软

本品补肝肾、强筋骨之功，亦常用于肝肾虚损、腰膝酸软、筋骨无力者，可与杜仲、续断、牛膝等补肝肾药同用。

3.崩漏下血,胎动不安

本品能补肝肾而固冲任,以安胎固经。治肝肾亏虚,妇人崩漏,月经过多者,可与阿胶、当归、香附等配伍,如《证治准绳》桑寄生散;治肾虚滑胎,及妊娠下血,胎动不安,胎萎不长者,常与阿胶、菟丝子、续断等同用,如《医学衷中参西录》寿胎丸。

(四)用法用量

生用。煎服,9~15g。

(五)附药

槲寄生。桑寄生科植物槲寄生的带叶茎枝,其性能、功效与应用均与桑寄生相似,过去作桑寄生应用,《中国药典》已将其单独收载,未标甘味。

二、加皮

加皮为五加科灌木植物细柱五加的干燥根皮。习称"南五加皮"。主产于湖北、河南、安徽等地。夏、秋二季采挖根部,剥取根皮,晒干。切厚片。

(一)主要性能

辛、苦,温。归肝、肾经。

(二)功效

祛风湿,补肝肾,强筋骨,利水。

(三)应用

1.风湿痹证

本品既善祛风湿,又能补肝肾、强筋骨,尤宜于痹证日久,肝肾不足,筋骨不健者。治风湿痹证,腰膝酸痛,筋脉拘挛,可单用或配伍补血强筋之当归、牛膝等浸酒服,如《本草纲目》五加皮酒;或配伍祛风湿舒筋络之木瓜、松节等同用,如《沈氏尊生书》五加皮散。

2.肝肾不足,筋骨痿软

本品补肝肾,强筋骨,用治肝肾不足,筋骨痿软,常与补肝肾,强筋骨之牛膝、杜仲、淫羊藿等同用,如《卫生家宝》五加皮散。治小儿行迟,可配伍益肾强筋健骨之龟甲、牛膝、木瓜等,如《保婴撮要》五加皮散。

3.水肿,脚气水肿

本品利水消肿,用治水肿,小便不利,常与利水之茯苓皮、大腹皮等同用,如《和剂局方》五皮散。治脚气水肿,常与除湿之木瓜、远志等同用,如《瑞竹堂经验方》五加皮丸。

(四)用法用量

生用。煎服,5~10g;或浸酒、入丸散服。外用适量。

三、狗脊

狗脊为蚌壳蕨科多年生草本植物金毛狗脊的干燥根茎。主产于四川、江西、福建等地。秋、冬二季采挖,除去泥沙,干燥;或去硬根、叶柄及金黄色绒毛,切厚片,干燥,为"生狗脊片";蒸后,晒至六、七成干,切厚片,干燥,为"熟狗脊片"。

(一)主要性能

辛、苦,微温。归肝、肾经。

（二）功效

祛风湿，补肝肾，强筋骨。

（三）应用

1. 风湿痹证

本品既善祛散风寒湿邪，又能补肝肾、强筋骨。对肝肾不足，兼有风寒湿邪之腰痛脊强，不能俯仰者最为适宜，常配伍补肝肾、强筋骨、祛风湿之杜仲、续断、海风藤等，如《易简方便》狗脊饮。

2. 肝肾亏虚证

本品补肝肾、强筋骨之功，可用于肝肾虚损所致腰膝酸软、下肢无力，常与补肝肾、益精血之牛膝、菟丝子、熟地黄等同用。其温补固摄之功，亦可用于肾虚不固之尿频、遗尿、遗精者，常与益智仁、补骨脂、杜仲等温补肾阳药同用；治冲任虚寒，带下量多，色白清稀，则配伍鹿茸、艾叶等，以温肾散寒止带。

此外，狗脊的绒毛有止血作用，外敷可用于金疮出血。

（四）用法用量

生用或砂烫用。煎服，6～12g。外用适量。

（五）使用注意

肾虚有热，小便不利或短涩黄赤者慎用。

第十九章　化湿药

凡以化湿运脾为主要功效,常用于治疗湿阻脾胃证的药物,称为化湿药,又称芳香化湿药。化湿药多辛香温燥,主归脾、胃二经。

脾喜燥而恶湿,"土爱暖而喜芳香"。本类药物多轻清芳煦,苦温性燥,入于中焦,善宣化湿浊,舒畅气机而促进脾胃运化,具有化湿健脾,和中开胃之功。主治湿浊内阻,脾为湿困,运化失常所致的脘腹痞满、呕吐泛酸、大便溏薄、食少体倦、口甘多涎、舌苔白腻等症。

部分化湿药兼有行气、温中、解表之功,可用于湿阻气滞之脘腹胀痛,外寒内侵或寒邪直中之脘腹冷痛、吐泻,暑湿或湿温证以及外感风寒表证等。湿浊有寒湿与湿热之分,使用化湿药时,应视湿证具体情况及不同兼证予以相应配伍。如属寒湿者,配伍温中祛寒药;属湿热者,配伍清热燥湿药;又湿性黏滞,最易阻遏气机,使气机升降失常,出现脘腹痞满胀痛,而行气有助于化湿,故化湿药常与行气药配伍;脾虚湿阻,脘痞纳呆,神疲乏力者,宜配伍补气健脾药。

本类药物气味芳香,所含挥发油多为有效成分,入汤剂不宜久煎;又多属辛温香燥之品,易于耗气伤阴,故阴虚血燥及气虚者宜慎用。

一、广藿香

广藿香为唇形科多年生草本植物广藿香的干燥地上部分。主产于广东、海南等地。夏秋季枝叶茂盛时采割,日晒夜闷,反复至干。切段。

(一)主要性能

辛,微温。归脾、胃、肺经。

(二)功效

化湿和中,止呕,解表。

(三)应用

1. 湿阻中焦证

本品为芳香化湿之要药。治湿浊内阻,中气不运之脘腹痞闷,少食作呕,神疲体倦等,常与苍术、厚朴等同用,如《和剂局方》不换金正气散。

2. 呕吐

本品既能化湿和中,又能止呕,为治呕吐常用之品。凡呕吐之证,不论寒热虚实皆可应用,尤宜于湿浊中阻之呕吐。治寒湿困脾,胃失和降之呕吐,常与半夏、丁香等同用,如《和剂局方》藿香半夏汤;偏湿热者,常与黄连、竹茹等同用;治妊娠呕吐属气滞湿阻者,常与砂仁、苏梗等同用;治湿阻气滞兼有脾胃虚弱者,常与党参、白术等同用。

3. 暑湿、湿温证

本品既能内化湿浊,又可发散表邪。治暑月外感风寒,内伤生冷而致恶寒发热,头痛脘闷,呕恶吐泻暑湿证者,配紫苏、厚朴、半夏等化湿、解表之品,如《和剂局方》藿香正气散;治湿温病初起,湿热并重者,多与黄芩、滑石、茵陈等清热利湿药同用,如《温热经纬》甘露消毒丹。

（四）用法用量

生用。煎服,3～10g。鲜品加倍。藿香叶偏于发表;藿香梗偏于和中。

（五）使用注意

阴虚血燥者不宜用。

二、佩兰

佩兰为菊科多年生草本植物佩兰的干燥地上部分。主产于江苏、浙江、河北等地。夏、秋二季分两次采割,除去杂质。切段。

（一）主要性能

辛,平。归脾、胃、肺经。

（二）功效

化湿醒脾,解表。

（三）应用

1.湿阻中焦证

本品芳香化湿,功似广藿香,治湿阻中焦之胸脘痞闷,呕恶不食,常相须为用,并配以苍术、厚朴、豆蔻等。又因其性平不燥,善治脾经湿热,湿浊上犯之脾瘅,症见口中甜腻、多涎、口臭等,单用煎汤服,如《黄帝内经·素问》兰草汤,或与黄芩、滑石等同用。

2.暑湿证、湿温证初起

本品既能化湿又能发散表邪,功似广藿香而力弱。治外感暑湿证之恶寒发热、头胀痛、腹胀、胸闷纳呆等,常与藿香、陈皮、厚朴等同用。治湿温初起之发热恶寒、胸闷不舒、肢体困倦,常与藿香叶、薄荷叶、芦根等同用,如《重订广温热论》五叶芦根汤。

（四）用法用量

生用或鲜用。煎服,5～10g。鲜品加倍。

三、苍术

苍术为菊科多年生草本植物茅苍术或北苍术的干燥根茎。前者主产于江苏、湖北、河南等地,以产于江苏茅山一带者质量最好,故名茅苍术。后者主产于内蒙古、山西、辽宁等地。春、秋两季采挖,晒干撞去须根。切片。

（一）主要性能

辛,苦,温。归脾、胃、肝经。

（二）功效

燥湿健脾,祛风散寒,明目。

（三）应用

1.湿阻中焦证

本品性偏温燥,燥湿健脾作用较强。治湿阻中焦,脾失健运之脘腹胀闷,呕恶食少,吐泻乏力,舌苔白腻等,常与厚朴、陈皮等同用,如《和剂局方》平胃散;治脾虚湿聚,水湿内停的痰饮或外溢皮肤的水肿,常与茯苓、泽泻、猪苓等利水渗湿药同用,如《证治准绳》胃苓汤。

2.风湿痹证

本品辛散祛风,苦温燥湿散寒,治风寒湿痹证,以湿偏胜者为宜,常与祛风除湿之独活、羌活、薏苡仁等同用,如《类证治裁》薏苡仁汤;治湿热下注的足膝肿痛、痿软无力或湿热带下等症,常与黄檗、牛膝、薏苡仁等同用,如《成方便读》四妙散。

3.风寒挟湿表

证本品长于胜湿,又能祛散风寒表邪,尤以治风寒表证挟湿者为宜,常与发散风寒之羌活、白芷、防风等同用,如《和剂局方》神术散。

此外,尚能明目,治夜盲症及眼目昏涩。可单用,或与羊肝、猪肝蒸煮同食。

(四)用法用量

生用、麸炒或米泔水炒用。煎服,5～10g。

(五)使用注意

阴虚内热,气虚多汗者忌用。

四、厚朴

厚朴为木兰科落叶乔木植物厚朴或凹叶厚朴的干燥干皮、根皮及枝皮。主产于四川、湖北、浙江等地。4～6月剥取,根皮及枝皮直接阴干;于皮置沸水中微煮后,堆置阴湿处,"发汗"至内表面变紫褐色或棕褐色时,蒸软,取出,卷成筒状,干燥。切丝。

(一)主要性能

苦、辛,温。归脾、胃、肺、大肠经。

(二)功效

燥湿消痰,下气除满。

(三)应用

1.湿阻气滞证

本品苦燥辛散,既能燥湿消痰,又能行气,为治湿滞痞满之要药。治湿阻中焦,脾胃气滞之脘腹胀满、暖气吞酸、倦息便溏,常与苍术、陈皮等同用,如《和剂局方》平胃散。治七情郁结,痰气互阻于咽部之梅核气,常与半夏、茯苓、苏叶等同用,如《金匮要略》半夏厚朴汤。

2.胃肠积滞证

本品能下气宽中,为行气消胀之常用药,与泻下攻积之品同用可消积导滞。治肠胃积滞之大便秘结,常与大黄、积实同用,如《金匮要略》厚朴三物汤;治食积不化,脘腹胀痛,嗳腐吞酸,常与积实、麦芽同用,如《兰室秘藏》积实消痞丸;治热结便秘者,常与大黄、芒硝、积实等同用,如《伤寒论》大承气汤。

3.痰饮喘咳

本品能燥湿化痰,下气平喘,治痰饮阻肺,咳喘短气,胸膈痞闷者,常与苏子、陈皮、半夏等同用,如《和剂局方》苏子降气汤;治寒饮化热,胸闷气喘,喉间痰声辘辘,烦躁不安者,常与麻黄、石膏、杏仁等同用,如《金匮要略》厚朴麻黄汤;治宿有喘病,因外感风寒而发者,可与桂枝、杏仁等同用,如《伤寒论》桂枝加厚朴杏子汤。

(四)用法用量

生用或姜汁制用。煎服,3～10g。或入丸、散。

(五)使用注意

气虚津亏者及孕妇慎用。

（六）附药

厚朴花。为厚朴或凹叶厚朴的干燥花蕾。苦而微温,归脾、胃经。理气宽中,芳香化湿。功似厚朴而力缓,治中焦湿阻气滞之胸腹胀满疼痛,食少纳差等。3～9g。

五、砂仁

砂仁为姜科多年生草本植物阳春砂、绿壳砂或海南砂的干燥成熟果实。阳春砂主产于广东、广西、云南等地;绿壳砂主产于广东、云南等地;海南砂主产于海南及雷州半岛等地。于夏、秋两季果实成熟时采收,晒干或低温干燥。用时打碎。

（一）主要性能

辛,温。归脾、胃、肾经。

（二）功效

化湿开胃,温中止泻,理气安胎。

（三）应用

1. 湿阻气滞证

本品化湿醒脾,行气温中之效均佳,古人曰其:"为醒脾调胃要药。"治湿阻或气滞之脾胃不和诸证,尤以寒湿气滞者为宜。治寒湿中阻,脘腹胀满冷痛,食少腹泻,常与干姜、厚朴、草豆蔻等同用;治湿阻中焦,脾胃气滞证,常与木香、枳实其他行气药同用,如《景岳全书》香砂枳术丸;若证兼脾胃虚弱者,可与党参、白术、茯苓等同用,如《和剂局方》香砂六君子汤。

2. 脾胃虚寒吐泻

本品善能温中暖胃以止呕、止泻,单用研末吞服,或与干姜、附子等温里药同用。

3. 妊娠恶阻,胎动不安

本品能行气和中而止呕安胎。治妊娠气滞呕逆不能食,可单用,或与苏梗、白术等同用;治气血不足,胎动不安者,常与人参、白术、熟地等补气血药同用,如《古今医统》泰山磐石散;治肾虚胎元不固,胎动不安者,常与杜仲、续断、桑寄生的补肝肾安胎元之品同用。

（四）用法用量

生用。煎服,3～6g,入汤剂宜后下。

（五）使用注意

阴虚血燥者慎用。

（六）附药

砂仁壳。为砂仁之干燥成熟果壳。性味功效与砂仁相似,而温性略减,药力薄弱,主要适用于治疗脾胃气滞之胸胁胀痛,脘腹痞满,呕恶食少及胎动不安等证。煎服,3～10g,不宜久煎。

六、豆蔻

豆蔻为姜科多年生草本植物白豆蔻或爪哇白豆蔻的干燥成熟果实。又名白豆蔻。前者主产于泰国、柬埔寨、越南等地,我国云南、广东、广西等地亦有栽培;后者主产于印度尼西亚,我国海南、云南等地有栽培。按产地不同分为"原豆蔻"和"印尼白蔻"。于秋季果实由绿色转成黄绿色时采收,晒干,用时捣碎。

(一)主要性能

辛,温。归肺、脾、胃经。

(二)功效

化湿行气,温中止呕,开胃消食。

(三)应用

1.湿阻气滞证

本品可化湿、行气、和中。治湿滞中焦及脾胃气滞所致之脘腹胀满,不思饮食,常与砂仁、藿香、陈皮等同用;治脾虚湿阻气滞之胸腹虚胀,食少无力者,常与健脾益气之黄芪、白术、人参等同用,如《圣惠方》白豆蔻丸;治寒湿偏盛,气机阻滞之腹满胀痛,常与温胃燥湿之干姜、厚朴、苍术等配伍。

2.湿温证

本品温而不燥,偏入上中二焦而宣化湿邪,适宜于湿温初起,胸闷不饥。若湿邪偏重者,常与薏苡仁、杏仁等同用,如《温病条辨》三仁汤;若热重于湿者,常与黄芩、滑石等同用,如《温病条辨》黄芩滑石汤。

3.呕吐

本品能化湿行气,温胃止呕。治呕吐以胃寒湿阻气滞者为宜,单用为末服,或与化湿温中止呕之藿香、半夏等同用,如《沈氏尊生书》白豆蔻汤;治小儿胃寒,吐乳不食者,可与砂仁、甘草等药研细末服用。

此外,尚能开胃消食,治食积不化之脘腹胀痛,不思饮食,常与莱菔子、山楂、鸡内金等同用。

(四)用法用量

生用。煎服,3～6g,入汤剂宜后下。

(五)使用注意

阴虚血燥者慎用。

(六)附药

豆蔻壳。为豆蔻的果壳。性味功效与豆蔻相似,但温性不强,力亦较弱。适用于湿阻气滞所致的脘腹痞闷,食欲匮乏,呕吐等。煎服,3～5g。

第二十章　利水渗湿药

凡以通利水道,渗泄水湿为主要功效,常用于治疗水湿内停病证的药物,称为利水渗湿药。

本类药物依据其性能特点及功效主治之不同,大致可分为利水消肿药、利尿通淋药、利湿退黄药三类。

利水渗湿药味多甘淡,性平或寒凉,作用趋于下行,主归膀胱、肾经,次归小肠、脾经;其中利湿退黄药主归肝、胆经。

淡能渗湿,肾主水,司膀胱气化,"小肠主液"泌别清浊,故本类药物主要通过使尿量增加,小便通畅,从而促进体内蓄积的水湿从小便排泄,而有利水渗湿的作用,主治水湿内停所致水肿、小便不利、淋证、黄疸、痰饮、泄泻、带下、湿疮、湿温、湿痹等病证。其中利水消肿药以利尿除湿为主要功效,主治水湿内停所致的水肿,小便不利,及泄泻、痰饮等病证;利尿通淋药性偏寒凉,以清利下焦湿热、利尿通淋为主要功效,主治湿热蕴结于膀胱所致的各种淋证;利湿退黄药以清利肝胆湿热为主要功效,主治肝胆湿热之黄疸等。

部分药物分别兼有健脾、清热泻火解毒或祛风湿、祛风止痒之功,可用于脾虚泄泻、脏腑热证、疮疡肿毒及风湿痹证、湿疹湿疮等。

应用利水渗湿药时,应视不同病证,探明病因及兼证,选择相应药物,并作适当配伍以增强疗效。如风邪袭表者,配宣肺解表药;湿热合邪者,配清热燥湿药;寒湿并重者,配温里散寒药;脾肾阳虚者,配温补脾肾药;热伤血络而尿血者,配凉血止血药。此外,气行则水行,此类药还常与行气药配伍,以提高疗效。

本类药物易耗伤津液,故阴亏津少者应慎用或忌用;有些药物有较强的通利作用,孕妇慎用或忌用。

第一节　利水消肿药

本类药物味多甘淡,性平或微寒,以利水消肿为主要功效,主要用于水湿内停之水,肿、小便不利,及痰饮、泄泻等证。部分药物兼能健脾,对脾虚有湿者,有标本兼顾之功。本类药的渗利水湿之功,还常用于淋证、黄疸、带下、湿疮、湿温、湿痹等多种水湿相关病证,正如古人所云:"治湿不利小便,非其治也。"

一、茯苓

茯苓为多孔菌科真菌茯苓的干燥菌核。寄生于松科植物赤松或马尾松等树根上。野生或栽培,主产于云南、安徽、湖北等地。产云南者称"云苓",质较优。7～9月采挖,除去泥沙,堆置"发汗"后,摊开晾至表面干燥,再"发汗",反复数次至现皱纹、内部;水分大部散失后,阴干,称为"茯苓个"。取之浸润后稍蒸,及时切片,晒干;或将鲜茯苓按不同部位切制,阴干,分别称为"茯苓块"和"茯苓片"。

（一）主要性能

甘、淡，平。归脾、肾、心经。

（二）功效

利水渗湿，健脾，安神。

（三）应用

1. 水肿，小便不利

本品药性平和，既可祛邪，又可扶正，利水而不伤正气，为利水消肿之要药，可用于寒热虚实各种水肿：治水湿内停所致之水肿、小便不利，常与泽泻、猪苓、白术等同用，如《伤寒论》五苓散；治脾肾阳虚水肿，可与附子、生姜同用，以温阳利水，如《伤寒论》真武汤；用于水热互结，阴虚小便不利、水肿，与清热滋阴药如滑石、泽泻、阿胶等合用，如《伤寒论》猪苓汤。

2. 痰饮证

本品渗湿健脾之功，对痰饮证有标本兼治之能。治湿痰，常配伍半夏、陈皮、甘草，如《和剂局方》二陈汤；治痰饮停于胸胁之胸胁胀满，目眩心悸，与桂枝、白术、甘草同用以温阳化饮，如《金匮要略》苓桂术甘汤；若治饮停于胃而呕吐者，多与半夏、生姜相伍，如《金匮要略》小半夏加茯苓汤。

3. 脾虚证

本品功长健脾，又能渗湿，且性平和缓，为治脾虚诸证之佳品。治脾虚湿盛泄泻，可与山药、白术、薏苡仁等同用，以补脾益气、除湿止泻，如《和剂局方》参苓白术散；治疗脾胃虚弱，倦怠乏力，食少便溏，常配补脾益气之人参、白术、甘草，如《和剂局方》四君子汤。

4. 心神不安证

本品又善宁心安神，为治心神不安之心悸失眠之良药。治心脾两虚，气血不足之心悸，失眠，常与黄芪、当归、远志等同用，如《济生方》归脾汤；若治心气虚，惊恐而不安卧者，每与人参、龙齿、远志等配伍，如《医学心悟》安神定志丸。

（四）用法用量

生用。煎服，10～15g。

（五）附药

茯苓皮为茯苓菌核的黑色外皮。性味甘、淡，平。归脾、肾、心经。功能利水消肿。主要适用于皮肤水肿。煎服，15～30g。

茯神为茯苓菌核中间带有松根的部分。性味甘、淡，平。归脾、肾、心经。功能宁心安神，主要适用于心神不安、惊悸、健忘等。煎服，10～15g。

二、猪苓

猪苓为多孔菌科真菌猪苓的干燥菌核。寄生于桦树、枫树、柞树的根上。主产于陕西、山西、云南等地。春秋二季采挖，去泥沙，晒干。切片。

（一）主要性能

甘、淡，平。归肾、膀胱经。

（二）功效

利水渗湿。

（三）应用

水湿内停证。本品淡渗利水作用强于茯苓,常用于水湿内停之水肿、小便不利、泄泻及湿热淋证等。治水湿内停之水肿、小便不利,可单用或与茯苓、泽泻、桂枝等配伍,如《伤寒论》五苓散;若水热互结,阴虚小便不利、水肿,则与滑石、泽泻、阿胶等泻热滋阴药合用,如《伤寒论》猪苓汤。治湿盛泄泻,与茯苓、泽泻、白术配用,如《丹溪心法》四苓散;治热淋,小便不通,淋沥涩痛,配生地黄、栀子、木通等,如《医宗金鉴》十味导赤汤。

（四）用法用量

生用。煎服,6~12g。

三、泽泻

泽泻为泽泻科多年生沼生草本植物泽泻的干燥块茎。主产于福建、四川、江西等地。冬季茎叶开始枯萎时采挖,洗净,干燥,除去须根及粗皮,切片。晒干。

（一）主要性能

甘、淡,寒。归肾、膀胱经。

（二）功效

利水渗湿,泄热。

（三）应用

1. 水湿内停证

本品淡渗利水作用较强,治水湿内停之水肿、小便不利,常与茯苓、猪苓、桂枝等配伍,如《伤寒论》五苓散;治痰饮停聚,清阳不升之头目昏眩,配白术同用,如《金匮要略》泽泻汤;治脾湿过盛,水肿泄泻,有利小便以实大便之功,与厚朴、苍术、猪苓相伍,如《丹溪心法》胃苓汤。

2. 淋证,带下

本品既能利水渗湿,又善泄膀胱及下焦之热。治湿热淋证,可与木通、车前子等同用;治湿热下注,妇人带下,常与木通、车前子、龙胆等同用,如《医方集解》龙胆泻肝汤。

此外,取本品泻肾经之火之功,治肾阴不足,相火亢盛之遗精盗汗、耳鸣腰酸,常与滋补肾阴之熟地黄、山茱萸、山药配伍,如《小儿药证直诀》六味地黄丸。

（四）用法用量

生用;麸炒或盐水炒用。煎服,6~10g。

四、薏苡仁

薏苡仁为禾本科多年生草本植物薏苡的干燥成熟种仁。中国大部分地区均产,主产于福建、河北、辽宁等地。秋季果实成熟时采割植株,晒干,打下果实,再晒干,除去外壳及种皮。

（一）主要性能

甘、淡,凉。归脾、胃、肺经。

（二）功效

利水渗湿,健脾止泻,除痹,清热排脓。

（三）应用

1. 水肿、小便不利,脚气

本品既能渗湿,又能健脾,利水不伤正,补脾不滋腻,为淡渗清补之品。故凡水湿为犯均可用之,尤宜于脾虚湿滞者。治水湿内停之水肿、小便不利,常与茯苓、猪苓、泽泻等配伍;对脾虚湿盛之水肿腹胀,小便不利,多与茯苓、白术、黄芪等药同用,以益气健脾利水;治脚气水肿,可与防己、木瓜、槟榔等同用。

2.脾虚泄泻

本品渗湿健脾以止泻,治脾虚湿盛之泄泻,常与补脾益气之人参、茯苓、白术等同用,如《和剂局方》参苓白术散。

3.风湿痹证

其渗湿舒筋缓急之功,善治风湿痹证而筋脉拘挛者,常与独活、防风、苍术同用,如《类证治裁》薏苡仁汤;因其性寒,尤宜于风湿热痹,骨节烦疼,每与防己、滑石、栀子等配伍,如《温病条辨》宣痹汤;若治风湿日久,筋脉挛急,水肿,用薏苡仁煮粥服,如《食医心镜》薏苡仁粥;治风湿在表,身痛发热者,可与麻黄、苦杏仁、炙甘草合用,如《金匮要略》麻黄杏仁薏苡甘草汤。

4.肺痈肠痈

本品善清肺肠之热,排脓消痈,为肺痈肠痈所常用。治肺痈胸痛,咳吐腥臭脓痰者,常与苇茎、冬瓜仁、桃仁等配伍,如《千金方》苇茎汤;治肠痈腹痛,可与附子、败酱草同用,如《金匮要略》薏苡附子败酱散。

(四)用法用量

生用或炒用。煎服,9～30g。清利湿热宜生用,健脾止泻宜炒用。

五、赤小豆

赤小豆为豆科植物赤小豆或赤豆的干燥成熟种子。前者主产于广东、广西、江西等地,后者中国大部分地区均产。秋季果实成熟而未开裂时采收,晒干,打下种子,除去杂质,再晒干。

(一)主要性能

甘、酸,平。归心、小肠经。

(二)功效

利水消肿,解毒排脓。

(三)应用

1.水肿,小便不利,黄疸

本品性善下行,利水以消肿,渗湿以退黄,且性质平和,为渗利之佳品。常用于水湿内停之水肿小便不利及黄疸等证。治水肿、小便不利,可单用,或与茯苓、猪苓、泽泻等同用;治脚气水肿,可与桑白皮、生姜等配用;治湿热阳黄,可与茵陈、栀子等同用;若黄疸初起有表证者,可配伍麻黄、连翘、桑白皮等,如《伤寒论》麻黄连翘赤小豆汤。

2.痈疮肿毒

其解毒排脓之功,亦为痈疮肿毒所常用。治痈疮疔肿,可研末调敷患处;治肠痈腹痛,可与薏苡仁、甘草同用,如《医宗金鉴》赤豆薏苡仁汤。

(四)用法用量

生用。煎服,9～30g。外用适量,研末调敷。

六、冬瓜皮

冬瓜皮为葫芦科一年生草本植物冬瓜的干燥外层果皮。中国大部分地区有产。均为栽培。夏末初秋果实成熟时采收,洗净,削取外层果皮,晒干。切块或宽丝。

(一)主要性能

甘,凉。归脾、小肠经。

(二)功效

利尿消肿,清热解暑。

(三)应用

1.水肿,小便不利

本品善走肌肤以行水消肿,用治水肿、小便不利,可药食两用,或配五加皮、姜皮,煎服;若治体虚水肿,可与冬瓜皮、赤小豆、红糖同煮,食豆服汤。

2.暑热烦渴

本品又可清解暑热,亦为暑热烦渴所常用。治夏日暑热口渴,小便短赤,可与西瓜翠衣同用,煎水代茶饮;若治暑湿证,可与薏苡仁、滑石、扁豆花等合用,以清解暑热。

(四)用法用量

生用。煎服,9～30g。

(五)附药

冬瓜子为冬瓜的种子。又称冬瓜仁。性味甘、凉。归脾、小肠经。功能清肺化痰,利湿排脓。用于治疗肺热咳嗽、肺痈、肠痈、带下、白浊等证。煎服,10～15g。

第二节 利尿通淋药

本类药物多为味苦或甘淡,性寒之品。以利尿通淋为主要功效,主要用于下焦湿热所致小便频急,淋漓不尽,尿道涩痛,小腹拘急,痛引腰腹为症候特征的热淋、血淋、石淋、膏淋等诸淋证。大多药物兼能清热利湿,尚可用治暑温湿温、湿疹瘙痒等。

一、车前子

车前子为车前科多年生草本植物车前或平车前的干燥成熟种子。前者分布中国各地,后者分布北方各地。夏、秋二季种子成熟时采收果穗。晒干,搓出种子,除去杂质。

(一)主要性能

甘,寒。归肝、肾、肺、小肠经。

(二)功效

利尿通淋,渗湿止泻,清肝明目,清肺化痰。

(三)应用

1.淋证,水肿

本品善通利水道、清膀胱之热,以治湿热淋证及水湿停滞之水肿、小便不利。治湿热淋证,小便淋沥涩痛者,常与滑石、木通、瞿麦等同用,如《和剂局方》八正散;治水肿、小便不利,可与茯苓、猪苓、泽泻配伍;若治病久肾虚,腰重脚肿者,可与牛膝、熟地黄、肉桂等同用,以温肾化气、利水消肿,如《济生方》济生肾气丸。

2.泄泻

本品又善渗湿止泻,利小便以实大便,尤宜于湿盛之水泻,可单用本品研末,米饮送服;治暑湿泄泻,可与香薷、茯苓、猪苓等同用,如《杨氏家藏方》车前子散;治脾虚湿盛泄泻,可配健脾渗湿之白术、茯苓、泽泻等。

3.目疾

本品尚能清肝明目,用治肝热目赤涩痛,常与菊花、决明子等同用;若用于肝肾阴亏,目暗昏花,则配养肝明目之熟地黄、菟丝子等,如《圣惠方》驻景丸。

4.痰热咳嗽

其清肺化痰之功可用治肺热咳嗽痰黄者,每与黄芩、浙贝母、瓜蒌等清肺化痰药同用。

(四)用法用量

生用或盐水炙用。煎服,9~15g。包煎。

(五)使用注意

肾虚精滑及内无湿热者慎用。

(六)附药

车前草为车前的全草。性味甘、寒。归肝、肾、肺、小肠经。功能利尿通淋,渗湿止泻,清肺化痰,凉血止血,清热解毒。主要适用于热淋涩痛,水肿尿少,暑湿泄泻,吐血衄血,痈肿疮毒等证。煎服,10~20g。鲜品加倍。外用适量。

二、木通

木通为木通科植物木通、三叶木通或白木通的干燥藤茎。木通主产于陕西、山东、江苏等地;三叶木通主产于河北、山西、山东等地;白木通主产于西南地区。秋季采收,截取茎部,除去细枝,阴干,洗净润透,切片,晒干。

(一)主要性能

苦,寒。归心、小肠、膀胱经。

(二)功效

利尿通淋,清心除烦,通经下乳。

(三)应用

1.淋证,水肿

本品善泄膀胱与小肠湿热以利尿通淋,治湿热蕴结于膀胱所致的小便短赤,淋沥涩痛者,常与车前子、滑石、瞿麦等同用,如《和剂局方》八正散;治水湿停滞之水肿、小便不利,可与猪苓、桑白皮等利水消肿药配伍。

2.心火亢盛证

本品上清心火,下利湿热,能导湿热从小便出。善治心火上炎,口舌生疮,或心火下移小肠之心烦尿赤等证,常与生地黄、甘草、竹叶等同用,如《小儿药证直诀》导赤散。

3.血瘀经闭,乳少

本品功能通经脉,下乳。治血瘀经闭,配桃仁、红花、丹参等活血药同用;治乳汁不通或乳少,每与通乳之王不留行、穿山甲等配伍。

4.湿热痹证

其清湿热、利血脉、通关节之功,尚可用治湿热痹痛,可与祛风湿清热之防己、秦艽、海桐皮等同用。

(四)用法用量

生用。煎服,3～6g。

(五)使用注意

内无湿热及津亏、精滑者及孕妇慎用。

(六)附药

川木通。为毛茛科植物小木通或绣球藤的藤茎。性味苦,寒。归心、小肠、膀胱经。功能利尿通淋,清心除烦,通经下乳。用于治疗淋证,水肿,心烦尿赤,口舌生疮,经闭乳少,湿热痹痛。煎服 3～6g。孕妇慎用。

通草。为五加科植物通脱木的茎髓。性味甘、淡,微寒。归肾、肺、胃经。功能利尿通淋,通气下乳。主要适用于淋证,水肿,产后乳汁不畅或不下。煎服 3～6g。孕妇慎用。

通草、木通名称不同,气味有别。但今之木通,唐代《本草拾遗》以前称为"通草"。今之通草,出自《本草拾遗》,当时称为"通脱木",当知区别,不可混淆。

三、瞿麦

瞿麦为石竹科多年生草本植物瞿麦和石竹的干燥地上部分。中国大部分地区有分布,主产于河北、河南、辽宁等地。夏、秋二季花果期采割,除去杂质,晒干。切段。

(一)主要性能

苦,寒。归心、小肠经。

(二)功效

利尿通淋,活血通经。

(三)应用

1.淋证

本品善清心与小肠火,导热下行,有利尿通淋之功,为治淋常用药,尤宜于热淋、血淋。治膀胱湿热所致之小便不利,淋沥涩痛,可与萹蓄、木通、车前子同用,如《和剂局方》八正散;治小便淋沥有血,则与栀子、甘草等同用,如《和剂局方》立效散。

2.血瘀经闭,月经不调

本品能活血通经,治血热瘀阻之经闭或月经不调,常与活血调经之桃仁、红花、丹参等同用。

(四)用法用量

生用。煎服,9～15g。

(五)使用注意

孕妇忌用。

四、萹蓄

萹蓄为蓼科一年生草本植物萹蓄的干燥地上部分。中国大部分地区均产,主产于河南、四川、浙江等地。野生或栽培。夏季叶茂盛时采收。割取地上部分,除去杂质,切段,晒干。

（一）主要性能

苦，微寒。归膀胱经。

（二）功效

利尿通淋，杀虫止痒。

（三）应用

1.淋证

本品善清膀胱湿热而利尿通淋。治膀胱湿热所致之小便不利，淋沥涩痛，可与木通、瞿麦、车前子同用，如《和剂局方》八正散；治血淋，则与凉血止血之大蓟、小蓟、白茅根等配伍。

2.虫证，湿疹，阴痒

其杀虫止痒之功，可用治虫积腹痛，湿疹阴痒。治蛔虫腹痛，可以单味浓煎服用；治小儿蛲虫，单味水煎，空腹饮之，还可以本品煎汤，熏洗肛门；治湿疹、湿疮、阴痒等证，可单用煎水外洗，亦可配伍地肤子、蛇床子、荆芥等煎水外洗。

（四）用法用量

生用。煎服，9～15g。鲜品加倍。外用适量，煎洗患处。

五、海金沙

海金沙为海金沙科多年生缠绕草质藤本植物海金沙的干燥成熟孢子。主产于广东、浙江等地。秋季孢子成熟尚未脱落时采集采割藤叶，晒干，搓揉或打下孢子，除去藤叶。

（一）主要性能

甘、咸，寒。归膀胱、小肠经。

（二）功效

清利湿热，通淋止痛。

（三）应用

淋证，水肿。本品善清膀胱、小肠湿热以利尿通淋，尤善止尿道涩痛，为治诸淋涩痛之要药。治热淋，可以本品为末，甘草汤送服；治血淋，可与凉血止血之白茅根、小蓟同用；治石淋，与鸡内金、金钱草等配伍；治膏淋，则与滑石、麦冬、甘草相合，如《世医得效方》海金沙散。其利湿消肿之功，亦可用于水肿、小便不利，每与利水消肿之猪苓、泽泻、防己等配伍，以增其功。

（四）用法用量

生用。煎服，6～15g。包煎。

（五）附药

海金沙藤。为海金沙的全草。性味甘、咸，寒。归膀胱、小肠经。功能清利湿热，通淋止痛，清热解毒。主要适用于淋证，水肿，痈肿疮毒，疖腮和黄疸。煎服，15～30g。外用适量，煎汤外洗或捣敷。

六、石韦

石韦为水龙骨科多年生草本植物庐山石韦和石韦或有柄石韦的干燥叶。各地普遍野生。主产于浙江、湖北、河北等地。全年均可采收。除去根茎及根，拣去杂质，洗去泥沙，晒干或阴干，切段。

(一)主要性能

甘、苦,微寒。归肺、膀胱经。

(二)功效

利尿通淋,清肺止咳,凉血止血。

(三)应用

1.淋证

本品善清利膀胱湿热而利尿通淋,为湿热淋证所常用,因兼能止血,尤宜于血淋。治热淋,可以本品与滑石为末服;治血淋,与当归、蒲黄、芍药等同用,如《千金方》石韦散;治石淋,常与金钱草、鸡内金、海金沙等配伍。

2.肺热咳喘

本品又善清肺热,止咳喘。用治肺热咳喘痰多,可与清肺化痰之鱼腥草、黄芩、芦根等同用。

3.血热出血

其凉血止血之功,用治血热妄行之吐血、衄血、尿血、崩漏等,可单用或配伍侧柏叶、栀子、小蓟等凉血止血药。

(四)用法用量

生用。煎服,6～12g。

七、萆薢

萆薢为薯蓣科多年生草本植物绵萆薢、福州薯蓣或粉背薯蓣的干燥根茎。前两种称"绵萆薢",主产于浙江、福建;后一种称"粉萆薢",主产于浙江、安徽、江西等地。秋、冬二季采挖。除去须根,洗净,切片,晒干。

(一)主要性能

苦,平。归肾、胃经。

(二)功效

利湿去浊,祛风除湿。

(三)应用

1.膏淋,带下

本品善利湿而分清去浊,为治膏淋之要药。治膏淋,小便混浊,白如米泔,常与乌药、益智仁、石菖蒲等配伍,如《杨氏家藏方》萆薢分清饮;治湿浊下注之带下,可与猪苓、白术、泽泻等同用。

2.风湿痹证

本品又具祛风除湿、舒筋通络之功,且药性平和,可用于寒湿及湿热痹证,见腰膝酸痛,关节屈伸不利者。偏于寒湿者,可与附子、牛膝等同用,如《圣济总录》萆薢丸;属湿热者,则与黄檗、忍冬藤、防己等配伍。

(四)用法用量

生用。煎服,10～15g。

第三节　利湿退黄药

本类药物多味苦性寒凉,以清利湿热、利胆退黄为主要功效,主要用于湿热黄疸证,症见目黄、身黄、小便黄等。亦可用于湿温病、湿疮、湿疹等。部分药物兼有解毒消肿之功,还可用于痈肿疮毒、蛇伤等。

一、茵陈

茵陈为菊科多年生草本植物滨蒿或茵陈蒿的干燥地上部分。主产于陕西、山西、安徽等地。春季幼苗高 6～10cm 时采收或秋季花蕾长成至初开时采割。除去杂质及老茎,晒干。春季采收的习称"绵茵陈",秋季采割的称"茵陈蒿"或"花茵陈"。

(一)主要性能

苦、辛,微寒。归脾、胃、肝、胆经。

(二)功效

清利湿热,利胆退黄。

(三)应用

1.黄疸

本品功善清利脾胃、肝胆湿热,为退黄之要药,尤宜于湿热之阳黄,寒湿阴黄亦可配伍应用。对湿热郁蒸,身目发黄,黄色鲜明,小便短赤,常与栀子、大黄配伍,如《伤寒论》茵陈蒿汤;若黄疸湿邪偏重,可与茯苓、泽泻同用,如茵陈五苓散。对寒湿郁滞,黄色晦暗之阴黄,则须配伍附子、干姜等以温化寒湿,如《卫生宝鉴》茵陈四逆汤。

2.湿温,湿疮,湿疹

其利湿清热之功,尚可用于湿温病、湿疮、湿疹等。治湿温证湿热并重者,与滑石、黄芩等同用,如《温热经纬》甘露消毒丹;治湿疮、湿疹,可单用或与苦参、白鲜皮、地肤子等同用。

(四)用法用量

生用。煎服,6～15g。外用适量,煎汤熏洗。

二、金钱草

金钱草为报春花科多年生草本植物过路黄的干燥全草。江南各地均有分布。夏、秋二季采收。除去杂质,晒干,切段。

(一)主要性能

甘、咸,微寒。归肝、胆、肾、膀胱经。

(二)功效

利湿退黄,利尿通淋,解毒消肿。

(三)应用

1.湿热黄疸,胁痛

本品功长清利湿热,利胆退黄,为治湿热黄疸之良品,常与茵陈、栀子等同用;兼可消石,用于肝胆结石引起的胁肋胀痛,可配伍疏肝利胆之柴胡、郁金、枳实等。

2.淋证

其清热利湿,又善通淋排石,为治石淋之要药,亦为湿热淋证所常用。治石淋,可单用大剂量煎汤代茶,或与海金沙、鸡内金等同用;治湿热淋证,小便涩痛,常与车前子、蔚蓄等相伍。

3.痈肿疔疮,蛇虫咬伤

本品尚能解毒消肿,治痈疮肿毒、毒蛇咬伤,可用鲜品捣汁内服或捣烂外敷,亦可与蒲公英、野菊花等同用。

(四)用法用量

生用。煎服,15～60g。外用适量。

三、虎杖

虎杖为蓼科多年生草本植物虎杖的干燥根茎和根。主产于江苏、江西、山东等地。春、秋二季采收,除去须根,洗净,趁新鲜切短段或厚片,干燥。

(一)主要性能

微苦,微寒。归肝、胆、肺经。

(二)功效

利湿退黄,清热解毒,散瘀止痛,止咳化痰。

(三)应用

1.湿热黄疸,淋浊,带下

本品既善清泄肝胆湿热,又能除湿利尿,常用治湿热黄疸,淋浊带下等证。治湿热黄疸,常与茵陈、金钱草等配伍;治湿热蕴结膀胱之小便涩痛,淋浊带下,可单用,或与篇蓄、车前草等利尿通淋药同用。

2.疮痈肿毒,水火烫伤,毒蛇咬伤

本品又善清热解毒凉血,可用于疮疡肿毒,水火烫伤及毒蛇咬伤等。治热毒疮痈,可与清热解毒之金银花、蒲公英、紫花地丁等同用;亦可以虎杖根烧灰贴,或煎汤洗患处。水火烫伤肌肤灼痛或溃后流黄水者,可单用本品研末或与地榆、冰片共研末,香油调敷患处。若毒蛇咬伤,可取鲜品捣烂敷患处。

3.瘀血证

其活血祛瘀,通经止痛之功,可用于血瘀经闭、痛经、跌打伤痛等证。治经闭、痛经,常与活血通经止痛药如桃仁、延胡索等配伍;对于跌打损伤者,可与赤芍同为细末,温酒调下,如虎杖散,亦可与乳香、没药、红花等同用,以活血疗伤定痛。

4.肺热咳嗽

本品并能清肺化痰止咳,治肺热咳嗽痰多,可与枇杷叶、黄芩等清肺化痰止咳药同用。

此外本品尚有泻热通便之功,可用治热结便秘。

(四)用法用量

生用。煎服,9～15g。外用适量,制成煎液或油膏涂敷。

(五)使用注意

孕妇慎用。

第二十一章　温里祛寒药

凡以温里祛寒为主要功效，常用于治疗里寒证的药物，称为温里祛寒药，又称温里药或祛寒药。

温里祛寒药多味辛，性温热，主归脾、胃经，次归肾、心、肝、肺经，作用趋向偏于升浮。

辛能散、能行，温能祛寒，本类药物善走脏腑而能温里祛寒、温经止痛，部分药物尚能助阳；个别药物有回阳之功。主治里寒证，即"寒者热之""疗寒以热药"之意。然因其归经之不同而有不同效用：入脾、胃经者，能温中散寒止痛，主治脾胃受寒或脾胃虚寒证之脘腹冷痛、呕吐泄泻等；入肺经者，能温肺化饮，主治肺寒之痰鸣咳喘、痰白清稀等；入肝经者，能暖肝散寒止痛，主治寒侵肝经所致小腹冷痛、寒疝腹痛、厥阴头痛等；入肾经者，能温肾助阳，主治肾阳不足证之阳痿宫冷、腰膝冷痛、夜尿频多、滑精遗尿等；入心、肾经者，能温阳通脉，主治心肾阳虚证之心悸怔忡、畏寒肢冷、肢体水肿、小便不利等；或能回阳救逆，主治亡阳厥逆证之四肢厥冷、畏寒倦卧、汗出神疲、脉微欲绝等。

应用温里祛寒药时，应视不同病证，探明病因及兼证，选择相应药物，并作适当配伍以增强疗效。若外寒入里、表寒未解者，可配发散风寒药；寒凝经脉、气滞血瘀者，可配行气活血药；寒湿内阻者配化湿药或温燥祛湿药；脾肾阳虚者配温补脾肾药；亡阳气脱者，配大补元气药。

本类药物多辛热燥烈，易助火耗阴，凡实热证、阴虚火旺、津血亏虚、真热假寒者忌用；孕妇及气候炎热时慎用。

一、附子

附子为毛茛科多年生草本植物乌头的子根的加工品。主产于四川、湖北及湖南等地。6月下旬至8月上旬采挖，除去母根、须根及泥沙，习称"泥附子"，加工炮制为盐附子、黑附片（黑顺片）、白附片、淡附片、炮附片等。

（一）主要性能

辛、甘，大热。有毒。归心、肾、脾经。

（二）功效

回阳救逆，补火助阳，散寒止痛。

（三）应用

1. 亡阳证

本品有回阳救逆之功，为治亡阳证之要药，誉为"回阳救逆第一品药"。治心、肾阳虚欲绝或大汗、大吐、大泻等所致亡阳证之四肢厥逆，脉微欲绝者，与干姜、甘草同用，如《伤寒论》四逆汤；治久病气虚欲脱，或出血过多，气随血脱者，与大补元气之人参同用，如《正体类要》参附汤。

2. 阳虚证

本品上助心阳、中温脾阳、下补肾阳、外助卫阳，有补火助阳之效，凡肾、脾、心诸脏阳气衰弱者均可应用。治肾阳不足、命门火衰之阳痿宫冷、腰膝冷痛、夜尿频多者，常与肉桂、山茱萸、熟地黄等同用，如《金匮要略》肾气丸；治脾肾阳虚、寒湿内盛所致脘腹冷痛、大便溏泻，与党参、白术、干姜等同用,如《和剂局方》附子理中丸;治脾肾阳虚,水气内停所致小便不利、肢体水肿者,与茯苓、白术、生姜等同用,如《伤寒论》真武汤;治心阳衰弱,心悸气短、胸痹心痛者,与人参、桂枝等同用;治脾阳不足,寒湿内阻之阴黄证,与茵陈蒿、干姜、白术等同用,如《卫生宝鉴。补遗》茵陈四逆汤;治阳虚外感风寒者,常与麻黄、细辛同用,如《伤寒论》麻黄附子细辛汤。

3.寒痹证

本品能温经通络,有较强的散寒止痛作用。治风寒湿痹,周身骨节疼痛尤其是寒痹剧痛者,与桂枝、白术、甘草同用,如《伤寒论》甘草附子汤。

(四)用法用量

制用。煎服,3～15g;宜先煎 0.5～1h,至口尝无麻辣感为度。

(五)使用注意

孕妇及阴虚阳亢者忌用。反半夏、瓜蒌、天花粉、川贝母、浙贝母、平贝母、伊贝母、湖北贝母、白蔹、白及。本品有毒,内服须炮制,生品外用。若内服过量,或炮制、煎煮方法不当,可引起中毒。

二、干姜

干姜为姜科多年生草本植物姜的干燥根茎。主产于四川、广东及广西等地。冬季采挖,除去须根和泥沙,晒干或低温烘干。

(一)主要性能

辛,热。归脾、胃、肾、心、肺经。

(二)功效

温中散寒,回阳通脉,温肺化饮。

(三)应用

1.脾胃寒证

本品善能温中散寒。治脾胃虚寒,脘腹冷痛泄泻等,与党参、白术、甘草等补脾气药同用,如《伤寒论》理中丸;治脾胃实寒,腹痛吐泻,如《外台秘要》单用本品研末服,或与高良姜同用,如《和剂局方》二姜丸;治上热下寒,寒热格拒,食入即吐者,可与黄芩、黄连、人参等同用,如《伤寒论》干姜黄芩黄连人参汤。

2.亡阳证

本品有回阳通脉之效。治心肾阳虚,阴寒内盛所致亡阳证,与附子相须为用,如《伤寒论》四逆汤。

3.寒饮喘咳

本品能温肺化饮。治寒饮喘咳,形寒背冷,痰多清稀者,与麻黄、细辛、五味子等温肺化饮、止咳平喘药同用,如《伤寒论》小青龙汤。

(四)用法用量

生用。煎服,3～10g。

(五)使用注意

阴虚内热、血热妄行者忌用。

三、肉桂

肉桂为樟科常绿乔木植物肉桂的干燥树皮。主产于广东、广西及海南等地。多于秋季剥取，刮去栓皮、阴干。

(一)主要性能

辛、甘，大热。归肾、脾、心、肝经。

(二)功效

补火助阳，引火归元，散寒止痛，温经通脉。

(三)应用

1.肾阳虚证

本品善能补火助阳，引火归元，为治命门火衰及虚阳上浮诸证之要药。治肾阳不足，命门火衰之畏寒肢冷，腰膝冷痛，阳痿宫冷，尿频，滑精，遗尿等，与附子、熟地、山茱萸等同用，如《景岳全书》右归饮；治下元虚衰所致虚阳上浮之面赤、虚喘、汗出、心悸、失眠、脉微弱者，与山茱萸、五味子、人参、牡蛎等同用。

2.寒凝诸痛证

本品能散寒止痛，常用于寒凝诸痛证。治寒邪内侵或脾胃虚寒之脘腹冷痛、泄泻，可单用本品研末，酒煎服；或与干姜、高良姜等同用，如《和剂局方》大已寒丸；治脾肾阳虚之腹痛呕吐泄泻，与附子、人参、干姜等同用，如《全国中药成药处方集》桂附理中丸；治胸阳不振，寒邪内侵所致胸痹心痛，与附子、干姜、花椒等同用，如《寿世保元》桂附丸；治寒疝腹痛，与吴茱萸、小茴香等同用；治风寒湿痹尤其是寒痹腰痛，与独活、桑寄生、杜仲等同用，如《千金方》独活寄生汤。

3.寒凝血瘀证

本品入血分能温经通脉，为治寒凝血瘀证之要药。治冲任虚寒，寒凝血滞之月经不调、闭经、痛经等证，与川芎、当归、小茴香等同用，如《医林改错》少腹逐瘀汤；治阳虚寒凝，血滞痰阻之阴疽、流注等，与鹿角胶、白芥子、炮姜、麻黄等同用，如《外科证治全生集》阳和汤。

此外，久病体虚，气血不足者，在补气益血方中，加入适量本品，可鼓舞气血生长。

(四)用法用量

生用。煎服，1～5g，宜后下或焗服；研末冲服，每次1～2g。

(五)使用注意

阴虚火旺，里有实热，血热妄行出血及孕妇忌用。畏赤石脂。

四、吴茱萸

吴茱萸为芸香科落叶灌木或小乔木植物吴茱萸、石虎或疏毛吴茱萸的干燥近成熟果实。主产于贵州、广西及湖南等地。8～11月果实尚未开裂时，剪下果枝，晒干或低温干燥，除去枝、叶、果梗等杂质。

(一)主要性能

辛、苦，热；有小毒。归肝、脾、胃、肾经。

(二)功效

散寒止痛，降逆止呕，助阳止泻。

（三）应用

1. 寒凝诸痛证

本品主入肝经，既能散肝之寒，又能疏肝之郁，为治肝寒气滞诸痛之要药。治厥阴头痛，与生姜、人参等同用，如《伤寒论》吴茱萸汤；治寒疝腹痛，与小茴香、川楝子、木香等同用，如《医方集解》导气汤；治冲任虚寒，瘀血阻滞之痛经，与桂枝、当归、川芎等同用，如《金匮要略》温经汤；治寒湿脚气肿痛，或上冲入腹，与木瓜、苏叶、槟榔等同用，如《类编朱氏集验医方》鸡鸣散。

2. 胃寒呕吐

本品既能温中散寒，又能疏肝下气，降逆止呕。可用治胃寒呕吐，每与半夏、生姜等同用；若治肝郁化火，肝胃不和的胁痛口苦，呕吐吞酸，当与清胃泻火之黄连同用，如《丹溪心法》左金丸。

3. 虚寒泄泻

本品能温脾益肾，助阳止泻。治脾肾阳虚之五更泄泻，与补骨脂、肉豆蔻、五味子等同用，如《校注妇人大全良方》四神丸。

（四）用法用量

生用或制用。煎服，2～5g。外用适量。

（五）使用注意

不宜多用、久服。阴虚有热者忌用。

五、小茴香

小茴香为伞形科多年生草本植物茴香的干燥成熟果实。全国各地均有栽培。秋季果实初熟时采割植株，晒干，打下果实，除去杂质。

（一）主要性能

辛，温。归肝、肾、脾、胃经。

（二）功效

散寒止痛，理气和胃。

（三）应用

1. 寒凝诸痛证

本品善能温肾暖肝，散寒止痛，常用于寒凝所致寒疝腹痛，睾丸偏坠胀痛，少腹冷痛，痛经等。治寒疝腹痛，与乌药、青皮、高良姜等同用，如《医学发明》天台乌药散；亦可用本品炒热，布裹温熨腹部。治肝郁气滞，睾丸偏坠胀痛，与橘核、山楂等同用，如《张氏医通》香橘散；治肝经受寒之少腹冷痛，或冲任虚寒之痛经，可与当归、川芎、肉桂等同用。

2. 中寒气滞证

本品能温中散寒、行气止痛。治胃寒气滞之脘腹胀痛，可与高良姜、香附、乌药等同用；治脾胃虚寒之脘腹胀痛、呕吐食少，可与白术、陈皮、生姜等同用。

（四）用法用量

生用或盐水炙用。煎服，3～6g。外用适量。

（五）使用注意

阴虚火旺者慎用。

(六)附药

八角茴香。为木兰科常绿小乔木植物八角茴香的干燥成熟果实。又名大茴香、八角。主产于亚热带地区。性味、功效主治与小茴香相似,但功力较弱,主要用作食物调味品。用法用量与小茴香同。

六、丁香

丁香为桃金娘科常绿乔木植物丁香的干燥花蕾。主产于坦桑尼亚、马来西亚、印度尼西亚,我国广东、海南等地也有栽培。通常于9月至次年3月,花蕾由绿色转红时采摘,晒干。

(一)主要性能

辛,温。归脾、胃、肾经。

(二)功效

温中降逆,散寒止痛,温肾助阳。

(三)应用

1.胃寒呕吐、呃逆

本品长于温中散寒、降逆止呕、止呃,为治胃寒呕逆之要药。治虚寒呕逆,与柿蒂、人参、生姜等同用,如《症因脉治》丁香柿蒂汤;治妊娠伤食,胸满胁痛,与白术、砂仁等同用,如《叶氏女科》丁香散;治胃虚气逆,呕吐不定,霍乱不安,可与人参、藿香同用,如《和剂局方》丁香散。

2.脘腹冷痛

本品温中散寒止痛。治胃寒脘腹冷痛,与高良姜、香附、延胡索等同用。

3.阳痿

本品能温肾助阳。治肾虚阳痿,可与附子、肉桂、淫羊藿等温肾助阳药同用。

(四)用法用量

生用。煎服,1～3g。外用适量。

(五)使用注意

热证及阴虚内热者忌用。畏郁金。

(六)附药

母丁香为丁香的成熟果实,又名鸡舌香。性味归经及功效主治与公丁香相似,但气味较淡,功力较逊。用法用量与公丁香同。

七、高良姜

高良姜为姜科多年生草本植物高良姜的干燥根茎。主产于广东、广西及海南等地。夏末秋初采挖,除去须根和残留鳞片,洗净,切段,晒干。

(一)主要性能

辛,热。归脾、胃经。

(二)功效

散寒止痛,温中止呕。

(三)应用

1.胃寒冷痛

本品善能温中散寒止痛。治胃寒脘腹冷痛,与炮姜相须为用,如《和剂局方》二姜丸;治胃寒肝郁,脘腹胀痛,每与疏肝行气之香附合用,如《良方集腋》良附丸;治心腹突然绞痛如刺,两胁支满烦闷不可忍,与厚朴、当归、肉桂等同用,如《千金方》高良姜汤。

2.胃寒呕吐

本品能温中止呕。治胃寒呕吐,每与温中降逆止呕之半夏、生姜等同用;治虚寒呕吐,每与补气健脾之党参、茯苓、白术等同用。

(四)用法用量

生用。煎服,3～6g。研末服,每次 3g。

(五)附药

红豆蔻。为姜科多年生草本植物大高良姜的干燥成熟果实。性温味辛,归脾、胃经,能温中散寒,行气止痛。主要适用于寒湿所致脘腹冷痛,呕吐,泄泻,不欲饮食;亦可研末掺牙,治风寒牙痛。用量 3～6g,入汤剂,生用。阴虚有热者忌用。

八、胡椒

胡椒为胡椒科常绿藤本植物胡椒的干燥近成熟或成熟果实。主产于海南、广东及广西等地。秋末至次春果实呈暗绿色时采收,晒干,为黑胡椒;果实变红时采收,用水浸渍数日,擦去果肉,晒干,为白胡椒。

(一)主要性能

辛,热。归胃、大肠经。

(二)功效

温中散寒,下气消痰。

(三)应用

1.胃寒腹痛,呕吐泄泻

本品能温中散寒止痛。治胃寒腹痛、呕吐,可单用研末入猪肚中炖服,或与高良姜、荜茇等同用;治脾胃虚寒泄泻,与吴茱萸、白术等同用。

2.癫痫

本品能下气行滞消痰。治痰气郁滞,蒙蔽清窍之癫痫痰多,与荜茇等分为末服。

(四)用法用量

生用,用时打碎。煎服,2～4g;研末服,每次 0.6～1.5g。外用适量。

九、花椒

花椒为芸香科灌木或小乔木植物青椒或花椒的干燥成熟果皮。我国大部分地区有分布,以四川产者为佳,故又名川椒、蜀椒。秋季采收成熟果实,晒干,除去种子及杂质。

(一)主要性能

辛、温。归脾、胃、肾经。

(二)功效

温中止痛,杀虫止痒。

(三)应用

1.脾胃寒证

本品能温中散寒止痛。治外寒内侵,胃寒腹痛、呕吐,与生姜、白豆蔻等同用;治脾胃虚寒,脘腹冷痛、呕吐、不思饮食，与干姜、人参等同用，如《金匮要略》大建中汤；治寒湿泄泻，与肉豆蔻同用，如《小儿卫生总微论方》川椒丸。

2. 湿疹，阴痒

本品能杀虫止痒。治妇人阴痒，与吴茱萸、蛇床子等同用，水煎熏洗，如《景岳全书》椒茱汤；治湿疹瘙痒，单用或与苦参、蛇床子、地肤子、黄檗等，煎汤外洗。

3. 虫积腹痛

本品有驱蛔杀虫之功。治疗虫积腹痛，手足厥逆，烦闷吐蛔，与乌梅、干姜、黄檗等同用，如《伤寒论》乌梅丸；治小儿蛲虫病，肛周瘙痒，单用本品煎液作保留灌肠。

(四)用法用量

生用或炒用。煎服，3～6g。外用适量，煎汤熏洗。

(五)附药

椒目。为花椒的种子。性寒味苦，归肺、肾、膀胱经，能利水消肿、降气平喘，用于水肿胀满、痰饮咳喘等。煎服，3～10g。

第二十二章　理气药

凡以疏理气机为主要功效,常用于治疗气滞或气逆证的药物,称为理气药,又名行气药。作用强者,又称为破气药。

理气药大多气香性温,味辛、苦,主归脾、胃、肝、肺经,用治气逆证药物的作用趋向偏于沉降,部分药物有毒。

辛能行,苦能泄,芳香走窜,性温通行,故本类药物功能疏理气机,使气行通顺。因其作用部位、疗效特点和强弱的不同,具体功效包括理气健脾、疏肝解郁、行气宽胸、行气止痛、降逆止呕及破气散结等。主治气机不畅所致气滞或气逆证,如肝气郁滞之胁肋胀痛、抑郁不乐、疝气疼痛、乳房胀痛、月经不调等;脾胃气滞之脘腹胀痛、暖气吞酸、恶心呕吐、腹泻或便秘等;大肠气滞之泻痢不爽,后重坠胀等;肺气壅滞之胸闷胸痛、咳嗽气喘,胸痹心痛等;以及肺、胃气机上逆之气逆证,症见呕恶、喘逆等。部分理气药兼能消食积、燥湿、化痰等,可用治食积气滞之脘腹胀满、湿滞中焦之脘腹痞满、痰浊壅肺之咳喘胸闷等。

使用本类药物,必须针对具体病情及兼证,选择适宜药物,并作相应配伍。如脾胃气滞证宜选用长于理气调中之品,兼食积者,配消食导滞药;兼热者,配清热药或温里药;兼脾胃气虚者,配补气健脾药;兼湿浊阻滞者,配化湿药。肝郁气滞证宜选用长于疏肝理气之品,兼肝血虚者,配养血柔肝药;兼瘀血阻滞者,配活血化瘀药;肺气宣降失常,或兼有痰饮者,宜配止咳平喘药或化痰药。

本类药物辛温香燥者居多,易耗气伤阴,故气虚及阴亏者慎用。本类药大多含挥发油,易于散失,故入汤剂不宜久煎,以免降低疗效。

一、陈皮

陈皮为芸香科常绿小乔木植物橘及其栽培变种的干燥成熟果皮。主产于广东、福建、四川等地。产于广东新会者称新会皮,广陈皮。秋末冬初果实成熟时采收果皮,晒干或低温干燥。切丝。以陈久者为佳,故称陈皮。

(一)主要性能

辛、苦,温。归脾、肺经。

(二)功效

理气健脾,燥湿化痰。

(三)应用

1. 脾胃气滞证

本品善行脾胃气滞,且性质温和,为治脾胃气滞之要药。治脾胃气滞,脘腹胀满,痞闷疼痛者,可单用,或与木香、枳实等同用;治寒湿中阻,脾胃气滞,脘腹胀痛、呕恶泄泻等,常与苍术、厚朴等同用,如《和剂局方》平胃散;治食积气滞,脘腹胀痛,暖腐吞酸,食欲匮乏,常与山楂、神曲、麦芽等同用,如《丹溪心法》保和丸;治脾虚气滞,腹痛喜按,不思饮食,或食后腹胀,大便溏薄者,常与党参、白术、茯苓等同用,如《小儿药证直诀》异功散。治中焦气滞、胃失和降之恶心呕吐,常与生姜配伍,如《金匮要略》橘皮汤;兼热者,可配伍黄连、竹茹等清胃止呕之品。

2. 湿痰壅滞证

本品既能燥湿化痰,又可理肺气之壅滞。治湿痰壅滞,痰多咳嗽,胸闷呕恶,常与半夏、茯苓等同用,如《和剂局方》二陈汤;治寒痰咳嗽,痰多清稀,胸闷喜唾,常与干姜、细辛、五味子等同用,如《金匮要略》苓甘五味姜辛汤;若脾虚失运所致之痰湿犯肺者,常与党参、白术等同用,如《医学正传》六君子汤。

(四)用法用量

生用。煎服,3～10g。

(五)附药

1. 橘核

为橘的成熟种子。性味苦,平。归肝经。功能理气散结,止痛。主要适用于乳房结块、疝气疼痛及睾丸肿痛等。煎服,3～9g。

2. 橘络

为橘及栽培变种的中果皮及内果皮之间的纤维束群。性味甘、苦,平。归肝、肺经。功能行气通络,化痰止咳。主要适用于痰滞经络之胸痛、咳嗽痰多等。煎服,3～5g。

3. 橘叶

为橘及栽培变种的叶。性味辛、苦,平。归肝经。功能疏肝行气,散结消肿。主要适用于胁肋作痛、乳痈、乳房结块等。煎服,6～10g。

4. 化橘红

为芸香科植物化州柚或柚的未成熟或近成熟外层果皮。性味辛、苦,温。归肺、脾经。功能理气宽中,燥湿化痰。主要适用于湿痰或寒痰之咳嗽痰多,食积呕恶,胸闷等。煎服,3～6g。

二、青皮

青皮为芸香科常绿小乔木植物橘及其栽培变种的干燥幼果或未成熟果实的干燥果皮。出产于广东、福建、四川等地。5～6月间收集自落的幼果,晒干,习称"个青皮",7～8月间采收未成熟的果实,在果皮上纵剖成四瓣至基部,除尽瓤瓣,晒干,习称"四花青皮"。

(一)主要性能

苦、辛,温。归肝、胆、胃经。

(二)功效

疏肝破气,消积化滞。

(三)应用

1. 肝郁气滞证

本品性较竣烈,行气力强,功长疏理肝胆气滞,为治肝郁气滞证之要药。治肝郁气滞,胸胁胀痛,常配疏肝行气之柴胡、郁金、香附同用,如《治法与方剂》加减逍遥散;治乳房硬肿胀痛或结块,常与瓜蒌、丝瓜络、橘叶等行气疏肝、化痰散结药同用;治乳痈肿痛,常与金银花、蒲公英等消痈散结药同用;治寒疝疼痛,常与乌药、小茴香等同用,如《医学发明》天台乌药散。

2. 食积气滞证

本品力能破气,消积化滞,和胃止痛。治食积气滞,脘腹胀痛,常与山楂、神曲、麦芽等同用;若食积气滞较甚,腹痛大便不通,常与大黄、槟榔等同用。

3.癥瘕痞块

本品气味峻烈,苦泄力大,辛散温通力强,能破气散结。治气滞血瘀之癥瘕积聚,久疟痞块等,多与三棱、莪术、丹参等同用。

(四)用法用量

生用或醋炙用。煎服,3～10g。醋炙疏肝止痛力强。

三、枳实

枳实为芸香科小乔木植物酸橙及其栽培变种或甜橙的干燥幼果,主产于四川、江西、福建等地。5～6月间采受,横切为两半,晒干或低温干燥。切片,干燥。

(一)主要性能

苦、辛,微寒。归脾、胃、大肠经。

(二)功效

破气消积,化痰散痞。

(三)应用

1.胃肠气滞证

本品气锐力猛,善能破气散痞,消积导滞,为破气除痞之要药。治饮食积滞,脘腹痞满胀痛,常与山楂、麦芽、莱菔子等同用,如《症因脉治》枳实散;治热结便秘,腹部胀满痞痛,则与大黄、芒硝等清热泻下药同用,如《伤寒论》大承气汤;治湿热积滞,脘腹痞满或泻痢后重,常与黄连、大黄等清泄湿热药同用;治脾胃虚弱,运化无力,食后脘腹痞满作胀,常与白术同用,如《内外伤辨惑论》枳术丸。

2.痰阻气滞证

本品善化痰浊以除积滞,破气结而通痞塞。治痰阻胸痹,胸阳不振之胸中满闷、疼痛,常与薤白、桂枝、瓜蒌等同用,如《金匮要略》枳实薤白桂枝汤;治痰热结胸,胸脘痞闷疼痛,常与黄连、瓜蒌、半夏等同用,如《温病条辨》小陷胸加枳实汤;治痰涎壅盛,胸膈痞满,咳嗽痰多,常与半夏、茯苓、天南星等同用,如《校注妇人良方》导痰汤。

此外,本品尚可用治胃扩张、胃下垂、子宫脱垂、脱肛等脏器下垂证,可单用本品,或与补中益气之品黄芪、白术等同用。

(四)用法用量

生用或麸炒用。煎服,3～10g,大量可用至30g。炒后性较平和。

(五)使用注意

孕妇慎用。

(六)附药

枳壳。为芸香科植物酸橙及其栽培变种的接近成熟的去瓤果实,生用或麸炒用。性味、归经、功用与枳实同,但作用较缓和,功能理气宽中,行滞消胀。主要适用于脾胃气滞,脘腹胀满,食积不化,痰饮内停,脏器下垂等。煎服,3～10g。孕妇慎用。

四、木香

木香为菊科多年生草本植物木香的根。主产于云南、广西、四川等地。秋、冬两季采挖,晒干或烘干后去粗皮。

(一)主要性能

辛、苦,温。归脾、胃、大肠、肝、胆、三焦经。

(二)功效

行气止痛,健脾消食。

(三)应用

1.脾胃气滞证

本品善行脾胃气滞,为行气止痛之要药。治脾胃气滞,脘腹胀痛,可单用或与陈皮、枳壳、厚朴等同用,如《证治准绳》木香顺气散;治食积气滞,脘腹胀痛,呕恶嗳气,大便腐臭,常与麦芽、山楂等同用;治脾虚气滞,脘腹胀满、食少便溏,可与党参、白术、陈皮等同用,如《古今名医方论》香砂六君子汤。

2.大肠气滞证

本品亦善行大肠气滞,治湿热壅滞,气机不畅之泻痢腹痛,里急后重,常与黄连同用,如《兵部手集方》香连丸;治湿热互结或饮食积滞之脘腹胀满、大便秘结或泻而不爽,可与槟榔、大黄等同用,如《儒门事亲》木香槟榔丸。

3.肝胆气滞证

本品既能行气调中,又能疏理肝胆。治脾失运化、肝失疏泄,胆失调达,气机阻滞之脘腹胀痛、胁痛、黄疸,常与柴胡、郁金,或茵陈、金钱草、大黄等同用。

此外,本品气芳香能醒脾开胃,在补益方剂中用之,能减轻补益药的腻胃和滞气之弊,有助于消化吸收,如《重订严氏济生方》归脾汤。

(四)用法用量

生用或煨用。煎服,3~6g。生用行气力强,煨用行气力缓而实肠止泻,用于泄泻腹痛。

(五)附药

川木香。为菊科川木香或灰毛川木香的干燥根。性味归经同木香,功能行气止痛,主要用于脘腹胀痛,里急后重,两胁不舒,肝胆疼痛等证。煎服。3~10g。

五、沉香

沉香为瑞香科常绿乔木植物白木香含有树脂的木材。主产于海南、广东、台湾等地。全年均可采收,割取含树脂的木材,除去不含树脂的部分,阴干,打碎或锉末。

(一)主要性能

辛、苦,微温。归脾、胃、肾经。

(二)功效

行气止痛,温中止呕,纳气平喘。

(三)应用

1.寒凝气滞证

本品善温散阴寒,行气止痛,凡属寒凝气滞,不论虚实均可配伍用之。治寒凝气滞之胸腹胀痛,常与乌药、木香、槟榔等同用,如《卫生家宝》沉香四磨汤;治脾胃虚寒之脘腹冷痛,常与干姜、肉桂、附子等温中散寒药同用。

2. 胃寒呕吐

本品善温胃散寒、降逆止呕。治寒邪犯胃，呕吐清水，常与胡椒、荜澄茄、陈皮等同用；治脾胃虚寒，呕吐呃逆，经久不愈者，常与人参、丁香、柿蒂等同用。

3. 虚喘证

本品既能温肾纳气，又能降逆平喘。治下元虚冷、肾不纳气之虚喘证，常与温肾助阳、纳气平喘之肉桂、附子、补骨脂等同用，如《和剂局方》黑锡丹。治上盛下虚之痰饮喘嗽，常与苏子、半夏、厚朴等配伍，如《和剂局方》苏子降气汤。

（四）用法用量

生用。煎服，1～5g，宜后下；或磨汁冲服，或入丸、散剂，每次 0.5～1g。

六、檀香

檀香为檀香科常绿小乔木植物檀香树干的木质心材。主产于海南、广东、台湾等地。全年均可采伐，以夏季采伐者为佳。镑片或劈碎后入药。

（一）主要性能

辛，温。归脾、胃、心、肺经。

（二）功效

行气调中，散寒止痛。

（三）应用

寒凝气滞证。本品有行气调中、散寒止痛之功，可用治寒凝气滞之胸腹疼痛及胃寒作痛。治胸腹冷痛，常与白豆蔻、砂仁、丁香等同用，如《仁斋直指方》沉香磨脾散；治寒凝气滞之胸痹绞痛，常与荜茇、延胡索、高良姜等同用；治胃脘寒痛，痞满不食，泛吐清水，可与陈皮、干姜、丁香等用，如《杨氏家藏方》五辛宽膈汤。

（四）用法用量

生用。煎服，2～5g，宜后下；入丸、散，1～3g。

（五）使用注意

阴虚火旺，血热吐衄者慎用。

七、川楝子

川楝子为楝科常绿乔木植物川楝树的干燥成熟果实。主产于四川。冬季果实成熟时采收，除去杂质，干燥。用时打碎。

（一）主要性能

苦，寒；有小毒。归肝、胃、小肠、膀胱经。

（二）功效

疏肝泄热，行气止痛，杀虫。

（三）应用

1. 肝胃气滞证

本品善行肝、胃气滞，为治肝胃气滞之胸胁脘腹胀痛之良药。因其性寒，尤以肝热者为宜，常与延胡索同用，如《圣惠方》金铃子散；治肝胃不和，胸胁脘腹作痛，常与柴胡、白芍、枳壳等疏肝行气药同用。

2. 疝气痛，睾丸偏坠

痛本品疏肝行气止痛，有"治疝专药"之誉。治肝经实火、湿热下注，症见睾丸肿痛、阴囊红肿者，生用或与清肝火、除湿热、散结止痛药同用。因其性寒，若治肝经寒凝气滞者，常炒用，并配伍小茴香、木香、吴茱萸等散寒行气止痛药，如《医方简义》导气汤。

3. 虫积腹痛

本品除能行气止痛外，又善驱杀蛔虫，兼杀其他肠道寄生虫。治蛔虫等引起的虫积腹痛，每与槟榔、使君子等同用。此外，尚能清热燥湿，杀虫而疗癣。可焙黄研末，以油调膏，外涂治头癣、秃疮。

(四)用法用量

生用或炒用。煎服，5～10g。外用适量。炒用寒性减低。

(五)使用注意

本品有小毒，不宜过量或久服。脾胃虚寒者慎用。

八、乌药

乌药为樟科灌木或小乔木植物乌药的干燥块根。主产于浙江、安徽、陕西等地。全年均可采挖，除去细根，洗净，趁鲜切片，晒干。

(一)主要性能

辛，温。归肺、脾、肾、膀胱经。

(二)功效

行气止痛，温肾散寒。

(三)应用

1. 寒凝气滞证

本品能通理三焦气滞，散寒止痛，为治寒凝气滞胸腹诸痛之要药。治疝气腹痛者，常与小茴香、青皮、高良姜等同用，如《医学发明》天台乌药散。治寒凝气滞见胸胁闷痛者，常与薤白、瓜蒌皮、延胡索等行气宽胸药同用。治脘腹胀痛者，常与沉香、木香、枳实等理气调中药同用。治经行腹痛者，常与当归、香附、木香等同用。

2. 尿频，遗尿

本品又善温肾散寒，助膀胱气化以缩尿止遗。治肾阳不足、膀胱虚冷之小便频数、遗尿，常与益智仁、山药等同用，如《妇人良方》缩泉丸。

(四)用法用量

生用或麸炒用。煎服，6～10g。

九、香附

香附为莎草科多年生草本植物莎草的干燥根茎。主产于广东、河南、四川等地。秋季采挖，燎去毛须，置沸水中略煮或蒸透后晒干，或燎后直接晒干。用时碾碎。

(一)主要性能

辛、微苦、微甘、平。归肝、脾、三焦经。

(二)功效

疏肝解郁，理气调中，调经止痛。

（三）应用

1. 肝郁气滞证

本品善疏肝解郁、理气止痛，且药性平和，为疏肝理气解郁之要药。治肝气郁结之胁肋胀痛，多与疏肝行气之柴胡、枳壳同用，如《景岳全书》柴胡疏肝散；治寒凝气滞，肝郁犯胃之胃脘疼痛，常与高良姜同用，如《良方集腋》良附丸；治气、血、痰、火、湿、食六郁所致胸膈痞满、脘腹胀痛、呕吐吞酸、饮食不化等，常与川芎、苍术、栀子等同用，如《丹溪心法》越鞠丸；治寒疝腹痛，常与小茴香、乌药等温里散寒，行气止痛药同用。

2. 月经不调，痛经，乳房胀痛

本品善于疏肝理气、调经止痛，亦为调经止痛之主药。治肝气郁结而致月经不调、痛经，可单用，或与柴胡、川芎、当归等同用，如《妇科玉尺》香附芎归汤；治经前乳房胀痛，常与柴胡、橘叶、瓜蒌皮同用。

（四）用法用量

生用或醋炙用。煎服，6～10g。醋炙止痛力增强。

十、佛手

佛手为芸香科常绿小乔木或灌木植物佛手的干燥果实。主产于广东、四川、浙江等地。秋季果实尚未变黄或刚变黄时采收，纵切成薄片，晒干或低温干燥。

（一）主要性能

辛、苦、酸，温。归肝、脾、胃、肺经。

（二）功效

疏肝解郁，和胃止痛，燥湿化痰。

（三）应用

1. 肝郁气滞证

本品善疏肝解郁、行气止痛。治肝郁气滞及肝胃不和之胸胁胀痛，脘腹痞满等，可与柴胡、青皮、郁金等其他疏肝理气药同用。

2. 脾胃气滞证

本品又能行气导滞，调和脾胃。治脾胃气滞之脘腹胀痛、呕恶食少等，多与木香、陈皮、砂仁等行气调中药同用。

3. 痰湿壅肺证

本品既可燥湿化痰，又能行气。治痰湿壅肺，气机不畅之咳嗽痰多，胸闷气急，或胸胁作痛者，可与半夏、瓜蒌皮、陈皮等化痰行气药同用。

（四）用法用量

生用。煎服，3～10g。

十一、香橼

香橼为芸香科常绿小乔木植物枸橼或香圆的成熟果实。主产于浙江、江苏、广东等地。秋季果实成熟时采收。趁鲜切片，除去种子及瓤，晒干或低温干燥。香圆亦可整个或对剖两半后，晒干或低温干燥。

（一）主要性能

辛、苦、酸，温。归肝、脾、肺经。

（二）功效

疏肝解郁，理气宽中，燥湿化痰。

（三）应用

1.肝郁气滞证

本品能疏肝理气，功似佛手而力缓。治肝郁胸胁胀痛，常与柴胡、郁金、佛手等同用。

2.脾胃气滞证

本品又能行气导滞，调和脾胃。治脾胃气滞之脘腹胀痛，暖气吞酸，呕恶食少，可与木香、砂仁、藿香等同用。

3.痰湿壅肺证

本品燥湿化痰之功与佛手相似而力胜。治痰多、咳嗽、胸闷等，常与生姜、半夏、茯苓等同用。

（四）用法用量

生用。煎服，3～10g。

十二、薤白

薤白为百合科多年生草本植物小根蒜或薤的干燥鳞茎。主产于江苏、浙江、吉林等地。夏、秋两季采挖，洗净，除去须根，蒸透或置沸水中烫透，晒干。

（一）主要性能

辛、苦，温。归心、肺、胃、大肠经。

（二）功效

通阳散结，行气导滞。

（三）应用

1.胸痹证

本品辛散温通，能宣通胸阳之壅遏，温散阴寒之凝滞，为治胸痹疼痛之要药。治寒痰阻滞、胸阳不振之胸痹疼痛证，常与瓜蒌、半夏、枳实等配伍，如《金匮要略》瓜蒌薤白白酒汤、瓜蒌薤白半夏汤、枳实薤白桂枝汤等；治痰瘀胸痹者，常与丹参、川芎、瓜蒌皮等同用。

2.胃肠气滞证

本品能行肠胃之气以导滞、除胀止痛。治胃寒气滞之脘腹痞满胀痛，常与高良姜、砂仁、木香等同用；治湿热内蕴，胃肠气滞，泻痢里急后重，可单用或与黄连、黄檗、木香等同用。

（四）用法用量

生用。煎服，5～10g。

十三、大腹皮

大腹皮为棕榈科常绿乔木植物槟榔的干燥果皮。主产于海南、广西、云南等地。冬季至次春采收未成熟的果实，煮后干燥，纵剖两瓣，剥取果皮，习称"大腹皮"；春末至秋初采收成熟果实，煮后干燥，剥取果皮，打松，晒干，习称"大腹毛"。

（一）主要性能

辛,微温。归脾、胃、大肠、小肠经。

（二）功效

行气宽中,利水消肿。

（三）应用

1. 胃肠气滞证、本品能行气导滞,为宽中利气之捷药

治食积气滞,脘腹痞胀、嗳气吞酸、大便秘结或泻而不爽,常与山楂、麦芽、枳实等同用;治湿阻气滞之脘腹胀满,常与藿香、陈皮、厚朴等同用。

2. 水肿,脚气肿痛

本品既能行气,又能利水。治疗水湿外溢,皮肤水肿,小便不利,常与茯苓皮、五加皮等同用,如《麻科活人全书》五皮散;治脚气肿痛,二便不通,常与吴茱萸、木瓜等同用。

（四）用法用量

生用。煎服,5～10g。

十四、柿蒂

柿蒂为柿树科落叶乔木植物柿的干燥宿萼。主产于四川、广东、广西等地。冬季果实成熟时采摘,食用时收集,洗净、晒干。

（一）主要性能

苦、涩,平。归胃经。

（二）功效

降逆止呃。

（三）应用

呃逆本品药性平和,善降胃气而止呃逆,为止呃逆之要药。适宜于多种原因引起胃气上逆之呃逆。偏寒者,常与丁香、生姜等配伍,如《济生方》柿蒂汤;偏热者,常与芦根、竹茹等清胃降逆药配伍;兼痰浊者,常与半夏、陈皮、厚朴等化痰降逆药配伍;虚寒者,常与人参、丁香益气温中降逆药配伍,如《症因脉治》丁香柿蒂汤。

（四）用法用量

生用。煎服,5～10g。

十五、九香虫

九香虫为蝽科昆虫九香虫的全虫。主产于云南,四川、贵州等地。11 月至次年 3 月前捕捉,置容器内,加酒少许将其闷死,取出阴干;或置沸水中烫死,取出干燥。

（一）主要性能

咸,温。归肝、脾、肾经。

（二）功效

行气止痛,温肾助阳。

（三）应用

1. 肝胃气滞证

本品气香走窜、温通利膈而有行气止痛之功。治肝气郁滞之胸胁胀痛,或肝胃不和之胃脘

疼痛,常与香附、延胡索、郁金等行气活血药同用。

2.肾阳虚证

本品有温肾壮阳,助阳起痿之功。治肾阳不足、命门火衰之阳痿、腰膝冷痛,单用研末服,或与淫羊藿、杜仲、巴戟天等补阳药同用。

(四)用法用量

生用或用文火微炒用。煎服,3～9g。入丸、散剂服,1.5～3g。

第二十三章　消食药

凡以消食化积为主要功效,常用于治疗饮食积滞证的药物,称为消食药。消食药多味甘,性平,主归脾、胃经。

胃主受纳,脾主运化,本类药物主入脾胃二经,具消食化积之功,主治饮食积滞之脘腹胀满、暖气吞酸、恶心呕吐、不思饮食、大便失常,以及脾胃虚弱、消化不良等。部分药物兼有健脾开胃之功,可治脾胃虚弱等证。

消食药适用于饮食积滞之轻证。消食是帮助饮食消化,化积是化除停积在胃的食物。但饮食积滞证多有兼证,应据不同的病情予以适当的配伍。宿食内停,气机阻滞者,需配理气药;寒湿困脾或胃有湿浊者,当配伍芳香化湿药;如积滞化热者,当配伍清热药或泻下之品;中焦虚寒者,宜配伍温中健脾之品;如脾胃素虚,运化无力,食积内停者,当配伍健脾益气之品,以标本兼顾。使用消食药,应考虑食积的类型、兼证等之不同,选用不同的消食药。本类药物宜炒或炒焦后用,以加强其消食之功。消食药多属渐消缓散之品,不宜过量久服,以免损伤正气。作用虽缓和,少数药有耗气之弊,故气虚无积滞者慎用。

一、山楂

山楂为蔷薇科多年生落叶乔木植物山里红或山楂的干燥成熟果实。主产于山东、河南、河北等地,多为栽培品。秋季果实成熟时采收。切片,干燥。

(一)主要性能

酸、甘,微温。归脾、胃、肝经。

(二)功效

消食化积,行气散瘀。

(三)应用

1. 食积证

本品善消食化积,治饮食积滞证,尤为消化油腻肉食积滞之要药。可单用,或与消食之莱菔子、神曲等同用。若兼有脘腹胀痛,可与行气止痛之木香、青皮等同用。

2. 血瘀证

本品具活血散瘀之功,可治血瘀诸证。治瘀血之胸胁痛,常与活血化瘀之川芎、桃仁、红花等同用;治产后瘀阻腹痛、恶露不尽或痛经、经闭,可单用本品,加红糖水煎服;亦可与活血调经止痛之当归、香附、红花同用,如《景岳全书》通瘀煎。

3. 泻痢腹痛

本品具行气止痛之功,可治泻痢腹痛或疝气痛等。治泻痢腹痛,单用焦山楂水煎服,或与燥湿、行气之黄连、木香等同用;治疝气痛,常与行气止痛之橘核,荔枝核等同用。

此外,本品具化独降脂之功,现代用于高脂血症,常与活血、化痰(湿)之丹参、陈皮等同用。

(四)用法用量

生用或炒用。煎服,9～12g。消食化积,活血散瘀多用生山楂;行气止泻痢腹痛多用焦山楂。

(五)使用注意

无积滞者、脾胃虚弱者或胃酸分泌过多者慎用。

二、鸡内金

鸡内金为雉科动物家鸡的干燥沙囊内膜。全国各地均产。将鸡杀死后,取出砂囊,剖开,趁热剥取内膜,洗净晒干。

(一)主要性能

甘,平。归脾、胃、小肠、膀胱经。

(二)功效

消食健胃,涩精止遗,通淋化石。

(三)应用

1. 饮食积滞证

本品消食化积作用强,且健运脾胃以防食积。广泛用于米面薯芋肉等各种饮食积滞之饮食不消、泻痢腹痛、小儿疳积等。病情较轻者,单味研末服;较重者,常与消食之山楂、麦芽等同用;若小儿脾虚疳积者,可与健脾益气之白术、山药等同用。

2. 遗精,遗尿

本品具涩精止遗之功,可治肾虚之遗精、遗尿等。治遗精,单味炒焦研末,温酒送服,或与补肾固涩之山茱萸、菟丝子、沙苑子等同用;治肾虚之遗尿,常与山茱萸、覆盆子、桑螵蛸等同用。

3. 石淋,胁痛

本品具通淋化石之功,可治石淋或肝胆结石之胁痛。常与通淋化石之金钱草、海金沙等同用。

(四)用法用量

生用、炒用或醋制入药。煎服,3～10g;研末服,每次 1.5～3g。

(五)使用注意

脾虚无积滞者慎用。

三、莱菔子

莱菔子为十字花科一年生或二年生直立草本植物莱菔的干燥成熟种子。全国各地均产。夏季果实成熟时采割植株,晒干,搓出种子,除去杂质,再晒干。

(一)主要性能

辛、甘,平。归肺、脾、胃经。

(二)功效

消食除胀,降气化痰。

(三)应用

1. 食积气滞证

本品具消食化积除胀之功,善治食积气滞之脘腹胀满,疼痛,嗳气吞酸,便秘或泻痢不爽等。常与消食行气之山楂、神曲、陈皮等同用,如《丹溪心法》保和丸。若兼脾虚者,可与健脾补气之黄芪、白术、茯苓等同用。

2.喘咳证

本品既能消食化积,又能降气化痰。善治痰壅咳喘,胸闷兼饮食积滞者,如《症因脉治》三子养亲汤。

(四)用法用量

生用或炒用。用时捣碎。煎服,5～12g。

(五)使用注意

气虚及无食积、痰滞者慎用。不宜与人参同用。

四、神曲

神曲为辣蓼、青蒿、杏仁等药加入面粉或麸皮混合后,经发酵而成的曲剂。全国各地均有生产。

(一)主要性能

甘、辛,温。归脾、胃经。

(二)功效

消食化积。

(三)应用

饮食积滞证。本品既能消食化积,又兼行气健脾开胃之功,治饮食积滞之食少纳呆、脘腹胀满、腹泻等,常与消食行气之山楂、麦芽、木香等同用。因本品含有解表退热之品,尤宜于饮食积滞兼外感表证者。

(四)用法用量

生用或炒用。包煎,6～15g。或研末入丸、散剂。

五、麦芽

麦芽为禾本科二年生草本植物大麦的成熟果实经发芽干燥的炮制加工品。全国各地均可生产。将大麦洗净、浸泡4～6h后,捞出,保持适宜温、湿度,待幼芽长至约0.5cm时,晒干或低温干燥。

(一)主要性能

甘,平。归脾、胃、肝经。

(二)功效

消食行气,健脾开胃,回乳消胀。

(三)应用

1.食积证

本品既能消食行气,又能健脾开胃,善治饮食积滞之脘腹胀满、纳呆暖气等。因能促进淀粉性食物的消化,故主治米、面、薯、芋类食积证。可单用,煎服或研末服,或与消食化积之山楂、神曲、鸡内金等同用。治脾虚食少,食积内停者,常与健脾行气之白术、茯苓、陈皮等同用,如《证治准绳》健脾丸。治小儿乳食积滞者,常与消食之谷芽、莱菔子等同用。

2.妇女断乳,乳房胀痛

本品能减少乳汁分泌,具回乳消胀之功,可治妇女断乳及乳汁郁积之乳房胀痛。可单用,煎服,生麦芽或炒麦芽 120g,或生、炒麦芽各 60g。此外,本品尚有疏肝解郁之功,可治肝气郁滞或肝胃不和之胁痛、脘腹痛、乳房胀痛,须与疏肝理气之柴胡、香附、川楝子等同用。

(四)用法用量

生用、炒黄或炒焦用。煎服,10～15g。开胃宜生用,消食行气、回乳消胀宜炒用。

(五)使用注意

授乳期妇女不宜使用。

六、稻芽

稻芽为禾本科一年生草本植物稻的成熟果实经发芽干燥的炮制加工品。中国各地均有产,主产于南方各地。将稻谷用水浸泡后,保持适宜的温、湿度,待须根长至约 1cm 时,干燥。

(一)主要性能

甘,温,归脾、胃经。

(二)功效

消食和中,健脾开胃。

(三)应用

食积证。本品消食和中,兼健脾开胃,治食积不消之腹胀口臭,脾胃虚弱,不饥食少等症,常与麦芽相须为用。

(四)用法用量

炒用或炒焦用。煎服,9～15g。炒用偏于消食,焦稻芽善化积滞。

(五)附药

谷芽。为禾本科一年生草本植物粟的成熟果实经发芽干燥而得。味甘,性温。归脾、胃经。功效、主治及用法用量与稻芽相似。在中国北方地区多用。

第二十四章　驱虫药

凡以驱除或杀灭人体肠道内寄生虫为主要功效,常用于治疗虫证的药物,称为驱虫药。

本类药物性味无规律可循,因其作用以驱杀肠道寄生虫为主,故主归脾、胃、大肠经,部分药有毒。

本类药物均具有驱虫之功,对人体肠道各种寄生虫虫体有杀灭或麻痹作用,促其排出体外。故可治蛔虫病、绦虫病、蛲虫病、钩虫病、姜片虫病等多种肠道寄生虫病。症见绕脐腹痛,时发时止、纳呆或多食善饥、嗜食异物、胃中不适、呕吐清水、肛门瘙痒等;若迁延日久,又见面色萎黄、形体消瘦、腹大如鼓、青筋暴露、水肿等。部分患者症状较轻,无明显证候,只在检查大便时才被发现。凡此,均当服用驱虫药,以求根治。

对机体其他部位的寄生虫,如血吸虫、阴道滴虫等,部分驱虫药亦有杀虫作用。部分药物兼有行气、消积、润肠、止痒等作用,对食积气滞、小儿疳积、便秘、疥癣瘙痒等病证,亦有疗效。应用驱虫药时,宜与泻下药同用,以利虫体排出。

此外,还应根据患者体质强弱、证情缓急等配伍相应药物。若兼有饮食积滞者,须配伍消食药;若脾胃虚弱者,配伍健脾养胃之品。

驱虫药多具有毒性,要注意用法用量,以免中毒;且本类药物易伤正气,对素体虚弱、年老体弱及孕妇,应慎用。驱虫药一般应空腹时服用,使药物充分作用于虫体而保证疗效。对发热或腹痛剧烈者,不宜急于驱虫,待症状缓解后,再行驱虫药。

一、槟榔

槟榔为棕榈科多年生常绿乔木植物槟榔的干燥成熟种子。主产于海南、福建、台湾等地。春末至秋初采收成熟果实,用水煮后,干燥,除去果皮,取出种子,晒干。浸透切片或捣碎用。

(一)主要性能

苦,辛,温。归胃、大肠经。

(二)功效

驱虫,消积,行气,利水,截疟。

(三)应用

1. 多种肠道寄生虫病

本品驱虫谱广,对绦虫、蛔虫、蛲虫、钩虫、姜片虫等肠道寄生虫都有驱杀作用,并兼泻下之功,以助排出虫体。尤宜治绦虫病,如《千金方》单用本品;亦可配伍木香,如《证治准绳》圣功散。现代多配伍南瓜子,其杀绦虫疗效更佳。

2. 食积气滞证

本品善行胃肠之气,消积导滞,兼能缓泻通便,常与行气之木香、青皮等同用,如《儒门事亲》木香槟榔丸;若治湿热泻痢,里急后重者,可与活血、清热之赤芍、大黄、黄连等同用,如《素问病机气宜保命集》芍药汤。

3.水肿,脚气

本品既能行气,又能利水。治水肿实证,二便不利,常与利水消肿之商陆、泽泻、木通等,如《济生方》疏凿饮子;治寒湿脚气肿痛,常与化湿通络、行气祛湿之木瓜、橘皮、紫苏叶等同用,如《朱氏集验方》鸡鸣散。

4.疟疾

本品具截疟之功,主治疟疾,常与截疟之常山、草果等同用。

(四)用法用量

生用或炒用。煎服,3～10g。驱绦虫、姜片虫30～60g。生用力佳,炒用力缓;鲜者优于陈久者。

(五)使用注意

脾虚便溏或气虚下陷者忌用;孕妇慎用。

二、使君子

使君子为使君子科多年生攀援状灌木植物使君子的干燥成熟果实。主产于广东、广西、云南等地。9～10月果皮变紫黑时采收,晒干。去壳,取种仁。

(一)主要性能

甘,温。归脾、胃经。

(二)功效

驱虫消积。

(三)应用

蛔虫病,蛲虫病。本品有良好的驱虫消积之功,为驱蛔之要药,尤宜于小儿虫积腹痛及疳积。

轻证,单用本品炒香,嚼服;重证,可与驱虫之苦楝皮、槟榔等同用,如《证治准绳》使君子散。治蛲虫病,可与驱虫之槟榔、百部等同用。

(四)用法用量

生用或炒香用。煎服,9～12g,捣碎。入丸、散剂,6～9g。小儿每岁1～1.5粒,每日总量不超过20粒。空腹服用,每日1次,连用3d。

(五)使用注意

大量服用可致呃逆、眩晕、呕吐、腹泻等反应。若与热茶同服,亦能引起呃逆、腹泻,故服用时当忌饮茶。

三、苦楝皮

苦楝皮为楝科多年生乔木植物楝或川楝的干燥树皮及根皮。前者全国大部分地区均产,后者主产于四川、湖北、贵州等地。全年可采,但以春、秋两季为宜。剥取根皮或干皮,刮去栓皮,洗净。切片。

(一)主要性能

苦,寒。有毒。归肝、脾、胃经。

(二)功效

驱虫,外用杀虫止痒。

（三）应用

1. 多种肠道寄生虫病

本品有毒，对多种肠道寄生虫均有驱杀作用，尤宜驱蛔虫。治蛔虫病，可单用，水煎、煎膏或制成片剂、糖浆服用；亦可与驱虫之使君子、槟榔等同用，如《全国中药成药处方集》化虫丸；治蛲虫病，可与驱虫之槟榔、百部等同用。

2. 湿疮、疥癣瘙痒

本品外用能清热燥湿，杀虫止痒，治湿疮、疥癣等，单用本品研末，用醋或猪脂调涂患处。

（四）用法用量

鲜用或生用。煎服，3～6g。鲜品 10～30g。外用适量。

（五）使用注意

本品有毒，不宜过量或持续久服。有效成分难溶于水，需文火久煎。

四、雷丸

雷丸为白蘑科真菌雷丸的干燥菌核。主产于四川、贵州、云南等地。秋季采挖，洗净，晒干。

（一）主要性能

微苦，寒。有小毒。归胃、大肠经。

（二）功效

驱虫消积。

（三）应用

1. 多种肠道寄生虫病

本品驱虫面广，对多种肠道寄生虫均有驱杀作用，尤以驱绦虫为佳。治绦虫病，可单用研末吞服，或与驱虫之槟榔、南瓜子等同用。治钩虫病，蛔虫病，常与驱虫之槟榔、苦楝皮等同用，如《证治准绳》追虫丸。

2. 小儿疳积

本品有驱虫消积之功，治小儿疳积，常与驱虫消积之槟榔、使君子、榧子、鹤虱等分为末，温米饮调下，食前服，如《杨氏家藏方》雷丸散。

（四）用法用量

生用。入丸散剂，15～21g。研末，饭后用温开水调服，1 次 5～7g，每日 3 次，连服 3d。治绦虫，单用研粉吞服，每次 20g。

（五）使用注意

本品含蛋白酶，加热易失效，故不入煎剂。

五、榧子

榧子为红豆杉科多年生常绿乔木植物榧的干燥成熟种子。主产于安徽、福建、江苏等地。秋季种子成熟时采收，除去肉质假种皮，洗净，晒干。

（一）主要性能

甘，平。归肺、胃、大肠经。

（二）功效

驱虫消积,润肠通便,润肺止咳。

（三）应用

1.多种肠道寄生虫病

本品驱虫谱广,对蛔虫、钩虫、绦虫、姜片虫等多种肠道寄生虫均有驱杀作用,又兼润肠之功,可助虫体排出。治蛔虫病,常与驱虫之苦楝皮、使君子等同用。治绦虫病,常与驱虫之槟榔、南瓜子等同用。

2.肠燥便秘

本品能润肠通便,治肠燥便秘,可单用,亦可与润肠通便之火麻仁、郁李仁、瓜蒌仁等同用。

3.肺燥咳嗽

本品能润肺燥,止咳嗽,但力弱,以轻症为宜,常与润肺止咳之川贝母、瓜蒌仁、炙桑叶等同用。

（四）用法用量

生用或炒用。煎服,9～15g。用于驱虫,须炒熟嚼服,一次用15g。

（五）使用注意

大便溏薄、肺热咳嗽者不宜用。服本品时,不宜与绿豆同服,以免影响药效。

六、南瓜子

南瓜子为葫芦科一年生草本植物南瓜的种子。主产于浙江、江西、湖南等地。夏、秋果实成熟时采收,取子,晒干。

（一）主要性能

甘,平。归胃、大肠经。

（二）功效

驱绦虫。

（三）应用

绦虫病。本品性平,驱虫而不伤正气,用治绦虫病,可单用,力弱。常与槟榔相须为用,用本品研粉,冷开水调服60～120g,2h后服槟榔60～120g的水煎剂,再过半小时,服玄明粉15g,促使泻下,以利虫体排出。

此外,南瓜子亦可用治血吸虫病,但须较大剂量(120～200g),长期服用。

（四）用法用量

研粉生用,60～120g。冷开水调服。

七、鹤草芽

鹤草芽为蔷薇科多年生草本植物龙芽草(即仙鹤草)的干燥冬芽。全国各地均有分布。冬、春季新株萌发前挖取根茎,去老根及棕褐色绒毛,留取幼芽,晒干。

（一）主要性能

苦、涩,凉。归肝、小肠、大肠经。

（二）功效

驱绦虫。

（三）应用

绦虫病。本品善驱绦虫，兼具泻下作用，有利于虫体排出，为治绦虫病之要药。单用本品研粉，晨起空腹顿服即效。一般在服药后 5～6h 可排出虫体。亦可选用制剂如仙鹤草芽浸膏，鹤草酚胶囊及鹤草酚的衍生物等，治绦虫病效果显著。

（四）用法用量

研粉吞服，每日 30～45g，小儿 0.7～0.8g/kg，每日 1 次，早起空腹服。

（五）使用注意

本品不入煎剂。服药后偶见恶心、呕吐、腹泻、头晕、出汗等反应。

第二十五章　止血药

凡以制止体内外出血为主要功效,用于治疗各种出血证的药物,称为止血药。本类药物依据其性能特点及功效主治之不同,大致可分为凉血止血药、收敛止血药、化瘀止血药、温经止血药四类。

止血药味多苦、涩,药性有寒、温、平之异。主入血分,因心主血,肝藏血,脾统血,故以归心、肝、脾经为主,尤以归心、肝二经者为多。

止血药均具有制止体内外出血之功,主要用治咯血、咳血、衄血、吐血、便血、尿血、崩漏、紫癜以及外伤出血等体内外各种出血病证。

部分药物兼有清热解毒、活血化瘀、利尿等作用,可用于热毒疮痈、血瘀证、淋证等。

出血之证,由于病因、病情、部位之不同,因此,应用止血药时,应进行合理的选择和相应的配伍,以期标本兼顾。如血热妄行出血者,宜选用凉血止血药,配伍清热凉血药;若瘀血内阻、血不循经而出血者,宜选用化瘀止血药,并配伍行气活血药;阴虚火旺出血者,宜配伍滋阴降火药;虚寒性出血,宜选用温经止血药或收敛止血药,并配伍益气健脾、温经散寒药。此外,根据前人"下血必升举,吐衄必降气"的用药经验,如上部出血之衄血、吐血,多属气火上冲,宜配降火、降气之品;下部出血之便血、崩漏等,若属中气下陷者,应适当配伍升举之品。

古人有"止血不留瘀"之说,本类药物中凉血止血药和收敛止血药,易恋邪,有留瘀之弊,当出血兼有瘀滞者不宜单独使用。在使用止血药时,还须注意有无瘀血,若瘀血未尽,宜选用兼化瘀作用的止血药,或当配伍活血药,以免单纯止血而留瘀。若出血过多,气随血脱者,则需急投大补元气之药,以益气摄血固脱,所谓"有形之血不能速生,无形之气所当急固"。

止血药多炒炭用。李时珍曰:"烧灰诸黑药,皆能止血。"一般而言,炒炭后性味多苦、涩,止血作用增强,故有"血见黑则止"之说。但少数药炒炭后反而影响止血效果,故炒炭增强止血之说不可一概而论。

第一节　凉血止血药

本类药物味多甘苦,性寒凉,入血分,以清泄血分之热而止血为主要功效,主要用于血热妄行所致的咳血、吐血、尿血、衄血、便血、崩漏等出血证,症见血色鲜红质稠,伴发热、烦渴,舌红绛,脉弦数有力等。本类药物具有凉血止血和清热凉血双重作用,但清热作用不强,在治疗血热出血病证时,常需配清热凉血药以加强清血热之功。本类药物均为寒凉之品,虚寒性出血慎用。

一、小蓟

小蓟为菊科多年生草本植物刺儿菜的干燥地上部分。全国大部分地区均产。夏、秋季花开时采集。除去杂质,晒干。

（一）主要性能

甘、苦，凉。归心、肝经。

（二）功效

凉血止血，散瘀解毒消痈。

（三）应用

1. 血热出血证

本品善清血分之热而凉血止血，主治血热妄行所致吐、咯、衄血，便血、崩漏等出血证。因其兼能利尿通淋，故尤善治尿血、血淋，可单用，也可配伍生地、滑石、淡竹叶等，如《济生方》小蓟饮子。

2. 热毒疮痈

本品能清热解毒，散瘀消肿，用治热毒疮疡初起肿痛之证。可单用鲜品捣烂敷患处，也可与乳香、没药同用，如《普济方》神效方。

（四）用法用量

生用或炒炭用。煎服，10～15g，鲜品加倍。外用适量，捣敷患处。

二、大蓟

大蓟为菊科多年生草本植物蓟的干燥的地上部分。全国大部分地区均产。夏、秋季开花时割取地上部分，除去杂质，晒干。

（一）主要性能

甘、苦，凉。归心、肝经。

（二）功效

凉血止血，散瘀解毒消痈。

（三）应用

1. 血热出血证

本品凉血止血，功似小蓟而力稍强，主治多种血热妄行之出血证。治吐血、衄血、崩漏下血，可用鲜大蓟根或叶捣汁服；治九窍出血，常与小蓟相须为用；若治外伤出血，可用本品研末外敷。

2. 热毒痈肿证

本品既能凉血解毒，又能散瘀消肿，无论内外痈肿都可运用，单服或外敷均可，以鲜品为佳。

（四）用法用量

生用或炒炭用。煎服，10～15g，鲜品可用 30～60g。外用适量，捣敷患处。

三、地榆

地榆为蔷薇科多年生草本植物地榆或长叶地榆的干燥根。我国南北均有分布，主要产于山东、江苏、江西等地。春季将发芽时或秋季植株枯萎后采挖。除去须根，洗净，晒干。

（一）主要性能

苦、酸、涩、微寒。归肝、大肠经。

（二）功效

凉血止血，解毒敛疮。

（三）应用

1.血热出血证

本品既善凉血止血，又能收敛止血，可用治咯血、衄血、吐血、尿血、便血、痔血及崩漏等多种血热出血之证。因其性沉降，尤宜于下焦血热之便血、痔血、崩漏等出血证。治痔疮出血，血色鲜红者，常与槐角、防风、黄芩等配伍，如《和剂局方》槐角丸；治便血而偏热者，常配伍生地黄、黄芩、槐花等；用治血热，崩漏量多色红者，可与生地黄、黄芩、牡丹皮等同用。

2.烫伤、湿疹、皮肤溃烂

本品既善泻火解毒，又能敛疮，为治水火烫伤之要药，可单味研末麻油调敷，或配大黄粉、黄连、冰片研末调敷；治湿疹及皮肤溃烂，可以本品浓煎外洗，或用纱布浸药外敷，亦可配煅石膏、枯矾研末外掺患处。

（四）用法用量

生用或炒炭用。煎服，10～15g，大剂量可用至30g；或入丸、散。外用适量。止血多炒炭用，解毒敛疮多生用。

（五）使用注意

凡虚寒性便血、下痢、崩漏及出血有瘀者慎用。对于大面积烧伤患者，不宜使用地榆制剂外涂，以防其所含鞣质被大量吸收而引起中毒性肝炎。

四、槐花

槐花为豆科落叶乔木植物槐的干燥花蕾及花。全国各地均产，以黄土高原和华北平原为多。夏季花开放时采收，称为"槐花"，花未开放时采收其花蕾，称为"槐米"。采收后除去花序的枝、梗及杂质，及时干燥。

（一）主要性能

苦，微寒。归肝、大肠经。

（二）功效

凉血止血，清肝泻火。

（三）应用

1.血热出血证

本品功能凉血止血，可用治血热妄行所致的各种出血之证。因其善清大肠血热而止血，故尤宜于下部血热所致的痔血、便血等最为适宜。治痔血，常配伍黄连、地榆等，用治便血属血热甚者，常与山栀配伍，如《经验良方》槐花散。

2.肝火上炎证

本品长于清泻肝火，可用于肝火上炎所导致的目赤、头胀头痛及眩晕等证，单味煎汤代茶饮，或配伍夏枯草、桑叶、菊花等同用。

（四）用法用量

生用、炒用或炒炭用。煎服，10～15g。外用适量。止血多炒炭用，清热泻火宜生用。

(五)使用注意

脾胃虚寒及阴虚发热而无实火者慎用。

(六)附药

槐角。为槐的成熟果实,原名槐实。性味、功效、主治与槐花相似,但本品止血作用较槐花为弱,而清降泄热之力较强,且能润肠,故常用于痔血、便血,尤多用于痔疮肿痛出血之证,如槐角丸。煎服,6～12g,或入丸、散。孕妇慎用。

五、侧柏叶

侧柏叶为柏科常绿乔木植物侧柏的干燥枝梢和叶。全国各地均有产。多在夏、秋季节采收,除去粗梗及杂质,阴干。

(一)主要性能

苦、涩,寒。归肺、肝、脾经。

(二)功效

凉血止血,化痰止咳,生发乌发。

(三)应用

1.血热出血证

本品善凉血止血,兼能收敛止血,为治各种出血病证之要药,因其性寒,尤以血热者为宜。治吐血、衄血,常与荷叶、地黄、艾叶同用,如《校注妇人大全良方》四生丸;治肠风、痔血或血痢,配槐花、地榆;治尿血、血淋,配蒲黄、小蓟、白茅根;治崩漏下血,多与芍药同用。若配伍温经止血药,如干姜、艾叶等,可用治中气虚寒,吐血不止,如《金匮要略》柏叶汤。

2.肺热咳嗽

本品长于清肺热,化痰止咳。用于肺热咳喘,痰黄难咯者,可单用,或配伍贝母、瓜蒌、黄芩等清热化痰止咳药同用。

3.血热脱发、须发早白

本品凉血祛风,生发乌发。可用于血热脱发、须发早白。单用本品为末,和麻油涂之,治头发不生;或与其他药配伍同用。

(四)用法用量

生用或炒炭用。煎服,10～15g。外用适量。止血多炒炭用,化痰止咳宜生用。

六、白茅根

白茅根为禾本科多年生草本植物白茅的干燥根茎。全国各地均有产,但以华北地区较多。春、秋二季采挖,除去须根及膜质叶鞘,洗净,晒干。

(一)主要性能

甘,寒。归肺、胃、膀胱经。

(二)功效

凉血止血,清热利尿。

(三)应用

1.血热出血证

本品能清血分之热而凉血止血,可用治多种血热出血之证,可单用,或配伍其他凉血止血药同用。治鼻衄、吐血、咯血可以本品配鲜藕煎汁或鲜品捣汁服用,如《医学衷中参西录》二鲜饮。

2.水肿、热淋、黄疸证

本品能清热利尿,而达消肿、通淋、退黄之效。治热淋、水肿,小便不利,均单用本品煎服,也可与其他清热利尿药同用;又因其性寒降,入膀胱经,能清热利尿,导热下行,故对膀胱湿热蕴结而致尿血、血淋之证,尤为适宜。治湿热黄疸,常配茵陈、山栀等同用。

3.肺胃热证

本品既能清胃热而止呕,又能清肺热而止咳。可用于呕吐、咳喘、烦渴等肺胃热证。治胃热呕吐,常与清胃生津之葛根同用;用治肺热咳喘,常配泻肺平喘之桑白皮;热病烦渴又常配伍芦根以增强生津止渴之功。

(四)用法用量

生用。煎服,15～30g,鲜品加倍,以鲜品为佳,可捣汁服。多生用,止血亦可炒炭用。

第二节　化瘀止血药

本类药物性味无明显规律可循,以止血,又能化瘀为主要功效,具有止血而不留瘀的特点,主要用于瘀血内阻,血不循经之出血病证。部分药物兼能消肿、止痛,还可用于跌打损伤、经闭、滞心腹疼痛等病证。本类药物虽适用于出血兼有瘀滞之证,然随证配伍也可用于其他各种出之证。

化瘀止血药具行散之性,对于出血而无瘀者及孕妇宜慎用。

一、三七

三七为五加科多年生草本植物三七的干燥根和根茎。主产于云南、广西等地。夏末秋初开花前采挖,去尽泥土,洗净,晒干。

(一)主要性能

甘、微苦,温。归肝、胃经。

(二)功效

化瘀止血,消肿止痛。

(三)应用

1.出血证

本品既能止血,又能活血化瘀,有止血不留瘀,活血不伤正的特点,故为止血良药,用治体内外多种出血证,不论内服外用均有殊效,尤以出血兼有瘀滞者最为适宜。治吐血、衄血、崩漏,单用本品为末,米汤调服;若治咳血、吐血、衄血及二便下血,可与花蕊石、血余炭合用,如《医学衷中参西录》化血丹;治各种外伤出血,可单用本品研末外掺,或配止血、化瘀之品。

2.瘀血证

本品既善活血化瘀,又善消肿止痛,为伤外科之要药。凡跌扑肿痛,或筋骨折伤,可单味为末,黄酒或白开水送服;或配伍其他活血消肿之品,其效更捷,如《中国药典》跌打活血散;用于痈疽肿痛,以本品研末,米醋调涂;治痈疽破烂,常与乳香、没药、儿茶等同用,如《医宗金鉴》腐尽生肌散;本品活血化瘀之功尚广泛用于胸痹刺痛、血瘀经闭、痛经及产后瘀阻腹痛等。用治胸痹刺痛,可单用或配伍瓜蒌、薤白、桂枝等药;用治血瘀经闭、痛经及产后瘀阻腹痛,恶露不尽,配伍当归、川芎;桃仁等药。

此外,本品具有补虚强壮的作用,民间用治虚损劳伤,常与猪肉炖服。

(四)用法用量

生用或研细粉用。研末吞服,1～3g;煎服,3～10g,亦入丸、散。外用适量,研末外掺或调敷。

(五)使用注意

孕妇慎用。

二、茜草

茜草为茜草科多年生攀缘草本植物茜草的干燥根及根茎。主产于安徽、山东、陕西等地。春、秋二季采挖,除去茎苗、泥土及细须根,洗净,晒干。

(一)主要性能

苦,寒。归肝经。

(二)功效

凉血,祛瘀,止血,通经。

(三)应用

1. 出血证

本品既能凉血止血,又能活血散瘀,可用于血热妄行或瘀血阻滞之出血证,尤宜于血热夹瘀之出血证。治血热崩漏最为常用,常配生地、生蒲黄、侧柏叶等;若治吐血不止,单用本品为末煎服;治衄血,可与艾叶、乌梅同用,如《普济本事方》茜梅丸;治尿血,又常与小蓟、白茅根等同用;若与补气固摄药黄芪、白术、山茱萸等同用,亦可治疗气虚不摄的崩漏下血,如《医学衷中参西录》固冲汤。

2. 瘀血证

本品能通经络,行瘀滞,可用治血瘀经络闭阻所致经闭、跌打损伤、风湿痹痛等证,尤为妇科调经要药。治血滞经闭,多与活血通经之桃仁、红花、当归等同用;治跌打损伤,可配三七、乳香、没药等药以增强化瘀止痛之功;治痹证,又可与祛风活络止痛之鸡血藤、海风藤、延胡索等同用。

(四)用法用量

生用或炒用。煎服,6～10g。亦入丸、散。止血炒炭用,活血通经生用或酒炒用。

三、蒲黄

蒲黄为香蒲科多年生草本植物水烛香蒲、东方香蒲或同属植物的干燥花粉。主产于浙江、江苏、安徽等地。夏季采收蒲棒上部的黄色雄性花序,晒干后碾轧,筛取细粉。

(一)主要性能

甘,平。归肝、心包经。

(二)功效

止血,化瘀,利尿。

(三)应用

1.出血证

本品长于化瘀止血,兼有收敛止血之功,有止血不留瘀的特点,对吐血、衄血、咯血、尿血、崩漏等多种出血证,无论寒热虚实,有无瘀滞,均可应用,尤宜于属实夹瘀者。治月经过多,漏下不止,可配伍龙骨、艾叶同用,如《圣济总录》蒲黄丸;治尿血不已,可与郁金同用;治外伤出血,可单用外掺伤口。

2.瘀滞痛证

本品能活血通经,消瘀止痛,凡跌打损伤、痛经、产后疼痛、心腹疼痛等瘀血作痛者均可运用,尤为妇科所常用。如治心腹疼痛、产后瘀痛、痛经等,常与五灵脂同用,如《和剂局方》失笑散。

3.血淋尿血

本品既能止血,又能利尿通淋,故可用治血淋、尿血,常配生地、冬葵子向用,如《证治准绳》蒲黄散。

(四)用法用量

生用或炒用。煎服,5~10g,包煎。外用适量,研末外掺或调敷。止血多炒用,化瘀、利尿多生用。

第三节　收敛止血药

本类药物多味涩,或为炭类,或质粘,其性多平,或凉而不寒,以收敛止血为主要功效。广泛用于多种出血病证。

然其收涩力强,有留瘀恋邪之弊,当以出血无瘀者为宜,若有瘀血或邪实者,当慎之。

一、白及

白及为兰科多年生草本植物白及的干燥块茎。主产于四川、贵州、湖南等地。夏、秋二季采挖,除去须根,洗净,晒干。

(一)主要性能

苦、甘、涩,寒。归肺、胃、肝经。

(二)功效

收敛止血,消肿生肌。

(三)应用

1.出血证

本品为收敛止血之要药,可用治体内外多种出血证。因其主入肺、胃经,故临床尤以肺胃出血多用。治诸内出血证,可单味研末,糯米汤调服,如验方独圣散;治咯血,可配伍枇杷叶、阿胶等,如《证治准绳》白及枇杷丸;治吐血、便血,常配乌贼骨,即《上海中医药杂志》乌及散;用治衄血,可以本品为末,童便调服,如《素问病机气宜保命集》白及散;用治外伤或金创伤出血,可单味研末外掺或水调外敷。

2.痈肿疮疡、手足皲裂、水火烫伤

本品能消散痈肿,敛疮生肌。对于疮疡初起可消肿散结,单用研末外敷,或配伍银花、皂刺、乳香等同用,如《外科正宗》内消散;若疮痈已溃,久不收口者,可生肌敛疮,配伍贝母、轻粉、五倍子等为末外敷;治手足皲裂,可以之研末,麻油调涂,能促进口愈合;治水火烫伤,以本品研末,用油调敷,或以白及粉、煅石膏粉、凡士林调膏外用,能促进生肌结痂。

(四)用法用量

生用。煎服,3~10g;大剂量可用至 30g;亦可入丸、散;研末吞服,每次 2~5g。外用适量。

(五)使用注意

反乌头。

二、仙鹤草

仙鹤草为蔷薇科多年生草本植物龙牙草的干燥地上部分全草。全国大部分地区均产。夏、秋二季茎叶茂盛时采割,除去杂质,晒干。

(一)主要性能

苦、涩,平。归心、肝经。

(二)功效

收敛止血,止痢,截疟,解毒,补虚。

(三)应用

1.出血证

本品收敛止血之功较强,广泛用于全身内外各种出血证。因其药性平和,凡出血证,无论寒热虚实,皆可配伍应用。治血热出血证,可配生地、侧柏叶、牡丹皮等凉血止血药同用;若用于虚寒性出血证,可与益气补血、温经止血之人参、熟地、艾叶等药同用。

2.腹泻、痢疾

本品能涩肠止泻止痢,因药性平和,兼能补虚,又能止血,故对于血痢及久病泻痢尤为适宜,可单用水煎服,治疗赤白痢,也可配伍白头翁、黄连、木香等药同用。

3.疟疾

本品有截疟之功。治疟疾寒热,可单用本品研末,于疟发作前 2h 吞服,或水煎服。

4.脱力劳伤

本品有补虚强壮的作用,对劳力过度所致的脱力劳伤,神疲乏力、面色萎黄者,常与大枣同煮。

此外,本品有杀虫、解毒之功,可用于滴虫性阴道炎及痈肿疮毒证。

(四)用法用量

生用或炒炭用。煎服,6~12g;大剂量可用至 30~60g。外用适量。

三、棕榈

棕榈为棕榈科常绿乔木植物棕榈的干燥叶柄。主产于广东、福建、云南等地。全年可采,一般多在 9~10 月间采收,以陈久者为佳。采集时,割取叶柄下延部分及鞘片,除去纤维状棕毛,晒干。

(一)主要性能

苦、涩,平。归肝、肺、大肠经。

(二)功效

收敛止血。

(三)应用

出血证。本品为收敛止血之要药,广泛用于吐血、咯血、衄血、便血、尿血、崩漏下血等多种出血证,尤以崩漏多用。因其有留瘀之弊,故以治出血而无瘀滞者为宜。治崩漏不止,可用本品为末,空心淡酒送服;也常配血余炭、侧柏叶等同用;若属血热妄行之吐血、咯血,可与小蓟、山栀等同用,如《医方类聚》十灰散;若冲任虚寒之崩漏下血,常与温经止血之炮姜、乌梅等药同用,如《证治准绳》如圣散。

此外,本品苦涩收敛,且能止泻止带,尚可用于久泻久痢,妇人带下等证,取其具有收敛之功。

(四)用法用量

煅炭用。煎服,3～10g;研末服 1～1.5g。

(五)使用注意

出血兼有瘀滞,湿热下痢初起者慎用。

四、血余炭

血余炭为人发制成的炭化物。各地均有。收集头发,除去杂质,用碱水洗去油垢,清水漂净,晒干。

(一)主要性能

苦,平。归肝、胃经。

(二)功效

收敛止血,化瘀,利尿。

(三)应用

1. 出血证

本品收涩止血,且能化瘀,有止血不留瘀的特点,可用于咳血、吐血、衄血、血淋、尿血等多种出血证。治咳血、吐血,常与化瘀止血药花蕊石、三七同用,如《医学衷中参西录》化血丹;治鼻衄、齿衄、肌衄等,皆以本品研末外用;若治便血,可与凉血止血药地榆、槐花等同用,如《类证治裁》三灰散;治血淋,配止血利尿之蒲黄、生地、赤茯苓同用。

2. 小便不利

本品能化瘀通窍,通利水道,可用治小便不利,常与滑石、白鱼同用,如《金匮要略》滑石白鱼散。

(四)用法用量

焖煅成炭用。煎服,5～10g;研末服 1.5～3g。外用适量。

五、藕节

藕节为睡莲科多年生水生植物莲的干燥根茎节部。主产于湖南、湖北、浙江等地。秋、冬二季采挖根茎(藕),切取其节部,洗净,晒干。

(一)主要性能

甘、涩,平。归肝、肺、胃经。

(二)功效

收敛止血。

(三)应用

出血证。本品性平,收敛止血又兼化瘀,止血之中有行散之妙,广泛用于出血诸证,对吐血、咳血、咯血等上部出血证尤为适宜。可单用,以鲜藕捣汁饮。若治咳血、咯血,可与阿胶、白及、枇杷叶等同用以增强其收敛止血之功,如《证治准绳》白及枇杷丸;治血淋、尿血,常配利尿通淋之小蓟、通草、滑石等药,如《重订济生方》小蓟饮子。

(四)用法用量

生用或炒炭用。煎服,10～15g,大剂量可用至30g;鲜品30～60g,捣汁饮用。

第四节 温经止血药

本类药物多味辛,性偏温热,能温内脏,益脾阳,固冲脉而统摄血液,以温经止血为主要功效。主要用于脾不统血,冲脉失固之便血、崩漏、衄血、紫癜等虚寒性出血,病证。

部分药物兼有温经散寒止痛之功,可用于脾胃及下焦虚寒之呕吐、泄泻、腹痛、痛经、月经不调等证。

然其性温热,热盛火旺之出血证忌用。

一、艾叶

艾叶为菊科多年生草本植物艾的干燥叶。全国大部分地区均产。以湖北蕲州产者为佳,称"蕲艾"。夏季花未开时采摘,除去杂质,晒干或阴干。

(一)主要性能

辛、苦,温。有小毒。归肝、脾、肾经。

(二)功效

温经止血,散寒调经;外用祛湿止痒。

(三)应用

1. 出血证

本品能暖气血而温经脉,为温经止血之要药。适用于虚寒性出血病证,尤宜于崩漏。治下元虚冷,冲任不固所致的崩漏下血,月经过多,可单用本品,或配阿胶、芍药、干地黄等同用,如《金匮要略》胶艾汤。本品尚可用于治疗血热妄行所致的吐血、衄血、咯血等多种出血证,配伍生地、生荷叶、生柏叶等清热凉血药,如《妇人大全良方》四生丸。

2. 月经不调、痛经

本品能温经脉,散寒湿,调冲任,为治妇科下焦虚寒或寒客胞宫之要药。治疗下焦虚寒或寒客胞宫所致月经不调、经行腹痛、宫寒不孕及带下清稀等证,每与温里散寒、养血调经之吴茱萸、肉桂、当归等同用,如《直指方》艾附暖宫丸。其温经散寒之功,尚可用治脾胃虚寒所致的脘腹冷痛之证,常与温中散寒药同用。

3.胎动不安

本品为妇科安胎之要药。用于多种原因引起的胎动不安,因其性温,故尤宜于冲任虚寒所致胎动不安,临床每多与阿胶、桑寄生等同用。

4.湿疹、疥癣

本品外用祛湿止痒,治湿疹,疥癣,皮肤瘙痒,可单品外用,亦可与黄檗、花椒、防风等煎水熏洗,或配伍枯矾研末外敷。此外,将本品捣绒,制成艾条、艾炷等,用以熏灸体表穴位,能温煦气血,透达经络,为温灸的主要原料。

(四)用法用量

生用、捣绒或制炭用。煎服,3～10g。外用适量。温经止血宜炒炭用,余生用。

二、炮姜

炮姜为姜科多年生草本植物姜干燥老根的炮制品。主产于四川、贵州等地。以干姜砂烫至鼓起,表面呈棕褐色,或炒炭至外表色黑,内至棕褐色入药。

(一)主要性能

苦、涩,温。归脾、胃、肾经。

(二)功效

温经止血,温中止痛。

(三)应用

1.出血证

本品能温经止血,主入中焦,善治脾胃虚寒,脾不统血之吐血、便血,可单用,也可配人参、黄芪、附子等同用;若治冲任虚寒,崩漏下血,可与乌梅、棕榈同用,如《证治准绳》如圣散。

2.腹痛、腹泻

本品善暖脾胃,温中止痛、止泻,可用于虚寒性腹痛、腹泻。治寒凝脘腹冷痛,常配高良姜,如《和剂局方》二姜丸;治产后血虚寒凝,小腹疼痛者,可配伍补血活血之当归、川芎、桃仁等药,如《景岳全书》生化汤。治脾虚冷泻不止,可配伍厚朴、附子等药。

(四)用法用量

炒炭用。煎服,3～6g。

第二十六章 活血化瘀药

凡以通利血脉,促进血行,消散瘀血为主要功效,常用于治疗血瘀证的药物,称为活血化瘀药,或活血祛瘀药。其中作用强者,又称破血药或逐瘀药。活血化瘀药味多辛苦,性多偏温,部分动物类药味咸,主入肝、心经。

味辛行散,味苦通泄,均入血分,本类药物主要通过行血活血以通畅血脉,消散瘀滞,即《素问·阴阳应象大论》所谓"血实者宜决之"之意,主治瘀血阻滞所致内、妇、伤、外科病证。如内科的胸、腹、胁、四肢及头痛,痛如针刺,痛有定处,及癥瘕积聚,中风不遂,肢体麻木,关节痹痛日久;妇科的月经不调、经闭、痛经、产后腹痛等;伤科的跌仆损伤,瘀肿疼痛;外科的疮疡肿痛初起。本类药物功效除活血外,各有所长,如偏行气、止痛、调经、消肿、疗伤、消痈及破血消癥等作用。

部分药兼有行气作用,可用于气滞证;少数药性偏寒凉,兼能凉血、清热,对瘀滞而兼血热者较为适宜。

应用活血化瘀药时,应视各药的性能、功用特点而随证选用,并且针对引起瘀血的原因进行配伍,以标本兼治。如寒凝血脉者,配温经散寒药;热灼营血,瘀热互结者,配清热凉血药;风湿痹阻,经脉不通者,配祛风通络药;痰湿阻滞,配化痰除湿药;久瘀体虚或因虚致瘀者,配补益药;癥瘕积聚,配伍软坚散结药。由于血的运行有赖气的推动,气行则血行,气滞则血凝,在使用活血祛瘀药时,常配伍行气药,以增强和提高活血散瘀之功效。

本类药物行散力强,易耗血动血,妇女月经过多以及其他出血证无瘀血现象者当慎之;对于孕妇尤当慎用或忌用。

一、川芎

川芎为伞形科多年生草本植物川芎的干燥根茎。主产于四川、贵州、云南,以四川产者质优。系人工栽培。夏季采挖,除去泥沙,晒后烘干,再去须根。

(一)主要性能

辛,温。归肝、胆、心包经。

(二)功效

活血行气,祛风止痛。

(三)应用

1. 血瘀气滞证

本品既能活血,又能行气,为"血中之气药",主治血瘀气滞之胸胁、腹部诸痛。治心脉瘀阻之胸痹心痛,常与丹参、桂枝、檀香等同用;治肝郁气滞之胁痛,常配柴胡、白芍、香附,如《景岳全书》柴胡疏肝散;治肝血瘀阻,积聚痞块、胸胁刺痛,多与桃仁、红花等同用,如《医林改错》血府逐瘀汤。治跌仆损伤,瘀肿疼痛,可配乳香、没药、三七等药。又其善"下调经水,中开郁结",为活血调经要药,可用治多种妇科经产证:治血瘀经闭,痛经,常与赤芍、桃仁等同用,如《医林改错》血府逐瘀汤,证属寒凝血瘀者,可配桂枝、当归等,如《妇人大全良方》温经汤;治月经不调,经期超前或错后,可配益母草、当归等,如《医学心悟》益母胜金丹;治产后恶露不下,瘀阻腹痛,可配当归、桃仁、炮姜等,如《傅青主女科》生化汤。

2.头痛,风湿痹痛

本品性偏升散,"上行头目",祛风止痛,为治头痛要药,无论风寒、风热、风湿、血虚、血瘀头痛均可随证配伍用,故有"头痛须用川芎"之说。治风寒头痛,配羌活、细辛、白芷,如《和剂局方》川芎茶调散;治风湿头痛,可配羌活、独活、防风以祛风胜湿止痛;治风热引起的头痛,则配菊花、石膏、僵蚕以疏风清热止痛;治血瘀头痛,可配赤芍、麝香以化瘀通窍止痛;若治血虚头痛,配当归、白芍以补血养血止痛。此外,本品能祛风通络止痛,又可治风湿痹痛,常配独活、桂枝等药同用,如《千金方》独活寄生汤。

(四)用法用量

生用或酒炙。煎服,3~10g。

(五)使用注意

阴虚火旺,多汗,及月经过多者和孕妇慎用。

二、延胡索

延胡索为罂粟科多年生草本植物延胡索的干燥块根。主产于浙江、江苏、湖北等地。野生或栽培,夏初茎叶枯萎时采挖,除去须根,洗净,置沸水中煮至恰无白心时取出,晒干。

(一)主要性能

辛、苦,温。归心、肝、脾经。

(二)功效

活血,行气,止痛。

(三)应用

气血瘀滞诸证。本品能"行血中气滞,气中血滞",且尤擅止痛,故"专治一身上下诸痛"(《本草纲目》)。无论何种痛证,均可配伍应用,尤宜于血瘀气滞痛证。治心脉瘀阻之胸痹心痛,常与丹参、桂枝、薤白等药同用;治热证胃痛,配川楝子,如《素问病机气宜保命集》金铃子散;治气滞胃痛,可配香附、木香、砂仁;若治瘀血胃痛,可配丹参、五灵脂等药用;若肝郁气滞之胸胁痛,可配柴胡、郁金;治气滞血瘀之痛经、月经不调、产后瘀滞腹痛,常配当归、红花、香附等药;治跌打损伤、瘀肿疼痛,常与乳香、没药同用;治风湿痹痛,可配秦艽、桂枝等药。

(四)用法用量

生用或醋炙用。煎服,3~10g。研粉吞服,每次1~3g。

三、郁金

郁金为姜科多年生宿根草本植物温郁金、姜黄、广西莪术或蓬莪术的干燥块根。主产于浙江、四川、广西等地。野生或栽培。冬季采挖,摘取块根,除去须根,蒸或煮至透心,干燥。切片或打碎用。

(一)主要性能

辛、苦,寒。归肝、胆、心经。

(二)功效

活血止痛,行气解郁,清心凉血,利胆退黄。

（三）应用

1. 血瘀气滞证

本品既能活血止痛，又能行气解郁而为"血中之气药"，主治肝郁气滞血瘀之痛证。治肝郁气滞之胸胁刺痛，可配柴胡、香附、延胡索等药；治心脉瘀阻之胸痹心痛，可配瓜蒌、薤白、丹参等药；治肝郁有热、气滞血瘀之痛经、乳房作胀，常配柴胡、栀子等药，如《傅青主女科》宣郁通经汤；治癥瘕痞块，可配鳖甲、莪术、丹参等。

2. 热闭神昏、癫痫

本品能凉血清心，解郁开窍，可用于湿温病湿浊蒙蔽心窍之神昏，可配伍石菖蒲、栀子、竹沥以化浊开窍，清心除烦，如《温病全书》菖蒲郁金汤；治癫痫痰闭之证，可配伍白矾以增强化痰开窍之功，如《摄生众妙方》白金丸。

3. 出血证

本品善能凉血降气止血，用于气火上逆之出血证。治吐血、衄血、倒经，可配清热凉血，解郁降火之生地、丹皮、栀子等；治热伤血络之尿血、血淋，可与凉血止血之生地、小蓟等同用。

4. 肝胆湿热证

本品具有清利肝胆湿热而退黄排石之功，用治湿热黄疸，配茵陈蒿、栀子、大黄等清利湿热退黄之品；若配香附、鸡内金、金钱草等药可利胆排石以用治胆石证。

（四）用法用量

生用或矾水炙用。煎服，3～10g；研末服，2～5g。

（五）使用注意

孕妇慎用，畏丁香。

四、姜黄

姜黄为姜科多年生草本植物姜黄的干燥根茎。主产于四川、福建等地。野生或栽培。冬季采挖，除去须根。煮或蒸至透心，干燥，切厚片。

（一）主要性能

辛、苦，温。归肝、脾经。

（二）功效

活血行气，通经止痛。

（三）应用

1. 血瘀气滞诸痛证

本品能活血行气而止痛。主治血瘀气滞之胸、胁、腹诸痛证。治胸阳不振，心脉闭阻之心胸疼痛，可配当归、木香、乌药等药用，如《圣济总录》姜黄散；治气滞血瘀之痛经、经闭、产后腹痛，常与当归、川芎、红花同用，如姜黄散；治跌打损伤，瘀肿疼痛，可配苏木、乳香、没药，如《伤科方书》姜黄汤。

2. 风湿痹痛

本品能温通气血，通经活络止痛，尤长于行肢臂而除痹痛，常配羌活、防风、当归等祛风胜湿，活血止痛药同用，如《妇人大全良方》五痹汤。

(四)用法用量

生用。煎服,3～10g。外用适量。

(五)使用注意

血虚无气滞血瘀者慎用,孕妇忌用。

五、乳香

乳香为橄榄科小乔木植物乳香树及其同属植物树皮部渗出的树脂。主产于非洲索马里、埃塞俄比亚等地。野生或栽培。春夏季采收。

(一)主要性能

辛、苦,温。归心、肝、脾经。

(二)功效

活血行气止痛,消肿生肌。

(三)应用

1.血瘀气滞诸痛证

本品既能活血又能行气,且止痛力强,行血中之气滞而化瘀止痛,可用于一切血瘀气滞之疼痛证。治胃脘疼痛,可与没药、延胡索、香附等同用,如《医学心悟》手拈散;治胸痹心痛,可配伍丹参、川芎等药用;治风寒湿痹,肢体麻木疼痛,常与羌活、防风、当归等同用,如《医学心悟》蠲痹汤;治痛经、经闭、产后瘀阻腹痛,常配伍当归、丹参、没药等药同用,如《医学衷中参西录》活络效灵丹。

2.跌打损伤、疮疡痈肿

本品既能散瘀止痛,又能活血消痈,祛腐生肌,为伤、外科要药。治跌打损伤,常与没药相须为用,并配伍血竭、红花等药同用,如《良方集液》七厘散;治疮疡肿毒初起,红肿热痛,除伍没药以外,多配金银花、白芷等清热解毒消肿之品,如《校注妇人大全良方》仙方活命饮;治疮疡溃破,久不收口,常配没药研末外用以生肌敛疮;治瘰疽、瘰疬、痰核,肿块坚硬不消,可配没药、麝香、雄黄以解毒消痈散结,如《外科全生集》醒消丸。

(四)用法用量

打碎生用,内服多炒用。煎服,3～10g。外用适量,研末外敷。

(五)使用注意

胃弱者慎用,孕妇及无瘀滞者忌用。

六、没药

没药为橄榄科植物地丁树或哈地丁树的干燥树脂。主产于索马里、埃塞俄比亚及印度等地。野生或栽培。11月至次年2月,采集由树皮裂缝处渗出的白色油胶树脂。

(一)主要性能

辛、苦,平。归心、肝、脾经。

(二)功效

活血止痛,消肿生肌。

(三)应用

本品功效主治与乳香相似。用治经闭、痛经、胃脘疼痛、跌打伤痛、痈疽肿痛及肠痈等证,常与乳香相须为用,以增强活血止痛之功。然乳香行气之力略胜,没药化瘀之功略强。

(四)用法用量

同乳香。

七、五灵脂

五灵脂为哺乳类动物鼯鼠科复齿鼯鼠的干燥粪便。主产于辽宁、河北、河南等地。全年均可采收,除去杂质晒干。根据外形不同,一般分为"灵脂块",又称"糖灵脂",质佳;粪粒松散呈米粒状的,称"灵脂米",质量较次。

(一)主要性能

苦、咸、甘,温。归心、肝经。

(二)功效

活血止痛,化瘀止血。

(三)应用

1. 瘀阻痛证

本品善于活血化瘀以止痛,为治疗瘀血阻滞疼痛之要药。单用有效,亦常与蒲黄相须为用,即《和剂局方》失笑散;治脘腹胁痛如刺,配伍延胡索、香附、没药等药以增强其活血行气止痛之功;治胸痹心痛,多与川芎、丹参、乳香等活血止痛药同用;若治痛经,经闭,产后瘀滞腹痛,则与活血调经之当归、益母草等同用;治骨折肿痛,可配白及、乳香、没药同用。

2. 出血证

本品既能止血,又能活血散瘀。适用于瘀血内阻、血不归经之出血证。尤多用于妇女崩漏,月经过多,色紫有血块,少腹刺痛,单昧炒研末,温酒送服,或常配伍三七、蒲黄等化瘀止血药。

(四)用法用量

生用或醋炙、酒炙用。煎服,3~10g,宜包煎。活血止痛宜生用,化瘀止血宜炒用。

(五)使用注意

血虚无瘀及孕妇慎用。人参畏五灵脂,一般不宜同用。

八、丹参

丹参为唇形科多年生草本植物丹参的干燥根及根茎。多为栽培,全国大部分地区均有。主产于河北、四川、安徽等地。秋季采挖,除去茎叶、泥沙,洗净,润透,切成厚片,晒干。

(一)主要性能

苦,微寒。归心、肝经。

(二)功效

活血祛瘀,通经止痛,清心除烦,凉血消痈。

(三)应用

1. 血瘀证

本品善能通行血脉,祛瘀止痛,广泛用于妇、内、伤科多种瘀血病证,因其善调经水,《妇科明理论》有"一味丹参散,功同四物汤"之说,又为妇科调经常用药。用于月经不调,经闭、经及产后瘀滞腹痛,因其性偏寒凉,对血热瘀滞之证尤宜。治瘀血阻滞之胸痹心痛,脘腹疼痛,可配砂仁、檀香以活血行气止痛,如《时方歌括》丹参饮;治风湿痹证,可与祛风除湿之防风、秦艽等药同用;治跌打损伤,肢体瘀肿疼痛,常与当归、乳香、没药等同用,如《医学衷中参西录》活络效灵丹;治癥瘕积聚,可配伍三棱、莪术、鳖甲等药。

2.心悸失眠

本品既能活血、凉血,又能清心除烦以安神。用于热病邪入心包之烦躁不寐,甚或神昏,可配伍生地、玄参、黄连等;若血不养心之失眠、心悸,常与生地、酸枣仁、柏子仁等同用,如《摄生秘剖》天王补心丹。

3.疮痈痛肿

本品既能凉血活血,又能清热消痈,可用于热毒瘀阻引起的疮痈肿毒,常配伍清热解毒药。

此外,近年来用本品治疗肝脾肿大、冠状动脉粥样硬化性心脏病、高血压病及血栓闭塞性动脉管炎,取得较好的疗效。

(四)用法用量

生用或酒炙用。煎服,5～15g。酒炒可增强活血化瘀之功。

(五)使用注意

不宜与藜芦同用。孕妇慎用。

九、红花

红花为菊科二年生草本植物红花的干燥花。全国各地多有栽培,主产于河南、四川、云南等地。夏季开花,花色由黄转为鲜红时采摘。阴干或微火烘干。

(一)主要性能

辛,温。归心、肝经。

(二)功效

活血通经、散瘀止痛。

(三)应用

1.血瘀证

本品具有活血通经,祛瘀止痛之功,为内、妇、伤、外科多种瘀血阻滞病证的常用药。妇科治痛经、经闭、产后瘀滞腹痛,配伍赤芍、延胡索、香附等以理气活血止痛;或配伍桃仁、当归、川芎等,如《医宗金鉴》桃红四物汤。内科多用于胸痹心痛、血瘀腹痛、胁痛、癥瘕积聚证,常与桃仁、川芎、牛膝等同用,如《医林改错》血府逐瘀汤;治胁肋刺痛,可与桃仁、柴胡、大黄等同用,如《医学发明》复元活血汤;治疗痕痕积聚,常配伍三棱、莪术、香附等药。伤科瘀滞肿痛者,本品善能通利血脉,消肿止痛,为治跌打损伤,瘀滞肿痛之要药,常配苏木、乳香、没药等药用;或制为红花油、红花酊涂擦。

2.斑疹

本品能活血化瘀以消斑,可用于瘀热郁滞之斑疹色暗,常配伍清热凉血透疹的紫草、大青叶等用,如《麻科活人书》当归红花饮。

(四)用法用量

生用。煎服,3～10g。外用适量。

(五)使用注意

孕妇忌用。有出血倾向者慎用。

(六)附药

西红花。为鸢尾科多年生草本植物番红花的花柱头。又名"藏红花""番红花"。产于欧洲及中亚地区。以往多由印度、伊朗经西藏输入。现我国已有栽培。味甘、平。归心、肝经。功效活血化瘀,凉血解毒,解郁安神。活血之功与红花相似,临床应用也基本相同,但力量较强,又兼有凉血解毒功效,尤宜于斑疹火热,疹色不红活及温患者营血之证。因本品货少价贵,临床应用不多。用量宜小,1.5～3g。煎服或沸水泡服。孕妇慎用。

十、桃仁

桃仁为蔷薇科落叶小乔木植物桃或山桃的干燥成熟种子。前者多为栽培,全国各地均产;后者主产于辽宁、河南等地,野生。果实成熟时采摘,除去果肉及核壳,取出种子,去皮,晒干。

(一)主要性能

苦、甘,平。有小毒。归心、肝、大肠经。

(二)功效

活血祛瘀,润肠通便,止咳平喘。

(三)应用

1. 血瘀证

本品能破血行血,为内、妇、伤、外科多种瘀血阻滞病证的常用药。治瘀血蓄积之癥瘕痞块,常配桂枝、丹皮、赤芍等药用,如《金匮要略》桂枝茯苓丸;治瘀血经闭、痛经、常与红花相须为用,配红花、川芎、当归等,如《医宗金鉴》桃红四物汤;治产后瘀滞腹痛,常配伍当归、川芎、干姜等,如《傅青主女科》生化汤;治跌打损伤,瘀肿疼痛,常配红花、柴胡、当归等药用,如《医学发明》复元活血汤;若配伍清热解毒药尚可用于肺痈、肠痈等证,如治肺痈可配苇茎、薏苡仁等药用,如《千金方》苇茎汤;治肠痈配冬瓜仁、芒硝等药,如《圣济总录》大黄牡丹皮汤。

2. 肠燥便秘

本品富含油脂,能润燥滑肠,故可用于肠燥便秘证。常配伍当归、火麻仁、瓜蒌仁等,如《脾胃论》润肠丸。

3. 咳喘证

本品润肺降气,可用于咳嗽气喘,常配苦杏仁,如《圣济总录》双仁丸。

(四)用法用量

生用或炒用。煎服,5～10g,捣碎用;桃仁霜入汤剂宜包煎。

(五)使用注意

孕妇忌用。便溏者慎用。本品有毒,不可过量。

十一、益母草

益母草为唇形科一年生或二年生草本植物益母草的干燥地上部分。全国大部分地区均产,野生或栽培。夏季花季采割,除去杂质,洗净,润透,切段后干燥。

(一)主要性能

辛、苦,微寒。归心、肝、膀胱经。

(二)功效

活血调经,利水消肿,清热解毒。

(三)应用

1.血瘀证

本品善能活血调经,为妇科经产之要药,故有"益母"之名。临证多用于血滞经闭、痛经、经行不畅、产后恶露不尽、瘀滞腹痛等证。治血滞经闭、痛经、月经不调,可单用熬膏服,如益母草流浸膏,益母草膏;亦可配当归、丹参、川芎等药用,如《集验良方》益母丸;治产后恶露不尽、瘀滞腹痛,既可单味煎汤或熬膏服用,亦可配当归、川芎、乳香等药用,如《傅青主女科》送胞汤;其他瘀滞证亦可选用,如治跌打损伤,多配伍乳香、没药等活血止痛药同用。

2.水肿,小便不利

本品利水之中兼能化瘀,尤宜于水瘀互结之水肿。可单用,或与茯苓、泽兰等利水药同用。

3.热毒疮痈

本品清热解毒,可用于瘀热阻滞之疮痈肿毒、皮肤痒疹。可单用鲜品捣敷或煎汤外洗,或与黄檗、苦参等药配伍煎汤内服。

(四)用法用量

生用或熬膏用。10～30g,煎服;或熬膏,入丸剂。外用适量捣敷或煎汤外洗。

(五)使用注意

无瘀滞及阴虚血少者忌用。孕妇忌用。

(六)附药

茺蔚子。为益母草的果实。性味甘、辛,微寒。归肝经。功能活血调经,凉肝明目。主要适用于月经不调,经闭痛经,产后瘀滞腹痛,肝热头痛,目赤肿痛等证。煎服,5～10g。或入丸、散。

十二、泽兰

泽兰为唇形科多年生草本植物毛叶地瓜儿苗的干燥地上部分。野生。全国大部分地区均产,主产于浙江、湖北、黑龙江等地。夏、秋两季采割,晒干,切段。

(一)主要性能

苦、辛,微温。归肝、脾经。

(二)功效

活血调经,祛瘀消痈,利水消肿。

(三)应用

1.血瘀证

本品行而不峻,广泛用于内、妇、伤、外科多种瘀滞证。尤善活血调经,为妇科经产瘀血病证的常用药。用治经闭、痛经、产后瘀滞腹痛,常配伍当归、川芎、香附等药用,如《医学心悟》泽兰汤;治胸胁损伤疼痛,常配丹参、郁金、延胡索等;若跌打损伤,瘀肿疼痛,可单用捣碎,亦可配伍当归、红花、桃仁等药用,如《医学心悟》泽兰汤;治外科疮痈肿毒初起,可单用捣碎,亦可配伍银花、黄连、赤芍等用,如夺命丹(《外科全生集》)。

2. 水肿、小便不利

本品芳香舒脾而行水肿,通利经脉之功较佳,而行水消肿之力则较弱。多用于产后水肿,身面水肿。治腹水身肿,配伍白术、茯苓、防己等。

(四)用法用量

生用。煎服,10～15g。外用适量。

十三、牛膝

牛膝为苋科多年生草本植物牛膝(怀牛膝)的干燥根。以栽培品为主,也有野生者。主产河南、河北、山西等地;冬季苗枯时采挖。洗净,晒干。

(一)主要性能

苦、甘、酸,平。归肝、肾经。

(二)功效

活血祛瘀,补肝肾,强筋骨,利水通淋,引火(血)下行。

(三)应用

1. 血瘀证

本品活血祛瘀力较强,性善下行,长于活血通经,化瘀疗伤,为妇科、伤科瘀血之常用药。治瘀阻经闭、痛经、月经不调、产后腹痛,常配当归、桃仁、红花,如《医林改错》血府逐瘀汤;治跌打损伤、腰膝瘀痛,与续断、当归、乳香等同用,如《伤科补要》舒筋活血汤。

2. 肾虚筋骨不健证

本品补肝肾,强筋骨,又通血脉而利关节,性善下行,用治下半身腰膝关节酸痛,为其专长,临证用药可视证候不同,随证配伍。用于肝肾亏虚之腰膝酸痛、下肢痿软,可配伍杜仲、续断、桑寄生等同用,如《扶寿精方》续断丸;若痹痛日久,腰膝酸痛,则与独活、桑寄生等药同用,如《千金方》独活寄生汤。若因湿热下注引起的腰膝关节酸痛,常与苍术、黄檗、薏苡仁同用,如《医学正传》四妙丸。

3. 淋证、水肿、小便不利

本品性善下行而利水通淋。治热淋、血淋、砂淋,症见小便不利或血尿,或尿道涩痛,常配冬葵子、瞿麦、车前子等药,如《千金方》牛膝汤;若水肿、小便不利,常配地黄、泽泻、车前子,以加强补肾利水之功,如《济生方》加味肾气丸。

4. 上部火热证

本品性善下行,能导热下泄,引火(血)下行,以降上炎之火、上逆之血、上亢之阳。如胃火上炎之齿龈肿痛、口舌生疮,可配地黄、石膏、知母等同用,如《景岳全书》玉女煎;若气火上逆,迫血妄行之吐血、衄血,可配白茅根、栀子、代赭石;治肝阳上亢之头痛眩晕,可与代赭石、生牡蛎、生龟板等配伍,如《医学衷中参西录》镇肝熄风汤。

(四)用法用量

生用或酒炙用。煎服,5～12g。活血通经、利水通淋、引火(血)下行宜生用;补肝肾、强筋骨宜酒炙用。

(五)使用注意

孕妇及月经过多者忌服。因本品性专下行,中气下陷,脾虚泄泻,下元不固,多梦遗精者慎用。

(六)附药

川牛膝为苋科植物川牛膝的干燥根。味甘、微苦，平。归肝、肾经。功能逐瘀通经，通利关节，利尿通淋。主要适用于经闭癥瘕，胞衣不下，跌扑损伤，风湿痹痛，足痿筋挛，尿血血淋。煎服，5～10g。孕妇慎用。

十四、鸡血藤

鸡血藤为豆科木质藤本植物密花豆的干燥藤茎。主产于广西、云南等地。多为野生。秋、冬两季采收茎藤，除去枝叶及杂质，润透，切片，晒干。

(一)主要性能

苦、甘，温。归肝、肾经。

(二)功效

活血补血，调经止痛，舒筋活络。

(三)应用

1. 血瘀证

本品活血通经，凡妇人血瘀所致的月经不调、痛经、闭经均为常用之品，因兼能补血，故上证兼血虚者尤宜。

治血瘀之月经不调、痛经、闭经，可配伍当归、川芎、香附等同用；若兼血虚月经不调、痛经、闭经，则配当归、熟地、白芍等药用。

2. 血虚证

本品补血之功虽偏弱，偶可用于血虚心悸、心慌、面色萎黄等证，可配伍补血药熟地、当归、白芍等以增其功。

3. 风湿痹证，肢麻瘫痪

本品活血补血，舒筋活络，为治疗经脉不畅之常用药。多用于风湿痹痛，手足麻木，肢体瘫痪证。治中风手足麻木，肢体瘫痪，常配伍益气活血通络药，如黄芪、丹参、地龙等药；如治风湿痹痛，肢体麻木，可配伍祛风湿药，如独活、威灵仙、桑寄生等药；治血虚不养筋之肢体麻木则多配益气补血药之黄芪、当归等药同用。

此外，用于因放射治疗所致的白血球下降，有一定疗效。

(四)用法用量

生用或熬膏用，或浸酒服。煎服，10～30g。

十五、土鳖虫

土鳖虫为鳖蠊科昆虫地鳖或冀地鳖雌虫的全体。全国各地均产，主产于湖南、湖北、江苏等地的产品最佳。野生或人工饲养，夏季捕捉；饲养者全年可捕捉。置沸水中烫死，晒干或烘干。

(一)主要性能

咸，寒。有小毒。归肝经。

(二)功效

破血逐瘀，续筋接骨。

（三）应用

1.血瘀经闭，癥瘕积聚

本品能破血逐瘀而消癥，常用于血瘀经闭，产后瘀滞腹痛，积聚痞块证。治血瘀经闭，产后瘀滞腹痛，常与大黄、桃仁等同用，如下瘀血汤；治癥积痞块，常配伍柴胡、桃仁、鳖甲等以化瘀消癥，如《金匮要略》鳖甲煎丸。

2.跌打损伤

本品能活血消肿止痛，续筋接骨疗伤，为伤科常用药，尤多用于筋伤骨折，瘀血肿痛及腰部扭伤等证。临床常与自然铜、骨碎补、乳香等同用，如《杂病源流犀烛》接骨紫金丹；治腰部扭伤，可单用研末调敷，或研末黄酒冲服。

（四）用法用量

生用或炒用。煎服，3～10g；研末服，1～1.5g，黄酒送服。外用适量。

（五）使用注意

孕妇忌用。

十六、自然铜

自然铜为硫化物类矿物黄铁矿族黄铁矿，主含二硫化铁矿石。主产于四川、湖南、广东等地。全年均可采集。采后除去杂质，砸碎，以火煅透，醋淬。

（一）主要性能

辛，平。归肝经。

（二）功效

散瘀止痛，续筋接骨。

（三）应用

伤科骨折，瘀肿疼痛本品活血散瘀止痛，续筋接骨疗伤，尤长于促进骨折的愈合，为伤科要药，外敷内服均可。临床多用于跌打损伤，骨折筋断，瘀肿疼痛证，常与乳香、没药、当归等药同用，如《张氏医通》自然铜散；或配伍苏木、乳香、血竭等，以治跌打伤痛，如《医宗金鉴》八厘散。

（四）用法用量

研末或水飞用。煎服，3～9g，先煎。入丸、散，醋淬研末服，每次0.3g。外用适量。

（五）使用注意

本品含砷等有害物质，火煅可使其含量降低。不宜久服。血虚无瘀者慎用。孕妇忌用。

十七、骨碎补

骨碎补为水龙骨科多年生附生蕨类植物槲蕨的根茎。产于浙江、广东、四川等地。全年均可采挖，以冬、春两季为主。除去叶及鳞片，洗净，润透，切片，干燥。

（一）主要性能

苦，温。归肝、肾经。

（二）功效

活血续伤，补肾强骨。

(三)应用

1.伤科瘀滞肿痛证

本品能活血散瘀、消肿止痛、续筋接骨,为伤科要药。凡跌扑闪挫,骨折筋伤,瘀滞肿痛证均有佳效。治跌扑损伤,可单用本品浸酒服,并外敷,亦可水煎服;或配伍没药、自然铜等,如《圣惠方》骨碎补散。

2.肾虚证

本品能温补肾阳,强筋健骨,用治肾虚腰痛脚弱,耳鸣耳聋,牙痛,久泄等证。治肾虚耳鸣、耳聋、牙痛,配熟地、山茱萸等;治肾虚腰痛脚弱,配补骨脂、牛膝;治肾虚久泻,既可单用,以本品研末,入猪肾中煨熟食之;亦可配补骨脂、益智仁、吴茱萸等同用以加强温肾暖脾止泻之效。

此外,本品外用具有消风祛斑之功,还可用于斑秃、白癜风等病证的治疗。

(四)用法用量

生用或砂烫用。煎服,10～15g。或泡酒服。外用适量,研末调敷或鲜品捣敷,亦可浸酒擦患处。

(五)使用注意

阴虚火旺,血虚风燥而无瘀滞者慎用。

十八、血竭

血竭为棕榈科常绿藤本植物麒麟竭的果实及树干中渗出的树脂。主产于印度、马来西亚、伊朗等国,我国的广东、台湾等地也有种植。多为栽培。秋季采集果实,置蒸笼内蒸煮,使树脂渗出;或将树干砍破或钻以若干小孔,使树脂自然渗出,凝固而成。

(一)主要性能

甘、咸,平。归心、肝经。

(二)功效

活血止痛,化瘀止血,生肌敛疮。

(三)应用

1.跌打损伤,瘀滞心腹疼痛

本品散瘀止痛,为伤科及其他各科瘀滞疼痛证之要药。治跌打损伤,瘀血肿痛,常与乳香、没药、儿茶等药同用,如《良方集腋》七厘散;治痛经、经闭、产后瘀滞腹痛或瘀阻心腹刺痛,多与当归、莪术、三棱等药配用。

2.外伤出血

本品止血不留瘀,适用于瘀血阻滞,血不归经的出血证。如外伤出血,血痔肠风等,可配伍儿茶、乳香、没药等,如《良方集腋》七厘散,亦可单用研末外敷患处。

3.疮疡不敛

本品外用,有敛疮生肌之功,可用治疮疡久溃不敛之证,可配伍乳香、没药等,如《圣济总录》血竭散,亦可单用本品研末外敷。

(四)用法用量

打碎研末用。内服,研末,每次 1～2g。外用适量,研末外敷。

（五）使用注意

无瘀血者不宜用,孕妇及月经期忌用。

十九、莪术

莪术为姜科多年生草本植物蓬莪术、广西莪术或温郁金的干燥根茎。蓬莪术主产于福建、四川等地;广西莪术主产于广西;后者习称"温莪术",主产于四川,广东等地。秋、冬两季茎叶枯萎后采挖。除去地上部分、须根、鳞叶,洗净蒸或煮至透心,晒干。

（一）主要性能

辛、苦,温。归肝、脾经。

（二）功效

破血行气,消积止痛。

（三）应用

1. 血瘀气滞证

本品能破血消癥,行气止痛,临床多用于血瘀气滞所致的癥瘕积聚、经闭,以及气滞、血瘀、食停、寒凝所致的心腹瘀痛证,常与三棱相须为用。治癥瘕痞块,常与三棱、当归、香附等同用,如《寿世保元》莪术散;治胁下痞块,可配丹参、三棱、鳖甲、柴胡等药用;治血瘀经闭、痛经,常配当归、红花、牡丹皮等;用于跌打损伤,瘀肿疼痛,常与其他祛瘀疗伤药同用。

2. 食积气滞证

本品能行气止痛,消食化积,用于食积不化之脘腹胀痛,可配伍青皮、槟榔用,如《证治准绳》莪术丸。

（四）用法用量

生用或醋制用。煎服,3～15g。醋制后可加强祛瘀止痛作用。外用适量。

（五）使用注意

孕妇及月经过多者忌用。

二十、三棱

三棱为黑三棱科植物黑三棱的块茎。主产于江苏、河南、江西等地。野生或栽培。冬季至次春挖取块茎,去掉茎叶须根,洗净,削去外皮,晒干。

（一）主要性能

辛、苦,平。归肝、脾经。

（二）功效

破血行气,消积止痛。

（三）应用

本品所治病证与莪术基本相同,常相须为用。然三棱偏于破血,莪术偏于破气。

（四）用法用量

生用或醋制用。煎服,3～10g。醋制后可加强祛瘀止痛作用。

（五）使用注意

孕妇及月经过多忌用。

二十一、水蛭

水蛭为水蛭科动物蚂蟥、水蛭及柳叶蚂蟥的干燥全体。全国各处均有出产,多属野生,夏秋季捕捉。捕捉后洗净,用沸水烫死,切段晒干或低温干燥。

(一)主要性能

咸、苦,平。有小毒。归肝经。

(二)功效

破血通经,逐瘀消癥。

(三)应用

1. 血瘀经闭,癥瘕积聚

本品破血逐瘀力强,主要用于血滞经闭,癥瘕积聚等证,常与逐瘀消癥,破血通经药虻虫、大黄、桃仁同用,如《伤寒论》抵当汤;若日久体虚者,可配人参、当归等补气养血药,如《温病条辨》化癥回生丹。

2. 跌打损伤,心腹疼痛

本品破血逐瘀之功亦常用于伤科、内科瘀滞较重者。如跌打损伤,可配活血疗伤之苏木、自然铜等药用,如《普济方》接骨火龙丹;治瘀血内阻,心腹疼痛,大便不通,则配伍泻下逐瘀之大黄、牵牛子,如《济生方》夺命散。

此外,现代临床用治血小板增多症、脑出血颅内血肿,有较好疗效。

(四)用法用量

生用或用滑石粉烫后用。煎服,1～3g;研末服,0.3～0.5g。以入丸、散或研末服为宜。

(五)使用注意

孕妇及月经过多者忌用。

第二十七章　化痰药

凡以消痰,祛痰为主要功效,常用于治疗痰证的药物,称为化痰药。本类药物依据其性能特点及功效主治之不同,大致可分为温化寒痰药、清化热痰药二类。

化痰药味多辛苦,少数药味甘、咸,性或温或寒凉,主归脾、肺经。辛能宣通肺气,苦能燥湿化痰,降泄肺气,甘润肺燥,咸能软坚;温以散寒,凉可清热。肺居上焦,为"贮痰之器",脾居中焦,主运化水湿,为"生痰之源";化痰药主治痰证。痰者,既是病理产物,又是致病因素,它"随气升降,无处不到",所以痰所致病证甚多;如痰阻于肺之咳喘痰多;痰扰心神之睡眠不安;痰蒙清阳之眩晕;痰蒙心窍之昏厥、癫痫;肝风夹痰之中风、惊厥;痰火互结之瘰疬、瘿瘤;痰凝肌肉,流注骨节之阴疽流注;痰阻经络之肢体麻木,半身不遂,口眼㖞斜,皆可用化痰药治之。

部分药物兼有止咳、平喘、软坚散结、消肿止痛之功。可用于咳嗽,气喘,瘰疬痰核及痈疽肿毒等证。

应用化痰药时,因视病证不同,结合病因及兼证,选择相应的化痰药外,并作适当的配伍以增强疗效,因痰多易发咳嗽,咳喘又多夹痰,故化痰药、止咳药、平喘药三者常配伍同用。再则应根据痰、咳、喘的不同病因病机而配伍,以治病求本,标本兼顾。如寒饮阻肺,配温肺化饮药;肺热咳痰者,应配清肺泻火药;湿痰郁遏,配健脾燥湿药;燥痰袭肺,则当配清肺养阴之品;风痰上扰,则配伍化痰息风药。

此外,如癫痫、惊厥、眩晕者,则当配化痰开窍药、安神药、平肝息风药;治痰核、瘰疬、瘿瘤者,配软坚散结之品;阴疽流注者,配温阳散结之品。

因"脾为生痰之源",脾虚运化失司,水湿内生,聚湿生痰,故常配健脾燥湿药同用,以标本兼顾。又因痰为有形之邪,易阻滞气机,"气滞则痰凝,气行则痰消",故常配理气药,以加强化痰之功。

某些温燥之性强的化痰药,凡痰中带血等有出血倾向者,宜慎用;麻疹初起兼有表邪之咳嗽,对收敛性及温燥之药尤为所忌。

第一节　温化寒痰药

本类药物味多辛苦,性偏温燥,主归肺、脾、肝经,以温肺祛寒,燥湿化痰为主要功效,主用于寒痰、湿痰所致的咳嗽气喘、痰多色白、苔腻之证,以及寒痰、湿痰所致的眩晕、肢体麻木、阴疽流注。部分药兼有外用消肿止痛之功,又可用于疮痈肿毒。部分药药性偏温燥,不宜用于热痰、燥痰之证。

一、半夏

半夏为天南星科多年生草本植物半夏的干燥块根。全国南北各地均有,以长江流域生产为主。夏、秋二季采挖,除去外皮及须根,晒干,为生半夏;一般用姜汁、明矾制过入药;经白矾制者为清半夏;经生姜和白矾制者为姜半夏;经石灰和甘草制者为法半夏。

(一)主要性能

辛,温。有毒。归脾、胃、肺经。

(二)功效

燥湿化痰,降逆止呕,消痞散结;外用消肿止痛。

(三)应用

1.湿痰,寒痰证

本品为燥湿化痰,温化寒痰之要药。治痰湿壅滞之咳嗽声重,痰白质稀者,常配陈皮、茯苓同用,如《和剂局方》二陈汤;若属寒饮咳喘,痰多清稀者,多与干姜、细辛等温肺化饮药配伍,如《伤寒论》小青龙汤;湿痰上犯清阳之头痛、眩晕、呕吐痰涎者,则配天麻、白术以化痰息风,如《古今医鉴》半夏白术天麻汤。

2.呕吐

本品降逆和胃,为止呕要药。各种原因之呕吐,皆可随证配伍使用,对痰饮或胃寒所致的胃气上逆呕吐尤宜,常与生姜同用,如《金匮要略》小半夏汤;若胃热呕吐,配黄连;治胃虚呕吐,配人参、白蜜。

3.痰结证

本品善于化痰消痞散结。可用于痰气或痰热互结所致心下痞,结胸,梅核气。治痰热阻滞,寒热错杂之心下痞满者,常配干姜、黄连、黄芩以苦辛通降,开痞散结,如《伤寒论》半夏泻心汤;若治痰热结胸,配瓜蒌、黄连,如《伤寒论》小陷胸汤;治梅核气,气郁痰凝者,配紫苏、厚朴、茯苓等,以行气解郁,化痰散结,如《金匮要略》半夏厚朴汤。

4.痰核,瘿瘤,痈疽肿毒及毒蛇咬伤

本品内服能消痰散结,外用能消肿止痛。治瘿瘤、痰核,常配海藻、昆布、浙贝等化痰散结之品;治痈疽发背、无名肿毒初起或毒蛇咬伤,可生品研末调敷或鲜品捣敷。

(四)用法用量

用姜汁、明矾制过用。煎服,3~10g。生品有毒,内服宜炮制用。其中姜半夏长于降逆止呕,法半夏长于燥湿,半夏曲长于化痰消食,竹沥半夏能清化热痰。外用生品,适量。

(五)使用注意

反乌头,不宜与乌头类药物同用。阴虚燥咳,血证,热痰,燥痰应慎用。

二、天南星

天南星为天南星科多年生草本植物天南星、异叶天南星或东北天南星的干燥块茎。本品主产于河南、河北、四川等地;异叶天南星主产于江苏、浙江等地;东北天南星产于吉林、辽宁等地。秋、冬二季采挖,除去茎叶、须根及外皮,晒干,即生南星;用明矾、生姜炮制后用,为制南星;用胆汁炮制为胆南星。

(一)主要性能

苦、辛,温。有毒。归肺、肝、脾经。

(二)功效

燥湿化痰,祛风止痉;外用散结消肿。

（三）应用

1.湿痰，寒痰证

本品燥湿化痰之功与半夏相似，然燥烈之性尤过之。治湿痰阻肺，咳喘痰多，胸膈胀闷，常与半夏、枳实、橘红配伍，如《严氏济生方》导痰汤；用于寒痰咳嗽，痰白清稀，多配伍半夏、肉桂，如《洁古家珍》姜桂丸。

2.风痰阻络证

本品善祛风痰而止痉厥。可用于风痰眩晕、痰壅中风、癫痫、破伤风等证。治风痰眩晕，配半夏、天麻等；治风痰留滞经络，半身不遂，手足顽麻，口眼歪斜等，则配半夏，川乌、白附子等；治癫痫，可与半夏、全蝎、僵蚕等同用，如《杨氏家藏方》五痫丸；治破伤风角弓反张，痰涎壅盛，则配白附子、天麻、防风等，如《外科正宗》玉真散。

此外，本品外用能消肿散结止痛。治痈疽肿痛、痰核，可研末醋调敷；治毒蛇咬伤，可配雄黄外敷。

（四）用法用量

用姜汁、明矾制过用。煎服，3～10g，有毒，内服炮制用。外用适量。

（五）使用注意

阴虚燥痰及孕妇忌用。

（六）附药

胆南星为制天南星的细粉与牛、羊或猪胆汁经加工而成。或为生天南星细粉与牛、羊或猪胆汁经发酵加工而成。性味苦，凉。归肝、胆经。功能清热化痰，息风定惊。主要适用于痰热惊风抽搐、中风、癫痫、头风眩晕、痰火喘咳等证。煎服，3～6g。

三、白附子

白附子为天南星科多年生草本植物独角莲的干燥块茎。主产于河南、甘肃、湖北等地。秋季采挖，除去残茎、须根及外皮；用硫黄熏1～2次，晒干。

（一）主要性能

辛，温。有毒。归胃、肝经。

（二）功效

燥湿化痰，祛风止痉。外用：解毒散结。

（三）应用

1.风痰阻络证

本品燥烈有毒，功似南星，为祛风痰之要药，有逐寒湿而化痰，祛风邪而止痉之功。主用于风痰壅盛，口眼歪斜、惊风癫痫、破伤风等证。治风痰壅盛之抽搐或口眼歪斜、惊风、癫痫，常配半夏、南星；治中风口眼歪斜，常配全蝎、僵蚕用；治破伤风，配防风、天麻、南星等药用。

2.痰厥头痛、眩晕证

本品既祛风痰，又能止痛，其性上行，尤擅治头面部诸疾。治痰厥头痛、眩晕，常燥湿化痰之半夏、天南星等药配伍；治偏头风痛，可与祛风止痛之白芷配伍。

3.瘰疬痰核，毒蛇咬伤

本品外用又能解毒散结，治瘰疬痰核，可鲜品捣烂外敷；治毒蛇咬伤可磨汁内服并外敷，亦可配其他解毒药同用。

(四)用法用量

用白矾、生姜制后切片用。煎服,3～6g;研末服0.5～1g,宜炮制后用。外用适量。

(五)使用注意

阴虚、血虚动风或热盛动风者不宜使用,孕妇忌用。生品仅供外用。

四、芥子

芥子为十字花科一年生或二年生草本植物白芥的干燥成熟种子。主产于安徽、河南、四川等地。夏末秋初果实成熟时割取全株,晒干后打下种子,除去杂质。

(一)主要性能

辛,温。归肺、肝经。

(二)功效

温肺化痰行气,散结通络止痛。

(三)应用

1.寒痰喘咳,悬饮证

本品长于温肺化痰逐饮,行气通络。治寒痰壅肺,咳喘胸闷,痰多色白清稀,配苏子、莱菔子,如《韩氏医通》三子养亲汤;若悬饮咳喘,胸胁疼痛者,可配甘遂、大戟等以豁痰逐饮,如《三因方》控涎丹。

2.阴疽流注,肢体麻木,关节肿痛

本品温通经络,又能消肿散结止痛,为治阴疽漫肿常用之品。治痰湿流注所致的阴疽肿毒,常配温阳补血,散寒通滞之鹿角胶、麻黄等药,如《外科全生集》阳和汤;若治痰湿阻滞经络之肢体麻木或关节肿痛,可配活血通经药如马钱子、没药等,如《妇人大全良方》白芥子散。

(四)用法用量

生用或炒用。煎服,3～9g。研末服,0.5～1g。外用适量,研末调敷。

(五)使用注意

久咳肺虚及阴虚火旺者忌用;有出血倾向者、消化道溃疡及皮肤过敏者忌用。用量不宜过大。

五、旋覆花

旋覆花为菊科多年生草本植物旋覆花或欧亚旋覆花的干燥头状花序。主产于河南、河北、江苏等地。夏秋季花开时采收,除去杂质,阴干或晒干。

(一)主要性味

苦、辛、咸,微温。归肺、胃经。

(二)功效

降气化痰,降逆止呕。

(三)应用

1.痰饮壅肺或蓄结痞满证

本品降气化痰而平喘咳,化痰行水而除痞满。可用于寒痰咳喘,常配苏子、半夏;若属痰热者,则须配桑白皮、瓜蒌以清热化痰;若顽痰胶结,胸中满闷者,则配海浮石、海蛤壳等以化痰软坚。

2.胃气上逆证

本品亦善降胃气,所谓"诸花皆升,旋覆独降",临床常用于治疗痰浊中阻,胃气上逆之噫气呕吐,胃脘痞硬者,配代赭石、半夏、生姜等,如《伤寒论》旋覆代赭汤。

(四)用法用量

生用或蜜炙用。煎服,3～10g;包煎。

(五)附药

金沸草为旋覆花的全草。性味、功效与旋覆花相似,性善疏散,祛痰化饮之功较花为胜。主要用于外感咳嗽痰多之证。煎服,5～10g。

六、白前

白前为萝摩科多年生草本植物柳叶白前或芫花叶白前的干燥根茎及根。主产于浙江、安徽、福建等地。秋季采挖,洗净晒干。

(一)主要性能

辛、苦,微温。归肺经。

(二)功效

降气,消痰,止咳。

(三)应用

痰、咳、喘证。本品长于祛痰降肺气以平咳喘,且药性平和,故无论属寒属热,外感内伤,新久咳嗽均可用之,尤以痰湿或寒痰阻肺,肺气失降者为宜。治风邪犯肺,咳嗽咽痒,咯痰不爽者,配荆芥、桔梗、紫菀等解表宣肺止咳之品,如《医学心悟》止嗽散;治肺热咳喘,可配桑白皮、石膏等清泻肺热之品;若咳喘水肿,喉中痰鸣,不能平卧,则配紫菀、半夏、大戟等以逐饮平喘,如《圣济总录》白前汤。

(四)用法用量

生用或蜜炙用。煎服,3～10g;或入丸、散。

第二节 清化热痰药

本类药物味甘质润,或咸软坚,性多寒凉,以清化热痰,润燥化痰为主要功效,主治热痰证,如咳嗽气喘,痰黄质稠者;或燥痰犯肺所致痰稠难咯,唇舌干燥之证;部分药物兼软坚散结,可用于痰热癫痫、中风惊厥、瘰疬、痰火瘰疬等证。

本类药物药性寒凉,故寒痰与湿痰证不宜使用。

一、前胡

前胡为伞形科多年生草本植物白花前胡的干燥根。主产于浙江及河南、湖南等地。秋冬季或早春茎叶枯萎或未抽花茎时采挖,除去残留茎叶及须根、泥土,晒干。

(一)主要性能

苦、辛,微寒。归肺经。

(二)功效

降气化痰,疏散风热。

(三)应用

1.痰热咳喘

本品长于降气化痰,又兼清肺热,宜用于痰热壅肺,肺失宣降之咳喘胸闷,咯痰黄稠量多,常与桑白皮、贝母、杏仁等同用,如《圣惠方》前胡散;因本品药性微寒,亦可用于湿痰、寒痰证,若湿痰咳嗽,痰多气急,多与半夏、茯苓、陈皮等同用,如《证治准绳》前胡半夏汤;若寒痰壅肺,咳嗽气短,多与苏子、半夏、肉桂等同用,如《和剂局方》苏子降气汤。

2.风热咳嗽

本品具有疏散风热,化痰止咳之功。用治外感风热,咳嗽痰黄,常配桑叶、薄荷、桔梗等以增强发散风热,宣肺止咳之功;若配辛温发散,化痰止咳之品如紫苏、杏仁、半夏等同用,也可治风寒咳嗽,如《温病条辨》杏苏散。

(四)用法用量

生用或蜜炙用。煎服,6～10g;或入丸、散。

二、桔梗

桔梗为桔梗科多年生草本植物桔梗的干燥根。主产安徽、江苏、山东等地。华东地区质量较优。秋季采挖,除去须根,刮去外皮,放清水中浸2～3h,切片。

(一)主要性能

苦、辛,平。归肺经。

(二)功效

宣肺,祛痰,利咽,排脓。

(三)应用

1.咳嗽痰多

本品开宣肺气,祛痰力强,且药性平和,无论寒热皆可应用。风寒咳嗽,痰白清稀,配紫苏、杏仁,如《温病条辨》杏苏散;风热咳嗽或风温初起痰黄而稠者,配桑叶、菊花、杏仁,如《温病条辨》桑菊饮;若治痰阻气滞,胸膈痞闷,常配瓜蒌壳、枳壳以宣降肺气,理气宽胸。

2.咽喉肿痛,失音

本品能宣肺祛痰以利咽开音。凡外邪犯肺,咽痛失音者,常配甘草、牛蒡子等用,如《金匮要略》桔梗汤或《医学心悟》加味甘桔汤。治热毒壅盛,咽喉肿痛,可配射干、马勃、板蓝根等以清热解毒利咽。

3.肺痈

本品能宣畅肺气,祛痰排脓。治肺痈胸痛发热,咳吐脓血,咯痰腥臭者,可配甘草用之,如《金匮要略》桔梗汤;或配鱼腥草、冬瓜仁、芦根等以加强清肺排脓之效。

此外,本品又可开宣肺气而通二便,用治癃闭、便秘。

(四)用法用量

生用或炒用。煎服,3～10g;或入丸、散。

（五）使用注意

胃、十二指肠溃疡者慎服。用量过大易致恶心呕吐。

三、川贝母

川贝母为百合科多年生草本植物川贝母、暗紫贝母、甘肃贝母、梭砂贝母、太白贝母或瓦布贝母的干燥地下鳞茎。按不同性状习称"松贝""青贝""炉贝"。主产于四川及云南、西藏等地。夏、秋二季采挖,除去须根,粗皮及泥沙,晒干或低温干燥。

（一）主要性能

苦、甘,微寒。归肺、心经。

（二）功效

清热化痰,润肺止咳,散结消痈。

（三）应用

1. 肺热、肺燥、肺虚咳嗽

本品既能清肺化痰,又善润肺止咳,尤宜于内伤久咳、燥咳、热痰咳嗽等证。治肺阴虚劳嗽,久咳有痰者,常配沙参、麦冬等以养阴润肺化痰止咳;治肺热、肺燥咳嗽,常配知母以清肺润燥,化痰止咳,如《急救仙方》二母散;或配麦冬、紫菀,以养阴润肺,如《证治准绳》贝母散。

2. 瘰疬、乳痈、肺痈

本品具有清热散结消痈之功。治痰火郁结之瘰疬痰核,常配玄参、牡蛎等药用,如《医学心悟》消瘰丸;治热毒壅结之乳痈、肺痈,常配清热解毒,消肿散结之蒲公英、鱼腥草、连翘等药。然川贝母散结之功弱于浙贝母,临床运用时多选择后者。

（四）用法用量

生用。煎服,3～10g;研末冲服,1 次 1～2g。

（五）使用注意

不宜与乌头类药物同用。寒痰、湿痰者慎用。

四、浙贝母

浙贝母为百合科多年生草本植物浙贝母的干燥鳞茎。原产于浙江象山,主产于浙江及江苏、江西等地。初夏植株枯萎时采挖,洗净,大者除去芯芽,习称"大贝";小者不去芯芽,习称"珠贝"。擦去外皮,拌以煅过的贝壳粉,吸去浆汁,切厚片或打成碎块。

（一）主要性能

苦,寒。归肺、心经。

（二）功效

清热化痰,散结消痈。

（三）应用

1. 风热、痰热咳嗽

本品功似川贝母,而性味偏苦寒,尤擅清热化痰,降泄肺气。多用于风热咳嗽及肺热咳嗽,前者常配疏散风热,清肺止咳之桑叶、牛蒡子同用,后者多配其他清热化痰药如瓜蒌、知母等以增强疗效。

2.瘰疬,瘿瘤,疮痈,肺痈

本品苦寒清泄,其化痰散结消痈之功强于川贝母,治痰火郁结之瘰疬,可配玄参、牡蛎等,如《医学心悟》消瘰丸;治瘿瘤,配海藻、昆.布以化痰散结;治疮毒乳痈,多配清热解毒之连翘、蒲公英等,内服外用均可;治肺痈咳吐脓血,常配清肺化痰消痈之鱼腥草,芦根、桃仁等。

(四)用法用量

生用。煎服,5～10g。

(五)使用注意

同川贝母。

五、瓜蒌

瓜蒌为葫芦科多年生草质藤本植物栝楼和双边栝楼的干燥成熟果实。全国大部分地区均产,主产于河北、安徽、浙江等地。秋季果实成熟时采收,将壳与种子分别干燥。

(一)主要性能

甘、微苦,寒。归肺、胃、大肠经。

(二)功效

清热化痰,行气散结,润肠通便。

(三)应用

1.痰热咳喘

本品善清肺热,润肺燥而化热痰、燥痰。用治痰热郁肺,咳嗽痰黄,质稠难咯,胸膈痞满者,可配黄芩、胆南星、枳实等以加强清热化痰,行气宽胸之功,如《医方考》清气化痰丸。若干咳无痰或痰少质粘及咯痰不爽者,属燥热伤肺,则配川贝母、天花粉、桔梗等以润肺化痰。

2.胸痹、结胸

本品能行气宽胸散结。治胸阳不振,痰气互结之胸痛彻背,喘息咳嗽,常配薤白、半夏同用,如《金匮要略》栝楼薤白白酒汤、栝楼薤白半夏汤;治痰热互结,胸脘痞闷,按之则痛,或痰黄稠,常配黄连、半夏,如《伤寒论》小陷胸汤。

3.肺痈,肠痈,乳痈

本品能清热散结消肿,常配清热解毒药以治痈证,如治肺痈咳吐脓血,配鱼腥草、芦根等以清肺排脓;治肠痈,可配败酱草、红藤等共奏清热解毒,消痈散结之功;治乳痈初起,红肿热痛,配当归、乳香、没药,如《妇人大全良方》神效瓜蒌散以活血散瘀止痛。

4.肠燥便秘

其种仁富含油脂,长于润燥滑肠,适用于肠燥便秘,常配火麻仁、郁李仁、生地等同用。

(四)用法用量

生用,或以仁制霜用。煎服,全瓜蒌9～15g。瓜蒌皮6～12g,瓜蒌仁9～15g,打碎入煎。

(五)使用注意

脾虚便溏者及寒痰、湿痰证忌用。本品反乌头。

六、竹茹

竹茹为禾本科多年生常绿乔木或灌木植物青秆竹、大头典竹或淡竹的茎秆的中间层。主产于长江流域和南方各地。全年均可采制,取新鲜茎,刮去外层青皮,将稍带绿色的中间层刮成丝状,或削成薄片,摊放阴干。前者称"散竹茹",后者称"齐竹茹"。

(一)主要性能

甘,微寒。归肺、胃、心、胆经。

(二)功效

清热化痰,清心除烦,清胃止呕。

(三)应用

1.痰热咳嗽

本品善清化热痰。治肺热咳嗽,痰黄稠者,常配瓜蒌、桑白皮等同用。

2.心烦失眠

本品善清热化痰,清心除烦。治痰火内扰,胸闷痰多,心烦不寐者,常配枳实、半夏、茯苓,如《千金方》温胆汤。

3.胃热呕吐

本品能清热降逆止呕,为治胃热呕逆之要药。用于胃热或胃有痰热,胃失和降的呕吐,常配黄连、陈皮、半夏等药,如《温热经纬》黄连竹茹橘皮半夏汤;若胃虚有热之呕吐,配人参、陈皮、生姜等;治胎热恶阻之呕逆,常配黄芩、苏梗等同用。

(四)用法用量

生用、炒用或姜汁炙用。煎服,6～10g。生用清化痰热,姜汁炙用止呕。

(五)使用注意

寒痰咳嗽,胃寒呕吐者不宜用。

(六)附药

1.竹沥

系新鲜的淡竹和青秆竹等竹竿经火烤灼而流出的淡黄色澄清液汁。性味甘;寒。归心、肺、肝经。功能清热豁痰,定惊利窍。主要适用于痰热咳喘,中风痰迷,惊痫癫狂。内服30～50g,冲服。

本品不能久藏,但可熬膏瓶贮,称竹沥膏;近年用安瓿瓶密封装置,可以久藏。但本品性寒滑,对寒痰及便溏者忌用。

2.天竺黄

为青皮竹或华思劳竹等竹竿内分泌液干燥后的块状物。性味甘,寒。归心、肝经。功能清热化痰,清心定惊。主要适用于小儿惊风,中风癫痫,热病神昏及痰热咳喘。煎服,3～6g;研粉冲服,每次 0.6～1g。

七、海藻

海藻为马尾藻科植物海蒿子(大叶海藻)或羊栖菜(小叶海藻)的干燥藻体。主产于浙江、福建、山东等沿海地区。夏、秋两季采捞,除去杂质,清水洗净,切段晒干用。

(一)主要性能

咸,寒。归肝、肾经。

(二)功效

消痰软坚散结,利水消肿。

（三）应用

1.瘿瘤、瘰疬、睾丸肿痛

本品软坚，消痰散结，可用于痰火郁结之瘿瘤、瘰疬、睾丸肿痛等证。治瘿瘤，常配昆布、贝母等药用，如《医宗金鉴》海藻玉壶汤；若痰火郁结之瘰疬，常与夏枯草、玄参、连翘等同用，如《疡医大全》内消瘰疬丸；治痰气互结之睾丸肿胀疼痛，配橘核、昆布、川楝子等，如《济生方》橘核丸。

2.水肿

本品有利水消肿之功，唯力薄，多与茯苓、猪苓、泽泻等利湿药同用以增强疗效。

（四）用法用量

生用。煎服，6～12g。

（五）使用注意

反甘草。

八、昆布

昆布为海带科植物海带或翅藻科植物昆布的干燥叶状体。主产于浙江、山东、辽宁等地。夏、秋两季采捞，除去杂质，漂净，切宽丝，晒干。

（一）主要性能

咸，寒。归肝、肾经。

（二）功效

消痰软坚散结，利水消肿。

（三）应用

同海藻，常与海藻相须而用。

（四）用法用量

煎服，6～12g。

第二十八章　止咳平喘药

凡以制止或减轻咳嗽和喘息为主要功效,常用于治疗咳嗽、喘息证的药物,称为止咳平喘药。

止咳平喘药味或辛或苦或甘,药性或温或寒,主归肺经。

本类药物或辛宣,或质润,或偏燥,然咳嗽、喘证之病因亦各有所异,故本类药物主要通过宣肺、清肺、润肺、降肺、敛肺等作用,主治各种原因引起的肺失宣畅所致的咳嗽、气喘之证,其中有的药物偏于止咳,有的偏于平喘,有的药则兼而有之。部分药物兼有化痰之功。可用于痰壅肺络所致咳嗽、喘证。

应用本类药物治疗咳喘证时,因其病情复杂,有外感内伤之别,寒热虚实之异。用当审证求因,随证选用不同的止咳、平喘药,并予以相应配伍。如外感而咳嗽、喘息者,当配发散表邪药;肺寒者,配伍温肺散寒药;肺热者,当配伍清肺泻火药;痰涎壅盛者,配化痰药;肺阴虚而干咳少痰者,配养阴润肺药;肾不纳气之虚喘者,又当配补益肺肾之品;总之不可见咳治咳,见喘治喘。

表证、麻疹初起,不能单投止咳药,当以疏解宣发为主,少佐止咳药物,更不能过早使用敛肺止咳药。个别麻醉镇咳定喘药,因易成瘾,易恋邪,用之宜慎。

一、苦杏仁

苦杏仁为蔷薇科落叶乔木植物山杏、西伯利亚杏、东北杏或杏的干燥成熟种子。主产中国东北、华北、西北等地。夏季采收成熟果实,除去果肉及核壳,晾干。

(一)主要性能

苦,微温。有小毒。归肺、大肠经。

(二)功效

止咳平喘,润肠通便。

(三)应用

1. 咳喘证

本品具疏利开通之性,在肃降肺气之中兼宣肺而能止咳平喘,为治咳喘之要药,凡咳喘证,无论新久、寒热、虚实,有无外感,皆可配伍应用。如风寒咳喘,当散风寒以宣肺平喘,配麻黄、甘草,如《伤寒论》三拗汤;若风热咳嗽,当散风热以清肺止咳,配桑叶、菊花,如《温病条辨》桑菊饮;治肺热咳喘,当清泄肺热以宣肺平喘,配石膏等,如《伤寒论》麻杏石甘汤;治寒痰咳喘,当温肺化饮,配半夏、细辛、干姜等;治燥热咳嗽,痰少难咯,当清肺润燥,配桑叶、贝母、沙参,如《医门法律》清燥救肺汤。

2. 肠燥便秘

本品质润多脂,功能润肠通便。常配柏子仁、郁李仁等同用,如《世医得效方》五仁丸。

(四)用法用量

生用或炒用。煎服,5～10g,宜打碎入煎,或入丸、散。

（五）使用注意

本品有小毒，用量不宜过大；婴儿慎用。

（六）附药

甜杏仁。为蔷薇科植物杏或山杏的部分栽培种而其味甘甜的成熟种子。性味甘平，功效与苦杏仁类似，药力较缓，而滋润之性较佳，且偏于润肺止咳。主要适用于虚劳咳嗽或津伤便秘。

二、紫苏子

紫苏子为唇形科一年生植物紫苏的干燥成熟果实。主产于江苏、安徽、河南等地。秋季果实成熟时采收，晒干。

（一）主要性能

辛，温。归肺，大肠经。

（二）功效

降气化痰，止咳平喘，润肠通便。

（三）应用

1. 痰壅气逆咳喘

本品长于降气，化痰，气降痰消则咳喘自平。用治痰壅气逆咳喘，胸闷食少，甚则不能平卧之证，常配化痰降气之白芥子、莱菔子，如《韩氏医通》三子养亲汤；若上盛下虚之久咳痰喘，则配温肾化痰下气之肉桂、半夏、厚朴等，如《和剂局方》苏子降气汤；治风寒外束，痰热内蕴之咳喘哮鸣，常与清化热痰，宣降肺气之麻黄、杏仁、桑白皮等药同用，如《摄生众妙方》定喘汤。

2. 肠燥便秘

本品富含油脂，具有润肠通便之功，常配杏仁、火麻仁、瓜蒌仁等，如《济生方》紫苏麻仁粥。

（四）用法用量

生用或微炒，用时捣碎。煎服，3～10g；或入丸、散。

（五）使用注意

阴虚喘咳及脾虚便溏者慎用。

三、百部

百部为百部科多年生草本植物直立百部、蔓生百部或对叶百部的干燥块根。主产于安徽、浙江、江苏等地。春、秋二季采挖，除去须根，洗净、置沸水中略烫或蒸至无白心，取出，晒干。

（一）主要性能

甘、苦，微温。归肺经。

（二）功效

润肺止咳，杀虫灭虱。

（三）应用

1. 新久咳嗽，百日咳，肺痨咳嗽

本品功专润肺止咳，无论外感、内伤、暴咳、久嗽，皆可用之。治风寒咳嗽，配荆芥、桔梗、紫菀等，以宣肺化痰止咳，如《医学心悟》止嗽散；久咳不已，气阴两虚者，则配黄芪、沙参、麦冬等，以补气养阴止咳，如《本草汇言》百部汤；治肺痨咳嗽，偏阴虚者，常配沙参、麦冬、川贝母等，以增强滋阴润肺,化痰止咳之功。

2.蛲虫病、头虱、体虱

本品外用有杀虫灭虱之功。治蛲虫病,可每日用生百部30g浓煎取汁30ml,睡前保留灌肠;亦可制成20%乙醇液或50%水煎剂外搽,以治疗头虱、体虱及疥癣;此外,尚可用治阴道滴虫,单用或配蛇床子、苦参等煎汤坐浴外洗。

(四)用法用量

生用或蜜炙用。煎服,3～10g。外用适量。久咳虚嗽宜蜜炙用,杀虫灭虱宜生用。

四、紫菀

紫菀为菊科多年生草本植物紫菀的干燥根及根茎。主产于河北、安徽、黑龙江等地。春、秋二季采挖,除去有节的根茎,编成辫状晒干。

(一)主要性能

苦、辛、甘,微温。归肺经。

(二)功效

润肺下气,化痰止咳。

(三)应用

咳嗽有痰。本品长于润肺下气,化痰止咳。对咳嗽之证,无论外感、内伤,寒热虚实,皆可用之。如风寒犯肺,咳嗽咽痒,咯痰不爽,或微有恶风发热,宜宣利肺气,疏风止咳,配荆芥、桔梗、百部等,如《医学心悟》止嗽散;治肺热咳嗽,痰黄质稠,常与清肺化痰止咳之黄芩、浙贝母、桑白皮等药配伍;若治阴虚久咳,痰中带血,则配阿胶、贝母等以养阴润肺,化痰止嗽。

(四)用法用量

生用或蜜炙用。煎服,5～10g。外感暴咳生用,肺虚久咳蜜炙用。

五、款冬花

款冬花为菊科多年生草本植物款冬的干燥花蕾。主产于河北、甘肃、陕西等地。12月或地冻前当花尚未出土时采挖,除去花梗,阴干。

(一)主要性能

辛、微苦,温。归肺经。

(二)功效

润肺下气,止咳化痰。

(三)应用

多种咳嗽。本品以下气止咳为主,并略兼化痰之功,蜜制入药又具润肺之功,常与紫菀相须为用。用于咳喘无论寒热虚实,皆可随证配伍。治外感风寒,咳喘痰多,可与麻黄、细辛、半夏等同用,如《金匮要略》射干麻黄汤;治肺热咳喘,则配知母、桑叶、川贝母同用,如《圣济总录》款冬花汤;若治肺气虚弱而咳嗽不已,可配人参、黄芪;治阴虚燥咳,则配沙参、麦冬;喘咳日久痰中带血,常配百合同用,如《济生方》百花膏。

(四)用法用量

生用或蜜炙用。煎服,5～10g。外感暴咳宜生用,内伤久咳宜炙用。

六、马兜铃

马兜铃为马兜铃科多年生缠绕植物北马兜铃或马兜铃的干燥成熟果实。前者主产于黑龙江、吉林、河北等地,后者主产于江苏、安徽、浙江等地。秋季果实由绿变黄时采收,晒干。

(一)主要性能

苦、微辛,寒。归肺、大肠经。

(二)功效

清肺降气,止咳平喘,清肠消痔。

(三)应用

1.肺热咳喘

本品善清肺热,降肺气,兼能化痰,凡一切咳嗽痰喘属于肺热者皆可用之。用于痰热郁肺,咳嗽痰多色黄质稠者,常与桑白皮、黄芩、杏仁等同用;治肺虚久咳,痰中带血等证,常与阿胶、杏仁等同用,如《小儿药证直诀》补肺阿胶汤。

2.痔疮肿痛

本品善清大肠之热,可用治痔疮肿痛或出血,常配生地黄、槐花等药内服,也可配地榆、槐角煎汤熏洗患处。

此外,又能清热平肝降压,治高血压病属肝阳上亢者。

(四)用法用量

生用、炒用或蜜炙用。煎服,3~10g。外用适量,煎汤熏洗。一般生用,肺虚久咳炙用。

(五)使用注意

本品含马兜铃酸,可引起肾脏损害等不良反应;儿童及老年人慎用;孕妇、婴幼儿及肾功能不全者禁用。

七、枇杷叶

枇杷叶为蔷薇科常绿小乔木植物枇杷的干燥叶。全国大部分地区均有栽培。主产于广东、江苏、浙江等地。全年均可采收,晒干,刷去毛用。

(一)主要性能

苦,微寒。归肺、胃经。

(二)功效

清肺止咳,降逆止呕。

(三)应用

1.肺热咳嗽

本品具有清降肺气之功。可单用制膏服用,或与黄芩、桑白皮、栀子等同用,如《医宗金鉴》枇杷清肺饮;治燥热咳喘,咯痰不爽或干咳无痰,宜与宣燥润肺之品桑叶、麦冬、阿胶等同,如《医门法律》清燥救肺汤,或配梨、白蜜、甘蔗炖汤代茶饮。

2.胃热呕逆

本品能清胃热,降胃气而止呕逆。治胃热呕吐、呃逆,烦热口渴,常与竹茹、芦根等同用。

此外,取其清胃止渴之功,治热病口渴及消渴,常配天花粉、知母等养阴生津药。

（四）用法用量

生用或蜜炙用。煎服,6～10g,止咳宜炙用,止呕宜生用。鲜品加倍。

八、桑白皮

桑白皮为桑科落叶小乔木植物桑的干燥根皮。全国大部分地区均产,主产于浙江、江苏、湖南等地。秋末叶落时至次春发芽前挖根,刮去黄棕色粗皮,晒干用。

（一）主要性能

甘,寒。归肺经。

（二）功效

泻肺平喘,利水消肿。

九、葶苈子

葶苈子为十字花科一年或二年生草本植物独行菜或播娘蒿的干燥成熟种子。前者称"北葶苈子",主产于河北及辽宁、内蒙古等华北、东北等地;后者称"南葶苈子",主产于江苏、安徽、浙江等华东、中南等地。夏季果实成熟时采割植株,晒干,搓出种子,除去杂质。

（一）主要性能

苦、辛,大寒。归肺、膀胱经。

（二）功效

泻肺平喘,利水消肿。

（三）应用

1. 痰涎壅盛喘咳

本品善泻肺中水饮痰火,专治痰饮壅滞,肺气不降之咳嗽气喘证。常配大枣以缓其性,如《金匮要略》葶苈大枣泻肺汤。

2. 水肿、胸腹积水实证

本品泄肺气之闭塞,通调水道而利水消肿,为治水肿、胸腹积水常用药。治湿热蕴阻之腹水肿满者,配防己、椒目、大黄等攻逐水饮药,即《金匮要略》己椒苈黄丸;治痰热结胸之胸胁积水,腹水肿满,配杏仁、大黄、芒硝,即《伤寒论》大陷胸丸。

（四）用法用量

生用或炒用。煎服,3～10g,包煎;研末服,3～6g。

十、白果

白果为银杏科乔木植物银杏的干燥成熟种子。全国各地均有栽培。主产于广西及四川、河南等地。秋季种子成熟时采收,除去肉质外种皮,洗净,稍蒸或略煮后烘干。

（一）主要性能

甘、苦、涩,平。有小毒。归肺、肾经。

（二）功效

敛肺定喘,止带缩尿。

（三）应用

1. 哮喘痰嗽

本品能敛肺定喘,又兼化痰之功,为喘咳痰多者常用。治风寒引发哮喘痰嗽,配麻黄、甘草,以宣肺不耗气,敛肺不留邪,如《摄生众妙方》鸭掌散;若外感风寒,内有蕴热而喘咳痰黄者,配麻黄、黄芩等同用,以宣肺降气、清肺化痰,如《摄生众妙方》定喘汤;治肺热燥咳,喘咳无痰者,宜润肺止咳,配天门冬、麦门冬、款冬花等;治肺肾两虚之虚喘,多配补肾纳气,敛肺平喘之五味子、胡桃肉等同用。

2.带下,白浊,尿频,遗尿

本品收涩而固下焦,能除湿泄浊,止带缩尿。治妇女带下,虚实均宜,如属脾肾亏虚,色清质稀者最宜,常配健脾益肾之白扁豆、山药、莲子等;若属湿热带下,色黄腥臭者,治以化湿清热止带,可与黄檗、车前子等配伍,如《傅青主女科》易黄汤;治小便白浊,可单用或与萆薢、益智仁等同用以分清别浊;若肾虚不固出现遗精、尿频、遗尿,治以补肾固涩,常配熟地、山萸肉、覆盆子等。

(四)用法用量

生用或炒用。煎服,5～10g,捣碎。

(五)使用注意

本品有毒,不可多用,小儿尤当注意。

(六)附药

银杏叶为银杏树的叶,主要成分为银杏黄酮。性味苦、涩,平。功能敛肺平喘,活血止痛。主要适用于肺虚咳喘,以及高血脂、高血压、冠心病心绞痛、脑血管痉挛等。煎服 5～10g,或制成片剂、注射剂。

第二十九章　安神药

凡以安定神志为主要功效,常用于治疗心神不安证的药物,称为安神药。本类药物多来源于矿石、化石、介类,或植物、种仁等。前者质重沉降,性偏寒凉,后者甘味居多,具有甘润滋养之性。主归心、肝经。个别药物有毒。

心藏神、肝藏魂,安神药主入心肝,而有安神定志之功。其中,矿石、介类安神药,多具有重镇安神之功,习称为镇惊安神药,主治心肝火旺,或惊吓所致心神不安证,如失眠、心悸、心烦易怒、易恐善惊、坐卧不安、梦魇纷纭等。植物或种仁类安神药,具有养心安神之功,习称为养心安神药,主治阴血不足,心神失养之心神不安,如心悸、怔忡,不寐,多梦易醒,健忘等;或能交通心肾或能解郁安神,主治心肾不交,心神不宁或情志所伤之心神不安证。

部分药物兼有清热解毒、平肝潜阳等功效,可用治热毒疮肿、肝阳上亢等证。亦可作为惊风、癫狂等病证的辅助药物。应用安神药时,应针对导致神志不安的病因病机之不同,选用适宜的安神药治疗,并进行相应的配伍。如因火热所致者,则与清热泻心药物配伍;因痰所致者,则与祛痰,开窍药物配伍;因血瘀所致者,则与活血化瘀药配伍;因肝阳上亢所致者,则与平肝潜阳药配伍;属血虚阴亏者,须与补血,养阴药物配伍;心脾两虚者,则与补益心脾药配伍;心肾不交者,又与滋阴降火,交通心肾之品配伍。若惊风、癫狂等证,应以平肝息风或化痰开窍药为主,辅以本类药物。

安神药多属对症治标之品,尤其是矿石类安神药,只宜暂用,不可久服,应中病即止,对有毒药物,注意其用法用量,以免中毒。矿石类安神药作丸散剂服时,须配伍护胃健脾之品,以免伤胃耗气。

一、朱砂

朱砂为硫化物类矿物辰砂族辰砂,主含硫化汞。主产湖南、贵州、四川等地,以产于湖南沅陵(古之辰州)者为道地药材。采挖后,选取纯净者,用磁铁吸净含铁的杂质,再用水沟去杂石和泥沙,照水飞法研成极细粉末,晾干或 40℃ 以下干燥。

(一)主要性能
甘,微寒。有毒。归心经。

(二)功效
镇惊安神,清热解毒。

(三)应用
1.心神不安证

本品镇惊安神,可广泛用于多种原因所致心神不安证,因其性寒,又能清心火,尤宜于心火亢盛之心神不宁、烦躁不眠、惊悸、怔忡等,常与清心火之栀子、黄连等同用;若心火亢盛,阴血不足之失眠多梦、惊悸怔忡、心中烦热者,常与清热养阴之当归、地黄、炙甘草等同用,如《内外伤辨惑论》朱砂安神丸。若阴血虚者,常与养心安神之酸枣仁、柏子仁等同用。若心气不足者,常与补心气之人参、大枣、炙甘草等同用。若温热病热入心包或痰热内闭之高热烦躁、神昏谵语、惊厥抽搐者,常与开窍醒神之牛黄、麝香等同用,如《温病条辨》安宫牛黄丸。

2.热毒证

本品不论内服、外用,均有清热解毒之功,可用治热毒所致疮疡肿毒,咽喉肿痛,口舌生疮等症。治疮疡肿毒,常与攻毒消肿之雄黄、京大戟等同用,如《外科正宗》太乙紫金丹;若咽喉肿痛,口舌生疮者,常与清热解毒之冰片、硼砂等,如《外科正宗》冰硼散。

(四)用法用量

生用,入丸散剂,每次 0.1～0.5g。外用适量。

(五)使用注意

本品有毒,内服不可过量或持续服用,孕妇及肝功能不全者禁服。忌火煅。

二、磁石

磁石为氧化物类矿物尖晶石族磁铁矿的矿石。主产于河北、山东、辽宁等地。采挖后,除去杂石。

(一)主要性能

咸,寒。归心、肝、肾经。

(二)功效

镇惊安神,平肝潜阳,聪耳明目,纳气平喘。

(三)应用

1.心神不安证

本品既能镇惊安神,又能清心、肝之火,且滋肾阴,主治肾虚肝旺,肝火上炎,扰动心神或惊恐气乱,神不守舍之心神不宁、惊悸、失眠及癫痫,常与朱砂、六神曲同用,如《千金方》磁朱丸;治小儿惊痫,《圣济总录》以磁石炼水饮之。

2.肝阳上亢证

本品既能平肝潜阳,又能益肾补阴,故可用治肝阳上亢之头晕目眩、急躁易怒等症,常与平肝阳之石决明、珍珠、牡蛎等同用。若阴虚甚者,常与滋阴之生地黄、白芍、龟甲等同用;若热甚者,常与清肝热之钩藤、菊花、夏枯草等同用。

3.耳鸣耳聋,视物昏花

本品补益肝肾,有聪耳明目之功。治肾虚之耳鸣、耳聋,常与补肾阴之熟地黄、山茱萸、山药等同用,如《重订广温热论》耳聋左慈丸;治肝肾不足,目暗不明,视物昏花者,常与补肝阴之枸杞子、女贞子、菊花等同用。

4.肾虚喘证

本品能益肾纳气平喘,治肾气不足,摄纳无权之虚喘,常与补肾纳气之五味子、蛤蚧等同用。

(四)用法用量

生用或取净磁石,照煅淬法煅至红透,醋淬,碾成粗粉用。煎服,15～30g;宜打碎先煎。入丸散剂,每次 1～3g。

(五)使用注意

如入丸散剂,不可多服。脾胃虚弱者慎用。

三、龙骨

龙骨为古代大型哺乳类动物如象类、犀牛类、三趾马等的骨骼的化石。主产于山西、内蒙古、河南等地。全年可采,挖出后,除去泥土及杂质,贮于干燥处。

(一)主要性能

甘、涩,平。归心、肝、肾经。

(二)功效

镇惊安神,平肝潜阳,煅用收敛固涩,收湿敛疮。

(三)应用

1.心神不安证

本品有较强的镇惊安神之功,常用治心神不安之心悸失眠,健忘多梦等,可与滋阴降火安神之龟甲、远志、石菖蒲等同用,如《备急千金要方》孔圣枕中丹;若治痰热内盛,惊痫抽搐,癫狂发作者,须与化痰及息风止痉之胆南星、牛黄、钩藤等同用。

2.肝阳上亢证

本品有较强的平肝潜阳之功,常用治肝阴不足,肝阳上亢之头晕目眩、烦躁易怒等症,可与滋阴潜阳之怀牛膝、赭石、生牡蛎等同用,如《医学衷中参西录》镇肝息风汤。

3.滑脱诸证

本品煅用,有收敛固涩之功,可治多种正虚滑脱证。如治肾虚遗精、滑精,常与补肾固精之沙苑子、芡实、牡蛎等同用,如《医方集解》金锁固精丸;治心肾两虚,小便频数,遗尿者,常与补肾缩尿之桑螵蛸、龟甲、人参等同用,如《本草衍义》桑螵蛸散;治气虚不摄,冲任不固之崩漏,常与补益固涩之山茱萸、黄芪、牡蛎等同用,如《医学衷中参西录》固冲汤;治表虚自汗,阴虚盗汗者,常与益气固表之黄芪、五味子、牡蛎等同用;若大汗不止,脉微欲绝之亡阳证,当与回阳救逆之附子、人参同用。

4.湿疮,疮疡久溃不敛

本品煅后外用,有收湿敛疮生肌之功,可用治湿疮,湿疹瘙痒等,常与牡蛎同用,研粉外敷;若疮疡溃久不敛,常与枯矾等份,共研细末,掺敷患处。

(四)用法用量

生用或煅用,煎服,15～30g;宜先煎。外用适量。收涩宜煅用,安神、平肝多生用。

(五)使用注意

湿热积滞者慎用。

(六)附药

龙齿为古代多种大型哺乳动物的牙齿骨骼化石。性味甘、涩,凉。归心、肝经。功能镇惊安神。主要适用于心神不安之惊痫癫狂、心悸怔忡、失眠多梦等。用法、用量与龙骨相同。

四、琥珀

琥珀为古代松科植物,如枫树、松树的树脂,埋藏地下经年久转化而成的化石样物质。主产于广西、云南、河南等地。随时可采,从地下或煤层中挖出后,除去砂石,泥土等杂质。

(一)主要性能

甘,平。归心、肝、膀胱经。

(二)功效

镇惊安神,活血散瘀,利尿通淋。

(三)应用

1.心神不安证

本品具有镇惊安神之功,主治心神不安之心悸、失眠、健忘等。如治心血亏虚,惊悸怔忡,夜卧不安,常与滋养心血之酸枣仁、人参、当归等药同用,如《证治准绳》琥珀养心丸;治小儿惊风,常与清热息风定惊之天竺黄、胆南星、钩藤等同用。

2.血瘀证

本品能活血化瘀,可治多种血瘀证。治血瘀之痛经、经闭,常与活血行气之当归、丹参等同用;治心血瘀阻,胸痹心痛,常与活血之三七同用,研末内服;治癥瘕积聚,常与破血之三棱、莪术等同用。

3.淋证,癃闭

本品有利尿通淋之功,可治多种淋证及癃闭,因其入血分,又可化瘀止血,故尤宜于血淋。可单用,如《仁斋直指方》单用琥珀为散,灯心汤送服。亦可与止血化瘀通淋之石韦、蒲黄等同用。若治石淋、热淋,常与利尿通淋之金钱草、海金沙、木通等同用。

(四)用法用量

研成细粉用。入丸、散剂或冲服,每次 1.5～3g。不入煎剂。外用适量。

五、酸枣仁

酸枣仁为鼠李科落叶灌木或小乔木植物酸枣的干燥成熟种子。主产于陕西、河北、辽宁等地。秋末冬初采收成熟果实,除去果肉及核壳,收集种子,晒干。

(一)主要性能

甘、酸,平。归心、肝、胆经。

(二)功效

养心益肝安神,收敛止汗。

(三)应用

1.心神不安证

本品性平,能养心阴,益肝血而安神,为养心安神之要药,主治心肝阴血亏虚,心失所养,神不守舍之失眠、多梦、健忘、心悸、怔忡等症,常与补血之当归、白芍等同用;若治心脾气血亏虚,惊悸不安,体倦失眠者,常与补气养血之黄芪、当归、党参等同用,如《济生方》归脾汤;若治肝血不足,虚烦不眠者,常与养心安神、滋阴清热之茯苓、知母等同用,如《金匮要略》酸枣仁汤;若治心肾两亏,虚火内扰之心悸失眠,健忘梦遗者,常与补心益肾之地黄、麦冬、茯苓等同用,如《校注妇人良方》天王补心丹。

2.自汗,盗汗

本品具收敛止汗之功,善治心神不安,兼有虚汗者。可配伍益气固表止汗药,如五味子、山茱萸、黄芪等。

(四)用法用量

炒用,用时捣碎。煎服,10～15g。研末吞服,每次 1.5～2g。

六、柏子仁

柏子仁为柏科一年生乔木植物侧柏的干燥成熟种仁。主产于山东、河南、河北等地。冬初种子成熟时采收,晒干,压碎种皮,簸净,阴干。

(一)主要性能

甘,平。归心、肾、大肠经。

(二)功效

养心安神,润肠通便。

(三)应用

1.心神不安证

本品质润,性平,具有养心安神之功,多用于心阴不足、心血亏虚之心神不安证,症见失眠、心悸、怔忡、头晕、健忘等,常与补气养阴之人参、五味子、白术等同用;若治心肾两虚,心肾不交之心悸不宁、心烦少寐、梦遗健忘,常与补肾养心之熟地、枸杞子、获神等同用,如《体仁正编》柏子养心丸。

2.肠燥便秘证

本品润肠通便之功,治阴虚血亏、老年及产后等肠燥便秘证,常与润肠通便之郁李仁、苦杏仁等同用。

(四)用法用量

生用。煎服,10～20g。大便溏者宜用柏子仁霜。

(五)使用注意

脾虚便溏及多痰者慎用。

七、远志

远志为远志科多年生草本植物植物远志或卵叶远志的干燥根。主产于山西、陕西、吉林等地。春季出苗前或秋季地上部分枯萎后,挖取根部,除去须根及泥沙,晒干。

(一)主要性能

辛、苦,温。归心、肾、肺经。

(二)功效

宁心安神,祛痰开窍,消散痈肿。

(三)应用

1.心神不安证

本品既能开心气,又能通肾气,为交通心肾之佳品,主治心肾不交之心神不安证,症见失眠、惊悸、健忘等,常与补益心肾、宁心安神之熟茯苓、人参、干姜等同用,如《太平惠民合剂局方》远志丸。

2.痰闭心窍证

本品既能祛痰,又开心窍,可用治痰闭心窍之癫痫、惊狂。治癫痫昏仆、痉挛抽搐者,常与化痰息风之半夏、天麻、全蝎等同用;治惊狂者,常与豁痰开窍之石菖蒲、郁金等同用。

3.咳嗽,痰多

本品祛痰之功,又可治咳嗽,痰多黏稠,咳吐不爽或外感风寒、咳嗽痰多者,常与化痰止咳之苦杏仁、瓜蒌、桔梗等同用。

4.痈疽疮毒,乳房肿痛

本品辛温通散,善疏通气血之壅滞而消散痈肿,治痈疽疮毒,乳房肿痛,内服、外用均有效。内服可单用为末,黄酒送服。外用可隔水蒸软,加少量黄酒捣烂敷患处。

(四)用法用量

生用或炙用。煎服,3~10g。外用适量。化痰止咳宜炙用。

(五)使用注意

凡实热或痰火内盛者,以及有胃溃疡或胃炎者慎用。

八、合欢皮

合欢皮为豆科落叶乔木植物合欢的干燥树皮。全国大部分地区都有分布,主产于长江流域各地。夏、秋二季剥取树皮,晒干。

(一)主要性能

甘,平。归心、肝、肺经。

(二)功效

解郁安神,活血消肿。

(三)应用

1.心神不安证

本品善疏肝解郁,安和五脏,为治情志不遂,忿怒忧郁之心神不安要药。症见失眠多梦,烦躁不安。常与疏肝解郁安神之郁金、丹参、柴胡等同用。

2.筋伤骨折,血瘀肿痛

本品能活血祛瘀,消肿止痛,可用于筋伤骨折,血瘀肿痛。治跌打仆伤,损筋折骨,如《续本事方》用合欢皮配麝香、乳香,研末,温酒调服。治血瘀肿痛,常与活血化瘀之桃仁、红花等同用。

3.肺痈,疮痈肿毒

本品活血消肿之功,亦能消散内外痈肿。治肺痈,单用有效,如《千金方》黄昏汤。或与消痈散结之鱼腥草、桃仁、芦根等同用;治疮痈肿毒,常与清热解毒之蒲公英、连翘、野菊花等同用。

(四)用法用量

生用。煎服,6~12g。外用适量。

(五)使用注意

孕妇慎用

(六)附药

合欢花为豆科落叶乔木植物合欢的干燥花序或花蕾。性味甘,平。归心、肝经,功能安神解郁。主要适用于心神不安,忧郁失眠。煎服,5~10g。

九、首乌藤

首乌藤为蓼科多年生缠绕藤本植物何首乌的干燥藤茎。主产于河南、湖南、湖北等地。秋、冬二季采割,除去残叶,捆成把,干燥。切段。

（一）主要性能

甘，平。归心、肝经。

（二）功效

养血安神，祛风通络。

（三）应用

1.心神不安证

本品既能养心安神，又能补血养阴，主治心阴血虚之心神不安证，症见失眠、多梦等。常与宁心安神之合欢皮、酸枣仁、柏子仁等同用；若治阴虚阳亢之失眠，可与重镇潜阳安神之珍珠母、龙骨、牡蛎等同用。

2.血虚身痛，风湿痹痛

本品既能养血，又能祛风通络，治血虚身痛，常与补血活血之当归、川芎等同用；治风湿痹痛，常与祛风湿之羌活、独活、桑寄生等同用。

此外，本品外用亦有祛风止痒之功，治风疹疥癣等皮肤瘙痒症，可用单品，或与祛风止痒之地肤子、蛇床子等同用，煎汤外洗。

（四）用法用量

生用。煎服，9～15g。外用适量。

第三十章　平抑肝阳药

凡以平抑肝阳为主要功效,常用于治疗肝阳上亢证的药物,称为平抑肝阳药,又称平肝潜阳药或平肝药。

本类药以寒、凉之性为主,味多苦、咸,皆归肝经,性主沉降。肝为刚脏,主升主动,体阴而用阳,既内藏阴血,又内寄相火。若阴不制阳,则易出现肝阳上亢之证。本类药善能平抑偏亢之肝阳,主治肝阳上亢之眩晕耳鸣、头晕头痛、面红目赤、急躁易怒、失眠多梦、腰膝酸软、舌质红、舌苔黄或少苔、脉弦数等。部分药兼有清肝热,宁心神等作用,亦可用治肝热所致的目赤肿痛、心神不宁、心悸失眠等。使用本类药时,当针对阳亢之病因病机及兼证的不同,配伍相应药物,如阴虚阳亢证,多配伍滋养肝肾的的药物;肝阳上亢每兼肝热,须与清肝泻火药同用;肝火旺兼失眠多梦,心神不宁者,当配伍安神药。本类药以贝壳或矿物药为多,宜打碎先煎,也可煅用。又多寒凉质重,作丸、散内服,易伤脾胃,故脾胃虚寒者应慎服。

一、石决明

石决明为鲍科动物杂色鲍(光底石决明)、皱纹盘鲍(毛底石决明)、羊鲍、澳洲鲍、耳鲍或白鲍的贝壳。主产于广东、福建、辽宁等沿海地区。夏、秋两季捕捉,去肉,洗净,干燥。

(一)主要性能
咸,寒。归肝经。

(二)功效
平肝潜阳,清肝明目。

(三)应用

1.肝阳上亢证

本品既能镇潜肝阳,又能清泄肝热,为凉肝、镇肝之要药。治肝肾阴虚、肝阳上亢之头目眩晕,常与生地黄、白芍、牡蛎等同用,如《经验方》育阴潜阳汤;治肝阳亢盛兼有热象之头痛,眩晕,烦躁易怒者,常与羚羊角、钩藤、菊花等同用,如《医醇賸义》羚羊角汤。

2.肝热目疾

本品能清肝火而明目退翳。治肝火上炎目赤肿痛,常与夏枯草、决明子、菊花等同用;治肝经风热,羞明流泪,翳膜遮睛,常与薄荷、荆芥、蒺藜等配伍,如《经验良方》石决明散;若治阴虚血少,目涩昏暗,雀盲眼花,常与熟地黄、枸杞子、菟丝子等滋阴养血明目药同用。

此外,本品煅用有收敛、制酸、止血等作用。可用治胃痛泛酸、外伤出血及疮疡不敛等。

(四)用法用量
生用或煅用。煎服,6～20g;应打碎先煎。平肝、清肝宜生用,外用点眼宜煅用、水飞。

(五)使用注意
脾胃虚寒,食少便溏者慎用。

二、珍珠母

珍珠母为蚌科动物三角帆蚌、褶纹冠蚌或珍珠贝科动物马氏珍珠贝的贝壳。前两种在中国的江河湖沼中均产;后一种主产于海南岛、广东、广西等沿海地区。全年可采,去肉,洗净,干燥。用时打碎。

(一)主要性能

咸,寒。归肝、心经。

(二)功效

平肝潜阳,明目退翳,镇惊安神。

(三)应用

1.肝阳上亢证

本品功似石决明,能平肝潜阳,清泻肝火,两者常相须为用。治阴虚阳亢之头痛眩晕、耳鸣、心悸失眠,常与白芍、生地黄、龙齿等滋肝肾阴、平肝潜阳药同用;治肝阳上亢兼有肝热之烦躁易怒者,常与钩藤、菊花、夏枯草等同用。

2.目赤翳障,视物昏花

本品既清肝泻火,又略能益肝阴,为清肝明目之要药。治肝热目赤,羞明怕光,翳障,常与菊花、夏枯草、车前子等同用;治肝虚目昏或夜盲,常与苍术、猪肝或鸡肝等同用。

3.惊悸失眠,心神不宁

本品能清心、肝之火以镇惊安神。治惊悸失眠,心神不宁,可与朱砂、龙骨、琥珀等镇惊安神药同用;心火偏盛者,常与黄连、栀子等清心安神之品配伍。

此外,本品研细外用,可燥湿敛疮,治湿疮瘙痒。

(四)用法用量

生用或煅用。煎服,10~25g;宜打碎先煎。或入丸、散剂。外用适量。

(五)使用注意

脾胃虚寒者,孕妇慎用。

(六)附药

珍珠。为珍珠贝科动物马氏珍珠贝、蚌科动物三角帆蚌或褶纹冠蚌等双壳类动物受刺激形成的珍珠。性味甘、咸,寒。归心、肝经。功能安神定惊,明目消翳,解毒生肌。主要适用于惊悸失眠,惊风,癫痫,目赤翳障,口内诸疮,疮疡肿毒,皮肤色斑等。内服入丸、散用,0.1~0.3g。外用适量。

三、牡蛎

牡蛎为牡蛎科动物长牡蛎、大连湾牡蛎或近江牡蛎的贝壳。主产于我国沿海一带。全年均可采收,采得后,去肉,取壳,洗净,晒干。

(一)主要性能

咸,微寒。归肝、胆、肾经。

(二)功效

潜阳益阴,镇心安神,软坚散结。煅牡蛎:收敛固涩,制酸止痛。

(三)应用

1.肝阳上亢证

本品既能平肝潜阳,又略能益阴清热。治阴虚阳亢之头目眩晕,烦躁不安,常与龙骨、龟甲、白芍等同用,如《医学衷中参西录》镇肝息风汤;治热病伤阴,虚风内动,四肢抽搐之症,常与龟甲、鳖甲等同用,如《温病条辨》大定风珠。

2.心神不安证

本品有镇心安神之功。治心神不安,惊悸怔忡,失眠多梦,常与龙骨相须为用,如《伤寒论》桂枝甘草龙骨牡蛎汤,或与朱砂、琥珀、酸枣仁等同用。

3.痰核,瘰疬,瘿瘤,癥瘕积聚

本品性味咸寒,能清热软坚散结。治痰火郁结之痰核,瘰疬,瘿瘤等,常与浙贝母、玄参等清热消痰、软坚散结同用;治气滞血瘀的癥瘕积聚,常与鳖甲、丹参、莪术等行气活血、消癥散结药同用。

4.滑脱证

本品煅后具有与龙骨相似的收敛固涩作用。治自汗,盗汗,常与麻黄根、浮小麦等固表止汗药同用,如《和剂局方》牡蛎散;治肾虚精关不固之遗精,滑精,常与沙苑子、龙骨、芡实等同用,如《医方集解》金锁固精丸;治疗崩漏,带下证,常与乌贼、山药、龙骨等补肾固精止带药同用。

此外,煅牡蛎可制酸止痛,治胃痛泛酸,常与乌贼骨、浙贝母同用。

(四)用法用量

生用或煅用。煎服,9～30g;宜打碎先煎。外用适量。收敛固涩宜煅用,其他宜生用。

四、赭石

赭石为氧化物类矿物赤铁矿的矿石。主产于山西、河北、河南等地。开采后,除去杂石泥土,打碎或醋淬研粉。

(一)主要性能

苦,寒。归肝、心、肺、胃经。

(二)功效

平肝潜阳,重镇降逆,凉血止血。

(三)应用

1.肝阳上亢证

本品既平肝潜阳,又善清肝火。治肝阳上亢,肝火上炎之头晕头痛,心烦不寐,常与珍珠母、磁石等宁心安神药同用。治肝肾阴虚,肝阳上亢之头痛眩晕、目胀耳鸣,常与牛膝、牡蛎、白芍等滋阴潜阳药同用,如《医学衷中参西录》镇肝息风汤。

2.胃气上逆证

本品善降上逆之胃气以止呕、止呃、止噫。治胃气上逆之呕吐、呃逆、噫气不止等,常与旋覆花、半夏、生姜等配伍,如《伤寒论》旋覆代赭汤。治胆火犯胃之呕吐,常与龙胆草、青黛等同用,如《医学衷中参西录》镇逆汤。

3.气逆喘息证

本品亦降上逆之肺气而平喘。治哮喘有声,卧睡不得者,单用研末,米醋调服;治肺肾不足,阴阳两虚之虚喘,常与人参、山茱萸、山药等补肺肾纳气定喘药同用,如《医学衷中参西录》参赭镇气汤。

4.血热出血证

本品凉血止血,兼能降气、降火,尤以火气上逆,迫血妄行之出血证为宜。治吐血、衄血,本品单用,煅烧醋淬,研末内服;治胃热而气不降,吐血、衄血者,常与白芍、牛蒡子、清半夏等清胃降逆之品同用;治血热崩漏下血,常与凉血止血药等同用。

(四)用法用量

生用。煎服,9～30g;宜打碎先煎。入丸、散,每次1～3g。外用适量。降逆、平肝宜生用,止血宜煅用。

(五)使用注意

孕妇慎用。因含微量砷,故不宜长期服用。

五、蒺藜

蒺藜为蒺藜科一年或多年生草本植物蒺藜的干燥成熟果实。主产于东北、华北及西北等地区。秋季果实成熟时采割全株,晒干,打下果实,碾去硬刺,除去杂质。

(一)主要性能

辛、苦,平。有小毒。归肝经。

(二)功效

平肝解郁,活血祛风,明目,止痒。

(三)应用

1.肝阳上亢证

本品具平抑肝阳之功。治肝阳上亢,头晕目眩,常与钩藤、珍珠母、菊花等清肝、平肝之品同用。

2.肝郁气滞证

本品能疏肝解郁。治肝郁气滞,胸胁胀痛可单用研末服,或与柴胡、香附、青皮等同用;治肝郁乳汁不通,乳房作痛,常与穿山甲、王不留行等通经下乳之品同用。

3.目赤翳障

本品能疏散肝经风热以明目退翳。治风热目赤肿痛,多泪多眵或翳膜遮睛等,常与菊花、蔓荆子、决明子等疏风清热明目药同用,如《张氏医通》白蒺藜散。

4.风疹瘙痒,白癜风

本品能祛风止痒。治风疹瘙痒,常与防风、荆芥、地肤子等其他祛风止痒药同用;治血虚风盛,瘙痒难忍者,常与当归、何首乌、防风等养血润燥、祛风止痒药同用。治白癜风,单用研末冲服。

(四)用法用量

炒黄或盐炙用。煎服,6～10g;或入丸、散剂。外用适量。

(五)使用注意

孕妇慎用。

第三十一章　开窍药

凡以开窍醒神为主要功效，常用于治疗闭证神昏的药物，称为开窍药。

本类药大多味辛，性偏温，具有芳香之气，善于走窜，主归心经。

心藏神，主神明。开窍药辛香走窜，入于心经，具开窍启闭、醒神回苏之功。主治邪阻心窍，神志昏迷者。如温病热入心包、痰浊蒙蔽清窍之闭证神昏，以及中风、惊风、癫病等卒然昏厥、痉挛抽搐等症。闭证以寒热属性分为寒闭和热闭，前者伴见面青、身凉、脉迟、苔白等；后者伴见面红、身热、脉数、苔黄等。

部分药兼能止痛，可用于胸痹心痛、腹痛、痛经等。

应用开窍药时，应视寒闭、热闭之不同，分别施以"温开"和"凉开"之法。即前者选用性温之开窍药，配伍温里祛寒之品；后者选用性凉之开窍药，配伍清热泻火解毒之品。若神昏闭证兼惊厥抽搐者，还须配伍平肝潜阳、息风止痉之品；若兼烦躁不安者，须配伍安神之品；若以疼痛为主症，配伍行气或活血化瘀之品；若痰浊壅盛者，须配伍化湿、祛痰之品。

本类药为救急、治标之品，且耗伤正气，只宜暂服，中病即止。对有毒药物，应注意用法用量，以免中毒。又因本类药物有效成分易于挥发，内服只入丸、散剂，多不宜入煎剂。若神昏属虚证者，即脱证，非本章药物所宜。

一、麝香

麝香为鹿科动物林麝、马麝或原麝的成熟雄体香囊中的干燥分泌物。林麝分布于西北等地，马麝分布于青藏高原及四川云南、贵州等地，原麝分布于东北地区。野生麝多在冬季至次春猎取，猎取后，割取香囊，阴干，习称"毛壳麝香"，用时剖开香囊，除去囊壳，称"麝香仁"，其中呈颗粒状者称"当门子"。人工驯养麝多直接从香囊中取出麝香仁，阴干。

(一)主要性能

辛，温。归心、脾经。

(二)功效

开窍醒神，活血通经，消肿止痛。

(三)应用

1.闭证

本品走窜之性甚烈，有极强的开窍启闭之功，为醒神回苏之要药，无论寒闭、热闭皆可用。因其性温，尤宜于寒闭，常与"温开"之品苏合香、檀香等同用，如《和剂局方》苏合香丸。若治温热病热陷心包，痰热蒙蔽心窍，小儿惊风及中风痰厥等热闭，常与"凉开"之品牛黄、冰片等同用，如《温病条辨》安宫牛黄丸。

2.血瘀证

本品走血分，能活血通经，可治各种血瘀证。治瘀血经闭，常与活血调经之丹参、桃仁、红花等同用；治癥瘕痞块，常与破血消癥之水蛭、虻虫、三棱等同用；治瘀血心腹暴痛，常与活血行气之桃仁、木香等同用，如《圣济总录》麝香汤；治跌打损伤，瘀血肿痛，不论内服、外用，均有良效,常与活血疗伤之乳香、没药、红花等同用,如《良方集腋》七厘散;治瘀血风寒湿痹,顽固不愈者,常与祛风湿之独活、威灵仙、桑寄生等同用。治瘀血头痛,日久不愈者,常与活血之赤芍、川芎、桃仁等同用,如《医林改错》通窍活血汤。

3.疮疡肿毒,咽喉肿痛

本品能消肿止痛,治疮疡肿毒,内服、外用均可,常与解毒消肿之牛黄、乳香、没药等同用;治咽喉肿痛,常与冰片、珍珠粉等研末同用,如《雷允上诵芬堂方》六神丸。

此外,古代难产、死胎、胞衣不下常用本品,目前已少用。

(四)用法用量

入丸散剂,每次 0.03～0.1g。外用适量。

(五)使用注意

孕妇禁用。

二、冰片

冰片为龙脑香科乔木植物龙脑香树脂加工品,或将龙脑香树的树干、树枝切碎,经蒸馏冷却而得的结晶,称"龙脑冰片",亦称"梅片"。由菊科多年生草本植物艾纳香(大艾)叶的升华物经加工劈削而成,称"艾片"。现多用松节油、樟脑等,经化学方法合成,称"机制冰片"。龙脑香主产于东南亚地区,中国台湾有引种;艾纳香主产于广东、广西、云南等地。

(一)主要性能

辛、苦,微寒。归心、脾、肺经。

(二)功效

开窍醒神,清热止痛。

(三)应用

1.闭证

本品开窍醒神之功似麝香,但力较弱,两者常配伍为用。因其性微寒,尤宜于热闭,可与牛黄、黄连等同用,如《温病条辨》安宫牛黄丸;若治寒闭,可与"温开"之麝香、苏合香等同用,如《和剂局方》苏合香丸。

2.热毒证

本品为五官科常用外用药,具清热消肿止痛之功,可治多种热毒证。治目赤肿痛,单用点眼,也可与解毒明目之炉甘石、熊胆等同用,制成点眼药水,外用;治咽喉肿痛、口舌生疮,常与清热解毒之硼砂、朱砂、玄明粉等同用,共研细末,吹敷患处,如《外科正宗》冰硼散。

此外,本品治疮疡溃后日久不敛,可配伍收敛生肌药;治水火烫伤,配伍清热解毒等药,制成药膏外用。

(四)用法用量

研粉用。入丸散剂,每次 0.15～0.3g。外用适量,研粉点敷患处。

(五)使用注意

孕妇慎用。

三、苏合香

苏合香为金缕梅科乔木植物苏合香树的树干渗出的香树脂经加工精制而成。主产于非洲、印度及土耳其等地,中国广西、云南等地有栽培。秋季剥下树皮,榨取香树脂,将其溶解于乙醇中,过滤,蒸去乙醇,精制而成。

(一)主要性能

辛,温。归心、脾经。

(二)功效

开窍醒神,散寒止痛。

(三)应用

1.闭证

本品开窍醒神之功与麝香相似,而力稍逊,且长于温通化浊,为治寒闭之要药。治中风痰厥、惊痫等属于寒邪、痰浊内闭者,常与"温开"之品麝香、安息香、檀香等同用,如《和剂局方》苏合香丸。

2.寒凝痛证

本品有温通散寒止痛之功,治胸脘痞满、中焦冷痛等寒凝痛证,常与温里散寒、行气止痛之麝香、香附、木香等同用,如《和剂局方》苏合香丸。

(四)用法用量

酒制用。入丸散剂,0.3～1g。外用适量。

四、石菖蒲

石菖蒲为天南星科多年生草本植物石菖蒲的干燥根茎,中国长江流域以南各地均有分布。秋、冬两季采挖。

(一)主要性能

辛、苦,温。归心、胃经。

(二)功效

开窍醒神,化湿和胃,宁心安神。

(三)应用

1.闭证

本品开窍醒神之功较弱,兼能化湿、豁痰,善治痰湿蒙蔽清窍之神昏闭证。治痰热蒙蔽,高热、神昏谵语者,常与清热化痰之郁金、半夏、竹沥等同用,如《温病全书》菖蒲郁金汤;治痰热癫痫,抽搐者,常与清心化痰之黄连、枳实、竹茹等同用,如《古今医鉴》清心温胆汤;治癫狂,痰热内盛者,可与化痰安神之胆南星、朱砂、生铁落等同用,如《医学心悟》生铁落饮。

2.湿阻中焦证

本品芳香化湿醒脾,治湿阻中焦之脘腹胀满、痞闷等,常与化湿行气之厚朴、砂仁等同用。若治湿热下痢,饮食不进,或呕逆不能食者须与清热燥湿、健脾理气之黄连、茯苓、陈皮等同用,如《医学心悟》开噤散。

3.失眠,健忘

本品化湿浊、宁心神,主治湿浊蒙蔽心窍之失眠、健忘,常与茯苓、人参、远志等同用。

(四)用法用量

生用。煎服,3～9g。鲜品加倍。

五、蟾酥

蟾酥为蟾蜍科动物中华大蟾蜍或黑框蟾蜍的耳后腺及皮肤腺分泌的白色浆液,经加工干燥而成。主产与河北、山东、四川等地。夏、秋两季捕捉蟾蜍,洗净,挤取耳后腺的白色浆液,加工,干燥。

(一)主要性能

辛,温;有毒。归心经。

(二)功效

开窍醒神,解毒,止痛。

(三)应用

1. 闭证

本品开窍醒神,又有止痛之功,主治饮食不洁或暑湿所致之腹痛、吐泻不止,甚则神昏者,可与燥湿、开窍之苍术、麝香、朱砂等同用,如《饲鹤亭集方》蟾酥丸。

2. 痈疽疔疮,咽喉肿痛

本品有良好的攻毒消肿止痛之功,治痈疽恶疮,内服、外用均具有良效,常与解毒止痛之川乌、麝香、朱砂等同用,如《玉机微义》蟾酥丸;治咽喉肿痛,常与解毒消肿之麝香、冰片等同用,如《雷允上诵芬堂方》六神丸。

3. 痛证

本品有较强的麻醉止痛作用,治各种原因所致的牙痛、外伤疼痛、癌肿疼痛等,可单用,研末局部外用。

(四)用法用量

入丸散剂,0.015~0.03g。外用适量。

(五)使用注意

本品有毒,内服勿过量。外用不可入目。孕妇慎用。

(六)附药

蟾皮。为蟾蜍科动物中华大蟾蜍或黑眶蟾蜍等的干燥皮。性味辛,凉,有小毒。功能清热解毒,利水消胀之功。主要适用于痈疽疮毒,瘰疬,恶疮,疳积腹胀等。煎服,1~3g。外用适量,敷贴或研末调敷。本品有毒,内服勿过量。外用不可入目。孕妇慎用。

参考文献

[1]张艳秋.现代药物临床应用实践[M].北京:中国纺织出版社,2021.

[2]范晓素.重点疾病诊疗与药物应用指南[M].天津:天津科学技术出版社,2020.

[3]王潞.实用药物学进展[M].北京:科学技术文献出版社,2020.

[4]傅超美,刘中秋.中药药剂学[M].北京:中国医药科技出版社,2020.

[5]滕佳林.中药学[M].济南:山东科学技术出版社,2020.

[6]杨红梅.药剂学[M].天津:天津科学技术出版社,2020.

[7]刘辉.实用常用药物与合理用药[M].北京:科学技术文献出版社,2020.

[8]刘林夕.药物学基础与临床实践[M].哈尔滨:黑龙江科学技术出版社,2020.

[9]李范珠.药剂学 新世纪 第 2 版[M].北京:中国中医药出版社,2020.

[10]吴正红.药剂学[M].北京:中国医药科技出版社,2020.

[11]崔瑛,张一昕.中药学[M].北京:人民卫生出版社,2020.

[12]张喜武.实用中药学与西药学新进展[M].天津:天津科学技术出版社,2020.

[13]余亮.临床药学治疗精要[M].北京:科学技术文献出版社,2020.

[14]沈柏蕊.精编临床药物基础与应用[M].沈阳:沈阳出版社,2020.

[15]姚再荣.药事管理与药剂学应用[M].北京:中国纺织出版社,2020.

[16]李振山.药剂学基础与新进展[M].长沙:湖南科学技术出版社,2019.

[17]张艳艳.药剂学基础与临床应用[M].昆明:云南科技出版社,2019.